全国高职高专临床医学专业"十三五"规划教材

（供临床医学、预防医学、口腔医学专业用）

U0267156

病原生物学与免疫学

主　　编　李士根　张加林

副 主 编　赵英会　孙连海　燕　杰　张业霞

编　　者　（以姓氏笔画为序）

叶　霞（红河卫生职业学院）　　　　　全　芯（济宁医学院）

孙运芳（山东医学高等专科学校）　　　孙连海（漯河医学高等专科学校）

李士根（济宁医学院）　　　　　　　　李昌庆（成都市第六人民医院）

吴珍珍（安庆医药高等专科学校）　　　沈丽明（黑龙江护理高等专科学校）

宋秋玲（曲靖医学高等专科学校）　　　张业霞（菏泽医学专科学校）

张加林（楚雄医药高等专科学校）　　　张伟琴（昆明医科大学海源学院）

陈晓芹（首都医科大学燕京医学院）　　范志刚（海南医学院）

欧　燕（楚雄医药高等专科学校）　　　周秀芝（滨州医学院）

赵英会（山东第一医科大学）　　　　　俞　敏（江苏医药职业学院）

谌　蓉（益阳医学高等专科学校）　　　燕　杰（天津医学高等专科学校）

戴婷婷（山西医科大学汾阳学院）

编写秘书　全　芯

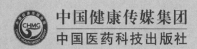

中国健康传媒集团

中国医药科技出版社

内 容 提 要

本教材为"全国高职高专临床医学专业'十三五'规划教材"之一，系根据"全国高职高专临床医学专业'十三五'规划教材"的编写指导思想和原则要求及《病原生物学与免疫学》课程教学大纲的基本要求和课程特点编写而成。

本教材涵盖了医学微生物学、人体寄生虫学和医学免疫学三部分内容，共29章。第一至十四章为医学微生物学绪论、细菌学、病毒学和真菌学内容；第十五至二十章为人体寄生虫学绪论、医学蠕虫学、医学原虫学和医学节肢动物学内容；第二十一至二十九章为医学免疫学内容。本教材在各章设置了"学习目标""案例讨论""知识链接""本章小结"和"习题"等模块。本教材为书网融合教材，即纸质教材有机融合电子教材、教学配套资源（PPT、微课、视频、图片等）、题库系统、数字化教学服务（在线教学、在线作业、在线考试）。教学资源多样化、立体化、生动化。

本教材突出基础与临床的结合，有效衔接基础课与临床课，既便于教师教，又利于学生学，实用性强。本教材主要供全国高职高专三年制临床医学专业学生使用，也适用于预防医学、口腔医学及其他医学相关专业学生学习使用，同时可作为各类医院、疾病预防控制机构医生及相关专业科研人员的参考用书。

图书在版编目（CIP）数据

病原生物学与免疫学 / 李士根，张加林主编 . —北京：中国医药科技出版社，2018.8

全国高职高专临床医学专业"十三五"规划教材

ISBN 978-7-5214-0122-6

Ⅰ. ①病… Ⅱ. ①李… ②张… Ⅲ. ①病原微生物-高等职业教育-教材 ②医学-免疫学-高等职业教育-教材 Ⅳ. ①R37 ②R392

中国版本图书馆 CIP 数据核字（2018）第 060689 号

美术编辑 陈君杞
版式设计 南博文化

出版　**中国健康传媒集团** | 中国医药科技出版社
地址　北京市海淀区文慧园北路甲 22 号
邮编　100082
电话　发行：010-62227427　邮购：010-62236938
网址　www.cmstp.com
规格　889×1194mm ¹⁄₁₆
印张　21½
字数　455 千字
版次　2018 年 8 月第 1 版
印次　2018 年 12 月第 2 次印刷
印刷　大厂回族自治县彩虹印刷有限公司
经销　全国各地新华书店
书号　ISBN 978-7-5214-0122-6
定价　**48.00 元**

数字化教材编委会

主　编 李士根　张加林
副主编 赵英会　孙连海　张业霞　陈晓芹　燕　杰
编　者（以姓氏笔画为序）

叶　霞（红河卫生职业学院）　　　　　全　芯（济宁医学院）

孙运芳（山东医学高等专科学校）　　　孙连海（漯河医学高等专科学校）

李士根（济宁医学院）　　　　　　　　李昌庆（成都市第六人民医院）

吴珍珍（安庆医药高等专科学校）　　　沈丽明（黑龙江护理高等专科学校）

宋秋玲（曲靖医学高等专科学校）　　　张业霞（菏泽医学专科学校）

张加林（楚雄医药高等专科学校）　　　张伟琴（昆明医科大学海源学院）

张佳伦（菏泽医学专科学校）　　　　　陈晓芹（首都医科大学燕京医学院）

范志刚（海南医学院）　　　　　　　　欧　燕（楚雄医药高等专科学校）

周秀芝（滨州医学院）　　　　　　　　赵英会（山东第一医科大学）

俞　敏（江苏医药职业学院）　　　　　谌　蓉（益阳医学高等专科学校）

燕　杰（天津医学高等专科学校）　　　戴婷婷（山西医科大学汾阳学院）

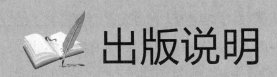

出版说明

为贯彻落实国务院办公厅《关于深化医教协同进一步推进医学教育改革与发展的意见》（〔2017〕63号）等有关文件精神，不断推动职业教育教学改革，推进信息技术与医学教育融合，加强医学人才培养，使职业教育切实对接岗位需求，教材内容与形式及呈现方式更加切合现代职业教育需求，适应"3+2"等多种临床医学专科教育人才培养模式改革要求，大力提升临床医学人才培养水平和教育教学质量，培养满足基层医疗卫生服务要求的临床医学专业人才，在教育部、国家卫生健康委员会、国家药品监督管理局的支持下，在本套教材建设指导委员会和评审委员会顾问、华中科技大学同济医学院文历阳教授，主任委员、厦门医学院王斌教授等专家的指导和顶层设计下，中国健康传媒集团·中国医药科技出版社组织全国80余所以高职高专院校及其附属医疗机构为主体的，近300名专家、教师历时近1年精心编撰了"全国高职高专临床医学专业'十三五'规划教材"，该套教材即将付梓出版。

本套教材包括高职高专临床医学专业理论课程主干教材共计20门，主要供全国高职高专临床医学专业教学使用，也可供预防医学、口腔医学等专业教学使用。

本套教材定位清晰、特色鲜明，主要体现在以下方面。

一、紧扣培养目标，满足培养基层医生需要

本套教材的编写，始终坚持"去学科、从目标"的指导思想，淡化学科意识，遵从高职高专临床医学专业培养目标要求，对接职业标准和岗位要求，培养从事基层医疗卫生服务工作（预防、保健、诊断、治疗、康复、健康管理）的高素质实用型医学专门人才，并适应"3+2"等多种临床医学专科教育人才培养模式改革要求。教材内容从理论知识的深度、广度和技术操作、技能训练等方面充分体现了上述要求，特色鲜明。

二、密切联系应用，强化培养岗位胜任能力

本套教材理论知识、方法、技术等与基层医疗卫生服务实际紧密联系，体现教材的先进性和适用性，满足"早临床、多临床、反复临床"的培养要求。教材正文中插入编写模块（课堂互动、案例讨论等），起到边读边想、边读边悟、边读边练，做到理论知识与基层医疗实践应用结合，为学生"早临床、多临床、

反复临床"创造学习条件，提升岗位胜任能力。

三、人文融合医学，注重培养人文关怀素养

本套教材公共基础课、医学基础课、临床专业课、人文社科课教材内容选择，面向基层（乡镇、村）、全科导向（全科医疗、全民健康），紧紧围绕基层医生岗位（基本医疗卫生服务、基本公共卫生服务）对知识、能力和素养的基本要求。在强化培养学生病情观察能力和应急处置能力的同时，注重学生职业素养的训练和养成，体现人文关怀。

四、对接考纲，满足医师资格考试要求

本套教材中，涉及执业助理医师资格考试相关课程教材的内容紧密对接执业助理医师资格考试大纲，并插入了执业助理医师资格考试"考点提示"，有助于学生复习考试，提升考试通过率。

五、书网融合，使教与学更便捷、更轻松

全套教材为书网融合教材，即纸质教材与数字教材、配套教学资源、题库系统、数字化教学服务有机融合。通过"一书一码"的强关联，为读者提供全免费增值服务。按教材封底的提示激活教材后，读者可通过 PC、手机阅读电子教材和配套课程资源（PPT、微课、视频、动画、图片、文本等），并可在线进行同步练习，实时反馈答案和解析。同时，读者也可以直接扫描书中二维码，阅读与教材内容关联的课程资源（"扫码学一学"，轻松学习 PPT 课件；"扫码看一看"，即刻浏览微课、视频等教学资源；"扫码练一练"，随时做题检测学习效果），从而丰富学习体验，使学习更便捷。教师可通过 PC 在线创建课程，与学生互动，开展在线课程内容定制、布置和批改作业、在线组织考试、讨论与答疑等教学活动；学生通过 PC、手机均可实现在线作业、在线考试，提升学习效率，使教与学更轻松。此外，平台尚有数据分析、教学诊断等功能，可为教学研究与管理提供技术和数据支撑。

编写出版本套高质量教材，得到了全国知名专家的精心指导和各有关院校领导与编者的大力支持，在此一并表示衷心感谢。出版发行本套教材，希望受到广大师生欢迎，并在教学中积极使用本套教材和提出宝贵意见，以便修订完善。让我们共同打造精品教材，为促进我国高职高专临床医学专业教育教学改革和人才培养做出积极贡献。

中国医药科技出版社

2018 年 5 月

全国高职高专临床医学专业"十三五"规划教材

建设指导委员会

刘圆月（益阳医学高等专科学校）

江秀娟（重庆三峡医药高等专科学校）

孙　静（漯河医学高等专科学校）

苏衍萍（山东第一医科大学）

杨林娴（楚雄医药高等专科学校）

杨留才（江苏医药职业学院）

杨智昉（上海健康医学院）

李士根（济宁医学院）

李济平（安庆医药高等专科学校）

张加林（楚雄医药高等专科学校）

张兴平（毕节医学高等专科学校）

张爱荣（安庆医药高等专科学校）

陈云华（长沙卫生职业学院）

罗红波（遵义医药高等专科学校）

周少林（江苏医药职业学院）

周鸿艳（厦门医学院）

庞　津（天津医学高等专科学校）

郝军燕（江苏医药职业学院）

秦红兵（江苏医药职业学院）

徐宛玲（漯河医学高等专科学校）

海宇修（曲靖医学高等专科学校）

黄　海（江苏医药职业学院）

崔明辰（漯河医学高等专科学校）

康红钰（漯河医学高等专科学校）

商战平（山东第一医科大学）

韩中保（江苏医药职业学院）

韩扣兰（江苏医药职业学院）

蔡晓霞（红河卫生职业学院）

前言

为深入贯彻《现代职业教育体系建设规划（2014—2020 年）》以及《医药卫生中长期人才发展规划（2011—2020 年）》文件精神，落实"卓越医生教育培养计划"，适应"3+2"临床医学专科教育人才培养模式改革，大力提升临床医学专业人才培养水平，培养满足基层医疗卫生"预防、医疗、保健、康复、健康教育和计划生育"六位一体服务要求的临床医学专业人才，针对全国高职高专临床医学专业学生编写了本教材。

教材汲取了最新版本相关经典教材的新内容和本学科新进展，借鉴了国内外先进教材的优点，并加以创造性地利用。教材编写注重"三基"（基础理论、基本知识、基本技能）、"五性"（思想性、科学性、先进性、启发性、适用性）、"三特定"（特定的对象、特定的要求、特定的学制），满足 3 个需要（岗位需要、学教需要、社会需要），以"必需、够用"为度，注意把握好教材内容的深度和广度，力求语言精炼、逻辑清晰、突出重点、便教易学，适应全国高职高专医学教育的需要。

本教材涵盖了医学微生物学、人体寄生虫学和医学免疫学三部分内容，共29章。第一至十四章为医学微生物学绪论、细菌学、病毒学和真菌学内容；第十五至二十章为人体寄生虫学绪论、医学蠕虫学、医学原虫学和医学节肢动物学内容；第二十一至二十九章为医学免疫学内容。编写体例在生物分类的基础上，细菌、病毒和真菌突出其感染部位；医学蠕虫学和医学原虫学突出虫寄生部位，医学节肢动物学突出其病媒和病原作用；医学免疫学编写针对国内高职高专医药院校教学现状，系统、扼要地介绍经典免疫学基础知识及免疫相关疾病的检测、预防和治疗知识。在教材内容上，压缩某些临床少见疾病相关病原体的内容，删减某些课堂不讲授的免疫学内容，并设置了"学习目标""案例讨论""知识链接""本章小结"和"习题"等模块。由于篇幅有限，习题中的选择题不在本纸质教材中展现，通过"扫码'练一练'"实现互动练习。本教材为书网融合教材，即纸质教材有机融合电子教材、教学配套资源（PPT、微课、视频、图片等）、题库系统、数字化教学服务（在线教学、在线作业、在线考试）。教学资源多样化、立体化、生动化。本教材在设计上力图使学生在基础知识学习阶段，早接触临床，可培养学生分析和解决临床实际问题的能力；而且便于学生对教材知识的理解和掌握，并可扩展学生的学习模式，促进学生的自主学习。本教材特点是突出基础与临床的结合，淡化基础课与临床课之间的界限，既便于教师教，又利于学生学，实用性强。

　　本教材适用于全国高职高专临床医学专业学生，也可供预防医学、口腔医学及其他医学相关专业学生使用，同时可作为各类医院、疾病预防控制机构医生及相关专业科研人员的参考用书。

　　本教材由教学、临床工作一线专家、教授编写而成。在编写工作中，各位编者都非常认真、负责，他们配合默契，互相帮助，为本教材的顺利完稿付出了艰辛的努力。本教材还得到了各参编单位、长沙卫生职业学院和四川护理职业学院的大力支持与帮助。在此一并表示诚挚的感谢！

　　由于我们学术水平和编写能力有限，书中难免存在疏漏，恳请广大读者批评指正，以便修订完善。

编　者

2018 年 3 月

第一部分　医学微生物学

第一篇　细菌学

第二篇 病毒学

第三篇 真 菌 学

第二部分 人体寄生虫学

第四篇　医学蠕虫学

第十六章　寄生于消化系统的蠕虫 ··· 163

第五篇　医学原虫学

第六篇 医学节肢动物学

第三部分　医学免疫学

第一部分

医学微生物学

第一章　医学微生物学绪论

学习目标

1. **掌握**　微生物的分类、特点。
2. **熟悉**　微生物与病原微生物的概念、医学微生物学的概念。
3. **了解**　微生物学的发展简史及新病原谱的变化情况。

　　病原微生物引起的传染病，从古到今一直对人类的生命及健康构成威胁。曾因天花、鼠疫、霍乱等在世界各国流行传播，夺去了数以亿计人的生命。目前一些新出现的病原或原有病原发生变异，各国人民的生命安全和健康仍面临冲击，如埃博拉出血热、高致病性禽流感、艾滋病等；又因为抗菌药物的不合理应用，病原微生物出现了耐药性，耐药菌株逐年增加；流动人口数量增加，病原传播速度加快，给临床治疗和预防提出了挑战，如结核病。据世界卫生组织估计，每年约 1600 多万人死于传染病，这就给微生物学和临床医学工作者提出了新的要求，掌握和了解病原微生物相关知识，将会让传染病的预防、治疗发生根本性改变。传染病对人类生命及健康的威胁才能降到最低。

第一节　微生物的概念与分类

一、微生物的概念

　　微生物是存在于自然界中的一大类个体微小、结构简单，肉眼不能直接看见，必须借助显微设备放大若干倍后，才能观察到的微小生物的总称。

二、微生物的分类

　　根据微生物的细胞结构、分化程度及组成成分不同可分三大类。

(一) 非细胞型微生物

　　无细胞结构和产生能量的酶系统，由一种核酸（RNA 或 DNA）和蛋白质衣壳组成。不能独立进行增殖，必须依赖活细胞提供能量和相应的酶才能复制增殖，为所有微生物中最小的一类，其代表是病毒。

(二) 原核细胞型微生物

　　为单细胞生物，细胞核分化程度低，仅有 DNA 盘绕形成的拟核（或核质），无核仁和核膜，细胞器不完整（仅有核糖体）。此类微生物包括细菌、放线菌、衣原体、支原体、立克次体及螺旋体。

(三) 真核细胞型微生物

　　细胞核分化程度较高，有核膜、核仁和染色体，有完整的细胞器，可有多种方式繁殖。此类微生物的代表是真菌。

三、微生物的特点

（一）个体微小

微生物个体微小，多用微米（μm）来表示其大小，而病毒的大小则用纳米（nm）表示，需用光学显微镜或电子显微镜放大数千倍才能观察到其形态结构。

（二）结构简单

多数微生物细胞结构简单，为单细胞生物，少数以多细胞群体存在，病毒为非细胞结构（仅有核酸和/或蛋白质分子）。

（三）种类繁多，分布广泛

微生物的种类很多，已知的有数十万种以上。每一类微生物又包含许多种、型类别。微生物广泛分布于空气、土壤、水、人体和动物体。其中绝大多数微生物对人类、动物和植物的生存是有益的，少数是有害的。

（四）代谢旺盛，繁殖迅速

微生物体积小，相对表面积大，新陈代谢旺盛，生长繁殖迅速。多数细菌每20~30分钟即可繁殖一代。其生存方式既可以是自养型，也可以是异养（光能和化能）型，在有氧和无氧环境中皆可生存。

（五）容易变异

微生物个体多为单细胞结构，易受外界因素的影响而发生变异，变异后的新个体迅速适应新环境条件，继续生存。因微生物代谢旺盛，繁殖迅速，故而变异速度也快，发生变异后的新个体，其典型性状发生改变或产生耐药性，就会增加临床诊断及治疗的难度。当然，也可利用这些易变异的特点，对微生物进行改良，用于药物研发、基因工程、疫苗制备等方面，发挥微生物在医学及其他科研领域的优势。

第二节　微生物与人类的关系

微生物是人类和自然的"朋友"——有益：绝大多数微生物对人类、动物和植物是有益的，有些甚至是必需的。

微生物同时也是"敌人"——有害：少数微生物具有致病性，可引起人类、动物和植物疾病，被称为致病微生物或病原微生物。如引起人类伤寒、结核、破伤风、肝炎、艾滋病等；动物禽流感、猪链球菌病、口蹄疫等；农作物的小麦赤霉病、水稻白叶枯病等。

微生物与人类关系非常紧密，有益也有害，具体表现在以下几个方面。

一、微生物在物质循环中的作用

自然界中碳、氢、氮、硫等元素的循环通过微生物代谢而实现，微生物将动物、植物的有机蛋白质转化为无机氮化合物，提供植物需要，而豆类植物根部固氮菌可将空气中的氮气固化而被植物吸收利用。如果没有微生物的存在，物质就将不能循环，植物就无法进行代谢、生长，人类和动物就没有食物来源，食物链断裂，生物将难以生存。

二、微生物在生产实践中的应用

农业方面，用微生物可制备菌肥、饲料、农药、环保制剂及植物生长激素等。工业方面，广泛应用于食品发酵酿造（各种风味腌制品，如酱油、腐乳、豆豉）、石油化工、制革

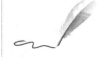

纺织、垃圾处理及创新能源等方面。特别是在医药工业方面，临床上应用的许多抗生素、维生素、氨基酸、多种酶以及酶抑制剂等药物都是利用微生物制备的产品。环境保护方面，微生物代谢使有机磷、汞等有毒物质转化为无毒物质。还可降解塑料、甲苯等有机物。基因工程中以噬菌体和细菌质粒（如 col 质粒）作为重要的研究载体，限制性核酸内切酶、DNA 聚合酶等多种工具酶也来自微生物的代谢产物，为人类制造多种必需品提供了条件。

三、微生物对人体的作用

正常情况下，在人类和动物体表以及与外界相通的腔道黏膜表面有不同种类和数量的微生物寄生，对机体有益无害，即为正常菌群。正常菌群不仅为人类提供必需的营养物质（维生素 B_1、B_{12}、K 等），同时帮助人类消化食物。这些共生菌还可拮抗外来病原菌的侵袭和定植，起到一定的预防作用。在某些条件下，比如寄生部位改变、大量使用抗生素或免疫抑制剂时，这类微生物可引起机体疾病，即称为条件致病性微生物，由此引发的病症即为菌群失调（症）。因此，要想保持身体健康，不仅要维护好自然生态环境与人类之间的平衡，也要维系微生态与人体之间的微妙平衡，取得互利共赢。

另外，在我们生活的空间、工作场所、医院环境、药品生产车间都有微生物存在，能引起食物霉变、交叉感染、药品污染等，给人体、环境造成伤害，让企业蒙受巨大经济损失，甚至是生命的代价。所以我们必须根据不同需求建立无菌环境（如超净台、无菌间、生物安全柜、无菌车间等），执行无菌操作技术，杜绝微生物污染引发的危害。

第三节 医学微生物学发展简史和近代出现的疾病谱变化

一、微生物学的概念及研究范围

（一）微生物学

微生物学是研究微生物的形态结构、生长代谢、遗传变异等基本生命活动规律以及与人类、动植物、自然界间相互关系的一门学科。

（二）研究范围

微生物学从研究的方向分为形态学、生理学、遗传学、生态学及分子学几个方面，各个分支学科的侧重点有所不同。

据研究的对象分为细菌学、病毒学、真菌学。

按研究和应用领域，又将微生物学分为医学微生物学、卫生微生物学、工业微生物学、农业微生物学、海洋微生物学、兽医微生物学、药学微生物学、宇宙微生物学等。

（三）医学微生物学

医学微生物学则是一门研究与人类疾病相关病原微生物的生物学性状、致病机制、机体的抗感染免疫、病原学诊断及其防治原则的学科，是一门重要的医学基础课程。通过对医学微生物学的基础理论、基本知识和基本技能的学习与掌握，为后续临床医学相关课程的学习打下坚实的基础。

二、微生物学的发展简史

在人类与传染病长期斗争中，通过对传染病原因、流行情况、致病机制及防治措施的认识、总结和探索后，逐渐建立和发展起来一门历史悠久的微生物学的分支学科——医学微生物学。微生物学的发展历程可分为三个阶段。

（一）微生物学的经验阶段

远在夏禹时代，已经有仪狄酿酒的记载。北魏（386—534）《齐民要术》中记载了制醋的方法。那时也有了用豆类发酵制酱的方法。民间常用的盐腌、糖渍、烟熏、风干等保存食物的方法，都是通过抑制微生物的生长繁殖而防止食物腐烂变质的，这些都是微生物的实际应用的实证。

提出肺痨由"小虫"引起的北宋末年刘真人，将水煮沸后饮用和熏蒸患者衣服后再穿就不会感染的明朝李时珍等，说明当时已有传染与消毒的记载。16世纪明隆庆年间我国首创并广泛采用接种人痘预防天花的实例，是历史性的创举，并沿着丝绸之路传到中东、欧洲多国。18世纪清乾隆年间，师道南在《天愚集》（鼠死行）篇中记载："东死鼠，西死鼠，人见死鼠如见虎，鼠死不几日，人死如圻堵。昼死人，莫问数，日色惨淡愁云护……"，真实描绘当时鼠疫流行的凄惨景象，指出了鼠、鼠疫和人类之间的关系。综上所述，人类在认识微生物之前，疾病发生与自然界存在微小生物已有推测。

（二）微生物学的实验阶段

公元1676年，荷兰人列文虎克（Leeuwenhoek，1632—1723）用自制的显微镜首次观察并描述了球形、杆形、螺形的微生物，为微生物学的发展奠定了形态学基础。

公元1857年，被誉为"微生物学之父"的法国科学家巴斯德（Louis Pasteur，1822—1895）用著名的"曲颈瓶实验"证明酒类变质是微生物污染的结果，并创立了巴氏消毒法。同时开启了微生物学研究的生理学时代。也为医学微生物学形成一门独立的学科作出了巨大贡献。

英国医师李斯特（Joseph Lister，1827—1912）受巴斯德研究的启发，他不仅在手术前认真洗手，而且还向手术室喷洒苯酚（石炭酸），采取煮沸法处理手术器械等措施，创立了外科无菌手术方法，开创了外科消毒先河，为无菌操作奠定了基础。

德国学者郭霍（Robert Koch，1843—1910）采用固体培养基、细菌染色法和实验动物模型方法，对病原微生物的确认作出了杰出贡献。他提出了著名的"郭霍法则"，其基本理论是：①某种特定病原菌应存在于同一疾病的不同个体中，在健康人中不存在；②该病原菌能从病患机体中分离并获得纯培养；③用病原菌的纯培养物对易感动物进行接种能产生相同病症；④再次从易感染动物中，重新分离该特定菌并获得纯培养。该法则使医学微生物学的发展进入了黄金时代，许多病原菌得到纯培养，为传染病的诊断提供又一有力证据。

"病毒之父"俄国学者伊凡诺夫斯基（Iwanovski，1864—1920）发现烟草花叶病株的叶汁通过滤菌器后仍具感染性。1898年，荷兰科学家贝杰林克（Beijerinck，1851—1931）重复了伊凡诺夫斯基的实验。1901年，美国学者沃尔特·里德（Walte Reed）分离出第一株人类病毒——黄热病病毒。1915年英国学者特沃特（Twort）又发现了细菌病毒——噬菌体。

英国医生琴纳（Edward Jenner，1749—1823）在18世纪末，应用牛痘苗预防天花，开创了人类抗感染免疫的新时代。此后，巴斯德研制成功鸡霍乱、炭疽病和狂犬病等疫苗。1891年德国科学家贝林格（Behring，1845—1917）应用白喉抗毒素成功治愈了白喉患儿，为预防医学和抗感染免疫的发展奠定了基础。

德国化学家欧立希（Poul Ehrlich，1854—1916）于1910年合成了治疗梅毒的砷凡纳明，后又合成了新砷凡纳明，开辟了传染病化学治疗的新途径。1929年，英国细菌学家弗莱明（Alexander Fleming，1881—1955）意外发现了青霉素。1940年，弗洛里（Florey）和

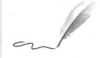

钱恩（Chain）纯化了青霉素并将其用于临床，开创了人类对抗生素研究、生产和应用之先河。随后，链霉素、氯霉素、四环素、红霉素等一系列抗生素相继获得，使多种传染病得到有效控制，微生物学发展进入另一个崭新时代。

（三）现代微生物学阶段

20世纪中叶，伴随遗传学、生物化学、细胞生物学和分子生物学等学科的不断发展，电子显微镜问世，免疫学技术、分子生物学技术及气相和液相色谱技术等多种高新技术相继得到应用，推动了微生物学的飞速发展，主要成就有以下几方面。

1. 不断发现新病原　重要的病原体有军团菌、人类免疫缺陷病毒、新型肝炎病毒、严重急性呼吸综合征（severe acute respiratory syndrome，SARS）冠状病毒、埃博拉病毒、西尼罗病毒等。

2. 开展基因组学研究　病原微生物基因组学和蛋白组学方面开展了大量研究，深入研究病原微生物的致病机制与抗感染的免疫机制，为疫苗和抗感染新药开发奠定了基础。

3. 新诊断技术手段层出不穷　快速、敏感、特异的微生物学诊断方法已逐步建立，如单克隆抗体技术、酶联免疫吸附试验、荧光或化学发光技术、定量聚合酶链反应（polymerase chain reaction，PCR）技术、高通量测序和大数据应用技术、16S rRNA 核苷酸序列分析及基因芯片技术等。创制出成套诊断试剂盒及自动化检测分析仪器。

4. 疫苗研究突飞猛进　高效低毒或无毒的亚单位疫苗、基因工程疫苗、核酸疫苗不断涌现，疫苗接种途径多样化（口服、注射、雾化吸入、表皮透入）得到推广与应用。

三、病原学引起的疾病谱变化

（一）传染病仍居首位

目前全球乙型肝炎患者约3.5亿人，艾滋病患者约4700万人，性病约3.3亿人，19亿人已经感染了结核，可见，传染病的发病率和病死率仍居所有疾病之首。

（二）新现病原在增加

自20世纪70年代后发现的病原体：幽门螺杆菌、军团菌、O139霍乱弧菌、空肠弯曲菌、大肠埃希菌O157∶H7、肺炎衣原体、伯氏疏螺旋体、人类疱疹病毒6、7、8型，人类免疫缺陷病毒、肝炎病毒（甲、乙、丙、丁、戊型）、汉坦病毒、轮状病毒、西尼罗病毒、尼帕病毒、SARS冠状病毒、甲型H5N1流感病毒、亚病毒、朊粒等。

（三）已控制的传染病死灰复燃

原本得到控制的结核病、霍乱、淋病等，现在又死灰复燃，给社会公共卫生安全提出警示，应该引起广大微生物学、预防医学及临床医学工作者的高度重视。

（四）细菌耐药问题日趋严重

因细菌的变异、抗生素的不合理应用等导致耐药率大幅上升，给临床感染性疾病的预防和治疗带来困难。如医院感染中的耐甲氧西林的金黄色葡萄球菌已经成为多重耐药的典型，耐万古霉素的肠球菌、产超广谱β-内酰胺酶和多重耐药的革兰阴性杆菌成了临床常见问题。

（五）感染因子在非感染性疾病中作用突显

乙型肝炎病毒、丙型肝炎病毒、黄曲霉毒素F1与肝癌；幽门螺杆菌与胃溃疡、胃癌；单纯疱疹病毒、伯氏螺旋体与面神经麻痹（面瘫）；巨细胞病毒、肺炎衣原体与冠状动脉疾病；产志贺毒素的大肠埃希菌与溶血性尿毒症综合征等，说明感染因子在非感染性疾病中的作用越来越重要，并且随着医学科学和微生物学的发展，此类关系还将不断被发现和证实。

人类在传染病防控领域已经取得巨大成就，但病原微生物还将永远伴随人类而存在，感染性疾病仍对人类健康造成威胁，新病原体出现，旧病原体重新流行。使得我们与病原微生物的斗争还需继续，任务艰巨。

知识链接

微生物与诺贝尔奖

诺贝尔奖是一项由瑞典皇家科学院、瑞典学院、卡罗琳学院和挪威诺贝尔委员会颁发给对化学、物理、文学、和平、生理或医学这五方面有着杰出贡献的人士或组织的奖项，是一个国家科学文化发达的标志。

在微生物学研究的历史长河中涌现出许多杰出的科学家，他们中有的为人类的健康事业奉献了毕生精力，有的不惜牺牲生命。如郭霍、巴斯德、弗莱明、梅契尼科夫等，他们的功绩永载史册。

本章小结

微生物是自然界中的一大类肉眼不能直接观察到的微小生物。大多对人类有益，少数引起人类、动物和植物病害的微生物，称为病原微生物。微生物具有形体细小、结构简单、繁殖快、种类多、分布广、易变异等特点。按结构及组成不同分为三大类：非细胞型微生物、原核细胞型微生物和真核细胞型微生物。在微生物学探索和研究历史中涌现出大批获得诺贝尔奖的杰出微生物学家。

医学微生物学主要研究与人类疾病有关的病原微生物的生物学性状、致病机制、机体的抗感染免疫机制、病原学诊断及其相关疾病的防治原则，医学微生物学是临床医学的一门重要医学基础课程。

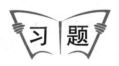

习题

1. 何谓微生物？按组成和结构不同可分哪些类型？
2. 微生物的特点有哪些？
3. 何谓医学微生物学？学习该门课程对临床医学有何意义？
4. 举出对微生物学发展有特殊贡献的主要科学家及其主要成就。
5. 如何看待微生物学发展前景？

（张加林）

扫码"练一练"

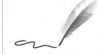

第一篇 细菌学

第二章 细菌学概论

第一节 细菌的形态与结构

一、细菌的形态

细菌个体微小，通常以微米（μm）为测量单位。观察细菌需借助显微镜。镜下可见细菌基本形态主要有球形、杆形和螺形，据其外形将细菌分为三类：球菌、杆菌和螺形菌。

（一）球菌

呈球形或近似球形，个别呈肾形、豆形或矛头状，多数单个球菌直径约1μm。根据繁殖时细菌所处分裂平面的不同及分裂后细菌之间黏附程度和排列方式不同，可分为双球菌、链球菌和葡萄球菌等。其中双球菌和链球菌是在一个平面上分裂而成，如脑膜炎奈瑟菌和溶血性链球菌，葡萄球菌是在多个平面上分裂，多个菌体黏附成葡萄串状，如金黄色葡萄球菌。另外在两个或三个相互垂直的平面上分裂可分别形成四联球菌、八叠球菌。

（二）杆菌

菌体呈杆状，不同杆菌其大小、长短、粗细有很大差异。如炭疽芽孢杆菌长3~10μm，为大杆菌；大肠埃希菌长2~3μm，属中等大小；布鲁菌长仅0.6~1.5μm，为小杆菌。根据形态杆菌可分为：①棒状杆菌：末端膨大呈棒状，如白喉棒状杆菌；②球杆菌：近似于球形或椭圆形；③分枝杆菌：呈分枝样生长，如结核杆菌。菌体两端多钝圆，个别两端平齐（如炭疽芽孢杆菌）或两端尖细（如梭杆菌）。多数杆菌散在分布，无固定排列方式，也有成双或链状排列，或呈现其他特殊排列如栅栏状或Y、L字母样等。

扫码"学一学"

（三）螺形菌

菌体有弯曲。据弯曲数目分为：①弧菌：只有一个弯曲，呈弧形或逗点状，菌体较短，如霍乱弧菌；②螺菌：有多个弯曲，菌体较长，如鼠咬热螺菌；有的菌体呈细长螺旋形称为螺杆菌，如幽门螺杆菌。

不同理化因素可对细菌形态造成影响。如温度、pH、营养条件等较适宜时细菌形态较为典型；在不利条件下，细菌可呈多形性。观察细菌大小和形态时，应考虑理化因素的影响。

二、细菌的结构

细菌的结构包括基本结构和特殊结构（图 2-1）。基本结构是所有细菌均有的结构，从外向内主要为细胞壁、细胞膜、细胞质和核质；特殊结构是某些细菌在一定条件下具有的结构，主要包括荚膜、鞭毛、菌毛和芽孢。

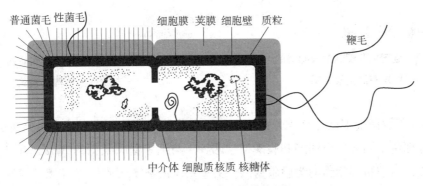

图 2-1　细菌的结构模式图

（一）基本结构

1. 细胞壁　位于细菌细胞最外层，是坚韧有弹性的膜状组织，内贴细胞膜。

（1）化学成分　用革兰染色法可将细菌分为两大类，即革兰阳性菌（G^+ 菌）和革兰阴性菌（G^- 菌）。革兰阳性菌细胞壁主要由肽聚糖和磷壁酸（G^+ 菌特有）组成，而革兰阴性菌主要由肽聚糖和外膜（G^- 菌特有）组成。二者共有肽聚糖，但其组成及含量有较大差异。

1）肽聚糖：又称糖肽或黏肽，是细菌细胞壁的主要组分，原核细胞特有。G^+ 菌的肽聚糖由聚糖骨架、四肽侧链和五肽交联桥三部分组成。聚糖骨架为 N-乙酰葡萄糖胺和 N-乙酰胞壁酸经 β-1,4 糖苷键连接形成，溶菌酶正是破坏此化学键进行杀菌；四肽侧链连接于 N-乙酰胞壁酸分子上，相邻对应（平行）四肽侧链之间由五肽交联桥联接，构成一个机械性很强的三维立体网状结构，而青霉素就是通过破坏四肽侧链与五肽交联桥的连接进行杀菌。如葡萄球菌（G^+ 菌）细胞壁四肽侧链的氨基酸依次为 L-丙氨酸、D-谷氨酸、L-赖氨酸、D-丙氨酸；第三位赖氨酸通过由 5 个甘氨酸组成的五肽交联桥连接到相邻聚糖骨架四肽侧链末端的 D-丙氨酸上，从而构成牢固结构（图 2-2）。G^+ 菌中肽聚糖含量丰富，可达 15~50 层，占细胞壁干重的 50%~80%。G^- 菌的肽聚糖仅由聚糖骨架（与 G^+ 菌相同）和四肽侧链两部分组成，无五肽交联桥。如在大肠埃希菌（G^- 菌）的四肽侧链中，第三位的氨基酸被二氨基庚二酸（DAP）所取代，并由 DAP 与相邻四肽侧链末端的 D-丙氨酸直接连接，仅形成单层平面的二维结构（图 2-3）。G^- 菌肽聚糖含量低，只有 1~2 层，占细胞壁干重的 5%~20%。不同细菌的四肽侧链组成及连接方式随菌种而异。

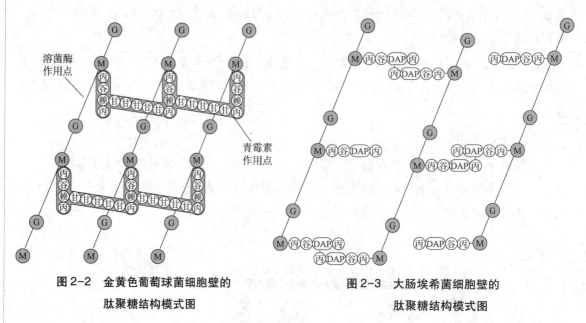

图 2-2　金黄色葡萄球菌细胞壁的　　　　　　　图 2-3　大肠埃希菌细胞壁的
肽聚糖结构模式图　　　　　　　　　　　　　肽聚糖结构模式图

2）革兰阳性菌细胞壁特有成分：G^+ 菌细胞壁除肽聚糖外，尚有特有组分磷壁酸。磷壁酸根据结合部位不同分壁磷壁酸和膜磷壁酸两种，与细胞壁肽聚糖的 N-乙酰胞壁酸相连的为壁磷壁酸，与细胞膜相连的为膜磷壁酸，另一端均游离于细胞壁外（图 2-4）。磷壁酸抗原性很强，是 G^+ 菌的重要表面抗原，某些细菌的磷壁酸，具有类似菌毛的黏附作用，可能参与细菌致病。此外，某些 G^+ 菌细胞壁表面含有一些特殊蛋白，如金黄色葡萄球菌的 A 蛋白及 A 群链球菌的 M 蛋白，都可参与细菌致病。

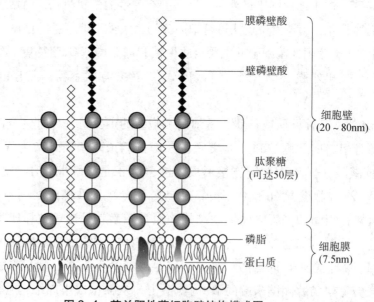

图 2-4　革兰阳性菌细胞壁结构模式图

3）革兰阴性菌细胞壁特有成分：G^- 菌细胞壁除肽聚糖外，尚有特殊组分外膜，结构较复杂（图 2-5）。外膜位于肽聚糖的外层，由内向外由脂蛋白、脂质双层、脂多糖三部分构成。脂质双层的结构类似细胞膜，其上镶嵌有孔蛋白，参与菌体内外物质交换。脂多糖具有毒性作用，是细菌内毒素的组成成分，由内向外依次是脂质 A、核心多糖和特异性多糖，其中脂质 A 是内毒素的毒性部分，核心多糖具有属的特异性，特异性多糖即 G⁻菌的菌体抗原（O 抗原）。在 G⁻菌的细胞膜和外膜的脂质双层之间有一空隙，称为周浆间隙。此间隙内含有多种酶及特殊结合蛋白，对细菌摄取营养、排除有害物质等方面有重要作用。

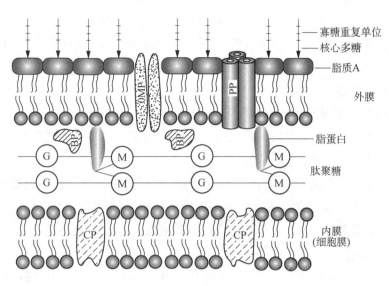

图 2-5 革兰阴性菌细胞壁结构模式图

G⁺菌和 G⁻菌的细胞壁化学结构的不同（表 2-1），使两类细菌在染色性、抗原性及对某些药物的敏感性等方面有较大差异。如溶菌酶、青霉素和头孢菌素主要对 G⁺菌敏感而对 G⁻菌不敏感。

表 2-1 革兰阳性菌与革兰阴性菌细胞壁的结构比较

结构	革兰阳性菌	革兰阴性菌
肽聚糖组成	聚糖骨架、四肽侧链、五肽交联桥	聚糖骨架、四肽侧链
肽聚糖层含量	可达 50 层，占胞壁干重的 50%～80%	仅 1～2 层，占胞壁干重的 5%～20%
磷壁酸	有	无
外膜	无	有
厚度与强度	厚，坚韧	薄，疏松
对青霉素、溶菌酶的敏感性	敏感	不敏感

（2）细胞壁的功能 ①维持菌体固有形态；②保护细菌抵抗低渗环境，使细菌在低渗的环境下不易破裂；③借助微孔参与菌体内外物质交换；④细胞壁上带有多种抗原表位，决定菌体的免疫原性；⑤与致病性有关。

有些细菌在理化因素或生物因素作用下细胞壁缺陷或缺失但仍可存活称为细胞壁缺陷型，又称 L 型细菌（因最先在 Lister 研究院发现），特别是在青霉素、溶菌酶作用下较易形成。L 型细菌因缺乏完整细胞壁的保护呈高度多形性，如球状、杆状和丝状等，大多呈革兰染色阴性，需在高渗、低琼脂、含血清的培养基中才能缓慢生长，形成"荷包蛋"状细小菌落。L 型细菌在临床上可导致尿路感染、心内膜炎、骨髓炎等，如果临床上遇到有明显症状而标本常规细菌培养阴性时，应考虑是否为 L 型细菌感染，并注意更换抗菌药物。

2. 细胞膜 细胞膜外侧为细胞壁，内侧包绕细胞质，是一层柔软有弹性的半透性薄膜。细菌细胞膜由磷脂和多种蛋白质构成，但不含胆固醇，此为与真核细胞的不同。有些细菌（多见于 G⁺ 菌）细胞膜向胞质内凹陷折叠形成囊状物，称为中介体，中介体扩大了细胞膜的表面积，加强了细菌的呼吸和能量的产生，功能上类似真核细胞的线粒体，又称拟线粒体。

细胞膜主要功能如下：①选择性通透作用，与细胞壁共同完成菌体内外的物质交换；②参与细菌呼吸，细胞膜上有多种呼吸酶，与能量的产生、储存和利用有关；③生物合成作用，细胞膜上含有多种合成酶，如合成肽聚糖、脂多糖、磷脂等；④参与细菌分裂，中介体随细菌分裂而一分为二。

3. 细胞质 细胞质是细胞膜所包裹的无色透明胶状物，主要成分是水（80% 左右）、蛋白质、脂类、核酸、无机盐，胞质内含有多种酶系统，是细菌新陈代谢的重要场所。此外胞质中尚悬浮有许多重要的结构。

（1）核糖体 游离于细胞质中，每个菌体内可达数万个，化学组成为 RNA 和蛋白质（组成比为 7∶3），是细菌合成蛋白质的场所。核糖体沉降系数为 70S，由 50S 和 30S 两个亚基组成，红霉素能与 50S 大亚基结合，链霉素能与 30S 小亚基结合，干扰细菌蛋白质合成进而杀死细菌。

（2）质粒（plasmid） 是染色体外的遗传物质，为闭合环状的双链 DNA，决定细菌的某些遗传性状。常见的质粒类型有 F 质粒（编码性菌毛产生）、细菌素质粒（编码细菌素产生）、耐药性质粒（R 质粒，编码细菌耐药性产生）等。质粒非细菌生长所必需，能独立复制，随细菌分裂传给子代，还可通过接合或转导等作用在细菌间转移，是细菌遗传性变异的物质基础之一。

（3）胞质颗粒 主要为细菌的营养贮藏物，其形成与环境有关。常见的如白喉棒状杆菌形成的胞质颗粒，因其富含 RNA 和多偏磷酸盐，嗜碱性较强，亚甲蓝染色时为紫色，被染成与菌体其他部位不同的颜色，又称为异染颗粒，有助于鉴别细菌。

4. 核质 游离于胞质中，由双股闭合 DNA 反复折叠盘绕形成的松散网状结构，无核膜包裹，也无核仁，又称拟核，其组成除 DNA 外，还含有少量 RNA 和蛋白质。核质是细菌的主要遗传物质，控制细菌的遗传与变异等基本性状，是细菌生命的必需结构。

（二）特殊结构

1. 荚膜 存在于某些细菌细胞壁外围的一层黏液性物质，化学成分主要是多糖或多肽，普通显微镜下可见，与菌体有明显界限，称为荚膜。其在细胞壁外分布并非均匀，根据其厚度的不同可将荚膜分为荚膜（厚度 ≥0.2μm）、微荚膜（厚度 <0.2μm）和糖萼（黏液层）。荚膜的形成与环境有关，一般来说在动物体内或营养丰富的培养基中易形成荚膜，在普通培养基上生长或连续传代则易消失。荚膜对一般碱性染料不易着色，普通染色时只能看到菌体周围有无色的透明圈。用特殊染色法可将荚膜染成与菌体其他部位不同的颜色。

荚膜的主要意义：①荚膜具有强大的抗吞噬及抗杀伤能力，保护细菌免遭吞噬细胞的吞噬及抗菌药物等的杀伤作用，与细菌的毒力有关；②荚膜具有免疫原性，由此可鉴别细菌；③荚膜具有黏附性，易黏附于组织细胞表面或无生命物体表面形成生物膜，是引起感染的重要因素；④荚膜具有抗干燥作用，防止菌体内水分流失。

2. 鞭毛 许多细菌在菌体周围附着的细长呈波状弯曲的丝状物，称为鞭毛。所有的弧

扫码"看一看"

菌和螺菌，以及部分杆菌和球菌均有鞭毛。其化学组成是蛋白质，细菌的运动器官。鞭毛较细，普通染色法不易着色，需经特殊染色法使鞭毛增粗后才能在普通光学显微镜下看到，电子显微镜观察效果更佳。根据鞭毛的数目和位置，可将鞭毛菌分成单毛菌、双毛菌、丛毛菌和周毛菌 4 类。

鞭毛的主要意义：①鞭毛是细菌的运动器官；②具有很强的免疫原性，通常称为 H 抗原；③有些细菌如霍乱弧菌、幽门螺杆菌等借助鞭毛，黏附于肠黏膜上皮细胞使机体致病；④鉴别细菌。

扫码"看一看"

3. 菌毛 许多菌体（主要是 G⁻菌、少数 G⁺菌）表面分布的比鞭毛更细、短而直的丝状物，称为菌毛。其化学组成是菌毛蛋白，具有免疫原性，需在电子显微镜下才能看见。菌毛根据功能不同可分为普通菌毛和性菌毛：①普通菌毛短而多，遍布菌体周身，黏附能力强，与细菌致病性有关；②性菌毛仅见于少数 G⁻菌，较普通菌毛长而粗，数量少，只有 1~4 根，呈中空管状，可传递遗传物质。性菌毛由 F 质粒编码，故又称 F 菌毛，带有性菌毛的细菌称为 F⁺菌或雄性菌，无性菌毛的细菌称为 F⁻菌或雌性菌。F⁺菌菌体内的质粒或核质片段可通过性菌毛的中空管道进入 F⁻菌体内，使 F⁻菌性状改变，与细菌的毒力或耐药性转移等有关。

4. 芽孢 在一定环境条件下，某些 G⁺菌细胞质脱水浓缩、在菌体内逐渐形成的多层膜包裹的圆形或卵圆形小体，称为芽孢。芽孢的形成受菌体内的芽孢基因决定，一般只在动物体外形成。未形成芽孢而具有繁殖能力的菌体称为繁殖体，一个细菌只能形成一个芽孢，一个芽孢在适宜的条件下发芽也只能形成一个菌体，因而芽孢不是细菌的繁殖方式，而是细菌的休眠形式。芽孢折光性强，壁厚，不易着色，光镜下只能看到菌体内无色透明的芽孢体，特殊染色法才能将其着色观察。

扫码"看一看"

芽孢的主要意义：①芽孢的形状、大小、位置等随菌种而异，可用于鉴别细菌。②芽孢抵抗力强，帮助细菌抵抗不良环境。芽孢具有多层胞膜包裹，含水量少且含有大量耐热的吡啶二羧酸，对热力、干燥、辐射等理化因素抵抗力强，一般方法不易将其杀死。杀灭芽孢最可靠的方法是高压蒸汽灭菌法。③消毒灭菌时往往以是否杀死芽孢作为判断灭菌效果的指标。

三、细菌的检查法

形态学检查是细菌检验技术中最常用的方法之一，因此显微技术是认识微生物的第一步。利用显微镜可对细菌的大小、形态、排列、结构、动力和染色性等特点进行观察分析。显微镜种类很多，实验室常用的是普通光学显微镜，观察内部超微结构需用电子显微镜。根据检查目的和方法不同，细菌检查可分为染色标本检查和不染色标本检查。

（一）细菌不染色标本镜检

不染色标本镜检是利用显微镜对活菌进行直接观察。细菌本身是无色透明或半透明的，故其形态结构显示不清，主要目的是观察细菌的动力和运动方式。常用方法为有以下两种。

1. 压滴法 取少许细菌培养液加至玻片中央，用镊子夹一盖玻片使其一边接触菌液边缘，然后缓慢放下覆盖于菌液上，于油镜下观察。有鞭毛的细菌能运动，呈方向性位移，为真正运动，根据动力结果可鉴别细菌。

2. 悬滴法 取洁净凹玻片，在凹孔四周涂一薄层凡士林，取少量菌液滴至盖玻片中央，将凹玻片的凹孔对准盖玻片中央的菌液并覆盖于其上，迅速翻转玻片，用小镊子轻压盖玻片四周使其与凹孔边缘粘紧，油镜下观察。镜下所见与压滴法相同。

不染色标本利用的是活菌标本，操作过程中一定注意无菌操作，所加菌液量应适当，尽量避免菌液外溢和产生气泡。玻片制好后尽快观察，避免影响细菌动力，且光线不宜过强，以达到最佳观察效果。

（二）细菌染色标本镜检

为了更好地显示细菌的形态、结构、排列等特点，常先将细菌标本制片染色后再进行观察。

1. 涂片标本的制备

（1）涂片　将临床标本或细菌培养物用适当的方式涂布于洁净无油脂的载玻片上，使其分布成直径约1cm的半透明菌膜。

（2）干燥　标本涂片后最好自然干燥，若需加快干燥，可将涂抹面朝上，置于火焰上方慢慢烘干，切勿紧贴火焰，以防高温引起细菌变形。

（3）固定　玻片干燥后常用火焰加热法固定，即匀速通过火焰外焰3次，以玻片反面接触皮肤热而不烫手为宜。固定的目的一是使细菌的蛋白质凝固，杀死细菌，增强细菌对染料的通透性以利于菌细胞着色，二是使菌体与玻片黏附更加牢固。

2. 染色　根据染料酸碱性的差异可分为碱性染料、酸性染料、中性染料三种。碱性染料带正电荷，易与带负电荷的细菌结合，因此细菌染色中应用最广泛。常用的有美蓝、结晶紫、碱性复红等。

染色中根据所用染料种类的多少，分为单染法和复染法。单染法只用一种染料着色，只能观察细菌的基本形态特征，无法显示其不同的染色性。复染法用两种或两种以上的染料进行染色，可体现出不同细菌之间的差异，有利于鉴别细菌，又称鉴别染色法。它是细菌检验中应用最广泛的染色法，常用的有革兰染色法、抗酸染色法等。

复染法一般包括初染、媒染、脱色、复染四个步骤。

（1）初染　用一种染液对已干燥固定的细菌标本片进行染色，以初步显示细菌的形态学特征。

（2）媒染　用媒染剂以增加染料与被染物的亲和力或使细胞膜通透性改变，以提高染色效果。常用媒染剂有碳酸、碘液、明矾、酚等，也可用加热的方法促进着色。

（3）脱色　用脱色剂使某些已着色的被染物脱去颜色，检查某种染料与被染物结合的稳定性，以显示各种细菌的不同染色反应性和结构特点。常用的脱色剂有醇类、丙酮、氯仿、酸类和碱类，其中乙醇是最常用的脱色剂。

（4）复染　又称对比染色，其作用是使已脱色的被染物重新着色，并与初染之间形成鲜明的对比。常用的复染剂有稀释复红、沙黄、美蓝等。

3. 镜检　已染色的细菌标本干燥后，先用低倍镜找到视野，再用高倍镜确认，添加镜油后油镜下观察。常用镜油为香柏油，以减少光线折射，获得清晰的物像。

（三）革兰染色法

1. 染色方法　细菌标本经涂片、干燥、固定后，用结晶紫液初染，以卢戈碘液媒染，再用95%乙醇脱色，最后用稀释苯酚复红或沙黄复染，使脱色的细菌重新着色，然后洗去多余染料，标本片干燥，镜检。

2. 结果　镜下紫色的为革兰阳性（G⁺）菌，红色的为革兰阴性（G⁻）菌。

3. 临床意义

（1）鉴别细菌　革兰染色法可将细菌分成 G⁺菌和 G⁻菌两大类，便于初步鉴别细菌。

（2）指导用药　G⁺菌和 G⁻菌因细胞壁结构的差异，使之对抗生素和化学药剂的敏感性不同。如大多数 G⁺菌对青霉素、红霉素、头孢菌素等敏感；而大多数 G⁻菌对链霉素、氯霉素、庆大霉素等敏感。因此根据革兰染色结果，进一步指导用药。

（3）研究细菌致病性　大多数 G⁺菌主要以外毒素致病，而 G⁻菌则多以内毒素致病，两者的致病机制和治疗原则也不同。因此，根据细菌的染色性有助于细菌致病性的研究。

第二节　细菌的生理

扫码"学一学"

细菌属原核细胞型微生物，虽然个体微小，结构简单，但有其独特的生命活动规律。了解其生理活动，对细菌的人工培养、致病性与免疫性的研究及细菌性疾病的诊断与防治均有重要意义。

一、细菌的生长繁殖

（一）细菌生长繁殖的条件、方式与速度

1. 细菌生长繁殖的条件

（1）营养物质　细菌生存要有充足的营养来源，主要包括水、碳源、氮源、无机盐和生长因子。生长因子是某些细菌在生长过程中必需的但自身不能合成的有机物质，如氨基酸、嘌呤、嘧啶和某些凝血因子等。在一定条件下，菌体生长繁殖速度与其营养物质浓度有关。

（2）酸碱度　细菌生长需要适宜的酸碱度。大多数病原菌最适 pH 为 7.2~7.6，但不同菌种也有所差异，如结核杆菌最适 pH 为 6.5~6.8，霍乱弧菌最适 pH 为 8.4~9.2。

扫码"看一看"

（3）温度　多数病原菌最适生长温度接近人体体温，为 37℃左右。不同菌种之间亦有所差异，个别嗜热或嗜冷。

（4）气体　所需气体是 O_2 和 CO_2。根据细菌对 O_2 的需求可将细菌分为：①专性需氧菌：仅在有氧环境下生长，如结核分枝杆菌；②微需氧菌：在低氧浓度（5%~6%）下生长最好，氧浓度大于 10% 对其不利，如幽门螺杆菌；③兼性厌氧菌：在有氧及无氧条件下均能生存，但有氧时生长更好，大多数病原菌属此类，如金黄色葡萄球菌；④专性厌氧菌：仅在无氧环境下生长，如破伤风梭菌。

一般细菌在新陈代谢过程中产生的 CO_2 即可满足自身所需，个别细菌如脑膜炎奈瑟菌、淋病奈瑟菌等，在初次分离培养时需提供 5%~10% 的 CO_2 才能生长。

2. 细菌生长繁殖的方式与速度

（1）个体繁殖方式与速度　条件适宜时，细菌以简单的无性二分裂方式繁殖，繁殖一代所用的时间称为代时。大多数细菌代时为 20~30 分钟，但个别细菌较慢，如结核分枝杆菌代时为 16~18 小时，与其结构有关。

（2）群体生长繁殖规律　细菌群体生长繁殖时，以代时 20 分钟推算，一个细菌 10 小时后数量可超过 10 亿，但实际培养时，由于培养基营养成分的逐渐消耗和有害产物的逐渐堆积，其繁殖速度会逐渐减慢。

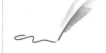

将一定数量的细菌接种于适宜的液体培养基中，连续定时取样检查活菌数，以培养时间为横坐标，培养物中活菌数的对数为纵坐标，可绘出一条反映细菌生长规律的曲线（图2-6）。生长曲线可人为分为4期。

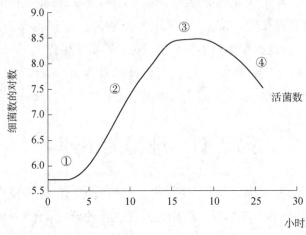

图2-6　细菌的生长曲线示意图

1）迟缓期：此期细菌主要是适应环境，数量几乎不变，曲线平坦，细菌体积增大，为分裂做准备，一般为接种后的1~4小时。

2）对数期：又称指数期，此期细菌生长迅速，曲线呈直线上升，繁殖速度最快，生物学特性最典型，对外界环境因素的作用敏感。研究细菌的生物学性状应选用此期，时间一般在培养后的8~18小时。

3）稳定期：由于培养基中营养物质的消耗和毒性代谢产物的积聚，细菌增长速度开始减慢，死菌数与活菌数接近，总数趋于平坦。此期细菌性状常有改变，可形成芽孢、外毒素和抗生素等代谢产物。

4）衰亡期：又称衰退期，由于营养物质耗竭和有害代谢终产物的积累，细菌死亡数越来越多，并超过活菌数，细菌形态明显改变甚至出现自溶。

细菌的生长曲线只有在体外人工培养的条件下才能观察到，在自然界及人类和动物体内不可能出现。掌握细菌生长规律，对细菌的人工培养及生产实践具有重要指导作用。

（二）细菌的人工培养及意义

1. 培养基　是人工配制的专供细菌生长繁殖的营养基质，经灭菌后使用，pH一般为7.2~7.6。培养基按物理性状不同分为液体、固体和半固体培养基三类，在液体培养基中分别加入2%~3%或0.3%~0.5%的琼脂即可制成固体培养基或半固体培养基。按照营养组成和用途不同，培养基可分为五类：基础培养基（如普通平板）、营养培养基（如血平板）、选择培养基（如SS琼脂培养基）、鉴别培养基（如糖发酵管）、特殊培养基（如庖肉培养基、高渗低琼脂培养基）。

2. 细菌在培养基中的生长现象

（1）液体培养基中　细菌可出现浑浊生长（如葡萄球菌）、沉淀生长（如链球菌）和菌膜生长（如结核分枝杆菌）。

（2）固体培养基中　细菌生长形成菌落。菌落是单个细菌分裂繁殖后形成肉眼可见的细菌集团，多个菌落融合成片称为菌苔。菌落的大小、形状、颜色、气味、透明度等特点因菌种不同而异,用于鉴别细菌。从某一菌落上挑取细菌移种到另一培养基中,生长出来的细菌均为纯种,称为纯培养。

(3)半固体培养基中 无鞭毛的细菌仅沿穿刺线生长,有鞭毛的细菌可沿穿刺线扩散生长,穿刺线四周呈羽毛状或云雾状,可用于鉴别细菌及判断有无动力。

3. 人工培养细菌的意义 细菌的人工培养应用广泛,可用于细菌的鉴定与研究、感染性疾病的病原学诊断和治疗及生物制品的制备等。

二、细菌的代谢产物及意义

细菌的新陈代谢是在酶的控制和催化下进行的一系列复杂的生化反应过程,包括分解代谢和合成代谢。细菌在两种代谢过程中均可产生多种代谢产物,有些产物在医学实践中具有重要意义。

1. 分解代谢产物及意义 不同细菌具有不同的酶,对营养物质的分解能力不同,代谢产物亦不同,利用生物化学方法检测细菌的代谢产物以鉴别细菌的方法,称为细菌的生化反应。

(1)糖的分解产物 细菌分解糖可产生酸、醇类、酮类和气体等。不同细菌所含的酶类不同,对糖的分解能力及生成产物也不同,由此鉴别细菌。如大肠埃希菌分解葡萄糖和乳糖,既产酸又产气;痢疾杆菌分解葡萄糖,只产酸不产气,且不分解乳糖。此类检测糖代谢产物的试验称为糖发酵试验,另外,常用的糖分解试验还有 V-P 试验、甲基红试验等。

(2)蛋白质的分解产物 不同细菌分解蛋白质的能力不同。如大肠埃希菌含有色氨酸酶,可分解色氨酸产生靛基质,加入相应指示剂后变成玫红色,为靛基质试验阳性,而产气肠杆菌靛基质试验阴性;变形杆菌具有脲酶,可分解培养基中的尿素产氨,培养基变为碱性,指示剂变色,为脲酶试验阳性。沙门菌能分解含硫氨基酸产生硫化氢,H_2S 与培养基中的硫酸亚铁或醋酸铅等化合物作用,生成黑色的硫化亚铁或硫化铅沉淀,为 H_2S 试验阳性,以此鉴别细菌。

2. 合成代谢产物及意义

(1)热原质 又称致热原,细菌合成的一种物质,极微量注入人或动物体内即能引起发热反应。热原质主要来自于 G^- 菌,化学成分为脂多糖,耐高温,高压蒸汽灭菌法(121.3℃,20 分钟)不能将其破坏。玻璃器皿等耐高温物品需干烤灭菌,液体中的热原质需用吸附剂和特殊石棉滤板除去,蒸馏法的效果更好。因此,在制备和使用生物制品等过程中应严格无菌操作,防止热原质污染。

(2)毒素和侵袭性酶 某些细菌可产生毒素,根据其来源不同分为内毒素和外毒素。侵袭性酶是某些细菌合成的可增强细菌侵袭和扩散的物质,如链球菌的透明质酸酶。二者是细菌重要的致病物质。

(3)抗生素 指某些微生物代谢过程中产生的一种能抑制或杀死某些其他微生物或肿瘤细胞的物质。大多由放线菌和真菌产生,细菌产生的较少,如多黏菌素和杆菌肽等。

(4)维生素 细菌能合成某些维生素,除满足自身需要外,还能分泌至周围环境中。如大肠埃希菌合成的 B 族维生素和维生素 K 可被人体吸收利用。

(5)色素 某些细菌在一定条件下可产生不同颜色的色素,有助于鉴别细菌。细菌的

扫码"看一看"

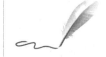

色素分为两类：①水溶性色素，能分布到培养基或周围组织中，如铜绿假单胞菌产生的绿色色素；②脂溶性色素，不溶于水，仅菌落着色而培养基颜色不变，如金黄色葡萄球菌产生的金黄色色素。

（6）细菌素　某些细菌产生的仅对近缘关系细菌有杀菌作用的蛋白质，称为细菌素，其抗菌范围很窄，主要用于细菌分型和流行病学调查，如大肠埃希菌可产生大肠菌素。

三、消毒灭菌

扫码"看一看"

微生物种类多、繁殖快，在自然界（如空气、水、土壤中）及正常人体中（体表及与外界接触的腔道黏膜中）分布广泛。微生物的生存易受环境中各种因素的影响，条件不利时其生长受限或被杀死。根据需要临床上常用物理、化学或生物学方法来抑制或杀死微生物，以达到消毒灭菌的目的。下列术语常用于表示不同方法对微生物的杀灭程度。

消毒：杀死物体上病原微生物的方法，但不一定能杀死细菌的芽孢或非病原微生物。用以消毒的化学试剂即为消毒剂。

灭菌：杀灭物体上所有微生物的方法，包括所有病原微生物和非病原微生物及其芽孢。

无菌：即不存在活的微生物，多为灭菌的结果。

无菌操作：防止微生物进入人体或其他物品的操作技术称为无菌操作，如进行外科手术或某些微生物学实验要注意无菌操作。

防腐：防止或抑制微生物生长繁殖的方法，微生物一般不死亡。用于防腐的化学制剂为防腐剂，为低浓度的消毒剂。

（一）物理消毒灭菌法

主要包括热力法、射线法和滤过除菌法。

1. 热力灭菌法　高温能使菌体成分变性，破坏细菌结构。热力灭菌可分为湿热灭菌与干热灭菌两大类。

（1）湿热灭菌法　在同样温度下，湿热比干热的杀菌效果好，原因主要有：①湿热时菌体蛋白较易凝固；②湿热蒸汽具有潜热；③湿热穿透力强，传导快。常用的湿热灭菌法有以下几种。

1）煮沸法：将水煮沸100℃ 5分钟，可杀死细菌的繁殖体，但芽孢须煮沸1~2小时才可破坏。水中加入2%的碳酸氢钠，可提高沸点至105℃，促进芽孢的杀灭及防止金属器皿生锈。煮沸法常用于饮水、食具和一般器械等的消毒。

2）巴氏消毒法：此法由巴斯德创立，以消毒酒类而得名。加热61.1~62.8℃ 30分钟，或71.7℃ 15~30秒，今广泛采用后者，常用于消毒牛奶和酒类等。

3）流通蒸汽消毒法与间歇灭菌法：流通蒸汽消毒法是利用一个大气压下100℃的水蒸汽进行消毒。一般采用流通蒸汽灭菌器或普通蒸笼加热15~30分钟，杀死细菌繁殖体，但不能杀灭芽孢。若取出物品后置37℃孵箱过夜，使芽孢发育成繁殖体，次日重复蒸一次，如此连续3次以上，可达到灭菌的目的，称为间歇灭菌法。本法适用于不耐高温的营养物的灭菌。

4）高压蒸汽灭菌法：是热力灭菌中最常用最有效的一种方法。仪器为高压蒸汽灭菌器，在压力103.4kPa下，温度121.3℃，持续15~30分钟，可达到灭菌效果。常用于基础培养基、生理盐水、手术敷料等耐高温抗潮湿的物品。

（2）干热灭菌法 干热的杀菌机制是通过脱水干燥和大分子变性而达到灭菌。

1）焚烧和烧灼：焚烧是一种彻底的灭菌方法，仅适用于废弃物品和有传染性的人或动物尸体。烧灼是直接用火焰灭菌，适用于实验室的接种环和试管口等的灭菌。

2）干烤：利用电热干烤箱，温度达 160~170℃持续 2 小时，杀死包括芽孢在内的一切微生物，适用于玻璃器皿、瓷器等耐高温物品的灭菌。

3）微波法：是一种波长为 1~1000mm 左右的高频电磁波，可穿透塑料薄膜、玻璃与陶瓷等物质，但不能穿透金属。其杀菌原理主要是利用热效应使物体温度迅速升高而杀菌，多用于非金属器械、某些食品食具等的消毒。

2. 辐射杀菌法

（1）日光与紫外线 日光具有天然的杀菌效果，主要原因是波长在 200~300nm 的紫外线具有杀菌作用，尤其是波长为 265~266nm 的紫外线杀菌力最强。紫外线可使 DNA 同一条链上位置相邻的胸腺嘧啶形成胸腺嘧啶二聚体，从而干扰 DNA 的复制使细菌死亡或变异。紫外线穿透力弱，不能通过玻璃、纸张等，只能用于室内空气及物体表面的消毒。另外，紫外线对人的皮肤和眼睛有损伤作用，应注意防护。

（2）电离辐射 利用 X 射线和 γ 射线、高速电子等较高的能量与穿透力进行灭菌，对各种细菌均有致死作用。其机制为产生自由基，破坏 DNA。常用于不耐热的塑料制品、食品或药品等的消毒。

3. 滤过除菌法 是用物理阻留的方法除去液体或空气中的细菌。所用器具称为滤菌器，滤膜上含有微细小孔，只允许小于孔径的液体和空气通过。主要对一些不耐高温的血清、抗毒素、药液等除菌，但不能滤除支原体、病毒和 L 型细菌。

此外，超声波、干燥和低温均有抑菌或杀菌的作用。

（二）化学消毒灭菌法

化学消毒剂能影响细菌的结构和生理活动，从而发挥杀菌的作用。其杀菌机制主要为：①使菌体蛋白变性或凝固，如酚类（高浓度）、醇类、醛类等；②干扰细菌的酶系统影响其代谢，如某些氧化剂、重金属盐类等；③改变细胞壁或细胞膜的通透性，如表面活性剂、酚类等。消毒剂对病原微生物及人体组织有害，只能外用或用于环境、物体消毒。

1. 常用消毒剂的种类和用途（表 2-2）

表 2-2 常用消毒剂的种类和用途

类别	名称	浓度	用途	注意事项
酚类	苯酚	3%~5%	地面、器具表面及排泄物消毒皮肤消毒	腐蚀性强，现少用有特殊气味
	来苏尔	2%		
	洗必泰	0.02%~0.05%	皮肤消毒，术前洗手、阴道冲洗等	忌与升汞同用
醇类	乙醇	70%~75%	皮肤、温度计消毒	易挥发，有刺激性，不宜用于黏膜及创伤
重金属盐类	硫柳汞	0.1%	皮肤、手术部位消毒	杀菌力弱，抑菌力强
	硝酸银	1%	新生儿滴眼，预防淋球菌感染	有腐蚀性

类别	名称	浓度	用途	注意事项
氧化剂	高锰酸钾	0.1%	皮肤、尿道、蔬菜、水果消毒	需新鲜配制
	过氧化氢	3%	皮肤黏膜、创口消毒	原液有刺激性，不稳定
	过氧乙酸	0.1%～0.5%	塑料、玻璃器材消毒	原液有腐蚀性
	碘伏	1%	皮肤、黏膜消毒	刺激性弱，不需脱碘
	碘酒	2.5%	皮肤消毒	刺激皮肤，涂后用乙醇脱碘
烷化剂	环氧乙烷	50mg/L	手术器械、敷料等消毒	易爆易燃、有毒
	戊二醛	2%	精密仪器、内镜等消毒	挥发慢，刺激性小
表面活性剂	苯扎溴铵（新洁尔灭）	0.05%～0.1%	术前洗手，皮肤黏膜消毒，手术器械浸泡	遇肥皂或其他合成洗涤剂时作用减弱
染料	龙胆紫	2%～4%	浅表创伤消毒	对葡萄球菌作用强
酸碱类	醋酸加等量水	（5～10）ml/m³	空气消毒	醋味
	生石灰加水配制	（1:4）～（1:8）	地面、排泄物消毒	新鲜配制，腐蚀性强

2. 影响消毒剂作用效果的因素

（1）消毒剂的性质、浓度和作用时间　不同性质的消毒剂其杀菌效果不同。如戊二醛对细菌繁殖体、芽孢、病毒和真菌均有效，而表面活性剂仅对细菌繁殖体有效。一般来说，消毒剂浓度越高，作用时间越长，其效果也越好。但醇类除外，70%乙醇的消毒效果优于95%的乙醇，原因是高浓度乙醇使菌体表面蛋白凝固，影响其向细胞内的渗透。

（2）微生物的种类与数量　同种消毒剂对不同微生物的杀菌效果不同，这与微生物的种类、数量及生理状态有关。微生物数量愈多，需要消毒的时间越长。因此，需根据消毒对象选择合适的消毒剂。

（3）环境因素　温度、酸碱度、湿度及有机物的存在均可影响消毒灭菌的效果。一般来说，温度越高，杀菌效果越好；不同消毒剂对酸碱度的敏感性不同，如戊二醛在酸性时稳定，碱性时杀菌效果好；湿度对气体消毒剂的杀菌效果影响明显；环境中的有机物如血清、脓汁、痰、粪便等，可影响消毒剂与微生物的结合，故在消毒皮肤及器械前应先清洁再消毒。

四、生物安全简介

实验室生物安全是指避免危险生物因子对工作人员和相关人员的危害，避免对环境的污染和公众的危害，同时还要保证实验研究的科学性和保护实验因子免受污染所采取的综合性措施。建立生物安全实验室对保护环境和公众健康，预防与控制传染病，抵御突发事件等具有重要意义。

（一）病原微生物危害程度分类

我国根据病原微生物的传染性及危害程度将其分为四类。第一类为能引起人类或动物非常严重疾病的微生物及我国尚未发现及消灭的微生物，如天花病毒、埃博拉病毒等。第二类为能引起人类或动物严重疾病，比较容易直接或间接在人或动物间传播的微生物，如人类免疫缺陷病毒、狂犬病病毒及结核分枝杆菌等。第三类为能引起人类或动物疾病，但一般情况下对人、动物和环境不构成严重危害并可有效预防和治疗的微生物，如肠道病毒、疱疹病毒、流感病毒等。第四类为通常情况下不会引起人类或动物疾病的微生物。第一类病原微生物致病性最强，第四类最弱，第一类和第二类为高致病性微生物。

（二）生物安全实验室分级

根据实验室的设计特点、建筑结构和屏障设施等可将生物安全实验室分为四个安全防护等级，即生物安全防护水平（biosafety level，BSL）一级～四级，分别以 BSL-1、BSL-2、BSL-3、BSL-4 表示。BSL-1 实验室防护水平和隔离要求最低；BSL-2 实验室属基础实验室；BSL-3 实验室为屏障实验室；BSL-4 实验室防护水平和隔离要求最高，为高度屏障实验室。其中使用频率最高的是 BSL-2 级实验室。

第三节　细菌的遗传与变异

扫码"学一学"

细菌类似于其他生物遵循遗传和变异的特征。遗传是指子代与亲代之间的生物学性状（形态、结构、代谢规律、致病性等）具有相似性；变异则是子代与亲代之间以及子代不同个体之间性状的差异。根据机制的不同变异分为遗传性变异和非遗传性变异。遗传性变异是细菌的基因结构发生了改变，性状可稳定的传给后代，又称基因型变异；非遗传性变异是环境条件改变但基因结构未改变所致的变异，又称表型变异，不能传给下一代。

一、细菌遗传变异的物质基础及发生机制

（一）细菌遗传变异的物质基础

细菌遗传变异的物质基础有染色体、质粒、噬菌体、转位因子等。

1. 细菌染色体　多数细菌只有一条双链、环状结构的染色体，附着在横隔中介体或细胞膜上并反复盘旋缠绕成丝团状，其大小在 580～130000kb 之间，细菌染色体往往是连续基因，无内含子，转录后形成的 mRNA 无须剪切和拼接，可直接翻译成多肽，与真核细胞不同。

2. 质粒　质粒是细菌染色体外的遗传物质，为环状闭合双股 DNA，独立于染色体而自我复制。质粒有如下主要特性：①具有自我复制能力：质粒独立复制，或能与染色体共同复制。②赋予细菌某些遗传性状：如 F 质粒编码细菌性菌毛；R 质粒可使细菌获得对抗菌药物的耐药性；毒力质粒编码与细菌致病性有关的毒力因子等。③可自行失去或经人工消除：质粒不是细菌生命活动所必需的遗传物质，可自行丢失或经人工消除。④可在细菌间转移：质粒可通过接合、转化和转导在细菌间转移。⑤分为相容性与不相容性：能稳定共存于一个宿主菌内为相容性，否则为不相容性。

3. 噬菌体　是侵袭细菌等微生物的病毒，因其能使细菌裂解，故名噬菌体，属非细胞型微生物。噬菌体在自然界分布广泛，只能寄居在易感宿主菌体内，具有高度特异性，因此可利用噬菌体对细菌鉴定和分型。噬菌体结构简单，基因数少，是基因工程的良好载体。

（1）噬菌体的生物学性状　噬菌体在电子显微镜下有 3 种形态，即蝌蚪形、微球形和丝形。大多数呈蝌蚪形，由头部和尾部两部分组成（图 2-7）。头部为二十面体立体对称，由蛋白质外壳包绕核酸组成；尾部呈管状，为蛋白质，由尾髓和外面包着的尾鞘组成。尾髓具有收缩功能，可使头部核酸注入菌体内。尾部末端有尾板、尾刺和尾丝，在头部、尾

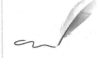

部连接处是尾领，可能与头部装配有关。尾板连接的尾刺和尾丝能识别宿主菌体表面的特殊受体，借此感染细菌，具有高度特异性。噬菌体能耐受低温和冰冻，对紫外线和 X 射线敏感。

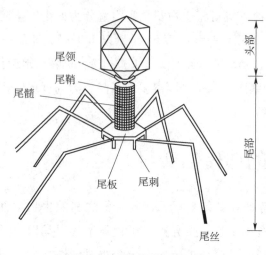

图 2-7　噬菌体的形态结构

（2）噬菌体与细菌的相互关系　噬菌体感染细菌后有两种结果：一是在宿主菌内增殖导致细菌裂解，此过程为溶菌周期；二是与细菌染色体整合成为前噬菌体，宿主菌变成溶原性细菌，此为溶原状态。

1）毒性噬菌体与溶菌周期：能在宿主菌内复制增殖，产生子代噬菌体并最终裂解细菌的噬菌体称为毒性噬菌体。其增殖过程包括吸附、穿入、生物合成、成熟与释放 4 个阶段，称为噬菌体的复制周期或溶菌周期。

2）温和噬菌体与溶原状态：有些噬菌体感染细菌后，其基因组与宿主菌染色体整合，并随细菌分裂传至子代并不导致细菌裂解，称为温和噬菌体或溶原性噬菌体。整合在细菌染色体中的噬菌体基因组称为前噬菌体。此种状态称为溶原状态，带有前噬菌体基因组的细菌为溶原性细菌。溶原性细菌能正常分裂，将前噬菌体传给子代，但在某些条件下，前噬菌体可从宿主菌染色体脱离而进入溶菌周期，最终导致细菌死亡。

4. 转位因子　转位因子是一类能在细菌的染色体、质粒或噬菌体之间改变自身存在位置的遗传成分，是一段特异的 DNA 序列。它可在 DNA 分子中移动，从一个基因组转移到另一基因组中，又称跳跃基因或移动基因。根据基因大小和性质不同等，转位因子分类如下。

（1）插入序列　是最小最简单的转位因子，长度不超过 2kb，不携带任何与转座功能无关的基因。

（2）转座子　序列长度一般超过 2kb，除携带与转位有关的基因外，还携带其他特殊功能的基因，如耐药性基因、毒素基因等，是细菌耐药性产生的重要原因之一。

（3）转座噬菌体或前噬菌体　是一些具有转座功能的温和噬菌体，可以前噬菌体的形式整合到细菌染色体致细菌发生变异，如白喉棒状杆菌的外毒素即由转座噬菌体的有关基因编码。但转座噬菌体从细菌染色体解离时，可能携带细菌 DNA 片段参与基因转移。

（二）细菌遗传变异的发生机制

细菌遗传性变异的机制主要包括基因突变、基因的转移与重组。

1. 基因突变　突变是由于遗传物质的结构突然而稳定的改变所致细菌性状的变异，包括基因突变和染色体畸变。基因突变又称点突变，是指细菌 DNA 核苷酸序列上一个或几个碱基的置换、插入或丢失，染色体畸变则涉及较大范围的 DNA 结构变化，包括缺失、易位、重复和倒位。发生突变的菌株称为突变型，自然界未发生突变的菌株称为野生型。

（1）突变的规律　一般情况下细菌基因突变率约为 $10^{-6} \sim 10^{-9}$。由于细菌个体繁殖迅速，突变时常发生。Lederberg 用影印培养试验证明，突变是自发的、随机的，也是不定向的，但具有相对稳定性，即突变株的新表型能稳定地遗传。细菌由野生型变为突变型是正向突变，有时，突变型经过又一次突变又可恢复到野生型的表型，这种突变称为回复突变。

（2）基因突变机制　基因突变根据产生原因分为自发突变和诱发突变。自发突变是指DNA分子不经处理自然而然发生的变化。诱发突变是在人工各种理化因素作用下引发的突变。常用的物理因素有紫外线、电离辐射等，常用的化学诱变剂有亚硝酸盐、烷化剂等。

（3）DNA的损伤修复　当细菌DNA偶尔受到损伤时，会启动DNA修复系统进行细致有效的修复，使损伤降至最低，这对细胞生命的维持极其重要。但此修复也可能出错，导致细菌的变异。

2. 基因的转移和重组　两个性状不同的细菌之间可发生基因转移和重组。遗传物质由供体菌转入受体菌的过程称为基因转移。受体菌接受遗传物质与自身DNA整合在一起的过程称为重组。根据基因来源及交换方式等不同，其机制主要有接合、转化、转导、溶原性转换、原生质体融合等途径。

（1）接合　是细菌通过性菌毛相互连接沟通，将遗传物质从供体菌转移给受体菌。能通过接合方式转移的质粒主要包括F质粒、R质粒等。以F质粒为例，有F质粒的细菌表面有性菌毛（F$^+$菌），无F质粒的细菌表面无性菌毛（F$^-$菌），两菌体接合时通过性菌毛连接，F$^+$菌质粒DNA一条链断裂进入F$^-$菌内，两单链DNA均独立复制，形成完整的双链F质粒。受体菌获得F质粒后即长出性菌毛，成为F$^+$菌。

（2）转化　是受体菌直接摄取供体菌的游离DNA片段并整合到自身基因组中，从而获得新的遗传性状。供体菌的DNA可来自于人工方式抽提或细菌死亡裂解后释放。1928年Griffith在研究肺炎链球菌时首先发现细菌转化现象，1944年Avery等将转化过程加以改进，得到相同的结果，终于证实引起R型肺炎球菌转化的物质是S型肺炎球菌的DNA（图2-8）。

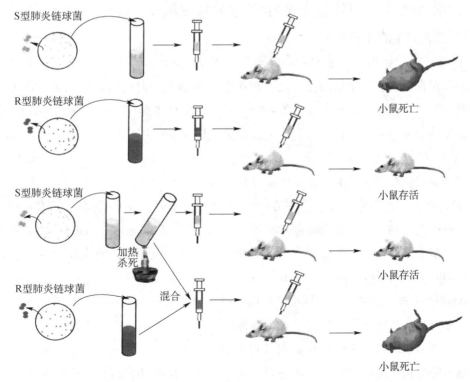

图2-8　细菌转化试验

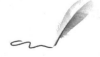

（3）转导　以温和噬菌体为载体，将供体菌的 DNA 片段转移到受体菌内，使受体菌获得新的遗传性状，称为转导。转导可分为普遍性转导和局限性转导。

1）普遍性转导：前噬菌体从溶原性细菌染色体上解离时，噬菌体 DNA 在宿主菌内大量复制，但噬菌体 DNA 与衣壳蛋白组装时，可能发生装配错误，误将供体菌 DNA 装入噬菌体衣壳中，产生一个转导噬菌体。当转导噬菌体感染其他受体菌时，则将供体菌 DNA 带入受体菌体内。因供体菌的任何 DNA 片段都可能被误装而转导，故称为普遍性转导。

供体菌 DNA 片段到达受体菌后与其染色体整合，随受体菌染色体复制而表达的称为完全转导，未能与受体菌基因重组，也不能自身复制的为流产转导。

2）局限性转导：由于其所转导的只限于供体菌染色体上的特定基因，又称特异性转导。如大肠埃希菌 K12 的 λ 噬菌体感染大肠埃希菌呈溶原状态，其 DNA 可插入到大肠埃希菌染色体半乳糖苷酶基因（*gal*）和生物素基因（*bio*）之间，但其从大肠埃希菌上脱离时可能发生偏差，从而形成带有 *gal* 或 *bio* 的缺陷噬菌体。这种缺陷噬菌体感染受体菌时，可将供体菌 DNA 带入受体菌内。由于其所转导的只限于供体菌 DNA 上的特定基因［如 *gal* 和（或）*bio*］，因而属于局限性转导。

（4）溶原性转换　溶原性细菌因染色体上整合有前噬菌体，从而获得新的遗传性状，称为溶原性转换。溶原性转换可使某些细菌发生毒力等变异。如 β-棒状杆菌噬菌体感染白喉杆菌时，通过溶原性转换使白喉杆菌获得产生白喉外毒素的能力。一旦失去该种噬菌体，白喉杆菌产毒素能力也随之消失，致病力也减弱。

（5）原生质体融合　将两种不同的细菌除去细胞壁成为原生质体后进行彼此融合的过程。常用融合剂为聚乙二醇，融合后的细胞染色体之间可发生基因的转移和重组，具备亲代菌株的特征。

二、细菌的遗传变异现象及在医学中的应用

（一）细菌常见的变异现象

1. 形态结构的变异　细菌的大小、形态及结构易受外界环境条件的影响而发生变异。如有些细菌在青霉素等因素影响下，丧失细胞壁为多形性，但仍能存活致病，称为 L 型细菌。细菌的特殊结构也可变异，如有鞭毛的变形杆菌受环境影响后可失去鞭毛，称为 H-O 变异，肺炎链球菌经多次传代培养后可失去荚膜，其致病性也下降。

2. 菌落变异　某些细菌的菌落可由光滑型（S 型）变为粗糙型（R 型），称为 S-R 变异。同时细菌的免疫原性、毒力和生化反应等性状亦会改变。

3. 毒力变异　可表现为毒力增强或减弱。白喉棒状杆菌感染 β-棒状杆菌噬菌体后基因改变，获得产生白喉毒素的能力，毒性增强。卡-介二氏（Calmette-Guerin）将有毒的牛型结核分枝杆菌连续传代，最终所获得的变异株，毒力减弱但保留了其免疫原性，制备成卡介苗（bacillus of Calmette-Guerin，BCG）。

4. 耐药性变异　细菌对某种抗菌药物由敏感变成耐药的改变称为耐药性变异。有的细菌同时对多种抗菌药物耐药，称为多重耐药菌株。有的细菌甚至变异为对某种药物的依赖性。如金黄色葡萄球菌耐青霉素 G 的菌株日益增多，痢疾志贺菌链霉素依赖减毒株，离开链霉素则不能生长。细菌耐药的机制主要与其产生钝化酶破坏或灭活抗菌药物的活性、改变药物作用靶位、药物渗透功能障碍等因素有关。细菌的耐药性变异给临床治疗带来很大

困难，已成为世界关注的重要难题。

除此之外，细菌还有营养缺陷型变异、条件致死型变异、抗原性变异等。

（二）细菌遗传变异在医学中的应用

1. 用于疾病的诊断、治疗和预防方面　了解细菌的变异现象和规律，对正确诊断细菌性疾病非常重要。患者用药前尽可能进行病原学诊断和药敏试验，合理用药，避免滥用，减少细菌耐药性产生。对临床分离菌株进行耐药性监测，对指导正确用药和防止耐药菌株扩散有一定帮助。利用细菌毒力减弱而保留免疫原性的菌株制备减毒活疫苗，如卡介苗、鼠疫菌苗等，可用于某些传染病的预防。

2. 用于检测致癌物质　一般认为肿瘤的发生是由于细胞内基因的突变所致的，因此凡能诱导细菌基因突变的物质都可能是致癌剂。以细菌作为受试对象，可用于致癌物的检测。

3. 用于基因工程　将目的基因连接到质粒、噬菌体或其他载体上，然后再导入到宿主菌体内进行扩增，可获得大量目的基因产物，此方式即为基因工程。该方式目前已能大量生产干扰素、胰岛素、乙肝疫苗等多种生物制品。

知识拓展

肠道菌群与神经功能调节

最近有研究发现肠道菌群对中枢神经系统的功能有着重要影响。肠道菌群在分子水平上操纵大脑神经化学，可以直接或间接地控制社会行为如压力、认知和焦虑等，如改变下丘脑-垂体-肾上腺轴的活力；传递神经递质（去甲肾上腺素、5-羟色胺、γ-氨基丁酸）以及调节基因、mRNA、蛋白质的表达。已经发现儿童自闭症会伴随着消化问题，这与肠道微生物功能异常有着密切的联系。

第四节　细菌的感染

扫码"学一学"

一、细菌的致病性

细菌能引起感染的能力称为细菌的致病性。具有致病性且引起机体感染的细菌，称为病原菌或致病菌。细菌的致病性是对特定宿主及部位而言，有的仅对人类有致病性，有的只对某些动物有致病性，有的则对人类和动物均有致病性。不同病原菌对宿主可引起不同的病理过程而导致不同的疾病，如伤寒沙门菌感染引起人类伤寒，而结核分枝杆菌则引起结核病，这是由细菌种属特性决定的。细菌的致病性与其毒力、侵入机体的数量、侵入途径及机体的免疫状态密切相关。

（一）毒力

细菌致病能力的强弱程度称为细菌的毒力。毒力常用半数致死量（LD_{50}）或半数感染量（ID_{50}）表示：即通过某种感染途径，能使一定体重或年龄的某种动物50%死亡或感染的最小细菌数或毒素量。LD_{50} 或 ID_{50} 与毒力成反比，LD_{50} 或 ID_{50} 越小，毒力越强。因此，致病性是质的概念，而毒力是量的概念。构成细菌毒力的物质基础是侵袭力和毒素。侵袭力

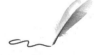

是指病原菌突破机体的防御机制，进入机体并在体内定居、繁殖和扩散的能力。毒素包括外毒素和内毒素两种。

1. 侵袭力

（1）荚膜　荚膜具有抗吞噬和阻挡杀菌物质的作用，能使病原菌在宿主体内大量繁殖，产生病变。如将无荚膜的肺炎链球菌注射至小鼠腹腔，细菌易被小鼠吞噬细胞吞噬、杀灭；但若接种有荚膜的菌株，则细菌大量繁殖，小鼠常于注射后 24 小时内死亡。

（2）黏附素　细菌引起感染一般需先黏附在宿主的呼吸道、消化道或泌尿生殖道等黏膜上皮细胞，以免被呼吸道的纤毛运动、肠蠕动、黏液分泌、尿液冲洗等活动所清除。然后，细菌才能在局部定植、繁殖，产生毒性物质或继续侵入细胞、组织，直至形成感染。

细菌黏附至宿主靶细胞由黏附素介导。黏附素是细菌细胞表面与黏附有关的蛋白质，可分为菌毛黏附素和非菌毛黏附素，前者由细菌菌毛分泌，后者由非菌毛产生，是细菌的其他表面组分如脂磷壁酸等。细菌的黏附作用与其致病性密切相关。

（3）侵袭性物质　有些病原菌能释放侵袭性物质，这些物质一般不损伤组织细胞，但在细菌感染过程中可以协助病原菌抗吞噬或向四周扩散。如致病性葡萄球菌产生的血浆凝固酶，能使血浆中的液态纤维蛋白原变成固态的纤维蛋白围绕在细菌表面，犹如荚膜，可抵抗宿主吞噬细胞的吞噬作用。A 群链球菌产生的透明质酸酶、链激酶和链道酶，能降解细胞间质透明质酸、溶解纤维蛋白、液化脓液中高黏度的 DNA 等，导致组织疏松，有利于细菌在组织中扩散，易造成全身性感染。

2. 毒素

（1）外毒素　主要由革兰阳性菌和少数革兰阴性菌产生并释放到菌体之外的毒性蛋白质，如革兰阳性菌中的白喉棒状杆菌、破伤风梭菌、金黄色葡萄球菌等，革兰阴性菌中的霍乱弧菌、痢疾志贺菌、铜绿假单胞菌等均可产生。大多数外毒素是在细胞内合成后分泌至细胞外；也有存在于菌体内，待细胞破坏后才释放出来。外毒素，根据其对宿主细胞的亲和性及作用方式等不同，可分为神经毒素、细胞毒素和肠毒素三大类。

外毒素的主要特性有以下几点。

1）化学成分：大多数外毒素的化学本质是蛋白质。

2）热稳定性：大多数外毒素不耐热，如破伤风外毒素在 60℃经 20 分钟可被破坏。但葡萄球菌肠毒素是例外，能耐受 100℃ 30 分钟。

3）毒性强：小剂量外毒素即能使易感机体致死，如肉毒毒素是世界上毒性最强的物质。纯化的肉毒毒素 1mg 能杀死 2 亿只小鼠，毒性比氰化钾（KCN）强 1 万倍。

4）靶器官选择性强：不同细菌产生的外毒素，对机体的组织器官具有选择性，各引起特殊的病变。如破伤风痉挛毒素对脊髓前角细胞和脑干神经细胞有高度的亲和性，阻止抑制性神经介质的释放，使肌肉活动的兴奋与抑制失调，屈肌和伸肌同时强烈收缩导致骨骼肌出现痉挛，引起张口困难、苦笑面容、颈项强直、角弓反张等，严重者因膈肌痉挛而窒息。

5）免疫原性强：外毒素具有良好的免疫原性，在 0.3%～0.4%甲醛液作用下，经一定时间，可以脱去毒性，但仍保留有免疫原性，这种用人工方法脱去外毒素毒性而保留免疫原性的生物制品称为类毒素。类毒素注入机体后，可刺激机体产生具有中和外毒素作用的抗体（即抗毒素）。类毒素和抗毒素在防治一些传染病中有实际意义，类毒素主要用于人工主动免疫，如白喉类毒素和破伤风类毒素；抗毒素常用于人工被动免疫，白喉抗毒素和破伤风抗毒素。

（2）内毒素　是革兰阴性菌细胞壁中的脂多糖（lipopolysaccharide，LPS）组分，只有当细菌死亡裂解或用人工方法破坏菌体后才释放出来。支原体、衣原体、立克次体、螺旋体亦有类似的 LPS，有内毒素活性。

内毒素不同于外毒素，其特点有以下几点。

1）化学成分：内毒素的化学成分是脂多糖。

2）热稳定性：加热 100℃ 经 1 小时不被破坏，需加热至 160℃ 经 2~4 小时，或用强碱、强酸或强氧化剂加温煮沸 30 分钟才灭活。

3）毒性相对较弱：致病需要量相对较大。

4）靶器官选择性弱：因为脂质 A 是内毒素的毒性中心，所有革兰阴性菌脂质 A 结构类似，致病作用相似，主要有发热反应、白细胞反应、微循环障碍、休克、弥散性血管内凝血（disseminated intravascular coagulation，DIC）等。

5）免疫原性弱：内毒素免疫原性弱，刺激机体产生抗体的能力弱，且中和作用较弱，不能用甲醛液脱毒形成类毒素。

外毒素与内毒素的主要区别见表 2-3。

扫码"看一看"

表 2-3　外毒素与内毒素的主要区别

区别要点	外毒素	内毒素
来源	革兰阳性菌与少数革兰阴性菌	革兰阴性菌
释放方式	活菌分泌或菌崩解后释出	细胞壁成分，菌裂解后释出
化学成分	蛋白质	脂多糖
热稳定性	弱，60~80℃ 30 分钟被破坏	强，160℃ 2~4 小时才被破坏
毒性	强	较弱
靶器官选择性	强，引起特殊临床表现	弱，毒性效应基本相同（发热、白细胞变化、微循环障碍、休克、DIC 等）
免疫原性	强，刺激机体产生抗毒素；甲醛处理脱毒形成类毒素	弱，刺激机体产生抗体弱；甲醛处理不能形成类毒素

（二）细菌侵入的数量

感染的发生，除病原菌必须具有一定的毒力外，还必须有足够的数量。一般是细菌毒力越强，引起感染所需的菌量越小；反之则菌量越大。如毒力强的鼠疫耶尔森菌，在没有特异性免疫力的机体中，有几个菌侵入就可引起鼠疫，而毒力弱的肠炎沙门菌，常需摄入数亿个菌才引起急性胃肠炎。毒力相同的病原菌，数量越多，引起感染的可能性越大。

（三）细菌侵入的部位

细菌有了一定的毒力物质和足够的数量，但若侵入易感机体的部位或途径不适宜，仍然不能引起感染。如破伤风梭菌必须经厌氧的创伤感染才会引起破伤风；痢疾志贺菌必须经消化道才会引起细菌性痢疾；脑膜炎奈瑟菌必须通过呼吸道才会引起流行性脑脊髓膜炎；淋病奈瑟菌必须通过性接触才会引起淋病；也有一些病原菌的适宜侵入部位有多个，如结

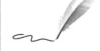

核分枝杆菌，经呼吸道、消化道、皮肤创伤等部位都可以造成感染。

二、感染的发生与发展

（一）感染的来源

1. 外源性感染　感染的病原菌来自于宿主体外的称外源性感染。

（1）患者　患者是主要的传染源，病原菌可通过多种方式在人与人之间传播。患者在疾病潜伏期一直到病后一段恢复期内，都有可能将病原菌传播给周围正常人。因此，对患者及早做出诊断并采取防治措施，对控制外源性感染有重要意义。

（2）带菌者　有些健康人携带有某种病原菌但不产生临床症状，也有些传染病患者在恢复后一段时间内仍继续排菌。这些健康带菌者和恢复期带菌者是很重要的传染源，因其不出现临床症状，不易被人们察觉，故危害性往往超过患者。及时检出带菌者并进行隔离和治疗，对控制和消灭传染病的流行有重要意义。脑膜炎奈瑟菌、白喉棒状杆菌常有健康带菌者，伤寒沙门菌、志贺菌等可有恢复期带菌者。

（3）病畜和带菌动物　有些细菌是人畜共患病的病原菌，因而病畜或带菌动物的病原菌也可传播给人类。如鼠疫耶尔森菌、炭疽杆菌、布鲁菌、牛分枝杆菌，以及引起食物中毒的沙门菌等。

2. 内源性感染　感染来自于宿主本身的称为内源性感染。这类感染的病原菌大多是体内的正常菌群，少数是以潜伏状态存在于体内的病原菌。当大量使用抗生素导致菌群失调以及各种原因导致机体免疫防御功能下降时常引起感染，如婴幼儿、老年人、晚期癌症患者、艾滋病患者、器官移植使用免疫抑制剂者均易发生内源性感染。内源性感染也是医院内感染的常见现象，已成为临床细菌感染中的常见病、多发病。

（二）传播方式与途径

1. 呼吸道感染　病原菌从患者或带菌者的痰液、唾沫等分泌物散布到周围空气中，经呼吸道途径感染他人。如咳嗽、喷嚏、大声说话时喷出的飞沫，含有大量细菌。此外，亦可通过吸入沾有病原的尘埃而引起。呼吸道感染的疾病有肺结核、白喉、百日咳、军团病等。

2. 消化道感染　伤寒、菌痢、霍乱等胃肠道传染病，大多是摄入被粪便污染的饮水、食物所致。水、手指和苍蝇等是消化道传染病传播的重要媒介。

3. 创伤感染　皮肤、黏膜破损可引起感染。金黄色葡萄球菌、乙型溶血性链球菌等常可侵入引起化脓性感染。泥土、人类和动物粪便中可有破伤风梭菌、产气荚膜梭菌的芽孢存在。这些芽孢若进入深部伤口，微环境适宜时就会发芽、繁殖，产生外毒素而致病。现今许多先进的诊疗技术的操作也可因创伤而导致医源性感染。

4. 接触感染　接触感染包括直接接触和间接接触感染。直接接触感染指病原体从传染源直接传播至易感者合适的侵入门户。间接接触感染指间接接触了被污染的物品所造成的传播。如手及日常生活用品（床上用品、玩具、食具、衣物等）被传染源的排泄物或分泌物污染后，可起到传播病原体的作用，此类传播又称日常生活接触传播。如淋病奈瑟菌，可通过性接触和间接接触而感染。

5. 节肢动物叮咬　通过节肢动物叮咬传播所致。鼠疫耶尔森菌，经鼠蚤叮咬，由鼠传染给人类，形成鼠疫。

6. 多途径感染　有些病原菌的传播可有呼吸道、消化道、皮肤创伤等多种途径。如结核分枝杆菌、炭疽芽孢杆菌等。

（三）感染的类型

根据宿主机体同病原菌二者力量的对比，感染类型可以出现隐性感染、显性感染和带菌状态等不同的临床表现。

1. 隐性感染　当机体有较强的免疫力，或侵入的病原菌数量不多、毒力较弱时，感染后对机体损害较轻，不出现或出现不明显的临床症状，是为隐性感染，或称亚临床感染。隐性感染后，机体常可获得足够的特异免疫力，能抗御相同病原菌的再次感染。结核、白喉、伤寒等常有隐性感染。

2. 显性感染　当机体免疫力较弱，或侵入的病原菌数量较多、毒力较强，以致机体的组织细胞受到不同程度的损害，生理功能也发生改变，并出现一系列的临床症状和体征，为显性感染。具有传染性的病原菌引起的显性感染称为传染病。由于病原菌的毒力、宿主免疫力的差异以及二者相互作用的复杂关系，显性感染可分为不同模式。

（1）临床上按病情缓急不同，分为两种。

1）急性感染：发病急，病程较短，一般是数日至数周。病愈后，病原菌从宿主体内消失。急性感染的病原菌有脑膜炎奈瑟菌、霍乱弧菌等。

2）慢性感染：发病缓慢，病程常持续数月至数年。慢性感染的病原菌有结核分枝杆菌、麻风分枝杆菌等。

（2）临床上按感染的部位不同，分为两种。

1）局部感染：病原菌侵入宿主体后，在局部生长繁殖，引起局部病变。如金黄色葡萄球菌所致的疖等。

2）全身感染：病原菌侵入宿主体后，病原菌或其代谢产物向全身播散，引起全身性症状。临床上常见的有下列五种情况。

①毒血症：病原菌侵入宿主体后，只在机体局部生长繁殖，并不进入血液循环，但其产生的外毒素进入血液，经血液到达易感的组织和细胞，引起特殊的临床症状。如破伤风梭菌引起的毒血症。

②菌血症：病原菌侵入宿主体后，由局部一时性或间断性侵入血流，但并没有在血流中生长繁殖，只是短暂的一过性通过血循环到达体内适宜部位后再进行繁殖而致病。如伤寒早期的菌血症期。

③败血症：病原菌侵入血流后，在血液中大量生长繁殖并产生毒性产物，引起全身性中毒症状，如高热、皮肤和黏膜瘀斑、肝脾肿大、肾衰竭等。鼠疫耶尔森菌可引起败血症。

④脓毒血症：化脓性细菌侵入血流后，在血液中大量生长繁殖，并通过血流扩散至宿主的其他组织或器官，产生新的化脓性病灶。如金黄色葡萄球菌的脓毒血症，常导致多发性肝脓肿和肾脓肿等。

⑤内毒素血症：革兰阴性菌侵入血流，在血液中大量生长繁殖，细菌死亡崩解后释放出大量内毒素入血所致；也可由病灶内大量革兰阴性菌死亡、释放的内毒素入血所致。如脑膜炎奈瑟菌引起内毒素血症。

3. 带菌状态　有时病原菌在显性或隐性感染后并未立即消失，在体内继续留存一定时间，与机体免疫力处于相对平衡状态，是为带菌状态，该宿主称为带菌者。如伤寒、白喉等病后常可出现带菌状态。带菌者经常会间歇排出病菌，成为重要的传染源之一。

三、医院感染

医院感染是指医院内各类人群所获得的感染，主要指患者在住院期间发生的感染和在医院内获得出院后发生的感染，但不包括入院前已开始或者入院时已处于潜伏期的感染。

（一）常见微生物

引起医院感染的微生物大多是条件致病菌和耐药菌，尤其是多重耐药菌株（表2-4）。

表2-4　医院感染的常见微生物

类别	常见的微生物
呼吸道感染	金黄色葡萄球菌、肠球菌、铜绿假单胞菌、肺炎克雷伯菌、大肠埃希菌、流感嗜血杆菌、肺炎链球菌、呼吸道病毒等
泌尿道感染	大肠埃希菌、肠球菌、铜绿假单胞菌、肺炎克雷伯菌、变形杆菌、白假丝酵母等
胃肠道感染	沙门菌、志贺菌、病毒等
手术部位感染	金黄色葡萄球菌、凝固酶阴性葡萄球菌、肠球菌、铜绿假单胞菌、肠杆菌属、无芽孢厌氧菌
与输血有关的感染	乙型肝炎病毒、丙型肝炎病毒、人类免疫缺陷病毒、梅毒螺旋体

（二）感染的类型

根据病原体来源不同，感染有下列几种情况。

1. 内源性感染　或称自身感染，由患者自己体内正常菌群引起的感染。

2. 外源性感染

（1）交叉感染　由医院内患者或医务人员直接或间接传播引起的感染。

（2）医源性感染　在治疗、诊断或预防过程中，因所用器械等消毒不严而造成的感染。

（三）危险因素

1. 易感对象　年龄因素：老人、婴幼儿更易发生医院感染；基础疾病：患者原有如肿瘤、糖尿病等基础疾病时，抗感染能力下降，更易发生医院感染。

2. 侵入性诊治手段增多　据统计，美国每年因使用医疗器械而发生感染者占医院感染的45%。如内窥镜、泌尿系导管、动静脉导管、气管切开、气管插管、吸入装置、脏器移植、牙钻、采血针、吸血管、监控仪器探头等侵入性诊治手段，不仅可把外界的微生物导入体内，而且损伤了机体的防御屏障，使病原体容易侵入机体。

3. 损伤免疫系统的因素　放射治疗、化学治疗和激素治疗。

4. 其他因素　抗生素使用不当、外科手术及各种引流和住院时间过长等。

（四）防治原则

由于医院感染对患者的健康产生严重的不利影响和造成巨大的经济损失，控制医院感染应受到所有医务工作者的重视。只要加强管理，采取有效的措施，大部分的医院感染是可预防的。

1. 标准预防措施　标准预防措施是针对医院所有患者和医务人员采用的一组预防感染措施。包括手卫生，根据预期可能的暴露选用手套、隔离衣、口罩、护目镜或防护面罩，以及安全注射。也包括穿戴合适的防护用品处理患者环境中污染的物品与医疗器械。

2. 手卫生　《中华人民共和国传染病防治法》和《医院感染管理办法》规定了医务人员手卫生的管理与基本要求、手卫生设施、洗手与卫生手消毒、外科手消毒、手卫生效果的监测等。

知识链接

手 卫 生

大量资料显示，保持手卫生是有效预防控制病原体传播，从而降低医院感染发生率的最基本、最简单且行之有效的手段。有1/3的医院感染可通过严格的手卫生得到有效控制，用肥皂洗手后医护人员手部菌量比操作中手部的带菌量下降了65%～84%，而且洗手次数越多手部细菌减少越明显，因此重视手卫生是控制医院感染的关键。

---

3. 清洁与消毒　应保持病区内环境整洁、干燥，无卫生死角。应按照《消毒管理办法》，执行医疗器械、器具的消毒工作技术规范，所使用物品应达到相应的要求。诊疗物品、患者生活卫生用品、床单、物体表面、地面应按规定消毒及清洁。

4. 隔离　根据疾病传播途径的不同，采取不同的隔离措施，隔离患者的物品应专人专用，接触隔离患者的工作人员，应按照隔离要求，穿戴相应的隔离防护用品。

5. 感染的预防与控制　呼吸机相关性肺炎、导管相关血流感染、导尿管相关泌尿道感染、手术部位感染、多重耐药菌感染等的预防与控制应遵循有关标准的规定。

6. 抗菌药物的使用管理　应遵照《抗菌药物临床应用管理办法》进行抗菌药物使用的管理，参考临床微生物标本检测结果，结合患者的临床表现，合理选用抗菌药物。

7. 消毒物品与无菌物品的管理　应根据药品说明书的要求配置药液，现用现配。无菌棉球、纱布等灭菌包装打开后使用时间不应超过24小时，消毒剂使用时应注明开瓶日期或失效日期。盛放消毒剂进行消毒与灭菌的容器，应达到相应的消毒与灭菌水平。

8. 一次性医疗器械的管理　一次性医疗器械应一次性使用，由医院统一购置，使用前应检查包装的完好性，并在有效期内使用，用后的一次性医疗器械应按规定处理。

9. 医疗废物及污水的管理　做好医疗废物的分类，感染性医疗废物置于黄色废物袋内，锐器置于锐器盒内。具有污水消毒处置设施并达标排放的医疗机构，患者的体液、排泄物等可直接排入污水处理系统；无污水消毒处理设施或不能达标排放的，应按国家规定进行消毒，达到国家规定的排放标准后方可排入污水处理系统。

第五节　细菌感染的检测方法与防治原则

细菌感染的实验室诊断分为细菌学鉴定和免疫学鉴定，细菌学鉴定包括基本的病原菌的常规鉴定（形态、生化反应等）、核酸检测鉴定以及质谱蛋白质组学鉴定，并且上述三种鉴定均可以检测细菌的抗生素耐药情况从而指导临床抗生素的合理使用。机体获得免疫力

扫码"学一学"

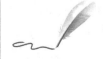

是预防细菌感染的主要措施，而机体感染细菌后，合理使用抗生素不仅仅是治疗感染的手段，而且是减少耐药菌的产生的重要措施。

一、细菌学检测标本的采集与运送原则

细菌学检测标本的质量直接关系到感染性疾病诊断以及抗菌药物的选择，所以，标本的采集以及运送必须确保采集到感染性标本而且无污染。

（一）感染性标本

1. 标本来源于感染部位　不同的感染部位及不同感染过程需要采集不同部位的标本，如肺部感染可以选择深部浓痰、支气管灌洗液以及血液进行培养；消化道感染常规选择黏液脓血便或者肛门拭子；怀疑伤寒沙门菌感染时在发病 1~2 周采集血液，2~3 周取粪便或者尿液，全病程内可采取骨髓标本进行培养。

2. 标本能代表目前的感染状态　感染性标本必须能够代表患者目前的感染状态，特别是带菌部位标本。如咽部分泌物被患者误认为是痰液；盆腔厌氧菌感染，采集后穹窿穿刺液优于阴道拭子；深部脓肿采集穿刺液优于窦道引流物；伤口感染采集肉芽组织优于表面分泌物；免疫学检测抗原、抗体尽量采集双份血清，第一份与第二份间隔 2~3 周通过检测双份血清滴度的变化来诊断疾病。

（二）无污染

1. 无抗生素污染　应在抗生素使用前采集标本；采集过程中消毒剂避免过度使用，盛装标本容器避免是抗生素容器等。如采集血液培养时，必须是在使用抗生素之前采集；采集尿液进行培养，须用螺旋口并环氧乙烷灭菌的一次性杯；采集脑脊液时，注意不能使用青霉素瓶等。

2. 无杂菌污染　强化无菌操作，做到"有菌观念，无菌操作"的意识，采集带菌部位标本时尽量避免杂菌污染；采集后于 2 小时内送检，避免室温长时间放置导致目标细菌死亡或污染杂菌过度生长，而且诊断脑膜炎奈瑟菌以及淋病标本需保温送检。如采集痰液标本时，需嘱咐患者漱口后咳出深部痰，最好不经过口腔直接咳入痰杯。

二、细菌学鉴定

（一）细菌常规鉴定

1. 细菌的显微镜检测

（1）标本直接涂片镜检　使用一般及暗视野显微镜观察活体细菌的动力，常采用压滴法和悬滴法。

（2）染色标本镜检　选择不同的染液以及染色方法，针对不同的标本进行染色，以细菌的颜色、形态以及排列特征为依据，对细菌做出初步鉴定。

1）革兰染色：是细菌学中最经典和常用的染色方法，其原理主要为革兰阳性菌细胞壁含有较多的肽聚糖层，在经过碘液媒染后，碘与结晶紫牢固结合于肽聚糖内，无法被脱色液溶解。方法参见第二章第一节。根据革兰染色对细菌分类，对于药敏试验的药物选择以及临床经验性使用抗生素都有重要作用。但是革兰染色的结果也会受到细菌生长情况、染液 pH、染色时间的影响，所以需要按照标准的操作规程进行检测。

2）抗酸染色：是诊断抗酸杆菌感染（结核病、麻风病、非结核分枝杆菌相关感染）的重要方法。其方法是将固定后标本用苯酚复红染色，再用酸性乙醇脱色，最后用美蓝

进行复染。在蓝色背景下被染成红色的细菌为抗酸菌。常用的有热染色方法和冷染色方法，冷染法是在苯酚复红染色时不加热，加强了人员的生物安全保护。抗酸染色的原理为分枝杆菌细胞壁具有大量的分枝菌酸，着色后不易被酸性乙醇脱色，而使菌体保持红色。

针对细菌的特殊结构的染色如鞭毛染色、荚膜染色和芽孢染色也是细菌染色鉴定的常用方法。

2. 病原菌分离培养与鉴定

（1）病原菌的分离培养　针对临床送检的各种合格标本，应该有目的性的选择适当的培养基、培养温度以及培养环境（CO_2培养，微需氧培养，需氧/厌氧培养）。经过培养后，根据菌落大小、气味、颜色及周围扩散程度、透明度、溶血性质以及乳化性等综合做出初步判断，必要时进行染色为后续鉴定提供基础。

（2）生化鉴定　常规使用的生化反应鉴定由每一种细菌与培养基中特定物质的消耗以及产生代谢物的反应所决定。大多数的生化鉴定是依赖于细菌在生长过程中消耗的物质以及产生的新代谢产物引起的 pH 的变化、可产生颜色改变的酶、碳源利用的指示剂等的检测。如最常用的肠杆菌科细菌使用的 IMViC 试验（吲哚试验、甲基红试验、V-P 试验和枸橼酸盐利用试验）。

（3）抗菌药物敏感性试验　是检测病原菌在体外对含有特定浓度的特定抗生素培养基中是否能生长的试验，该试验结果与病原体的鉴定同等重要。其主要目的是为临床医师正确选择抗生素提供参考以及在经验型治疗无效的情况下给予最适合药物选择的依据，药敏试验结果"敏感"提示患者对该种抗生素治疗有效的可能性大；"耐药"提示使用这种抗生素治疗无效；而"中介"则提示给予大剂量的抗生素可能有效，或在抗生素浓集部位的感染可能有效。药敏试验的次要目的是监测细菌的耐药情况，为院内感染控制提供主要的依据，当出现多重耐药菌时，应启动应急预案，将带菌者或者感染者迅速隔离。

药敏试验的常用方法为肉汤微量稀释法、纸片扩散法、抗生素浓度梯度法以及全自动仪器法。纸片法是根据含有特定浓度的抗生素纸片周围出现抑菌圈的大小来判断该药物对检测菌是"耐药"还是"敏感"，其优点是定性结果的解释容易被临床医师理解和应用，缺点是无法针对不同浓度的药物进行试验而缺乏个体化的药敏结果；而稀释法和浓度梯度法是检测细菌在不同浓度的抗生素中能否生长的情况来判断"耐药""敏感"或者"中介"，优点是得到定量的结果，临床医师可以根据抗生素的最低抑菌浓度给予个体化的治疗；某些特定细菌的药敏试验必须选择浓度梯度法，例如万古霉素的药敏试验使用纸片扩散法容易得到错误的结果。目前临床已经采用全自动的药敏仪器针对不同类型的细菌，采用模块化的抗生素谱进行常规检测。

（二）细菌核酸检测鉴定

细菌的核酸扩增技术一般分为以下三个系统：靶基因扩增系统，利用聚合酶链反应（PCR）、转录介导的扩增及类似技术，或者链置换扩增技术；探针扩增系统，包括涉及 Qβ 复制酶或热稳定 DNA 连接酶的体系；信号放大系统，用复合探针或支链探针技术增强来源于单个探针分子的信号技术。

分子技术的应用提高了细菌鉴定的速度和敏感性，常应用于病因诊断。具有如下优势：

能够检测不能培养或者生长缓慢的微生物，如军团菌；通过 16S-rRNA 基因测序以鉴定不常见的细菌；通过微生物亚型分析对疾病的预后进行判断，如 CagA 阳性幽门螺杆菌的感染会增加胃癌的发生率；通过病原菌的定量来监测疾病；利用耐药基因的检测来确定病原菌的耐药性并指导院内感染控制等。

（三）细菌的质谱蛋白质组学鉴定

利用质谱仪对细菌进行鉴定是细菌的蛋白质组学研究的一个重要进步，其本质就是利用质谱仪对未知细菌进行蛋白质质量分析，形成质量谱，然后与已知微生物的标准蛋白质组指纹质谱数据库进行比较，以达到鉴定细菌的目的，目前临床已经大量使用。其优点为快速鉴定（鉴定一株细菌仅需要 5~10 分钟）、重复性好、准确度高，但是必须使用纯化的细菌。

三、免疫学鉴定

采用免疫学方法诊断病原菌感染的实质是：检测病原菌的特异抗原；检测病原菌的特异性抗体。抗原检测可用来直接鉴定临床样品内和培养后的特定病原菌；抗体测定则可用于检测机体对特定病原菌发生免疫应答后而出现的特异性抗体。免疫学鉴定常用的方法有各种凝集试验、酶联免疫吸附、荧光免疫、放射性核素标记免疫、免疫组化染色等。免疫学检测技术优点是具有较好的特异性、敏感性、快速性，具有避免细菌培养费时较多以及用于难以培养的细菌鉴定的优势。

（一）病原菌的抗原检测

目前临床上应用最多的固相免疫测定抗原，主要有三种方法：竞争法、直接法（双抗体夹心法）或者间接法（双抗夹心抗抗体法），如对嗜肺军团菌的抗原检测试剂盒。

（二）病原菌的抗体检测

临床上常使用各种免疫学方法检测血清中的特异 IgM 和 IgG 来鉴定病原菌的感染。在机体感染后，IgM 一般出现较早，又因为产生的免疫应答持续时间短，所以出现 IgM 即可诊断为现症感染。检测特异 IgG 抗体来诊断病原菌感染则需要双份血清，一份采自疾病的急性期（症状出现后的 5~7 天），一份采自恢复期（3~4 周后），当 IgG 抗体的浓度有 4 倍及以上的增高才能诊断为感染。所以临床经常进行 IgM、IgG 联合检测来对病原菌感染做出判断。如检测幽门螺杆菌和结核分枝杆菌感染的试剂盒，根据血清中 IgM、IgG 检测的结果可以判断患者是现症感染还是既往感染。

四、细菌感染的预防

细菌在人群中的传播必须具备传染源、传播途径和易感人群三个基本环节。缺少其中任一环节，新的感染就不会发生，流行也不会形成。

（一）发现和控制传染源

传染性细菌感染的患者必须及早发现和早期诊断，医务人员在必要的实验室检查配合下及时作出正确诊断。作出诊断后，一边积极治疗，一边向卫生防疫部门报告，以便对患者所在地区进行隔离，制止传染病的蔓延。

（二）切断传播途径

采取消毒、灭菌以及标准预防等措施，阻断病原体从传染源转移到易感宿主的过程，从而防止疾病的发生。

（三）提高人群免疫力保护易感人群

细菌感染的特异性预防主要分为自然免疫和人工免疫，由于人工免疫的可操作性和可控制性，使其使用广泛，人工免疫根据机体接受物质的不同又分为人工主动免疫和人工被动免疫。当机体接受的物质为病原菌或者病原菌成分，机体对这些免疫原产生反应性抗体，而获得免疫的过程为人工主动免疫；当机体接受的是特异抗体或者免疫球蛋白而直接作用于病原菌的过程为人工被动免疫。

1. 疫苗　疫苗的种类繁多，但接种疫苗后均可使机体产生免疫应答，产生特异性抗体，使机体获得针对该病原疫苗的免疫力。疫苗根据成分的不同可分成传统疫苗和新型疫苗两类。传统疫苗是指采用病原微生物及其代谢产物，经过人工减毒、灭活、去除组分等方法制成的疫苗，目前使用较为广泛。新型疫苗是指利用基因工程技术生产的疫苗，包括基因工程疫苗、重组疫苗和DNA疫苗等。

（1）灭活疫苗　是用物理或化学方法将病原菌杀死，但不破坏其免疫原性而制成。常用的有伤寒沙门菌、霍乱弧菌、脑膜炎奈瑟菌、百日咳鲍特菌等灭活疫苗。

（2）活疫苗　通过将具有正常毒力的病原菌经过人工传代培养或正常毒力菌株因自然突变产生了毒力变异，而出现的无毒或者减毒菌株，其保持了免疫原性和繁殖性。如预防结核病的卡介苗。灭活疫苗与活疫苗各有优缺点，二者区别见表2-3。

表2-3　活疫苗与灭活疫苗的区别

区别	活疫苗	灭活疫苗
剂型特征	减毒/无毒菌株	有免疫原性死菌
制剂方法	人工培养诱变/自然突变	理化法灭活
接种方法	注射/自然接触	注射
接种量及频次	较小量，单次	较大量，多次
免疫有效时间	3~5年及以上	0.5~1年
免疫应答种类	体液及细胞免疫	仅体液免疫
不良反应	可在体内繁殖，轻型或隐性感染	不繁殖，可有局部反应
菌株毒力恢复	少见	无
疫苗保存	冷藏保存时间短，真空干燥可长时间保存	4℃可保存1年以上

（3）亚单位疫苗　去除病原菌体内与激发机体保护性免疫应答无关或有害的成分，保留有效免疫原成分而制成能诱发机体产生免疫应答的疫苗，称为亚单位疫苗。如肺炎链球菌、脑膜炎奈瑟菌的荚膜多糖疫苗。

（4）基因工程疫苗　利用基因工程技术将编码病原体保护性抗原表位的目的基因导入载体，并在原核或真核表达系统中表达、纯化后制成的疫苗，实际上也是一种亚单位疫苗。基因工程疫苗安全、经济、可批量生产。

（5）重组载体疫苗　是将编码保护性抗原的目的基因转入减毒的病毒或细菌内而制成的疫苗。转入的目的基因可整合到病毒或细菌的基因组上或以质粒的形式存在，并随着病毒或细菌繁殖而增加表达量。重组载体疫苗在应用于人体后，会在体内增殖并将保护性抗原的基因表达成相应的蛋白质，刺激人体产生免疫应答，所以重组载体疫苗也是活疫菌的一种特殊形式。

（6）核酸疫苗 是将编码保护性抗原的目的基因重组到质粒真核表达载体上，经肌内注射或黏膜接种等方法导入人体内，使得含保护性抗原的真核载体在体内所表达的抗原能刺激机体产生免疫应答。与其他疫苗相比，核酸疫苗刺激机体产生特异的体液免疫和细胞免疫应答，可有效地预防细胞内寄生菌感染所引起的传染病。

2. 类毒素 是病原菌产生的有害外毒素经甲醛处理后，失去了毒性但仍保持免疫原性的生物制品。加入适量吸附剂氢氧化铝后便制成精制类毒素，可延缓类毒素在体内的吸收，长时间刺激机体产生足量的抗体。将类毒素与死疫苗制成的联合疫苗在临床应用取得了很好效果，如百白破（DPT）三联疫苗，可同时预防百日咳、白喉、破伤风三种疾病。

（二）细菌的人工被动免疫

人工被动免疫是输入含有特异性抗体的免疫血清、纯化免疫球蛋白抗体等免疫制剂，使机体立即获得特异性免疫力的方法，可用于某些急性传染病的紧急预防和治疗。因维持时间短，有些血清需要多次注射。

1. 抗毒素 是将细菌类毒素或外毒素给马反复注射免疫后，提取其特异性抗体精制成抗毒素制剂。抗毒素主要用于细菌产生的外毒素所致疾病的治疗和紧急预防。临床常用的有破伤风抗毒素、肉毒抗毒素以及多价气性坏疽抗毒素等。但是，因为抗体是由马产生，所以人体可能发生超敏反应，应用前必须进行皮试。

2. 人免疫球蛋白 根据提取源的不同分为人丙种球蛋白和胎盘丙种球蛋白，前者是从正常人血中提取的丙种球蛋白制剂，后者是从健康产妇的胎盘或婴儿脐带血液中提制而成，主要含有丙种球蛋白。因为大多数成人经历过病原菌的隐性或者显性感染及疫苗接种，故血清中含有抗多种微生物的特异性抗体，因此对多种病原微生物的感染有一定的预防作用，临床可用于免疫力缺乏或低下患者对常见细菌感染的预防，也可用于丙种球蛋白缺乏症患者，以及经长期化疗或放疗的肿瘤患者。该制剂免疫原性弱，发生超敏反应的概率低。

五、细菌感染的治疗原则

细菌感染的治疗是病原菌、机体、抗生素三者之间的博弈过程，而且它们三者之间具有两两影响的关系：抗生素与机体，病原菌与机体，病原菌与抗生素之间的关系要求我们临床医生在进行抗生素治疗细菌感染的过程中，需要考虑机体是否耐受某种抗生素；需要考虑该抗生素能否在药物动力学/药物代谢学的基础上杀灭病原菌，是否会让该病原菌产生耐药性；还需要考虑病原菌在机体内是定植还是已经感染。临床医生需要合理使用抗生素，减少细菌耐药性，因此，在临床细菌感染治疗中要严格遵守抗菌药物应用原则。即：①诊断为细菌性感染者使用抗菌药物的指征；②尽早查明感染病原，根据病原种类及药物敏感试验结果选用抗菌药物，如在等待药敏结果过程中，可根据当地细菌耐药监测数据经验性选择抗生素；③要根据药物的抗菌作用以及体内特点选择用药；④制定抗菌治疗方案要综合考虑患者病情、病原菌种类及抗菌药物特点，药物品种选择要有针对性，给药剂量、频次、疗程合理，对于某些感染需要进行抗菌药物联合使用。

本章小结

细菌个体微小，通常以微米（μm）表示；按基本形态分为球菌、杆菌、螺形菌；结构分为基本结构与特殊结构，基本结构从外向内有细胞壁、细胞膜、细胞质和核质；特殊结构有荚膜、鞭毛、菌毛和芽孢。革兰染色法将细菌分成两类即革兰阳性菌（G⁺菌）和革兰阴性菌（G⁻菌）。两类细菌细胞壁的化学组成既有相同成分（肽聚糖），又有各自特有成分（磷壁酸或外膜），使其在染色性、抗原性、对药物的敏感性等方面均有很大差异；细菌细胞壁受理化因素作用可缺陷为 L 型细菌。

细菌以无性二分裂方式繁殖，生长繁殖所需条件包括：营养物质、酸碱度、温度和气体环境；细菌在代谢过程中可产生多种代谢产物，利用生化试验检查分解代谢产物有助于鉴定细菌；细菌的主要合成代谢产物有热原质、毒素与侵袭性酶类（与细菌致病性有关），抗生素与维生素（可用于治疗疾病），色素与细菌素（有助于鉴定细菌）。

消毒灭菌的方法有物理法和化学法，最常用而有效的是高压蒸汽灭菌法，消毒剂的作用效果受消毒剂的性质、浓度、作用时间以及微生物的种类、数量和环境因素等多种因素的影响。

细菌的变异分为遗传性变异和非遗传性变异，遗传变异的物质基础有染色体、质粒、噬菌体、转位因子。细菌可通过基因突变、基因转移与重组的方式实现遗传性变异。

细菌的致病性与其毒力、数量、侵入部位及机体的免疫状态密切相关。构成毒力的物质基础为侵袭力和毒素。根据宿主机体同病原菌二者力量的对比，感染可分为隐性感染、显性感染和带菌状态。显性感染，根据感染部位分为局部和全身感染，全身感染又分为毒血症、菌血症、败血症、脓毒血症及内毒素血症。医院感染的危害极大，可通过严格执行医院规章制度，加强卫生宣传教育，严格消毒灭菌，合理使用抗生素等措施加强管理，进行预防。

细菌感染的检测要求正确采集与运送标本，其实验室诊断分为细菌学鉴定和免疫学鉴定。细菌感染的特异性预防分为自然免疫和人工免疫，人工免疫根据机体接受物质的不同分为人工主动免疫和人工被动免疫。细菌感染的治疗主要应用抗菌药物，但要严格遵守抗菌药物应用原则。

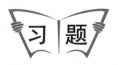

习题

1. 细菌的基本形态、基本结构有哪些？
2. 如何区别革兰阳性细菌与阴性细菌细胞壁的异同？
3. L 型细菌对临床医学工作有何提示？
4. 细菌的合成代谢产物有哪些？各有何医学意义？
5. 微生物学检查中最常用染色法是什么？有什么临床意义？
6. 简述细菌遗传与变异的主要方式。

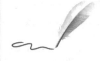

7. 比较消毒、灭菌、防腐、无菌的异同点。

8. 简述细菌致病因素的组成，相互之间关系如何？

9. 细菌感染方式与感染类型有哪些？

10. 影响化学消毒剂的杀菌效果的因素有哪些？

11. 简述医院感染的概念及控制措施有哪些？

12. 简述细菌感染标本采集和运送原则。

（张业霞　吴珍珍　李昌庆）

扫码"练一练"

第三章　化脓性球菌和厌氧性细菌

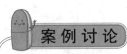

学习目标

1. **掌握**　化脓性球菌和厌氧性细菌的主要生物学特性，致病物质及所致疾病。
2. **熟悉**　化脓性球菌和厌氧性细菌的分类、种类、微生物学检查、ASO 临床意义。
3. **了解**　化脓性球菌和厌氧性细菌的抵抗力及防治原则。

　　化脓性球菌，也称病原性球菌。按染色性不同分为革兰阳性菌（葡萄球菌属、链球菌属）和革兰阴性菌（奈瑟菌属）两大类，对人类致病的球菌主要以化脓性病理改变为主，故又称为化脓性球菌。

　　厌氧性细菌是一大群在严格无氧环境下才能生长繁殖的细菌。按是否有芽孢，分为厌氧芽孢梭菌属与无芽孢厌氧菌两大类。前者主要引起外源性感染，后者大多为人体正常菌群，主要引起内源性感染，包括多个属的球菌和杆菌。

第一节　化脓性球菌

扫码"学一学"

案例讨论

　　[案例]　患者，男，19 岁，学生。恶心、呕吐、腹痛、腹泻 3 小时入院急诊。该生五一假期外出与同学聚餐，进食较多凉拌食物。查体：神志清楚，表情痛苦。T 37.6℃，P 90 次/分钟，BP 110/80mmHg，心肺无异常发现，腹部平软，肝脾肋下未触及。口渴明显，腹泻呈水样便或稀便，每天数次至数十次不等。

　　实验室检查：WBC $11.2×10^9$/L，N 82%，L 10%；RBC $5.2×10^{12}$/L；PLT $280×10^9$/L；粪便常规未见异常。

　　[讨论]

　　1. 根据上述病史、体征和实验室检查，该患者可能的诊断是什么？

　　2. 为进一步确诊可采取哪些病原学检查方法？

一、葡萄球菌属

　　葡萄球菌属多数为不致病的腐生菌，而致病菌株则是化脓性炎症最常见的病原菌，占化脓性疾病的 80% 以上。

　　（一）生物学特性

　　1. 形态与染色　菌体呈球形，直径约 1.0μm，多数呈葡萄状排列，也可成双、短链状或散在排列。革兰阳性，但在衰老、死亡或被中性粒细胞吞噬后的菌体可转为阴性。

　　2. 培养与生化反应　营养要求不高，兼性厌氧或需氧。不同菌种可产生不同颜色的脂溶性色素，使菌落呈现不同的颜色，如金黄色、白色和柠檬色等。致病性葡萄球菌可形成透明（β溶血）溶血环。触酶试验阳性，氧化酶试验阴性。能发酵多种糖类，产酸不产气。致病菌株能分解甘露醇。

3. 抗原结构 已发现该菌有30多种抗原，包括多糖抗原、蛋白抗原及细胞壁结构中的重要成分。

（1）葡萄球菌A蛋白（Staphylococcal protein A，SPA） 是细胞壁的主要表面蛋白。90%以上的金黄色葡萄球菌菌株有此抗原。可用含SPA的葡萄球菌作为载体，结合已知的特异性IgG，用于快速检测微生物抗原的协同凝集试验，已被广泛应用于流脑、霍乱、菌痢等疾病快速诊断。

（2）荚膜 宿主体内多数金黄色葡萄球菌表面有荚膜多糖，与细菌的侵袭力有关。

（3）多糖抗原 存在于细胞壁，有群抗原特异性。磷壁酸可介导葡萄球菌对黏膜细胞的黏附，肽聚糖具有内毒素样的活性。

4. 分类 根据生化反应和色素的不同，可分为金黄色葡萄球菌、表皮葡萄球菌和腐生葡萄球菌3种（表3-1），其特点如下。

表3-1 三种葡萄球菌的重要特性

特性	金黄色葡萄球菌	表皮葡萄球菌	腐生葡萄球菌
色素	金黄色	白色	白色或柠檬色
溶血性	β溶血	不溶血	不溶血
血浆凝固酶	+	−	−
SPA	+	−	−
甘露醇发酵	+	−	−
耐热核酸酶	+	−	−
致病性	强，致病菌	弱，条件致病菌	一般无致病性

注：+表示阳性或有；−表示阴性或无

5. 抵抗力 葡萄球菌对外界因素的抵抗力强于其他无芽孢细菌。耐盐性强，在含10%~15% NaCl的培养基中仍能生长。1/10万~1/20万的龙胆紫能抑制其生长。目前金黄色葡萄球菌对青霉素G的耐药菌株高达90%以上，耐甲氧西林金黄色葡萄球菌（methicillin resistant staphylococcus aureus，MRSA）已成为医院内感染最常见的致病菌之一。

（二）致病性与免疫性

1. 致病物质 金黄色葡萄球菌产生的毒素及酶最多，故其毒力最强。表皮葡萄球菌多为条件致病菌，而腐生葡萄球菌一般无致病性。金黄色葡萄球菌的致病物质主要有以下几种。

（1）血浆凝固酶 是鉴别葡萄球菌有无致病性的重要指标之一。血浆凝固酶能使血浆凝固包绕于细菌周围，阻碍吞噬细胞的吞噬及胞内的消化作用。阻止血清中杀菌物质与细菌的接触，有利于细菌在病灶中生长繁殖。

（2）肠毒素 大约50%的金黄色葡萄球菌菌株产生肠毒素，是一种超抗原，对热稳定，也不受胃肠道蛋白酶的破坏。食入后可引起食物中毒，表现为呕吐和腹泻。

（3）膜损伤毒素 包括α、β、γ和δ四种毒素，主要是α、β毒素致病。α毒素对白细胞、血小板、肝细胞、成纤维细胞和血管平滑肌细胞等均有损伤作用。β 毒素损伤红细胞等多种组织细胞。γ 毒素对白细胞有毒性。

（4）杀白细胞素　多数致病性葡萄球菌会产生此毒素，可引起中性粒细胞及巨噬细胞的损伤及死亡。

（5）毒性休克综合征毒素-1　为一种典型的超抗原，可引起机体发热、休克及多器官、多系统的损伤。

（6）表皮剥脱毒素　金黄色葡萄球菌产生的表皮剥脱毒素可引起烫伤样皮肤综合征，多见于婴幼儿和免疫功能低下的成人。

2. 所致疾病　所致疾病包括侵袭性疾病和毒素性疾病两大类。

（1）侵袭性疾病　主要引起化脓性炎症。按感染范围和部位分为局部和全身感染两类。

1）局部感染：主要由金黄色葡萄球菌引起的皮肤及软组织感染，如疖、痈、毛囊炎、蜂窝组织炎、伤口化脓等。化脓病灶与周围组织有明显界限，脓液色黄而黏稠。还可引起中耳炎、肺炎、脑膜炎、心内膜炎等内脏器官感染。

2）全身感染：细菌扩散侵入血流引起败血症、脓毒血症等。

（2）毒素性疾病

1）假膜性肠炎：其特点是肠黏膜被一层炎性假膜所覆盖。患者表现为呕吐、腹泻、排水样便或排出肠黏膜样物质。

2）食物中毒：食入含有肠毒素的食物后 1~8 小时发生恶心、呕吐、腹痛、腹泻等急性胃肠炎症状，不发热。多数患者 1~2 天内自愈。

3）毒性休克综合征：由毒性休克综合征毒素引起，病死率高。主要表现为高热、呕吐、腹泻、皮肤猩红热样皮疹。严重者出现低血压及心、肾衰竭，导致休克。

4）烫伤样皮肤综合征：由表皮剥脱毒素引起，多见于婴幼儿。

血浆凝固酶阴性葡萄球菌为人类正常菌群，在医院感染中逐渐突显，应引起重视。

知识链接

金黄色葡萄球菌与烫伤样综合征

由表皮剥脱毒素引起的一种急性广发性剥脱性脓疱病，在全身红斑基础上，发生松弛性烫伤样大疱及片状表皮剥脱为特征，是儿童多见的与感染有关的严重疾病，发生机制为表皮剥脱毒素是超抗原引发的急性免疫反应。

3. 免疫性　人类对致病性葡萄球菌有一定的天然免疫力，病后也可获得一定程度免疫力，但不牢固，难以防止再次感染。

（三）微生物学检查

1. 标本采集　根据疾病类型采集不同的标本，如脓汁、血液、脑脊液、可疑食物、呕吐物及粪便等。

2. 直接涂片镜检　标本涂片、革兰染色后镜检，根据细菌形态、排列及染色特性可做出初步诊断。

3. 分离培养与鉴定　脓汁等标本可直接接种于血琼脂平板。血液等含菌量少的标本须先用液体培养基增菌培养后，再转种血琼脂平板进行分离。用生化反应及血清学方法进行鉴定。

4. 葡萄球菌肠毒素的检查   可采用酶联免疫吸附测定（enzyme linked immunosorbent assay，ELISA）等免疫学方法和 DNA 探针杂交技术等分子生物学方法来检测。

（四）防治原则

对皮肤创伤及时消毒处理。严格无菌操作，预防医源性感染。加强饮食卫生管理，防止食物中毒。对顽固性反复发作的疖病患者，可试用自身疫苗（从患者自体分离出的葡萄球菌，经加热灭活制成）疗法，有一定的效果。

二、链球菌属

链球菌属细菌是化脓性球菌的另一大类常见细菌，大多属于人体的正常菌群。少数链球菌可引起侵袭性感染、毒素性损害以及超敏反应性疾病。主要致病菌为 A 群溶血链球菌。

扫码"看一看"

（一）生物学特性

1. 形态与染色   链球菌呈球形或卵圆形，比葡萄球菌略小，革兰染色阳性，呈链状或成对排列。无鞭毛，不形成芽孢，有菌毛样结构。肺炎链球菌为革兰阳性双球菌，菌体呈矛头状，钝端相对，尖端相背，有毒性的菌株在体内能形成较厚荚膜。

2. 培养特性与生化反应   兼性厌氧，营养要求较高，在血清肉汤中生长呈絮状沉淀，在血琼脂平板上形成灰白色、半透明凸起的细小菌落。能分解葡萄糖产酸不产气，一般不分解菊糖，不被胆汁溶解。

肺炎链球菌培养 24 小时后，因细菌自溶，菌落呈"脐窝状"。可分解菊糖，胆汁溶菌试验阳性。借此可与甲型溶血性链球菌区别。触酶试验阴性，区别于葡萄球菌。

3. 分类

（1）按溶血现象分类

1）甲（α）型溶血性链球菌：菌落周围形成狭窄的草绿色不完全溶血环，称 α 溶血。亦称草绿色链球菌，多为条件致病菌。肺炎链球菌也有此溶血现象。

2）乙（β）型溶血性链球菌：菌落周围有 2~4mm 宽的完全透明的完全溶血环，称 β 溶血。该类链球菌致病力强，为人类主要致病菌。

3）丙（γ）型链球菌：不产生溶血素，菌落周围无溶血环，故称不溶血性链球菌。此类细菌一般无致病性。常分布于人类的乳汁和粪便中。

（2）按抗原构造分类   据细胞壁中多糖抗原将链球菌分为 A~H，K~V 等 20 群。对人致病的细菌 90% 以上为 A 群，其次是 B 群。

4. 抵抗力   链球菌抵抗力较弱，多数不耐热，60℃ 30 分钟即可被杀灭。对常用消毒剂敏感。乙型溶血性链球菌对磺胺、青霉素、四环素、红霉素等都很敏感。

（二）致病性与免疫性

1. 致病物质   A 群溶血性链球菌，有较强的侵袭力，并产生多种外毒素和胞外酶。

（1）细胞壁成分

1）M 蛋白：M 蛋白与人类心肌及肾小球基底膜有共同抗原，故与急性肾小球肾炎、风湿热等超敏反应性疾病的发生有关。

2）黏附素：有助于链球菌对宿主细胞的黏附，增加致病性。

（2）外毒素类

1）致热外毒素：又称红疹毒素或猩红热毒素，是引起猩红热的主要毒性物质，可引起发热及皮疹。免疫原性强，能刺激机体产生有中和作用的抗毒素。

2）链球菌溶血素：溶血性链球菌产生"O"与"S"两种溶血素。

溶血素 O 能溶解红细胞，破坏白细胞、血小板，并对心肌有毒性作用。免疫原性强，链球菌感染 2~3 周后，大多数患者血清中出现抗溶血素 O 的抗体可持续数月至 1 年。溶血素 S 是小分子糖肽，无免疫原性。可使血琼脂平板上菌落周围出 β 溶血现象。

（3）侵袭性酶类

1）链激酶：又称溶纤维蛋白酶，其功能是使血浆中的纤维蛋白酶原转变为纤维蛋白酶，溶解血块中纤维蛋白和阻止血浆凝固，以利细菌扩散。

2）透明质酸酶：可降解细胞间质中的透明质酸，有利于细菌在组织中扩散，故称扩散因子。

3）链道酶：也称链球菌 DNA 酶，其作用能使高黏性的 DNA 降解，致使脓液变得稀薄，有利于细菌向周围扩散。

2. 所致疾病

90% 由 A 群链球菌引起，主要通过呼吸道传播或侵入皮肤、黏膜而感染，引起侵袭性、毒素性以及超敏反应性三种类型疾病。

（1）侵袭性感染　可引起皮肤及皮下组织炎症，如蜂窝组织炎、丹毒、脓疱疮、痈等。经呼吸道感染可引起咽峡炎、扁桃体炎，进而扩散引起中耳炎、鼻窦炎、脑膜炎等。此类细菌引起的化脓脓液较稀薄，病灶与正常组织间界限不清。

（2）毒素性疾病　猩红热是由产生致热外毒素的 A 族溶血性链球菌引起的急性传染病，经呼吸道传播。主要表现有发热、咽峡炎及全身弥漫性猩红色皮疹和退疹后明显的脱屑表现，多见于 2~10 岁的儿童。

（3）超敏反应性疾病

1）风湿热：A 群溶血性链球菌感染后可发生风湿热，为 II 型超敏反应造成心脏及关节等部位的炎症性损伤。

2）急性肾小球肾炎：常见于儿童和青少年，A 群溶血性链球菌感染 2~3 周后发病，因 III 型或 II 型超敏反应造成肾组织损伤。

3）其他链球菌感染：B 群溶血链球菌为阴道正常菌群，女性带菌率为 5%~25%，可引起新生儿暴发性败血症、化脓性脑膜炎、肺炎等。

D 群链球菌中的肠球菌为正常菌群，也是医院内感染的重要病原菌，可引起尿路感染、腹部感染及败血症等。

厌氧链球菌常与其他厌氧菌合并感染引起化脓性炎症，如产后子宫内膜炎、乳腺炎及伤口感染。

甲型链球菌为正常菌群，可随伤口进入血流，遇受损心瓣膜或心内膜，细菌可滞留繁殖，引起感染性（亚急性）心内膜炎。

肺炎链球菌主要以荚膜致病，为条件性致病菌，主要引起大叶性肺炎，其次为支气管炎。

3. 免疫性　被链球菌感染后，血清中出现多种抗体。但抗链球菌溶血素 O（antistreptolysin O，ASO）抗体不具有保护作用。

患猩红热或毒性休克综合征后，可产生针对同型致热外毒素的抗体，建立牢固的抗毒素免疫。

（三）微生物学检查法

1. 标本采集　根据不同疾病，可取咽拭子、脓汁、血液等不同标本用于细菌培养。采集血清作抗体检测。

2. 直接涂片镜检　脓汁标本可直接涂片，革兰染色后镜检。发现有典型链状排列的球菌时，可做出初步的诊断。肺炎链球菌呈矛头状有荚膜并成双排列。

3. 分离培养与鉴定　脓汁、咽拭子可直接接种于血琼脂平板，血液标本待增菌后再接种至血平板。培养后根据菌落特点，溶血性状、生化反应及血清学等进行鉴定。

4. 血清学试验　抗链球菌溶血素 O 试验，简称抗 O 试验（ASO），常用于风湿热的辅助诊断。抗 O 抗体滴度在 250U/ml 以上是近期或反复的 A 群溶血性链球菌感染指征。活动风湿热患者一般超过 400U/ml，有诊断意义。

（四）防治原则

患者、带菌者是 A 群链球菌感染的传染源。对急性咽峡炎、扁桃体炎或皮肤化脓性感染等要早期彻底治疗，以防止风湿热和肾小球肾炎的发生。避免医源性感染。A 群溶血性链球菌对青霉素（首选药物）、红霉素等药物敏感。

三、奈瑟菌属

奈瑟菌属是一群革兰阴性球菌，常成双排列，无鞭毛、无芽孢、有菌毛，新分离的菌株有荚膜。菌体呈肾形或咖啡豆样，成双排列时，凹面或平坦面相对。

对营养要求较高，在巧克力琼脂培养基或 Thayer-Martin（T-M）培养基上生长良好，专性需氧，首次分离加入 5%～10% CO_2 生长更好。温度低于 30℃或高于 38℃则不生长。奈瑟菌属触酶和氧化酶试验阳性，发酵糖类产酸不产气。淋病奈瑟菌只发酵葡萄糖，不发酵蔗糖、麦芽糖。该菌属中常见致病菌是淋病奈瑟菌和脑膜炎奈瑟菌。

奈瑟菌属抵抗力很弱，对干燥、紫外线、热、冷及常用消毒剂极其敏感。

（一）淋病奈瑟菌

淋病奈瑟菌俗称淋球菌，主要引起淋病，目前淋病是最常见的性传播疾病。

1. 致病性与免疫性　菌毛为主要致病物质；外膜蛋白诱发细胞损伤；脂多糖能使黏膜上皮细胞坏死脱落、中性粒细胞聚集；IgA1 蛋白酶分解黏膜表面存在的特异性 IgA，有利于细菌黏附。

主要通过性接触传播，人类是唯一宿主。成人感染初期，引起男性尿道炎、女性子宫颈炎及尿道炎。如疾病不能及时控制，男性可发生前列腺炎、输精管炎、附睾炎等，女性可发生输卵管炎、盆腔炎等，还可导致女性不孕。新生儿通过产道时可被感染，引起淋球菌性结膜炎，俗称"脓漏眼"。

人类对淋病奈瑟菌普遍易感，病后免疫力不强，反复感染者多见。

2. 微生物学检查　取泌尿生殖道脓性分泌物涂片，革兰染色后镜检，如在中性粒细胞内发现革兰阴性双球菌，具有诊断价值。标本采集后注意保温、保湿，尽快送检。将标本接种于巧克力琼脂平板或 Thayer-Martin（T-M）培养基上，在 5%～10% CO_2 条件下 35℃孵育 24~48 小时，选择可疑菌落涂片染色镜检，并作生化反应鉴定。目前常用 SPA 协同凝集试验、免疫荧光试验、免疫酶试验、PCR 等进行快速诊断。

3. 防治原则 开展性病知识宣传教育，杜绝不正当两性关系是关键。无论产妇是否患有淋病，新生儿出生时即用 1% 硝酸银眼药水滴眼以预防淋病性结膜炎。对患者应早期用药，彻底治疗。可选用青霉素、壮观霉素等。最好做药物敏感试验，指导合理用药。尚无特异性预防疫苗应用。

（二）脑膜炎奈瑟菌

脑膜炎奈瑟菌俗称脑膜炎球菌，引起流行性脑脊髓膜炎，简称"流脑"。

1. 致病性与免疫性

（1）致病物质 荚膜、菌毛及内毒素。内毒素是脑膜炎奈瑟菌最主要的致病物质。

（2）所致疾病 传染源是患者和带菌者，流行期间，人群带菌率可达 70% 以上，主要通过空气飞沫传播。脑膜炎奈瑟菌引起流脑，表现有发热、皮肤瘀点、瘀斑和脑膜刺激征等。人类是唯一的易感宿主，我国以 A、B、C 三个血清群为主，A 群最常见。

（3）免疫性 以体液免疫为主，显性、隐性感染或接种疫苗后机体可产生群特异性、型特异性抗体，在补体参与下促进溶菌。成人抵抗力强，6 个月以下的婴儿因母体 IgG 类抗体经胎盘传给胎儿，极少患流脑。6 个月~2 岁婴幼儿因免疫力弱，是易感人群，发病率高。

2. 微生物学检查

（1）标本 根据病程不同分别采取脑脊液、血液、瘀斑内容物；带菌者取鼻咽拭子。因本菌对低温及干燥极为敏感，标本采集后应注意保暖、保湿，并及时送检。

（2）直接涂片镜检 脑脊液经离心沉淀后，取沉淀物涂片。刺破瘀斑，取渗出液直接涂片。染色镜检如发现在中性粒细胞内、外有革兰阴性肾形双球菌，即可初步诊断。

（3）分离培养与鉴定 血液、脑脊液先接种于血清肉汤内增菌，然后再接种于巧克力血琼脂平板或 Thayer-Martin（T-M）培养基，置 5%~10% CO_2 环境中 35℃ 培养，取可疑菌落涂片镜检，再做生化反应及血清学鉴定。

（4）快速检测法 对流免疫电泳、SPA 协同凝集试验、ELISA 等检测患者脑脊液和血清中含有可溶性细菌抗原（脑膜炎奈瑟菌容易自溶）。也可用 PCR 检测脑膜炎奈瑟菌的 DNA。

3. 防治原则

流行期间隔离治疗流脑患者，控制传染源，儿童可口服磺胺类药物预防。治疗首选青霉素 G，剂量要大。过敏者，改用红霉素治疗。

我国已用 A、C 二价或 A、C、Y 和 W135 混合荚膜多糖疫苗，对儿童进行特异性预防，有良好的免疫原性及安全性。

扫码"看一看"

第二节 厌氧性细菌

一、厌氧芽孢梭菌属

为一群革兰阳性、有芽孢、呈梭形的大杆菌。该属细菌对热、干燥和消毒剂均有强大的抵抗力。产生强烈毒性的外毒素，使人和动物患病，还可引起皮肤与软组织感染。

扫码"学一学"

（一）产气荚膜梭菌

广泛存在于土壤、人和动物肠道中，是引起严重创伤感染和多种疾病的重要病原菌。

1. 生物学性状

（1）形态与染色　菌体两端平齐，革兰阳性。无鞭毛，有荚膜，芽孢椭圆形位于次极端，略大于菌体。

（2）培养特性　厌氧，生长温度宽泛，最适生长温度 42℃。在血平板上，多数菌落可形成双层溶血环（内环 θ 溶血，外环 α 溶血）。在卵黄琼脂中，菌落周围可见乳白色浑浊圈。如果预先在培养基中加入 α 毒素的抗血清，则无此浑浊圈出现，此现象称 Nagler 反应，是本菌的特征之一。产气荚膜梭菌分解多种糖类，产酸产气。能分解牛乳培养基中的乳糖产酸，使酪蛋白凝固，同时产生大量气体，迅速将凝固的酪蛋白冲成蜂窝状，甚至冲开封固液面的凡士林层，此现象称为"汹涌发酵"，也是鉴别本菌最重要的特征。

（3）抗原分型　按产生毒素的类型不同将产气荚膜梭菌分为 A、B、C、D、E 五个血清型。A 型是人类主要致病菌。B~E 群寄生于动物肠道，其中 C 型是坏死性肠炎的病原菌。

2. 致病性与免疫性

（1）致病物质　产气荚膜梭菌可分泌多种外毒素，但主要毒素有四种（α、β、ε、ι），其中 α 毒素毒性最强，分解磷脂和蛋白质复合物，引起细胞破裂和血管通透性增加，出现溶血和组织坏死，导致肝脏和心功能受损，是形成气性坏疽的主要原因。部分菌株还能产生不耐热肠毒素，作用于回肠和空肠，引起腹泻。肠毒素还可作为超抗原，参与致病作用。

（2）所致疾病

1）气性坏疽：60%~80% 病例由 A 型产气荚膜梭菌引起。多发生于战争和自然灾害，偶见于严重的创伤和车祸等。

气性坏疽感染潜伏期一般为 8~48 小时。组织胀痛剧烈，水气夹杂，触摸有捻发感，最后大块组织坏死伴有恶臭；当毒素或其他毒性物质被吸收入血，可引起毒血症或感染性休克，病死率可达 100%。

2）食物中毒：患者误食肠毒素污染的食物引起，较多见。潜伏期约 10 小时，临床症状为腹痛、腹胀或水样腹泻，较少发热、呕吐。

3）坏死性肠炎：由 C 型产气荚膜梭菌引起，表现为严重腹痛、腹泻、便血等，并发肠梗阻、腹膜炎及循环衰竭，病死率较高（达 40%）。

3. 微物学检查

（1）直接涂片镜检　从深部创口取材涂片，镜检可见革兰阳性大杆菌，不典型白细胞极少，伴少量杂菌即可初步诊断。此法可减少截肢或死亡病例。

（2）分离培养及鉴定　取坏死组织，接种血平板或庖肉培养基，厌氧培养，镜检，生化反应鉴定（Nagler 反应、汹涌发酵等）。食物中毒，取剩余食物或粪便进行细菌学检查，食品中含菌量 ≥10^5 个/g 或粪便中含菌量 ≥10^6 个/g 即可确诊。

（3）动物实验　将 0.3~0.5ml 细菌培养液注射小鼠尾静脉，10~20 分钟后处死，置 35℃ 温箱孵育 6 小时后观察有否"泡沫肝"或腹腔渗出液涂片镜检并分离培养。

4. 防治原则

及时清创伤口，预防性使用抗生素。局部感染应尽早去除感染和坏死组织，甚至截肢防止病灶继续扩散，大剂量使用青霉素等抗生素。可将患者用高压氧舱治疗提高氧含量，抑制细菌生长，并注射气性坏疽多价抗毒素，中和毒素。

（二）破伤风梭菌

1. 生物学性状

（1）形态与染色　革兰阳性大杆菌，菌体细长，有周鞭毛、无荚膜，顶端芽孢正圆形，比菌体大，细菌外观呈"鼓槌状"。

（2）培养特性　严格厌氧。在血平板中 35℃培养 48 小时可见 β 溶血现象。菌落质地疏松，上有羽毛状花纹，边缘呈锯齿状。不发酵糖类，不分解蛋白质。

（3）抵抗力　强，芽孢 100℃加热 1 小时可破坏，在干燥的土壤和尘埃中可存活数年。但无芽孢形成时与一般细菌无异，抵抗力较弱。

扫码"看一看"

2. 致病性与免疫性

（1）致病物质　破伤风梭菌可分泌两种外毒素：一是破伤风溶血毒素，与链球菌溶血素 O 相似。二是破伤风痉挛毒素，是主要致病物质。该毒素属于神经毒素，毒性极强，不耐热，蛋白酶可破坏其活性，所以经消化道感染者少见。

破伤风痉挛毒素对脊髓前角细胞和脑干神经细胞有高度亲和力。该毒素阻止了抑制性神经介质的释放，使肌肉活动时的兴奋与抑制调节失衡，屈肌和伸肌同时强烈收缩，导致骨骼肌痉挛，引起破伤风症状。

（2）所致疾病　主要引起破伤风，新生儿称"脐风"。典型症状是牙关紧闭、苦笑面容、颈项强直、角弓反张。早期症状尚有流涎、出汗和激动；其他症状有心律不齐和血压波动等。任何轻微（声、光、轻触、饮水、轻刺等）刺激可诱导痉挛发作。

（3）免疫性　破伤风病后免疫力不牢固。

3. 微生物学检查

破伤风梭菌一般不进行镜检和分离培养。根据病史和典型症状即可做出诊断。

4. 防治原则

（1）特异性预防　采用百白破三联疫苗（DPT），对 3～6 个月的儿童进行免疫。若遇到有外伤时，可再接种一针类毒素，几天内可迅速形成抗毒素。对伤口较深的患者可用精制破伤风抗毒素（TAT）1500～3000U 紧急预防。

（2）特异性治疗　应尽早、足量、多途径注射 TAT，以防止痉挛毒素与细胞受体结合。皮试阴性者肌内注射和伤口局部封闭注射。如过敏者行脱敏注射或注射人抗破伤风免疫球蛋白。同时使用大剂量抗生素，抑制、杀灭破伤风梭菌，减少毒素产生，青霉素为首选抗生素，过敏者改用红霉素。

（三）肉毒梭菌

1. 生物学特性

（1）形态与染色　肉毒梭菌为革兰阳性粗短杆菌。有鞭毛，无荚膜，芽孢椭圆形位于次极端，略大于菌体，使菌体形态呈汤匙状或球拍状。

（2）培养特性　严格厌氧。血琼脂平板可见 β 溶血环；庖肉培养基中可使肉渣变黑，并散发腐败恶臭气味。卵黄平板上（除 G 型外）菌落周围出现浑浊圈。

（3）抗原分型　根据肉毒毒素的抗原构造不同，可将肉毒梭菌分为 A～G 七个型。引起人类疾病常见的是 A、B、E、F 型，以 A、B 型常见，我国则以 A 型感染为主。

扫码"学一学"

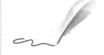

2. 致病性与免疫性

（1）致病物质　肉毒毒素，属神经外毒素，是目前已知毒性最强的生物毒素，毒性比氰化钾强 1 万倍。对人的致死量约为 0.1μg，结晶肉毒毒素 1mg 能杀死 2 亿只小鼠，可见其毒力之强。

肉毒毒素抑制神经肌肉接头处神经介质乙酰胆碱的释放，导致迟缓性麻痹。

（2）所致疾病　食物中毒，主要由发酵豆制品（臭豆腐、豆瓣酱等）、肉制品（香肠、火腿肠等）和面制品（甜面酱等）引发的食物中毒。

成人肉毒中毒时，主要为神经末梢麻痹。潜伏期一般仅为几小时。患者出现乏力、头痛、眼肌麻痹症状（复视、斜视、眼睑下垂等），发生咽部肌肉麻痹（吞咽咀嚼困难、口齿不清），继而膈肌麻痹、呼吸困难，直至死亡。少见肢体麻痹，一般不发热，神志清楚。

婴儿肉毒中毒时的症状有便闭、吮吸、啼哭无力等症状。病死率不高。当食入被肉毒梭菌芽孢污染的食品后，芽孢发芽、繁殖，产生的毒素被吸收而致病。

3. 微生物学检查

（1）标本　采集食物中毒、婴儿肉毒病患者可取粪便和残留食物分离病菌。

（2）镜检与分离培养　取标本涂片，革兰染色镜检，有芽孢。将粪便或食物等标本 80℃加热 10 分钟，再进行厌氧分离培养，可提高分离效率。

（3）动物毒性实验　将培养物或残留食物悬液分成两份，一份直接注射小鼠腹腔；另一份则先与抗毒素混合后，再注射小鼠腹腔，观察毒性作用。如果预先加抗毒素的小鼠无病理变化而直接注射的小鼠发病，说明有毒素存在并有毒性。

4. 防治原则　加强食品卫生管理。食物 80℃加热至少 20 分钟可破坏肉毒毒素毒性。及时诊断，尽早注射 A、B、E 三型多价抗毒素。同时使用抗生素，抑制、杀灭细菌，减少毒素产生和吸收。对症治疗，改善呼吸功能可降低病死率。

（四）艰难梭菌

艰难梭菌为革兰阳性粗大杆菌，有鞭毛，次极端卵圆形芽孢。分离培养基常用环丝氨酸-甘露醇等特殊培养基。

艰难梭菌可产生肠毒素和细胞毒素。肠毒素导致肠道大量失水和出血性坏死。细胞毒素使局部肠壁细胞坏死，也有直接损伤肠壁作用。艰难梭菌是人类肠道正常菌群成员，不合理使用抗生素时，可致菌群失调、抗生素相关性腹泻和伪膜性肠炎等疾病。临床症状一般在抗生素治疗 5~10 天后出现水样腹泻，少数为血水样腹泻。有发热、白细胞增多等全身中毒症状。

防治原则：立即停用长期使用的抗生素，换用敏感药物治疗。

二、无芽孢厌氧菌

无芽孢厌氧菌主要分布于人的皮肤、口腔、上呼吸道及泌尿生殖道等部位，多为正常菌群，是非厌氧性细菌量的 10~1000 倍。可在某些特定条件下导致内源性感染。

（一）无芽孢厌氧菌的种类及特性

无芽孢厌氧菌有 30 多个属，近 200 种，与人类疾病相关的主要有 10 个属，包括革兰阳性和革兰阴性球菌或杆菌。临床厌氧菌感染中无芽孢厌氧菌占比超过 90%，并多以混合感染方式出现（表 3-2）。

表 3-2　感染人类常见无芽孢厌氧菌属（代表种）

	革兰阳性菌	革兰阴性菌
球菌	消化球菌属（黑色消化球菌） 消化链球菌属（消化链球菌）	韦荣菌属（小韦荣球菌）
杆菌	丙酸杆菌属（痤疮丙酸杆菌） 真（优）杆菌属［黏液真（优）杆菌］ 双歧杆菌属（两歧双歧杆菌） 乳杆菌属（德氏乳杆菌）	类杆菌属（脆弱类杆菌） 普雷沃菌属（产黑色素普雷沃菌） 梭杆菌属（具核梭杆菌） 卟啉（紫）单胞菌属（不解糖卟啉单胞菌）

（二）致病性

1. 致病物质　主要有：①产生多种毒素、胞外酶和可溶性代谢物，如肠毒素、胶原酶、蛋白酶、纤溶酶、溶血素、DNA 酶和透明质酸酶等；②与需氧菌或兼性厌氧菌感染的协同作用；③通过菌毛、荚膜等表面结构吸附和侵入各种组织、上皮细胞；④分泌超氧化物歧化酶，增强菌株对局部含氧微环境的耐受性。

2. 致病条件及感染特征　在寄居部位改变，宿主免疫力下降或菌群失调等情况下，若伴有局部血供障碍和坏死组织等厌氧微环境，则可引发内源性感染。

具有下列特征之一，考虑厌氧菌慢性感染的可能性：①分泌物黏稠，带血、呈黑色或红色，有恶臭，偶有气体；②长期使用氨基糖苷类抗生素治疗无效者；③分泌物涂片镜检可见细菌，一般（需氧）培养无菌生长；④一般（需氧）血培养阴性的败血症、感染性心内膜炎、脓毒血栓性静脉炎；⑤发生在口腔、胸腔、腹腔、盆腔和会阴附近的炎症、脓肿及其他部位深部脓肿。

3. 所致疾病　多为内源性感染，其中脆弱类杆菌引起的感染最常见，也可见到其他无芽孢厌氧菌感染。

（1）败血症　脆弱类杆菌最多，其次为消化链球菌，原发病灶来自胃肠道和女性生殖道。

（2）女性盆腔感染　最常见的为消化链球菌属、普雷沃菌属和紫单胞菌等。

（3）口腔和牙周感染　主要由消化链球菌、产黑色素杆菌等引起。

（4）呼吸道感染　肺部感染发生率仅次于肺炎链球菌性肺炎，分离最多的厌氧菌为普雷沃菌属、坏死梭杆菌、具核梭杆菌、消化链球菌和脆弱类杆菌等。

（5）腹腔感染　因胃肠道手术或损伤引起腹膜炎、腹腔脓肿等感染，主要病原菌是脆弱类杆菌。

（6）中枢神经系统感染　以革兰阴性厌氧杆菌最为常见。

（三）微生物学检查

1. 标本采集　无菌切取或活检的组织标本采集、感染深部吸取的渗出物或浓汁，采集后立即放入厌氧标本瓶中，并迅速送检。

2. 涂片镜检　直接涂片染色，观察细菌形态、染色性及数量多少。

3. 分离鉴定　无氧条件下接种牛心脑浸液血平板，35℃厌氧培养 48 小时，观察生长情况。不生长者培养至 7 天。分离纯化后，再进一步鉴定。

4. 其他鉴定　用气相色谱检测细菌代谢终产物进行菌种鉴定。如有丁酸、丙酸等，则厌氧菌可能性较大。也可用分子生物学快速检测方法，如核酸杂交技术和 PCR 技术等。

（四）防治原则

及时清创，避免厌氧环境，使用抗菌药物，如氯霉素、万古霉素及甲硝唑等。最好用药敏试验结果指导临床用药，降低耐药性产生。

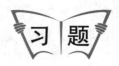

本章小结

　　金黄色葡萄球菌可引起化脓性感染（感染易局限化）和食物中毒、烫伤样皮肤综合征、毒性休克综合征等多种毒素性疾病。葡萄球菌 A 蛋白可用于协同凝集试验。血浆凝固酶是致病性葡萄球菌的重要指标。凝固酶阴性葡萄球菌是医源性感染常见病原菌。

　　A 群链球菌可引起化脓性感染（病灶界限不明显）、毒素性疾病和超敏反应性疾病。肺炎链球菌菌落可呈"脐窝状"，引起大叶性肺炎。肺炎链球菌胆汁溶菌试验阳性。抗 O 试验常用于风湿热的辅助诊断。

　　奈瑟菌属不耐干燥和寒冷，标本采集后保湿保温及时送检。脑膜炎奈瑟菌由呼吸道传播，引起人类流行性脑脊髓膜炎（流脑）。淋病奈瑟菌通过性接触传播，引起淋病。

　　厌氧性细菌在临床中较常见，肉毒梭菌的肉毒毒素引起肉毒中毒，破伤风梭菌由痉挛毒素引起破伤风（"脐风"），产气荚膜梭菌则是坏疽的主要病原菌。无芽孢厌氧菌多为条件致病，引起皮肤及黏膜部位的感染，分泌物有色、多有恶臭气味。

习题

1. 如何区别甲型链球菌与肺炎链球菌？
2. 简述金黄色葡萄球菌的致病物质。
3. 举出医学中常见的化脓性球菌的主要种类。
4. 简述破伤风的防治原则。
5. 试述无芽孢厌氧菌的致病条件。
6. 无芽孢厌氧菌的感染特征包括哪些？
7. 什么是抗 O 试验（ASO）？有何临床意义？

扫码"练一练"

（张加林）

第四章 消化道感染细菌

学习目标

1. **掌握** 致病性大肠埃希菌、志贺菌属、沙门菌属、霍乱弧菌、幽门螺杆菌的主要生物学特性，致病物质及所致疾病，防治原则。

2. **熟悉** 大肠埃希菌的卫生学意义；消化道感染细菌的微生物学检查。

3. **了解** 肠道杆菌的共同特性。

消化道感染细菌是指一群经粪-口途径进入机体的消化道，引起消化道疾病或全身性疾病的细菌。主要包括：肠杆菌科、弧菌属和螺杆菌属等。其中，肠杆菌科中与医学有关的细菌种类最多，包括有埃希菌属、志贺菌属、沙门菌属、变形杆菌属、克雷伯菌属和肠杆菌属等。

肠杆菌科的生物学共性：①均为中等大小的革兰阴性杆菌，大多有菌毛，多数有周身鞭毛，都不产生芽孢；②营养要求不高，在普通培养基上形成光滑、灰白色的中等大小菌落，在液体培养基中呈均匀浑浊生长；③生化反应活泼，能分解多种糖，肠道致病菌不能发酵乳糖，因此乳糖发酵试验可用于初步鉴别肠道致病杆菌；④抗原构造复杂，都有菌体（O）抗原，多数有鞭毛（H）抗原，此外，伤寒沙门菌的 Vi 抗原、大肠埃希菌的 K 抗原与侵袭力有关；⑤抵抗力不强；⑥容易变异。

第一节 埃希菌属

埃希菌属中以大肠埃希菌最为常见，是肠道正常菌群的重要组成部分，从婴儿出生后数小时进入肠道，并伴随终身。一般无致病性，在某些条件下可引起肠外感染，是条件致病菌。某些血清型菌株有致病性，可引起肠道内感染——腹泻。

一、生物学特性

1. 形态结构 革兰阴性短杆菌，宽为 $0.4 \sim 0.7 \mu m$，长为 $1 \sim 3 \mu m$，多数有周身鞭毛，有菌毛，无芽孢。

2. 培养与生化反应 营养要求不高，需氧或兼性厌氧。在普通琼脂平板培养基上形成灰白色光滑型菌落，在液体培养基中呈均匀浑浊生长。生化反应活泼，能分解多种糖，产酸产气，多数能发酵乳糖，在鉴别培养基上形成有色的小菌落。硫化氢试验阴性，动力试验阳性。典型的大肠埃希菌 IMViC 试验（吲哚、甲基红、V-P、枸橼酸盐利用）结果为"++--"。

3. 抗原结构 有 O、H、K 三种抗原，是血清学分型的基础。

4. 抵抗力 一般不强。对化学消毒剂敏感，胆盐、煌绿等对大肠埃希菌有抑制作用。在自然界中可存活数周至数月。对磺胺类、链霉素、氯霉素等药物敏感。

扫码"学一学"

扫码"看一看"

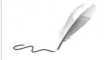

二、致病性与免疫性

（一）致病物质

1. 黏附素　是一种特殊的菌毛，具有很强的黏附能力，能黏附于人体的肠道和泌尿道黏膜上皮细胞，避免由于排尿时尿液的冲刷和肠道的蠕动而被排出体外。

2. 肠毒素　有不耐热肠毒素、耐热肠毒素两种。两种肠毒素都是通过增强腺苷酸环化酶的活性，使细胞内的 cAMP 增多，导致肠黏膜细胞内水、钠、氯、碳酸氢钾等过度分泌，引起腹泻。

此外，大肠埃希菌还有溶血素 A、内毒素、荚膜、载铁蛋白和Ⅲ型分泌系统等。

（二）所致疾病

1. 肠外感染　大肠埃希菌常来源于患者肠道，并且多数大肠埃希菌在肠道内不致病，故多为内源性的机会感染，以化脓性感染和泌尿道感染最为常见。

（1）败血症　大肠埃希菌是最常见的引起败血症的革兰阴性菌，常由尿道和胃肠道感染引起，具有很高的死亡率，特别是老年人、婴儿或免疫功能低下者。

（2）新生儿脑膜炎　大肠埃希菌是 1 岁以下婴儿中枢神经系统感染的主要致病因子之一。

（3）泌尿系统感染　引起泌尿系统感染的大肠埃希菌大多来源于结肠，污染尿道，上行至膀胱，甚至肾脏和前列腺。女性感染率比男性高。性交、怀孕、前列腺肥大、插管和膀胱镜检查等都是引起泌尿系统感染的危险因素。临床症状主要有尿频、排尿困难、血尿和脓尿等。大多数大肠埃希菌都能引起泌尿系统感染，但以尿路致病性大肠埃希菌引起的感染最为常见。

2. 肠内感染　大肠埃希菌的某些血清型能引起人类胃肠炎，与食入被污染的食品和水有关，为外源性感染。根据致病机制的不同，主要有以下五种类型。

（1）肠产毒性大肠埃希菌（enterotoxigenic *E. coli*，ETEC）　是引起 5 岁以下婴幼儿和旅游者腹泻的主要病原菌。通过污染水源和食物传播，人与人之间不传播。临床症状可从轻度腹泻至严重的霍乱样腹泻，常有自限性，平均病程 3~4 天。致病物质是肠毒素和黏附素。

（2）肠致病性大肠埃希菌（enterophathogenic *E. coli*，EPEC）　引起婴幼儿腹泻的主要病原菌，严重者可以致死。本菌不产生肠毒素和其他外毒素，无侵袭力。该菌先黏附于小肠上皮细胞，随后破坏刷状缘，导致微绒毛萎缩、变平，造成严重水样腹泻。

（3）肠侵袭性大肠埃希菌（enteroinvasive *E. coli*，EIEC）　主要侵犯较大儿童和成人。此类细菌在表型和致病性方面与志贺菌有很多相似之处。EIEC 不产生肠毒素，细菌直接侵入结肠黏膜上皮细胞内生长繁殖，最后杀死被感染细胞并扩散到临近正常细胞，导致组织破坏和炎症发生。所致疾病与细菌性痢疾很相似，有发热、腹痛、脓血便腹泻和里急后重等症状，临床上应注意与志贺菌感染的鉴别。

（4）肠出血性大肠埃希菌（enterohemorrhagic *E. coli*，EHEC）　是出血性结肠炎和溶血性尿毒综合征的病原体。1982 年首次在美国发现，血清型为 O157∶H7。5 岁以下儿童易感染，夏季多发，症状轻重不一，从轻度水泻至伴剧烈腹痛的血样便。10 岁以下的患儿中约 10%并发有急性肾衰竭、血小板减少、溶血性贫血的溶血性尿毒综合征，死亡率达 3%~

5%。摄入被 EHEC 污染的食物是感染的主要来源，如未彻底加热的被污染的牛肉、牛奶、饮水、果汁和生鲜果蔬等。牛可能是 O157：H7 的主要储存宿主。

（5）肠集聚性大肠埃希菌（enteroaggregative *E. coli*，EAEC） 引起婴儿和旅行者持续性水样腹泻，伴脱水，偶有血便。EAEC 的特点是能在细胞表面聚集，形成砖块状排列，产生毒素导致微绒毛变短、单核细胞浸润和出血。EAEC 还能刺激肠道细胞分泌黏液，使细菌在肠上皮细胞上形成生物膜。

三、微生物学检查

（一）临床标本检查

1. 标本采集 肠外感染采取中段尿、血液、脓液、脑脊液等；肠内感染采取粪便，或者可疑的水和食物。

2. 分离培养与鉴定

（1）肠外感染 除血液标本外，均需作涂片染色检查。脓性分泌物等标本直接涂片染色镜检，体液标本取离心沉淀物涂片染色镜检。血液标本先经肉汤培养基增菌，待生长后接种至血琼脂平板培养。体液标本的离心沉淀物和其他标本直接划线接种于血琼脂平板，35～37℃孵育 18～24 小时后，观察菌落形态。根据 IMViC 试验（++--）结果进行初步鉴定，最后鉴定根据系列生化反应的结果。尿路感染还需计数菌落量，不小于 10^5 CFU/ml 具有诊断意义。

（2）肠内感染 将粪便标本接种于鉴别培养基，挑取可疑菌落并鉴定为大肠埃希菌后，再分别用 ELISA、PCR、核酸杂交等方法检测不同类型致肠胃炎大肠埃希菌的肠毒素、毒力因子和血清型等特征。

（二）卫生细菌学检查

肠道中的大肠埃希菌不断随粪便排出体外，可污染周围环境、水源、饮料及食品等。样品中检出大肠埃希菌数量越多，表示被粪便污染越严重，间接表明可能有肠道致病菌污染。因此，卫生细菌学以"大肠菌群数"作为饮水、食品、药品等被粪便污染的指标之一。大肠菌群是指在 37℃下，24 小时内发酵乳糖产酸产气的肠道杆菌，包括埃希菌属、枸橼酸杆菌属、克雷伯菌属和肠杆菌属等。我国《生活饮用水卫生标准》（GB 5749—2006）中规定在每 100ml 饮用水中不得检出总大肠菌群、耐热大肠菌群和大肠埃希菌。

四、防治原则

尿道插管和膀胱镜检查时应严格无菌操作。腹泻患者应隔离治疗，及时纠正水、电解质平衡，采取各种适宜的措施减少医院内感染。

污染的水和食品是 ETEC 最重要的传染媒介，EHEC 常由污染的肉类和未彻底消毒的牛奶引起，充分烹饪可减少 ETEC 和 EHEC 感染的危险。

大肠埃希菌耐药性非常普遍，很多菌株都已获得耐一种或几种抗生素的耐药质粒。因此，抗生素治疗应在药敏试验的指导下进行。

疫苗接种预防已在畜牧业领域中开展广泛研究。用菌毛疫苗防治新生畜崽腹泻已获得成功。预防人类 ETEC 感染的人用疫苗正在研究中。

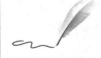

扫码"学一学"

第二节 志贺菌属

志贺菌属细菌是引起人类细菌性痢疾的病原菌，俗称痢疾杆菌。灵长类动物是该菌的天然宿主。细菌性痢疾是主要流行于发展中国家的一种常见疾病，全世界每年病例数超过2亿，其中500万例需要住院治疗，年死亡病例数达65万。

一、生物学特性

1. 形态结构 革兰阴性小杆菌，大小为（0.5~0.7）μm×（2~3）μm。有菌毛，无荚膜，无鞭毛，无芽孢。

2. 培养与生化反应 营养要求不高，兼性厌氧，在普通培养基上形成中等大小、半透明的S型菌落。宋内志贺菌常出现扁平的R型菌落。

分解葡萄糖产酸不产气；除宋内志贺菌可缓慢分解乳糖外，其余都不分解乳糖，在肠道鉴别培养基上形成无色半透明的菌落。

3. 抗原结构 志贺菌属细菌有O抗原和K抗原，无H抗原。O抗原是分类的依据，分为群特异性抗原和型特异性抗原，以此将志贺菌属分为4个群、40余个血清型（表4-1）。

表4-1 志贺菌属的分类

菌种	群	型	亚型	甘露醇发酵	鸟氨酸脱羧酶
痢疾志贺菌	A	1~10	8a, 8b, 8c	-	-
福氏志贺菌	B	1-6, x, y变型	1a, 1b, 2a, 2b, 3a, 3b, 3c, 4a, 4b	+	-
鲍氏志贺菌	C	1~18		+	-
宋内志贺菌	D	1		+	+

A群即痢疾志贺菌，有10个血清型，其中8型分为3个亚型。

B群即福氏志贺菌，有13个血清型（包括变型和亚型），各型之间有交叉反应。

C群即鲍氏志贺菌，有18个血清型。

D群即宋内志贺菌，抗原单一，只有一个血清型。

我国最常见的是福氏志贺菌，其次是宋内志贺菌。

4. 抵抗力 志贺菌抵抗力弱，加热60℃10分钟可被杀死。对酸和一般消毒剂敏感。在粪便中，由于其他肠道菌产酸或噬菌体的作用，常使本菌于数小时内死亡，因此粪便标本应迅速送检。但志贺菌在污染物品及瓜果蔬菜上可存活10~20天。在适宜的温度下，能在水及食品中繁殖，引起水源或食物来源的暴发流行。由于抗生素的广泛使用，志贺菌的多重耐药性问题日趋严重，极大影响临床疗效。

二、致病性与免疫性

（一）致病物质

包括侵袭力、内毒素，有的菌株还能产生外毒素。

1. 侵袭力 志贺菌侵袭及生长繁殖的靶细胞是回肠末端和结肠部位的黏膜上皮细胞。志贺菌借助菌毛黏附并侵入位于派伊尔淋巴结的M细胞。细菌黏附后，通过Ⅲ型分泌系统向上皮细胞和巨噬细胞分泌 IpaA、IpaB、IpaC 和 IpaD 四种蛋白，这些蛋白诱导细胞凹陷，导致细菌内吞。志贺菌能溶解吞噬小泡，进入细胞质中大量繁殖，随后从死亡的巨噬细胞中释放出来，从结肠上皮细胞的基底面侵入相邻的细胞；通过宿主细胞内肌动纤维的重排，推动细菌进入毗邻的细胞，进行细胞到细胞的传播（图 4-1）。在此过程中，引起 IL-1β 的释放，吸引多形核粒细胞到感染组织，致使肠壁的完整性遭到破坏，细菌从而得以到达较深层的上皮细胞，由此加速了细菌扩散。坏死的黏膜、死亡的白细胞、细胞碎片、纤维蛋白和血液构成黏液脓血便。

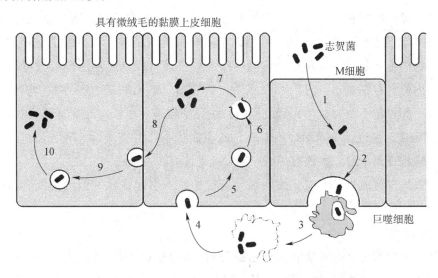

图 4-1　志贺菌侵袭肠黏膜上皮细胞过程示意图

1. 侵入 M 细胞；2. 进入毗邻细胞；3. 诱导吞噬；4. 逃逸；5～7. 从黏膜上皮细胞基底部侵入胞质中并增殖；

8～10. 侵入邻近黏膜上皮细胞胞质中，并生长繁殖。

2. 内毒素　志贺菌所有菌株都能合成强烈的内毒素。内毒素可以作用于肠黏膜，使其通透性增高，促进对内毒素的吸收，引起发热、神志障碍等一系列症状。内毒素还可以破坏肠黏膜，引起炎症、溃疡、坏死和出血，形成典型的黏液脓血便。内毒素还能作用于肠壁神经系统，导致肠功能发生紊乱，肠蠕动失调和痉挛，尤其是直肠括约肌痉挛最为明显，从而引起腹痛、里急后重等症状。

3. 外毒素　又称志贺毒素，是 A 群志贺菌 I 型和 II 型产生的，与 EHEC 产生的毒素相同。志贺毒素的生物学活性主要有：①细胞毒性，作用于人肝细胞、猴 Vero 细胞等，使蛋白质合成中断，细胞变性坏死；②肠毒性，类似霍乱肠毒素的毒性，引起水样腹泻；③神经毒性，作用于中枢神经系统，可引起致死性感染（假性脑膜炎昏迷）。

此外，志贺毒素与内毒素有协同作用，会加重对血管内皮细胞的损伤。在志贺菌感染所致的溶血性尿毒综合征等并发症中，此协同作用可能与疾病的发生有关。

（二）所致疾病

志贺菌引起细菌性痢疾。感染痢疾志贺菌的患者病情一般较重，易引起小儿急性中毒性菌痢和溶血性尿毒综合征以及菌痢的流行。宋内志贺菌多引起轻型感染，福氏志贺菌感染已转变为慢性，病程迁延不愈。我国常见的流行型别是福氏志贺菌和宋内志贺菌。

传染源是患者和带菌者。急性期患者排菌量大，每克粪便中可有 $10^5 \sim 10^8$ 个菌体，传染性强；慢性病例排菌时间长；恢复期患者带菌可长达 2～3 周，甚至数月。传播途径主要是通过粪-口途径，志贺菌随饮食进入肠道。人类对志贺菌较易感，10～150 个志贺菌即可引起典型的细菌性痢疾感染。常见的感染剂量是 10^3 个细菌。

志贺菌感染几乎只局限于肠道，一般不侵入血液。

临床常见的感染类型如下。

1. 急性菌痢 潜伏期大约 1～3 天，突然发病，发热、腹痛伴水样腹泻，约 1 天左右，腹泻次数增多，出现黏液脓血便，伴有里急后重，全腹压痛，尤以左下腹压痛明显。大约 50% 以上的患者 2～5 天内，发热和腹泻可自行消退。但体弱的老人和儿童，可因水分和电解质的丧失，导致脱水和酸中毒，有的患者还会引起溶血性尿毒综合征，甚至死亡。

2. 急性中毒性菌痢 小儿多见，各型志贺菌均可引起。常无明显的消化道症状，表现为严重的全身中毒症状。突发高热，惊厥、嗜睡、昏迷，可迅速发生循环及呼吸衰竭。原因是小儿对内毒素特别敏感，内毒素引起微血管痉挛、缺血和缺氧，导致 DIC、多器官衰竭和脑水肿。如抢救不及时，往往造成死亡，病死率较高。注意与乙脑鉴别诊断。

3. 慢性菌痢 急性菌痢若治疗不彻底，或因症状不典型被误诊，病程超过 2 个月，则转为慢性，病程迁延不愈。大约有 10%～20% 的患者可转为慢性。

还有少数患者可成为带菌者，细菌在结肠定植，不引起症状，但随粪便排出体外，成为菌痢重要的传染源。

（三）免疫性

抗志贺菌感染的免疫主要是消化道黏膜表面上的 SIgA。病后免疫力维持时间短暂，且不牢固，不能防止再次感染。原因是志贺菌感染只停留在肠壁局部而不侵入血液，而且型别多，各型之间较少发生交叉反应。

三、微生物学检查

（一）标本

应在使用抗生素之前采取标本，采取新鲜粪便的黏液脓血部分，避免与尿液混合，立即送检。如果标本不能立即送检，应将标本保存在 30% 甘油缓冲盐水中或专门送检的培养基中。中毒性菌痢取肛拭子。

（二）分离培养与鉴定

将标本接种于肠道选择培养基上，37℃ 孵育 18～24 小时，挑取无色半透明的可疑菌落，做生化反应和血清学试验，以确定其菌群和菌型。

（三）毒力试验

测定志贺菌的侵袭力可用 Senery 试验。将待检菌 18～24 小时固体培养物，用生理盐水制成 $9×10^8$/ml 菌悬液，接种于豚鼠眼结膜囊内。如发生角膜结膜炎，即 Senery 试验阳性，表明受试菌有侵袭力。志贺毒素的测定可用 HeLa 细胞或 Vero 细胞，亦可以用 PCR 技术直接检测某些产毒基因。

（四）快速诊断法

1. 免疫染色法 将粪便标本与志贺菌抗血清混匀，在光镜下观察有无凝集现象。

2. 免疫荧光菌球法 将标本接种于含有荧光素标记的志贺菌免疫血清液体培养基中，37℃ 孵育 4～8 小时。若标本中含有相应型别的志贺菌，则生长繁殖后与荧光抗体凝集成小球，用荧光显微镜可检出。

3. 协同凝集试验　以含 SPA 的葡萄球菌为载体，结合志贺菌 IgG 制成试剂，检查患者粪便中有无志贺菌可溶性抗原。

4. 胶乳凝集试验　用志贺菌抗血清致敏胶乳颗粒，用以检测粪便中有无志贺菌抗原。也可将志贺菌抗原致敏胶乳颗粒，以检测粪便中有无志贺菌抗体。

5. 分子生物学方法　用 PCR 技术检测与志贺菌致病性密切相关的 140MD 大质粒等。

四、防治原则

加强对水、食物和牛奶等的卫生学监测，以及垃圾处理与灭蝇；隔离患者及消毒排泄物；及早发现亚临床病例和带菌者，特别是餐饮从业人员；及时应用抗生素治疗感染个体。

特异性预防：目前可口服链霉素依赖株制成的多价减毒活疫苗，进行特异性预防。

药物治疗：可用氟喹诺酮类（学龄前儿童禁用）、亚胺培南、头孢哌酮–舒巴坦和左氧氟沙星等药物治疗。但由于志贺菌易出现多重耐药菌株，同一菌株可对 5~6 种甚至更多药物耐药，给防治工作带来很大困难。

第三节　沙门菌属

扫码"学一学"

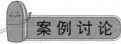
案例讨论

[案例]　男，21 岁，某酒店餐饮部主任，因高热，食欲不振，腹部不适，乏力 1 周入院。1 周前开始发热，午后高达 40~41℃，伴腹痛、腹胀、便秘，无恶心、呕吐，不思饮食，全身乏力，曾作上感治疗，用药不详。入院检查：T 40.5℃，P 88 次/分，R 28 次/分，神清、表情淡漠，消瘦，重听；舌尖红、舌苔黄厚；右胸前皮肤有数个淡红色皮疹，压之褪色。心肺未见异常，肝肋下 1.5cm，剑突下 2cm，质软有轻度触痛，脾肋下 2cm。血常规：WBC $3×10^9$/L，N 56%，L 38%，M 6%，未见嗜酸性粒细胞，入院时血培养阴性。肥达反应结果：TO 1：160，TH 1：80，入院后第 7 天再复查肥达反应，结果 TO 1：640，TH 1：640。

[讨论]

1. 根据上述病史、体征和实验室检查，该患者可能的诊断是什么？

2. 为进一步确诊可采取哪些病原学检查方法？

沙门菌属细菌是一大群寄生在人和动物肠道中，生化反应和抗原构造相似的革兰阴性杆菌。现已查明沙门菌属细菌的血清型已达 2500 多种。其中伤寒沙门菌、甲型副伤寒沙门菌、肖氏沙门菌和希氏沙门菌，对人类有直接的致病作用，引起肠热症（伤寒和副伤寒），对非人类宿主不致病。鼠伤寒沙门菌、猪霍乱沙门菌和肠炎沙门菌等是人畜共患病的病原菌，引起人类的食物中毒和败血症。而动物感染大多无症状或仅为自限性胃肠炎。

一、生物学特性

1. 形态结构　革兰阴性杆菌，大小为 (0.6~1.0) μm × (2~4) μm，有菌毛。除个别菌种外，均有周身鞭毛。一般无荚膜，无芽孢。

2. 培养与生化反应　营养要求不高，在普通琼脂平板上即可生长，兼性厌氧。在 SS 选

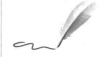

择培养基上形成中等大小、无色半透明的 S 型菌落。

沙门菌不发酵乳糖或蔗糖，发酵葡萄糖、麦芽糖和甘露糖，产酸产气（伤寒沙门菌不产气），硫化氢试验阳性或阴性，动力阳性，尿素酶试验阴性。

3. 抗原结构　沙门菌抗原构造比较复杂，主要有 O 抗原和 H 抗原，少数菌株还有 Vi 抗原（表4-2）。

（1）O 抗原　为细菌细胞壁脂多糖中的特异性多糖部分，以阿拉伯数字顺序排列，每个沙门菌血清型含有一种或多种 O 抗原。凡含有相同 O 抗原组分的归为一组，可将沙门菌分为 42 个组，引起人类疾病的沙门菌大多数在 A~E 组。

（2）H 抗原　存在于沙门菌鞭毛中的蛋白质，分为第 I 相和第 II 相。第 I 相为特异相，特异性高，以 a、b、c……表示。第 II 相为非特异相，特异性低，以 1、2、3……表示。一个菌株同时具有第 I 相和第 II 相 H 抗原，称为双相菌。根据 H 抗原不同，每组沙门菌可进一步分为不同菌型。

（3）Vi 抗原　存在于新分离的伤寒沙门菌和希氏沙门菌表面，Vi 抗原不稳定，加热到 60℃、苯酚处理或传代培养后即消失。Vi 抗原可阻止 O 抗原与其相应抗体的凝集反应，与毒力有关。

表4-2　常见沙门菌的抗原组成

分组	菌名	O 抗原	H 抗原	
			第 I 项	第 II 项
A 组	甲型副伤寒沙门菌	1, 2, 12	a	-
B 组	肖氏沙门菌	1, 4, 5, 12	b	1, 2
	鼠伤寒沙门菌	1, 4, 5, 12	i	1, 2
C 组	希氏沙门菌	6, 7, Vi	c	1, 5
	猪霍乱沙门菌	6, 7	c	1, 5
D 组	伤寒沙门菌	9, 12, Vi	d	-
	肠炎沙门菌	1, 9, 12	g, m	-

4. 抵抗力　沙门菌对理化因素抵抗力较差，湿热 65℃ 15~30 分钟即可杀死沙门菌。对一般化学消毒剂敏感，但对胆盐、煌绿等化学物质的耐受性比其他肠道细菌强，因此可将这些化学物质用作沙门菌选择培养基的成分。沙门菌在水中可存活 2~3 周，在粪便中可存活 1~2 个月，在冰中可存活更长时间。

二、致病性与免疫性

（一）致病物质

沙门菌感染须经口进入足够量的细菌，才能突破机体防御屏障，到达并定居于小肠，导致疾病的发生。

沙门菌有较强的内毒素，并有一定的侵袭力。个别菌型还能产生肠毒素。

1. 侵袭力　沙门菌有毒株通过菌毛黏附在小肠上皮 M 细胞上，引发机体细胞肌动蛋白的重排，诱导细胞膜凹陷，导致细菌的内吞。沙门菌在吞噬小泡内生长繁殖，导致宿主细胞死亡，细菌扩散并进入毗邻细菌。

伤寒沙门菌和希氏沙门菌表面的 Vi 抗原具有微荚膜功能，能抵御吞噬细胞的吞噬和杀伤作用，并阻挡抗体、补体等的破坏菌体作用。

沙门菌是胞内寄生菌，该菌具有的耐酸应答基因，可以使细菌在胃酸和被巨噬细胞吞噬后的吞噬体中的酸性环境下生存和繁殖。

2. 内毒素　为沙门菌主要致病物质。沙门菌死亡后，细胞壁裂解，释放出内毒素，引起机体发热、白细胞计数下降，大剂量时可导致中毒症状和休克，甚至 DIC。

3. 肠毒素　鼠伤寒沙门菌等个别沙门菌能够产生肠毒素，其作用性质类似 ETEC 产生的肠毒素，导致急性胃肠炎。

（二）所致疾病

沙门菌属细菌中仅有伤寒沙门菌、甲型副伤寒沙门氏菌、肖氏沙门菌和希氏沙门菌对人有直接致病作用。有些沙门菌是人畜共患病原菌。人因食用患病或带菌动物的肉、蛋、奶等而感染。暴发流行的主要原因通常是被粪便污染的水源传播。

1. 伤寒或副伤寒　又称肠热症。伤寒沙门菌引起伤寒，甲型副伤寒沙门菌、肖氏沙门菌和希氏沙门菌引起副伤寒。伤寒和副伤寒的致病机制及临床症状基本相似，只是副伤寒的病情较轻，病程较短。

伤寒沙门菌随污染的水或食物进入消化道，一般情况下可被胃酸杀死。但若侵入的细菌数量较多，或胃酸缺乏，或大量饮水稀释了胃液，沙门菌可进入小肠，借助鞭毛侵入肠黏膜，经派伊尔淋巴结内的 M 细胞被吞噬细胞吞噬，部分细菌通过淋巴液进入肠系膜淋巴结中大量繁殖后，经胸导管进入血液，引起第一次菌血症，此时患者出现发热、不适、全身疼痛等前驱症状。随后，细菌随血流进入肝、脾、肾、胆囊等器官中继续大量繁殖，再次进入血液，引起第二次菌血症，此时细菌释放出大量内毒素，患者出现持续高热、相对缓脉、皮肤玫瑰疹、脾肿大、外周血白细胞计数下降和全身中毒症状明显。胆囊中的细菌随胆汁进入肠道，一部分随粪便排出体外，另一部分再次侵入已致敏的肠壁淋巴组织，发生超敏反应，引起肠壁局部组织坏死和溃疡。如果没有并发症，病程 3~4 周后，随着机体免疫力逐渐加强，肠壁溃疡逐渐愈合，病情开始好转。若病变部位波及血管、肌层和浆膜层，可引起出血、肠穿孔等并发症。

2. 胃肠炎（食物中毒）　是常见的沙门菌感染类型，因食入大量鼠伤寒沙门菌、猪霍乱沙门菌或肠炎沙门菌污染的食物引起。潜伏期 6~24 小时，起病急，有发热、恶心、呕吐、腹痛、水样腹泻等症状，大多数患者 2~3 天自愈。严重者可迅速脱水引发休克，甚至肾衰竭而死亡，多见于老年人、婴儿和体弱者。

3. 败血症　多见于儿童和免疫力低下者，主要由猪霍乱沙门菌、希氏沙门菌和鼠伤寒沙门菌等引起。病原菌侵入血流大量繁殖，出现高热、寒战、厌食等症状。部分患者细菌可随血液扩散到组织器官，引起脑膜炎、骨髓炎、胆囊炎、肾脓肿、心包炎、心内膜炎和关节炎等。

4. 无症状带菌者　有 1%~5% 的肠热症患者在症状消失 1 年或更长时间后，在其粪便中依然可检出沙门菌，成为无症状的带菌者，是最重要的传染源。细菌一般存留在胆囊中。

（三）免疫性

肠热症后获得牢固的免疫力，因伤寒沙门菌和副伤寒沙门菌是胞内寄生菌，故其免疫力以细胞免疫为主。体液免疫发挥辅助杀菌作用，如肠黏膜局部的 SIgA 防止细菌黏附于肠黏膜表面等。

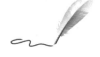

三、微生物学检查

（一）标本采集

肠热症由于病程不同，细菌分布的部位不同，所以应根据不同的病程采取不同的标本。第 1 周采取外周血，第 2 周起采取粪便，第 3 周起还可采取尿液，全程均可采集骨髓（图 4-2）。副伤寒病程较短，采取标本时间可相对提前。胃肠炎采取粪便、呕吐物和可疑食物。败血症采取血液。

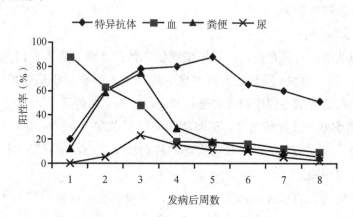

图 4-2　伤寒患者不同病期血、粪、尿中病原菌和特异抗体检出阳性率

（二）分离培养和鉴定

血液和骨髓液需要先接种在胆盐葡萄糖肉汤中增菌后，再划线接种于肠道选择培养基；粪便和经过离心的尿液沉淀物等直接接种于 SS 选择培养基或其他肠道选择培养基上，37℃孵育 24 小时后，挑取无色半透明的、不发酵乳糖的菌落接种于双糖或三糖铁培养基。若疑似为沙门菌，应继续做系列生化反应，并采用沙门菌多价抗血清做玻片凝集试验进行确定。

采用 SPA 协同凝集试验、对流免疫电泳、胶乳凝集试验和 ELISA 法等技术，对粪便、尿液或血清中的沙门菌可溶抗原进行快速早期检测。

PCR 法、核酸杂交和基因探针等分子生物学技术也可用于沙门菌感染的快速诊断。

Vi 噬菌体分型是在流行病学调查和传染源追踪中常用的一种方法。

（三）血清学诊断

用于辅助肠热症诊断的血清学试验有肥达试验、SPA 协同凝集试验、ELISA 法等，其中肥达试验仍然较为常用。

肥达试验是用已知伤寒沙门菌菌体 O 抗原和鞭毛 H 抗原，以及甲型副伤寒沙门菌、肖氏沙门菌和希氏沙门菌鞭毛 H 抗原的诊断菌液与受检血清做试管或微孔板定量凝集试验，测定受检血清中有无相应抗体及其效价的试验。

1. 诊断标准　正常人因沙门菌隐性感染或接种疫苗，血清中可含有一定量的沙门菌相关抗体。一般伤寒沙门菌 O 凝集效价小于 1∶80，H 凝集效价小于 1∶160，副伤寒沙门菌 H 凝集效价小于 1∶80。只有当检测结果等于或大于上述相应数值时，才具有诊断价值。

2. 动态观察　有时单次效价测定并不能定论，在病程中需要逐周复查。如效价逐次递增，或恢复期效价比初次效价≥4，且超过正常效价时，有诊断价值。

3. O 和 H 抗体的诊断意义　患肠热症后，O 与 H 抗体在体内的消长情况不同。O 抗体是 IgM 型，出现较早，持续存在约半年，消退后不易受非伤寒沙门菌等病原体的非特异性刺激而再次升高。H 抗体是 IgG 型，出现较晚，可持续存在长达数年，消失后易受非特异性病原体刺激而短暂的重新升高。临床上可见以下四种情况：①O、H 凝集效价均高于正常值，则肠热症的可能性大；②O、H 凝集效价均低，患肠热症可能性低；③O 凝集效价高、H 凝集效价低，可能是感染早期，或是与伤寒沙门菌 O 抗原有交叉反应的其他沙门菌（如肠炎沙门菌）感染；④O 凝集效价不高、H 凝集效价高，可能是预防接种或非特异性回忆反应。

4. 其他　有少数病例在整个病程中，肥达试验结果始终在正常范围内，其原因可能是由于早期使用抗生素治疗，或是患者免疫功能低下等因素所致。

（四）伤寒带菌者的检出

最可靠的方法是分离出病原菌。标本来自可疑带菌者的粪便、尿液或胆汁，但分离检出率不高。因此，先检测可疑者血清中 Vi 抗体，如效价≥1∶10，再多次采取粪便等标本进行分离培养，以确定是否为伤寒带菌者。

四、防治原则

做好水源和食品卫生管理，防止被沙门菌感染的人或动物的粪便污染。及时发现、确诊和治疗患者。严格控制带菌者不能从事饮食行业和保育工作，严格遵循卫生注意事项。

很多资料表明，Vi 抗原是一种保护性抗原，目前国际上公认伤寒 Vi 荚膜多糖疫苗安全性高、不良反应少、免疫效果好、免疫力持久，并且易于制造保存、运输方便。我国已正式批准使用该疫苗。

早期治疗肠热症使用氯霉素，但由于氯霉素对骨髓的毒性作用，以及耐氯霉素菌株的出现，现临床治疗使用的有效药物主要是环丙沙星，同时需要注意多重耐药菌株的出现。

第四节　弧菌属

弧菌属细菌是一类菌体短小弯曲成弧形的革兰阴性菌。在自然界分布广泛，以水中最多。根据国际通用分类法，将弧菌属分为 77 个种，其中 20 个种与人类感染有关，其中以霍乱弧菌和副溶血性弧菌最为多见。

一、霍乱弧菌

霍乱弧菌是引起烈性消化道传染病——霍乱的病原菌。霍乱发病急，传染性强，死亡率高。迄今为止，已在全世界范围内引起七次大流行，为我国甲类法定传染病。

（一）生物学特性

1. 形态结构　从患者体内新分离出的细菌形态典型，弧形或逗点状，大小为（0.5～0.8）μm ×（1.5～3）μm，革兰阴性，有菌毛，菌体一端有单鞭毛，无芽孢，个别菌株有荚膜（图 4-3）。悬滴法观察可见本菌呈穿梭样或流星状运动。

2. 培养与生化反应　霍乱弧菌营养要求不高，兼性厌氧，但在含氧丰富的条件下生长更好。对温度要求不高，18～37℃均可生长，因此可长期野外环境下生存。耐碱不耐酸，在 pH 8.0～9.0 的碱性蛋白胨水或碱性琼脂平板上生长良好，在碱性琼脂平板培养 24 小时后，形成圆形、透明或半透明的光滑无色扁平的菌落。在 TCBS 培养基上菌落为黄色，而培养基呈暗绿色。因其他细菌在此 pH 下不宜生长，故初次分离培养霍乱弧菌时可用碱性蛋白胨水增菌。霍乱弧菌可在无盐环境中生长，可借此与其他致病性弧菌区别。

扫码"学一学"

扫码"看一看"

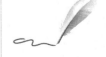

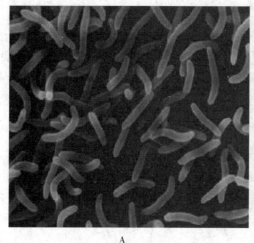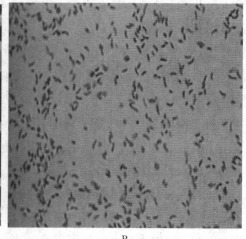

A B

图 4-3　霍乱弧菌的形态图

（A 为电镜扫描图，B 为革兰染色图）

过氧化氢酶和氧化酶试验阳性。能分解多种糖，如葡萄糖、蔗糖和甘露醇，产酸不产气；不分解阿拉伯糖。能还原硝酸盐，吲哚反应阳性。

3. 抗原结构　霍乱弧菌有 O 抗原和 H 抗原。H 抗原不耐热，无特异性，是霍乱弧菌的共同抗原。O 抗原耐热，根据 O 抗原不同将弧菌分为 155 个血清群，其中 O1 群、O139 群可引起霍乱，且两群之间无抗原性交叉。O1 群霍乱弧菌根据表型差异血清型还可分为古典生物型和 El Tor 生物型。古典生物型对多黏菌素敏感，不溶解羊红细胞，不凝集鸡红细胞，可被第Ⅳ群噬菌体裂解；El Tor 生物型与此完全相反。

4. 抵抗力　霍乱弧菌对热敏感，煮沸 2 分钟或 60℃ 10 分钟即死亡。不耐酸，在胃酸中只能存活 4 分钟。对一般消毒剂敏感，0.5ppm 氯 15 分钟即死亡，可按 1∶4 比例加漂白粉处理患者的排泄物或呕吐物 1 小时，达到消毒目的。O1 群 El Tor 生物型和其他非 O1 群霍乱弧菌在自然界中的生存力比 O1 群古典型强，在水环境中可存活 1~3 周，甚至还可越冬。

（二）致病性与免疫性

1. 致病物质　主要有肠毒素和侵袭力等。

（1）肠毒素　是霍乱弧菌产生的外毒素，为目前已知的致泻毒素中最为强烈的毒素。该毒素为蛋白质，不耐热，由 1 个 A 亚单位和 5 个相同的 B 亚单位组成。A 亚单位是毒性单位，B 亚单位是结合单位。B 亚单位与小肠黏膜上皮细胞的 GM1 神经节苷脂受体结合，介导 A 亚单位进入细胞，A 亚单位在蛋白酶作用下裂解为 A1 和 A2 两条多肽。A1 激活激动型 G 蛋白 Gs，继而激活腺苷酸环化酶，使细胞内的 ATP 转化为 cAMP，从而导致细胞内的 cAMP 浓度升高，主动分泌 Na^+、K^+、Cl^-、HCO_3^- 等离子和水，引起严重的腹泻与呕吐（图 4-4）。

（2）侵袭力　霍乱弧菌借助鞭毛穿过肠黏膜表面的黏液层到达肠壁上皮细胞。再借助普通菌毛的黏附作用定植于小肠黏膜。

2. 所致疾病　在自然情况下，人是霍乱弧菌的唯一易感者。传染源是患者和无症状的带菌者。传播途径是经口摄入污染的水或食物，人与人之间的传播较少。由于霍乱弧菌对胃酸敏感，当大量饮水或使用抑制胃酸分泌的药物时，会增加对霍乱弧菌的易感性，少量细菌即可致病。霍乱弧菌突破胃酸屏障到达小肠后，借助鞭毛和菌毛黏附于小肠黏膜表面并迅速繁殖，细菌不侵入小肠上皮细胞和肠腺，其在繁殖过程中产生的肠毒素致病。

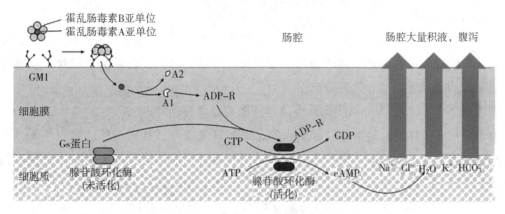

图 4-4　霍乱肠毒素的作用机制

人感染 O1 群霍乱弧菌后症状轻重不一，从无症状到轻型腹泻，甚至是致死性的严重腹泻。通常在摄入细菌后 2~3 天突然出现剧烈的腹泻和呕吐，腹泻物为米泔水样。患者大量失水，最严重时每小时失水量可高达 1000ml，同时伴随电解质丢失，导致代谢性酸中毒、低碱血症、低血容量性休克、心律不齐和肾衰竭，若治疗不及时，患者死亡率高达 60%。若及时补充液体和电解质，死亡率可低于 1%。古典生物型所致疾病比 El Tor 生物型严重。O139 群霍乱弧菌感染更为严重，患者严重脱水，病死率高于 O1 群。

病愈后，一部分患者的胆囊中可带菌 2 周左右，个别 El Tor 型病例可带菌达数月到数年不等。

3. 免疫性　O1 群霍乱弧菌感染后，机体可获得牢固的免疫力，很少见再次感染。发病数月后，在患者血液和肠腔中可检出针对霍乱毒素 B 亚单位的保护性抗肠毒素抗体、针对 O 抗原的抗菌抗体，其中以肠道局部黏膜免疫最为重要。肠道中的 SIgA 凝集黏膜表面的霍乱弧菌，使其失去运动能力；与菌毛结合阻止细菌黏附至肠黏膜表面；与霍乱肠毒素 B 亚单位结合，阻断肠毒素与小肠上皮细胞受体结合。

O139 群感染后的免疫应答与 O1 群基本一致，O139 群的保护性免疫以针对脂多糖和荚膜多糖的抗菌免疫为主，抗毒素免疫为辅。O1 群的脂多糖 O 抗原与 O139 群存在显著差异，且缺少荚膜多糖表面抗原，故两者之间没有交叉免疫。

（三）微生物学检查

霍乱是烈性传染病，因此首例患者的病原学诊断应准确、快速，并及时出具疫情报告和上报相关主管部门。发病早期应尽量在使用抗生素之前采集标本。

1. 标本采集　采集患者的呕吐物、粪便和肛拭子。由于霍乱弧菌耐碱不耐酸、不耐干燥，为避免粪便发酵产酸灭活细菌，应及时将标本放入 Cary-Blair 保存液中运输或及时培养，不适宜在甘油盐水缓冲液中保存。

2. 直接镜检　革兰阴性弧菌，鱼群状排列。悬滴法观察时，细菌呈流星样或穿梭样运动。

3. 分离培养　先将标本接种于碱性蛋白胨水（pH 8.8）中，37℃孵育 6~8 小时增菌后直接镜检，并转移接种至 TCBS 选择培养基，37℃，空气条件下培养 20 小时，观察有无黄色菌落。挑取可疑黄色菌落进行生化反应，并与 O1 群和 O139 群多价和单价血清作玻片凝集反应。还有碱性平板、血平板和 TTGA 培养基等鉴别培养基。

（四）防治原则

改善环境卫生，加强水源管理，培养良好的个人卫生习惯，注意食品卫生安全，是预防霍乱弧菌传播的关键因素。普及健康卫生教育，采取恰当的预防措施，避免接触传染源是预防霍乱的感染和流行的重要措施。

WTO 推荐 1 岁以上人员口服霍乱疫苗，预防霍乱弧菌感染。

由于霍乱患者体内大量水及电解质丢失，及时口服或静脉补充液体和电解质是预防酸中毒和低血容量休克的关键，为快速起效可适当补充锌。病情严重的患者可辅助使用抗生素，以减少肠毒素的产生，加快清除细菌，缩短腹泻时间，降低液体补入量。常用抗生素有红霉素、多西环素、喹诺酮类、复方新诺明等。

二、副溶血型弧菌

副溶血型弧菌是一种嗜盐性细菌，存在于近海岸的海水、海底沉积物和鱼类、贝类等海产品中。现根据菌体 O 抗原不同，已发现 13 个血清群。副溶血性弧菌主要引起食物中毒，尤以日本、东南亚、美国和我国台北地区多见，也是我国大陆沿海地区夏秋季食物中毒的常见病原菌。

（一）生物学特性

革兰染色阴性，菌体呈弧形、杆状、球状及丝状等多形态，有单根鞭毛，运动活泼，无芽孢，无荚膜。

需氧，营养要求不高，与霍乱弧菌的显著差别是嗜盐性，在含 3% ~ 3.5% NaCl、pH 7.5~8.5 的培养基中生长良好，无盐不能生长，但 NaCl 浓度高于 8% 时也不能生长。本菌在普通血平板上不溶血或只产生 α 溶血，致病株在含有人或家兔血的血平板上产生 β 溶血，称为神奈川试验阳性，非致病菌株为阴性。

能分解葡萄糖、甘露醇、麦芽糖、淀粉，产酸不产气。不分解蔗糖、乳糖。吲哚试验阳性。在 TCBS 培养基上形成绿色菌落。

对外界抵抗力弱，不耐热，不耐酸。56℃ 5 分钟、90℃ 1 分钟，1% 乙酸 1 分钟或食醋 5 分钟可杀死此菌。在淡水中 2 天死亡，在海水中可存活 47 天或更长。

（二）致病性

从具有致病性的神奈川试验阳性菌株中分离出两种致病因子：耐热直接血溶素和耐热相关血溶素。动物实验表明，两种致病因子均有细胞毒和心脏毒作用。

副溶血性弧菌引起的食物中毒主要是由食入烹饪不当的海产品或盐腌制品引起。常见的有蟹类、贝类、海蜇、海鱼、毛蚶等，食用肉类蔬菜等感染者，多因食物容器或砧板生熟不分污染本菌而发生食物中毒。

副溶血性弧菌引起的食物中毒，潜伏期 2~26 小时不等，一般为 6~10 小时，主要症状有腹痛、腹泻、呕吐、失水和畏寒发热。粪便多为水样或糊状，少数为黏液血便，很少有里急后重，注意与细菌性痢疾区分。病程 1~7 天不等，一般恢复较快。

病后免疫力不强，可重复感染。

（三）微生物学检查

采取患者的粪便、肛拭子或可疑的剩余食物，直接分离培养于 SS 琼脂平板或嗜盐菌选择平板。如生长出可疑菌落，进一步作嗜盐性试验和生化反应，最后用诊断血清鉴定。现在也可用基因探针或 PCR 技术直接检测食物标本或腹泻标本中的耐热毒素基因进行快速诊断。

（四）防治原则

加工海产品的案板上副溶血性弧菌的检出率可达 87.9%，因此，对加工海产品的器具必须严格清洗、消毒。海产品一定要烧熟煮透，加工过程中生熟用具要分开。烹调和调制海产品拼盘时可加适量食醋。食品烧熟至食用的放置时间不要超过 4 个小时。

发生食物中毒后应立即停止使用可疑食物，治疗可使用庆大霉素、复方新诺明、诺氟沙星等抗菌药，脱水者可口服或输液补水和电解质。

第五节　幽门螺杆菌

幽门螺杆菌是螺杆菌属的代表菌种，其与胃窦炎、十二指肠溃疡、胃溃疡、胃腺癌和胃黏膜相关 B 细胞淋巴瘤的发生关系密切。

一、生物学特性

（一）形态结构

革兰阴性菌，大小为（2~4）μm ×（0.5~1.0）μm，末端钝圆，螺旋形弯曲，有 1~2 个微小弯曲，呈 S 形或海鸥状，一端生有多根鞭毛。染色体为环状，其中约 2/3 的基因可在基因数据库中查到功能基因，进而推测其生物学功能，约 1/4 的基因为幽门螺杆菌特有基因，约 1/5 的基因功能未知。

（二）培养与生化反应

营养要求高，培养时需要动物血清或血液，微需氧，在 37℃，相对湿度 98%，含 5%～10% 的 CO_2 和 5% 的 O_2 环境下培养，3~6 天可见针尖状无色透明菌落。

生化反应不活泼，不分解糖类，过氧化氢酶和氧化酶阳性。尿素酶丰富，可迅速分解尿素释放氨，是鉴定该菌的主要依据之一。此外，碱性磷酸酶、DNA 酶、亮氨酰肽酶等也是区别于其他弯曲菌的重要特征。

二、致病性与免疫性

（一）致病物质

幽门螺杆菌确切致病物质和致病机制尚不清楚。由于幽门螺杆菌大多生长于胃黏液深层和胃黏膜表面，特别是胃窦部的胃小凹、上皮皱褶的内折部及腺腔内最多，为其生长创造了微需氧环境，并免遭强酸性胃液的伤害。幽门螺杆菌黏附性强，人体组织很难清除。该菌活动能力强，可由十二指肠内胆总管开口处逆行至肝脏。

幽门螺杆菌可导致胃部炎症、胃酸分泌改变和胃组织的破坏。幽门螺杆菌能产生一种胃酸抑制蛋白，封闭胃酸的分泌；产生大量的尿素酶，分解食物中的尿素产生氨，氨包绕在细菌周围，形成碱性微环境，从而将细菌与胃酸隔绝，并中和胃酸，缓解局部胃酸的杀菌作用。该菌可借助鞭毛运动穿过胃黏膜表面黏液到达上皮细胞，蔓延到胃腺体。胃黏膜

扫码"学一学"

扫码"看一看"

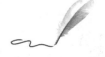

局部组织的损伤与尿素酶的代谢物、黏液酶、磷脂酶和空泡毒素的活性密切相关，尿素酶分解尿素产生的氨直接破坏细胞，毒素与脂多糖导致黏膜细胞损伤，空泡毒素、尿素酶和脂多糖共同刺激引起炎症反应。

幽门螺杆菌通过产生超氧化物歧化酶、过氧化氢酶等保护自身避免被吞噬细胞吞噬和胞内因子的杀伤作用。

（二）所致疾病

幽门螺杆菌的传染源主要是人，传播途径主要是粪-口途径。该菌专性寄生于人胃黏膜上，人群中的感染非常普遍。胃炎、胃溃疡和十二指肠溃疡患者的胃黏膜上，幽门螺杆菌的检出率达80%以上。

幽门螺杆菌的感染分为急性和慢性感染。急性胃炎易出现恶心和上消化道疼痛等症状，偶尔有呕吐和发热症状，一般持续1~2周。大多数慢性活动性胃炎患者无明显症状，且胃镜显示胃黏膜正常。幽门螺杆菌一旦定植，其引起的炎症可持续数年、数十年，甚至终身。约90%的感染者发展为十二指肠溃疡，50%~80%发展为胃溃疡。

幽门螺杆菌是慢性胃炎、十二指肠溃疡等疾病的重要致病因子，并且慢性胃炎极易导致胃腺癌，故幽门螺杆菌感染与胃腺癌关系密切。幽门螺杆菌还与胃黏膜相关 B 细胞淋巴瘤密切相关。

（三）免疫性

幽门螺杆菌感染后，机体可产生 IgG、IgM 和 IgA 抗体，但对机体是否具有保护作用目前尚不清楚。

三、微生物学检查

（一）标本采集

患者停服铋剂和抗生素 1 周后方可采集。经胃窥镜在近幽门部、胃窦部或病变临近处多位点采取活标本，立即送检或放入 Stuart 培养基中，4℃低温条件下，24 小时内送检。

（二）直接镜检

将胃镜下取得的胃黏膜活检标本经革兰染色观察，发现典型幽门螺杆菌形态可初步诊断。

（三）快速检测尿素酶活性

将临床活检标本研碎或分离培养物装入含尿素的培养基瓶内，37℃培养 2 小时即可检出尿素酶的碱性副产物。临床活检标本的敏感性达75%~95%，特异性为100%。

人体内缺乏尿素酶，不能分解尿素产生氨和CO_2。给受检者口服^{13}C或^{14}C标记的尿素，如感染了幽门螺杆菌，其产生的尿素酶能分解尿素产生氨和同位素标记的CO_2，通过同位素检测仪可在受检者呼出的气体中检测到，而未感染者则检测不到同位素标记的CO_2。

（四）分离培养

将活体组织研碎或直接接种于 Skirrow 选择培养基，微需氧环境，37℃培养 2~7 天进行鉴定。

（五）免疫学检查

收集血清，采用 ELISA 方法检测幽门螺杆菌特异性抗体，抗体效价高低可作为急性感染诊断或制定治疗方案的依据。

不能胃镜检查或同位素呼气检测的患者，可采用 ELISA 方法以多克隆抗体检测粪便中的幽门螺杆菌抗原。该检测方法有望取代血清学检测成为常规筛选方法。

四、防治原则

目前尚无有效的预防措施。因尿素酶和热休克蛋白是唯一表达在幽门螺杆菌表面的蛋白，我国正在研制以其作为抗原的相关疫苗。治疗可用抗菌疗法，目前多采用枸橼酸铋钾、抑酸剂，再加两种抗生素的联合疗法。

知识拓展

幽门螺杆菌与诺贝尔奖

1979 年，澳大利亚珀斯皇家医院的研究人员罗宾·沃伦（J. Robin Warren）在一份胃黏膜活体标本中发现无数细菌紧黏着胃黏膜上皮细胞。1982 年，该院消化科医生巴里·马歇尔（Barry Marshall）从胃活检组织中分离培养出幽门螺杆菌。为表彰两人发现了幽门螺杆菌以及该菌在胃炎和胃溃疡等疾病防治中的作用，巴里·马歇尔和罗宾·沃伦共同获得了 2005 年诺贝尔生理学或医学奖。

本章小结

消化道感染细菌是指一群经粪-口途径进入机体的消化道，引起消化道疾病或全身性疾病的细菌。主要包括肠杆菌科、弧菌属和螺杆菌属等。

肠杆菌科是一大群寄生于人类和动物肠道中的生物学性状相似的革兰阴性杆菌。其生物学共性：均为中等大小的革兰阴性杆菌，大多有菌毛，多数有周身鞭毛；营养要求不高，在普通培养基上形成光滑、灰白色的中等大小菌落，在液体培养中呈均匀浑浊生长；生化反应活泼，能分解多种糖，肠道致病菌不能分解乳糖，因此乳糖发酵试验可用于初步鉴别肠道致病杆菌；抗原构造复杂，都有菌体（O）抗原，多数有鞭毛（H）抗原，此外，伤寒沙门菌的 Vi 抗原、大肠埃希菌的 K 抗原与侵袭力有关；抵抗力不强；容易变异。大多数肠杆菌科细菌都是正常菌群的一部分，偶尔会造成内源性或机会性感染。肠杆菌科细菌也会进入肠道外寄居而致病。致病性大肠埃希菌、志贺菌和沙门菌是人类常见病原体，感染人体后，可引起胃肠炎、菌痢和肠热症等。

霍乱弧菌兼性厌氧，有菌毛，菌体一端有单鞭毛，无芽孢，个别菌株有荚膜。耐碱不耐酸。主要致病物质是霍乱肠毒素，激活腺苷酸活化酶，使细胞内 ATP 转化为 cAMP，导致患者出现严重的腹泻和呕吐。

幽门螺杆菌不分解糖类，生化反应不活泼。能产生一种胃酸抑制蛋白，封闭胃酸的分泌；产生大量的尿素酶，分解食物中的尿素产生氨，氨包绕在细菌周围，形成碱性微环境，从而将细菌与胃酸隔绝，并中和胃酸，缓解局部胃酸的杀菌作用。幽门螺杆菌与胃窦炎、十二指肠溃疡、胃溃疡、胃腺癌和胃黏膜相关 B 细胞淋巴瘤的发生关系密切。

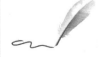

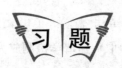

习 题

1. 简述肠杆菌科细菌的共同生物学特性。

2. 根据致病机制不同，引起肠道内感染的大肠埃希菌有哪些？

3. 根据病程对疑似肠热症患者作微生物学检查时如何采集标本？

4. 简述肠热症发病过程。

5. 分析肥达反应结果时要注意哪些问题？

6. 对疑似细菌性痢疾的患者做病原学检查时，应如何采取标本？

7. 幽门螺杆菌与哪些疾病密切相关？

（沈丽明）

扫码"练一练"

第五章　呼吸道感染细菌

学习目标

1. **掌握**　结核分枝杆菌的主要生物学特性、致病性与免疫性。
2. **熟悉**　结核分枝杆菌的微生物学检查方法、结核菌素试验及防治原则。
3. **了解**　麻风分枝杆菌和其他呼吸道感染细菌的生物学性状、致病性及防治原则。

呼吸道感染细菌是指经呼吸道传播，引起呼吸道或呼吸道以外器官病变的病原菌，包括结核分枝杆菌、麻风分枝杆菌、嗜肺军团菌、白喉棒状杆菌、百日咳鲍特菌和流感嗜血杆菌等。

分枝杆菌属是一类细长略弯的细菌，因繁殖时有分枝生长趋势而得名。因其细胞壁脂质含量较高，影响染料的渗入，用一般染色不易着色，需用强染剂（5%苯酚复红溶液）加热或延长染色时间才可着色，但着色后不易被3%盐酸乙醇脱色，而被染成红色，经美蓝复染后，其他细菌与背景呈蓝色，故又称为抗酸杆菌。对人致病的主要有结核分枝杆菌和麻风分枝杆菌。

第一节　结核分枝杆菌

扫码"学一学"

案例讨论

[案例]　患者，女，21岁。因发热、咳嗽、血痰1周就诊。近3个月来低热、午后体温增高、夜间盗汗，伴有咳嗽、厌食、消瘦、乏力，曾用治疗感冒的药治疗无效。查体：T 38.5℃；WBC $8.0×10^9$/L，N 70%，L 30%；X线平片显示双肺纹理增粗，右肺尖有片状阴影。

[讨论]

1. 该患者最有可能患何种疾病？
2. 为进一步确诊应做哪些微生物学检查？
3. 该病如何传播？怎样进行预防和治疗？

结核分枝杆菌俗称结核杆菌，是结核病的病原菌，可侵犯全身各组织器官，其中以肺部感染最为多见。结核病是一种古老的传染病，俗称"痨病"。随着生活水平的提高，卡介苗的普遍接种，结核病的发病率和病死率大大降低。但由于结核分枝杆菌的生物学特性和结核病的社会因素，加之近20年来各国对结核病的忽视，使结核病的流行重新加剧。全球平均每年仍有150万人左右的人因肺结核失去生命。2016年，有170万人死于结核病。中国每年有130万人患肺结核，这个数字占全球发病人数的14.3%，世界排名第2。世界卫生

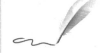

组织已将结核病列为重点控制的三种传染病之一，宣布全球结核病处于紧急状态，遏制结核病行动已刻不容缓。

一、生物学性状

（一）形态与染色

结核分枝杆菌为细长略弯曲的杆菌，菌体大小为（1.0~4.0）μm ×0.4μm，有荚膜、无鞭毛、无芽孢，抗酸染色阳性，呈红色。

（二）培养特性

营养要求高，常用含蛋黄、甘油、马铃薯和孔雀绿等的罗氏培养基培养，3~4周形成乳白或米黄色粗糙的菜花样菌落。专性需氧，在液体培养基中，易形成菌膜浮于液面。生长繁殖慢，18~24小时繁殖一代。

（三）生化反应

不发酵糖类。多数结核分枝杆菌触酶试验阳性、热触酶试验阴性，而非结核分枝杆菌的两种触酶试验均为阳性，是二者区分的依据之一。

（四）抵抗力

结核分枝杆菌对理化因素的抵抗力较强，对干燥的抵抗力特别强，黏附在尘埃上保持传染性8~10天，干燥痰内存活6~8个月；对酸碱（3% HCl、6% H_2SO_4、4% NaOH）、染料（如1∶13 000孔雀绿、1∶75 000结晶紫）等有较强的抵抗力，因此常用强酸强碱处理有杂菌污染的标本并消化标本中的黏稠物质后再进行分离培养，并在培养基中加入孔雀绿以抑制杂菌生长。

对70%乙醇敏感；对湿热敏感，在液体中加热62~63℃ 15分钟即被杀死；对紫外线敏感，日光照射数小时可被杀死，故常用于结核患者的衣服、书籍等消毒。

（五）变异性

结核分枝杆菌的形态、菌落、毒力、耐药性、免疫原性等均可发生变异。

目前用于结核病预防的卡介苗就是有毒的牛型分枝杆菌经培养传代后获得的减毒菌株。

结核分枝杆菌对链霉素、异烟肼、利福平、环丝氨酸、乙胺丁醇等抗结核药物易产生耐药性，故临床上常联合用药来治疗结核病。

二、致病性

结核分枝杆菌无侵袭性酶，也不产生内、外毒素，其致病作用可能与细菌在组织细胞内大量增殖引起的炎症、菌体成分和代谢物质的毒性以及机体对菌体成分产生的超敏反应有关。

（一）致病物质

1. 脂质 脂质含量与该菌的毒力呈平行关系，脂质含量越高细菌毒力越强。与毒性有关的脂质成分主要有索状因子、磷脂、硫酸脑苷脂和蜡质D等，能抑制吞噬细胞的吞噬，使结核分枝杆菌在吞噬细胞内大量生长繁殖，形成胞内菌，刺激机体产生迟发型超敏反应，形成结核结节、干酪样坏死和慢性肉芽肿等病变。

2. 蛋白质 主要成分是结核菌素，与蜡质D结合后能刺激机体产生迟发型超敏反应。

3. 多糖 常与脂质结合，存在于细胞壁中。能使中性粒细胞增多，引起局部病灶细胞浸润。

4. 荚膜　主要成分为多糖，含少量蛋白质及脂质，荚膜具有抗吞噬作用和黏附作用。抗吞噬作用可抑制吞噬体与溶酶体的融合保护细菌。而黏附作用可增加细菌对组织细胞的黏附与穿入。

（二）所致疾病

结核分枝杆菌可经呼吸道、消化道和破损的皮肤黏膜等多种途径侵犯机体多种组织器官，引起相应组织器官的结核病，其中以肺结核最为多见。

1. 肺部感染　因为细菌的毒力、感染次数和数量、机体的免疫状态不同，肺部感染分为原发感染和原发后感染。

（1）原发感染　为初次感染结核分枝杆菌引起的病变，多见于儿童。结核分枝杆菌经呼吸道侵入肺泡被巨噬细胞吞噬后，因为有大量脂质，能抵抗吞噬细胞中吞噬体与溶酶体的融合，并在巨噬细胞内大量繁殖从而导致巨噬细胞裂解死亡，释放出的细菌再次被吞噬，如此反复，在肺泡内引起炎症，称为原发病灶。机体因缺乏特异性免疫，原发病灶内结核分枝杆菌可经淋巴管扩散至肺门淋巴结，引起淋巴管炎和肺门淋巴结肿大。原发病灶、淋巴管炎和肿大的肺门淋巴结称为原发综合征。随着机体特异性免疫力的建立，大多数原发感染可因纤维化和钙化而自愈，但病灶内可长期残留有少量结核分枝杆菌，不断刺激机体维持抗结核免疫力，可能成为日后内源性感染的来源。

（2）原发后感染　多见于成年人。临床见于继发性肺结核、结核性胸膜炎和气管支气管结核。多数为内源性感染，当机体抵抗力低下时，原发病灶内残存的结核分枝杆菌大量繁殖而致病；少数为外源性结核分枝杆菌再次入侵而发病。因为机体已建立特异性抗结核免疫，此感染病灶常限于局部，一般不累及邻近的淋巴结，也不易引起全身播散。主要表现为慢性肉芽肿性炎症，形成结核结节、被纤维素包裹的干酪样坏死灶，可钙化而痊愈。若干酪样坏死破溃，则可有大量结核分枝杆菌随痰排出，传染性很强。少数免疫力低下者，结核分枝杆菌可经血液和淋巴系统播散引起全身粟粒性结核或相应部位的结核病。

2. 肺外感染　由于肺部感染的细菌经血液循环、淋巴循环播散至肺外组织器官，引起脑、肾、骨、关节、生殖系统、肠及皮肤等结核。也有患者将痰液吞入消化道，引起肠结核等。艾滋病等免疫力极度低下的患者，结核分枝杆菌可播散至全身，导致血行播散性结核。

三、免疫性与超敏反应

（一）免疫性

人类对结核分枝杆菌的感染率很高，但发病率却较低，这表明人体感染结核分枝杆菌可获得一定的免疫力。此种免疫属于传染性免疫，又称带菌免疫，只有当结核分枝杆菌或卡介苗在体内存在时，机体才会对结核分枝杆菌有特异性免疫力，一旦体内结核分枝杆菌或卡介苗消失，特异性免疫力也随之消失。结核分枝杆菌是胞内寄生菌，故机体对结核分枝杆菌的免疫以细胞免疫为主。

（二）免疫与超敏反应

在结核分枝杆菌感染时，细胞免疫与迟发型超敏反应同时存在，此可用郭霍现象来说明。

1. 初次感染　在健康豚鼠皮下首次注射一定量的结核分枝杆菌，10~14 天后注射部位缓慢地出现溃疡，深而不易愈合，邻近淋巴结肿大，细菌扩散至全身，此时结核菌素试验阴性。此现象为首次感染出现的炎症反应，溃疡深而不易愈合，细菌扩散，说明机体尚未建立起抗结核免疫力。

2. 再次感染　用相同等量的结核分枝杆菌注入曾感染已康复的豚鼠皮下，在 1~2 天内即迅速发生溃疡，但溃疡浅而易愈合，邻近淋巴结不肿大，细菌也很少扩散，结核菌素试验阳性。此现象为再次感染发生的炎症反应，溃疡浅而愈合，细菌不扩散，说明机体对结核分枝杆菌已具有一定的细胞免疫力；而溃疡迅速形成，则说明在产生细胞免疫的同时有迟发型超敏反应，表现出对机体有利的一面。

3. 大量再次感染　在康复的豚鼠皮下注射大量结核分枝杆菌，则引起注射局部及全身严重的迟发型超敏反应，甚至导致动物死亡。此现象为用过量的结核分枝杆菌进行再次感染，则引起剧烈的迟发型超敏反应，说明迟发型超敏反应对机体不利的一面。

人类的原发性肺结核、原发后肺结核、严重而恶化的肺结核，相当于郭霍现象的三种情况。

（三）结核菌素试验

结核菌素试验是应用结核菌素检测受试者对结核分枝杆菌是否有迟发型超敏反应的一种试验，常用来判断机体对结核分枝杆菌有无免疫力。

1. 结核菌素试剂　有两种，一种为旧结核菌素（old tuberculin，OT），其主要成分是结核分枝杆菌蛋白；另一种是纯蛋白衍生物（purified protein derivative，PPD），分为结核分枝杆菌制成的 PPD-C 和卡介苗制成的 BCG-PPD。

2. 方法及结果　目前结核菌素试验多用 PPD。取两种 PPD 各 5 个单位注入前臂掌侧皮内，48~72 小时后观察局部红肿硬结直径，小于 5mm 为阴性，5~15mm 者为阳性，大于 15mm 为强阳性。

3. 意义　结核菌素试验阴性反应一般表明未感染过结核分枝杆菌或未接种过卡介苗，但感染初期、老年人、严重结核病患者、结核病患者同时患有其他严重疾病如艾滋病、肿瘤或使用免疫抑制剂者等，均可暂时呈假阴性反应。阳性反应，表明曾感染过结核分枝杆菌或卡介苗接种成功，机体对结核分枝杆菌有一定的免疫力，但不一定是结核病患者。强阳性者表明机体可能患有活动性结核病，应做进一步检查。

四、微生物学检查

（一）标本采集

根据感染的类型不同，可采集不同病灶标本。肺结核可取痰（最好取晨痰，挑取带有血丝或脓痰部分）、支气管灌洗液，肾或膀胱结核取尿液，肠结核取粪便等。为提高检出率，可将标本进行浓缩集菌。

（二）涂片镜检

涂片镜检法是全世界的结核病实验室都在使用的最基本的细菌学检查方法。标本直接涂片或集菌后涂片，经抗酸染色后，若找到抗酸阳性菌即可初步诊断，但因标本中可能混有非致病性抗酸杆菌，通常应报告为"查到抗酸杆菌"，需要通过进一步试验才可确定是否为结核分枝杆菌。为提高镜检阳性率，也可用金胺染色，结核分枝杆菌在荧光显微镜下呈现金黄色荧光。

（三）分离培养

将经处理后的标本接种于斜面培养基，器皿口加橡皮塞，于 37℃ 培养，每周观察 1 次。

由于结核分枝杆菌生长缓慢，长成肉眼可见的菌落一般需2~4周。

（四）快速诊断

常规的结核分枝杆菌检查需要一定量的菌体，才能获得阳性结果。随着免疫学诊断技术的迅速发展，聚合酶链反应（PCR）技术可快速鉴定结核分枝杆菌的DNA，每毫升只需要几个细菌，无须培养，1~2天便可得出结果。

五、防治原则

（一）预防

对结核病患者应早发现、早诊断、早隔离、早治疗。最有效的预防方法是接种卡介苗。我国规定新生儿出生后即接种卡介苗，7岁复种，农村儿童12岁再复种一次。1岁以上的儿童结核菌素试验阴性者方可接种卡介苗。

（二）治疗

彻底治疗肺结核必须遵循五个原则：早期、联合、适量、规律、全程。常用的抗结核药物有利福平、异烟肼、链霉素、对氨基水杨酸、乙胺丁醇等，常联合使用，有协同作用，可提高疗效且能降低耐药性的产生。药物治疗过程中应定期做结核分枝杆菌药物敏感试验，以监测耐药菌株的产生情况并指导临床用药。

> **知识链接**
>
> **结核病日**
>
> 　世界结核日（World Tuberculosis Day），或译作世界防治结核病日，定于每年的3月24日，为纪念1882年德国微生物学家罗伯特·郭霍向一群德国柏林医生发表他对结核病病原菌的发现。世界卫生组织于1993年在英国伦敦召开的第46届世界卫生大会通过了"全球结核病紧急状态宣言"，并积极宣传此病防治的重要性。

第二节　麻风分枝杆菌

麻风分枝杆菌俗称麻风杆菌，是慢性传染性疾病——麻风的病原体。目前全世界约有病例1200万人，主要分布在亚洲、非洲和拉丁美洲。1949年以前，我国流行较严重，估计约有50万例病人。1949年以后经积极开展防治工作与改善卫生环境条件后，发病率已大幅度下降。

扫码"学一学"

一、生物学性状

麻风分枝杆菌的形态、染色与结核分枝杆菌相似，经治疗后可呈短杆状、颗粒状或念珠状等多形性，可能是L型变异。对干燥和低温有抵抗力，但对紫外线和湿热比较敏感，一般应用煮沸、高压蒸汽、紫外线照射等处理即可杀死。

二、致病性与免疫性

麻风病的传染源主要为麻风患者。病原菌可通过呼吸道、破损的皮肤黏膜和密切接触等方式传播，以家庭内传播多见。流行地区人群多为隐性感染，其中幼年最为敏感。麻风病潜伏期长，平均2~5年，发病缓慢，病程长。根据机体的免疫病理变化、临床表现和细

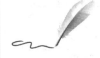

菌学检查等将患者分为瘤型、结核样型、界线类和未定类四个临床类型，后两类可向前两型转化。

该菌是一种典型的胞内寄生菌，机体抗麻风分枝杆菌的免疫以细胞免疫为主，特点类似抗结核免疫。

三、防治原则

麻风病目前尚无特异性预防方法。治疗药物主要有砜类、利福平等，应多种药物联合应用，以防止耐药性产生。

扫码"学一学"

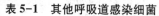

第三节 其他呼吸道感染细菌

其他呼吸道感染细菌包括嗜肺军团菌、白喉棒状杆菌、百日咳鲍特菌和流感嗜血杆菌等，它们的致病物质、所致疾病和特异性防治措施见表5-1。

表5-1 其他呼吸道感染细菌

菌名	致病物质	所致疾病	特异性防治措施
嗜肺军团菌	菌毛、多种酶和毒素	军团菌病	目前尚无有效的疫苗
白喉棒状杆菌	白喉毒素	白喉	接种白喉类毒素（预防）接种白喉抗毒素（治疗）
百日咳鲍特菌	荚膜、菌毛、内毒素和外毒素	百日咳	接种百白破三联疫苗
流感嗜血杆菌	荚膜、菌毛和内毒素	原发性化脓性感染和呼吸道继发感染等	接种 Hib 结合型疫苗

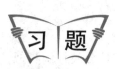

本章小结

结核分枝杆菌抗酸染色阳性，营养要求高，生长缓慢，经呼吸道、消化道及皮肤黏膜等多途径感染引起结核病，以肺结核多见。致病物质主要为脂质，机体抗结核免疫为带菌免疫。特异预防为接种卡介苗（BCG），治疗的原则为早期、联合、适量、规律、全程。

麻风分枝杆菌是麻风病的病原体，是胞内寄生菌，主要通过呼吸道、破损的皮肤黏膜和密切接触等方式传播。分为瘤型、结核样型、界线类和未定类四种临床类型。

习 题

1. 简述结核菌素试验的方法、结果及临床意义。

2. 试比较结核分枝菌与麻风分枝菌的异同。

3. 抗结核分枝菌免疫有何特点？

4. 为何结核病发病率逐年上升？

扫码"练一练"

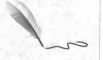

（吴珍珍）

第六章　动物源性细菌和医院感染细菌

学习目标

1. **掌握**　布鲁氏菌、鼠疫耶尔森菌、炭疽芽孢杆菌的生物学特性及致病性。
2. **熟悉**　医院感染细菌的病原学诊断。
3. **了解**　布鲁氏菌、鼠疫耶尔森菌、炭疽芽孢杆菌的微生物学检查和防治原则；医院感染细菌的耐药模式与防控原则。

第一节　动物源性细菌

扫码"学一学"

动物源性细菌是以动物为传染源并能引起人和动物感染的病原菌。该类病原菌的储存宿主常为家畜和野生动物，人通过直接或间接接触患病动物及其排泄物等途径感染而致病。动物源性细菌主要包括布鲁氏菌属、鼠疫耶尔森菌、炭疽芽孢杆菌等。

一、布鲁氏菌属

布鲁氏菌属菌株之间具有细微差别，目前根据布鲁氏菌的自然宿主进行分类，可分为牛布鲁氏菌、羊布鲁氏菌、猪布鲁氏菌、犬布鲁氏菌以及海洋布鲁氏菌等，其中牛、羊布鲁氏菌的感染最为常见。

（一）生物学特性

1. 形态与染色　革兰阴性球菌或短杆菌，单个分散存在，少数情况成对或者短链状、聚集成小团。无芽孢、无鞭毛、不运动。在血培养革兰染色结果不佳时，可以用瑞特染色代替。

2. 培养与生化反应　营养要求高，普通培养基上生长缓慢。在布氏琼脂、血琼脂、巧克力琼脂培养基上经 48 小时，35℃ 5%~8%CO_2环境下培养，能出现肉眼可见的微小菌落。临床分离菌株多为血液和骨髓培养标本，但培养方法均为全自动血培养仪。多数能分解尿素和产生 H_2S，将大量的布鲁氏菌接种到尿素培养基上，大多数菌株能在 1 小时内出现明显的脲酶阳性反应；H_2S 的产量随菌株不同而变化，猪布鲁氏菌产生量最多，牛布鲁氏菌次之，羊布鲁氏菌最少。

3. 抗原结构　布鲁氏菌含有两种抗原，即 A 抗原（牛布鲁氏菌抗原）和 M 抗原（羊布鲁氏菌抗原）。

4. 抵抗力　抵抗力较强，在土壤、毛皮、内脏以及肉、乳制品中可以存活数周至数月，乳制品可以用巴氏消毒法杀灭。60℃湿热 10 分钟、日光直接照射 20 分钟可死亡；对常用的消毒剂和广谱抗生素较为敏感，但是单一的抗生素治疗布鲁菌感染经常失败，治疗需要长时间的联合使用抗生素。

（二）致病性与免疫性

1. 致病物质　致病物质主要是细菌破坏后释放的内毒素。此外，微荚膜与侵袭性酶

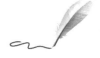

（透明质酸酶、过氧化氢酶）加速该菌扩散，能从皮肤、黏膜进入人体，在脏器内大量繁殖，并快速入血。

2. 所致疾病 布鲁氏菌感染家畜可引起母畜流产，病畜还可以表现为睾丸炎、附睾炎、宫内感染、乳腺炎等。人类主要通过直接或间接接触病畜及被污染的畜产品，经皮肤、黏膜、眼结膜，消化道、呼吸道等不同途径感染而致病。

布鲁氏菌侵入机体经 1~5 周的潜伏期，此期细菌被中性粒细胞和巨噬细胞吞噬，成为细胞内菌，随淋巴流到局部淋巴结繁殖并形成感染灶。当细菌繁殖达到一定数量时，突破淋巴结而进入血流，出现菌血症，血液中的细菌被清除后释放的内毒素导致发热。随后细菌扩散入肝、脾、骨髓和淋巴结等脏器细胞，发热也渐消退。细菌在脏器细胞内繁殖到一定程度可再度入血，又出现菌血症而致体温升高。如此反复形成的菌血症，使患者呈现波浪热。该菌感染易转为慢性，在全身各处引起迁徙性病变，伴随发热、关节痛和全身乏力等症状，体征有肝、脾肿大。

3. 免疫性 机体感染布鲁氏菌后，以细胞免疫为主，体液免疫发挥免疫调理作用。各菌种和生物型之间可出现交叉免疫，机体针对布鲁氏菌的感染可有带菌免疫以及无菌免疫。

（三）微生物学检查

1. 标本采集 常以血液和骨髓作为培养标本，在发热寒战前采集血液进行培养，可以提高分离率，骨髓培养优于血液培养。但是由于骨髓和脏器标本因取材条件的限制，目前临床并不常用。

2. 直接检测 临床标本不推荐直接革兰染色检查，目前使用感染患者的外周血标本进行 PCR 是直接检测的另一手段。

3. 分离培养与鉴定 临床目前常用全自动血培养仪进行血液培养，血液培养瓶可选择液相或者固/液双相瓶，最短在 96 小时可以获得阳性菌株，如高度怀疑该菌感染，需延长培养时间。如血培养阳性，可以转种于常规固体营养培养基，根据 H_2S 产生、染料抑菌试验、脲酶试验进行鉴定。

4. 药物敏感试验 针对布鲁氏菌，目前无标准化的药敏试验方法。

（四）防治原则

控制和消灭传染源、切断传播途径、免疫接种是主要的防控措施，免疫接种不仅针对家畜，疫区人群也应接种。

若是急性期，一线药物为多西环素联合利福平或链霉素；慢性期多采用四环素类、利福霉素类；合并心内膜炎、血管炎以及组织脓肿的患者，在上述药物基础上联合三代头孢菌素，必要时进行外科治疗。

二、耶尔森菌属

耶尔森菌属目前包含 13 个种及亚种，其中鼠疫耶尔森菌、假结核耶尔森菌、小肠结肠炎耶尔森菌对人类和某些温血动物具有重要的致病性。

（一）鼠疫耶尔森菌

鼠疫耶尔森菌是鼠疫的病原菌，鼠疫根据基本症状分为三型，即腺鼠疫、原发或继发败血症型鼠疫以及肺鼠疫。

1. 生物学特性

（1）形态与染色　该菌不能形成芽孢，菌体是球杆状或球状，革兰染色阴性或者染色不定（常见于腐败材料和陈旧培养基）。

（2）培养特性　在需氧或厌氧条件下均可生长，最适生长温度为 25～28℃。多数菌都能在营养培养基或某些选择培养基上生长，仅有鼠疫耶尔森菌培养需要特殊营养，例如缬氨酸、蛋氨酸、苯丙氨酸，新鲜标本使用溶血赫氏平板接种，腐败材料多使用龙胆紫溶血平板接种培养。

（3）抗原结构　抗原结构复杂，能产生外毒素和内毒素，使人致病。

（4）抵抗力　对理化因素抵抗力较弱，湿热 55℃ 5 分钟或 100℃ 1 分钟死亡，痰液标本使用 5% 苯酚或 5% 来苏尔浸泡 20 分钟灭菌。在自然环境中生存力较强，在鼠蚤排泄物和土壤中可存活 1 年左右。

2. 致病性与免疫性

（1）致病物质　该菌毒力强，外毒素和内毒素均能致病，大多数毒力有关的基因在细菌质粒上，经过传代培养导致质粒丢失，会使致病性降低。

（2）所致疾病　动物和人的鼠疫临床过程相似，病原菌通过鼠蚤或动物叮咬或通过人体皮肤和黏膜破损处进入血流而感染机体，然后侵入到最近的淋巴结组织进行繁殖。感染在临床常见的为腺鼠疫、败血症型鼠疫、肺鼠疫。

①腺鼠疫：巨噬细胞吞噬菌后，病原菌在细胞内存活、繁殖，产生强烈的炎症反应，随之产生特征性的肿块称为"淋巴腺肿"，甚至引起出血和坏死，侵犯的淋巴结多为腹股沟和腋下大淋巴结处。

②败血症型鼠疫：病原菌依赖宿主的免疫反应，渗透入血液，引起继发的败血症，使得细菌传播到全身各器官，此阶段败血症型鼠疫可发展而出现各种器官感染，如脑膜炎鼠疫。

③肺鼠疫：病原菌由败血症型鼠疫播散致肺泡，被肺泡巨噬细胞吞噬并在内繁殖而引起肺鼠疫，也可由患肺鼠疫的患者通过空气传播给他人。由于从他人获得的鼠疫耶尔森菌已经具有毒力因子，所以肺鼠疫会表现出非常急性的病程，患者一般在 6 天内死亡。

（3）免疫性　鼠疫感染后可获得长期的免疫力，但是并不绝对。

3. 微生物学检查

（1）标本采集　取疑似患者血液（24 小时内至少取 3 份标本）、腺肿抽取物（注射 1ml 生理盐水后，立即抽出）、痰液、咽拭子进行检测。尸体解剖时取腺肿、肝、脾、肺标本，腐败尸体取骨髓及脑组织。

（2）直接检测　标本直接采用吉姆萨、瑞特染色或美蓝染色，均显示出"安全钉"样的两极浓染；对培养物进行上述染色或者革兰染色则不会有这种特殊形态。荧光抗体染色可以帮助进行快速诊断。

（3）分离培养与鉴定　在溶血赫氏固体培养基上，35℃培养 24 小时，可形成针尖大小菌落，经 48 小时后，大的菌落出现灰白色黏稠的锯齿状花边。分离到可疑菌落时，需用血清学试验鉴别，噬菌体裂解试验确诊，涂片结果不能为确诊结果。以上试验必须在三级生物安全实验室进行。

4. 防治原则　消灭疫鼠切断传播环节是根本措施，对于被感染患者，应尽快隔离治疗。

扫码"看一看"

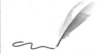

临床针对地方性感染区域的活动者及实验室研究人员可以选择商品化的减毒或灭活疫苗接种，但效果不稳定，尤其对于肺鼠疫的保护作用不佳。

鉴于鼠疫的高病死率，所以需要强行使用抗生素进行早期治疗。常用氨基糖苷类、磺胺类抗生素，老年患者及前庭神经有问题者改用四环素，脑膜炎患者应采用氯霉素注射。目前已经有菌耐药的情况出现，临床应予以重视。

（二）小肠结肠炎耶尔森菌

可引起人类小肠炎、回盲部炎症、肠系膜淋巴结炎的病原菌，通过人体摄入被病原菌污染的食物、水等经粪-口途径感染。感染以水性腹泻为特征，有时出现血性腹泻，伴随发热、呕吐及腹痛，败血症少见，所以临床培养标本多为感染性粪便，血液检出病原菌概率低。本菌感染具有自限性，成人感染 1~2 周恢复，而儿童则可能持续 4 周以上。

三、炭疽芽孢杆菌

炭疽是由炭疽芽孢杆菌引起的人兽共患病，主要使食草动物患病，人类对炭疽芽孢杆菌有一定的抵抗力，其感染主要是密切接触感染动物或参与动物皮毛、骨及其他动物产品加工不当而导致。

（一）生物学特性

扫码"看一看"

1. 形态与染色　本菌是目前发现的致病菌中最大的革兰阳性粗大杆菌，两端截平，无鞭毛。直接使用患者或病畜的新鲜标本涂片染色时，常为单个或链状，培养物涂片染色为竹节状排列。芽孢位于菌体中央，呈椭圆形。带毒力菌株在营养丰富培养基中可形成荚膜。

2. 培养与生化反应　营养要求不高，需氧或兼性厌氧环境生长，最适温度为 30~35℃，带毒力菌株在 5% CO_2 环境中孵育可产生荚膜，变为黏液型菌落，而无毒株则形成粗糙型菌落。

3. 抗原结构　炭疽芽孢杆菌抗原分为结构抗原和毒素抗原。结构抗原包括荚膜多糖抗原、菌体多糖抗原、芽孢抗原等；毒素抗原由致死因子、水肿因子和保护性抗原组成。

4. 抵抗力　因为芽孢的产生，故抵抗力强，在干燥的室温环境中可存活 20 年以上，在皮毛中可存活数年。牧场一旦被污染，其芽孢可以存活 20~30 年。经直接日光暴晒 100 小时、煮沸 40 分钟、140℃干热 3 小时、110℃高压蒸汽 60 分钟，以及浸泡于 10% 甲醛溶液 15 分钟、新配苯酚溶液（5%）或 20% 含氯石灰溶液数日以上，才能将芽孢杀灭。炭疽杆菌芽孢对碘特别敏感，对青霉素、先锋霉素、链霉素、卡那霉素等抗生素高度敏感。

（二）致病性与免疫性

1. 致病物质　主要致病物质是荚膜和毒素。荚膜具有抗吞噬的作用，能够促进细菌在组织内的扩散；炭疽毒素是引起临床症状的主要物质，毒素可以直接损伤微血管内皮细胞和麻痹呼吸中枢，进而增加血管通透性，造成有效循环血量不足，微循环衰竭乃至感染性休克和 DIC。

2. 所致疾病　可经多种方式传播，引起人炭疽病。

（1）皮肤炭疽　人的皮肤伤口因接触病原菌而致病，皮肤炭疽的潜伏期通常为 2~3 天，最短为 12 小时，最长为 2 周。最初出现小的丘疹，在最后的 24 小时内，丘疹周围出现一圈水疱，随后溃烂、干燥，形成具有特征性的炭末状黑色坏死灶，故名炭疽。因为病灶周围可广泛水肿，颈部皮肤炭疽可造成呼吸道压迫进而窒息。

（2）肠炭疽　其本质是发生在肠黏膜表面的皮肤炭疽，通常是由于食入被炭疽杆菌污染的食物而引起。感染早期有中毒症状，到了疾病晚期会出现呕吐、发热、腹痛、吐血、血性腹泻等症状。

（3）肺炭疽　吸入的炭疽杆菌芽孢由肺部巨噬细胞携带至淋巴系统，在淋巴系统中繁殖，可在 1 天至数天内发展为致死性败血症。

3. 免疫性　感染炭疽后可获得牢固免疫力。

（三）微生物学检查

1. 标本采集　均可采集病灶样本进行微生物学检查，但是采集标本时应戴手套、穿工作服以及防护靴，做到标准预防。皮肤炭疽取水疱渗出液，如果结痂，应将焦痂从边缘提起，用毛细管采集边缘底部液体；肠炭疽可采集粪便标本，但分离率不高，采集腹腔液、肠系膜淋巴结可以提高分离阳性率；肺炭疽采集的痰液、血液在临床轻症病例中，分离率不高。严禁进行病死畜的解剖来采集标本。

2. 直接涂片镜检　取标本直接涂片镜检，发现有荚膜、呈竹节状排列的革兰阳性大杆菌为高度可疑，用特异性荧光抗体染色可以为临床诊断提供证据。

3. 分离培养与鉴定　在常规血琼脂上生长良好，在含 5mg/L 硫酸锰的营养琼脂上延长培养时间，可以获得产生了芽孢的炭疽杆菌。青霉素串珠试验、噬菌体裂解试验、动物致病试验等可以进行细菌的鉴定。

4. 药物敏感试验　对青霉素敏感。

（四）防治原则

炭疽的预防重点在于控制家畜感染和牧场污染。病畜严格隔离或处死深埋，死畜严禁解剖或剥皮，禁止食用，必须焚毁或深埋。

免疫接种可选用炭疽减毒活疫苗进行皮肤划痕接种，免疫力可持续 1 年。抗菌药物首选青霉素，对青霉素过敏者可用庆大霉素、红霉素和氯霉素。

扫码"看一看"

第二节　医院感染细菌

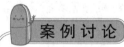
案例讨论

[案例]　患者，男，45 岁。肾病综合征、肾衰竭，长期在医院进行血液透析；近两日出现咳嗽、气喘、胸闷，咳绿色脓痰；伴畏寒、发热。经社区卫生服务中心采用头孢他啶治疗 3 日未见好转，转入本院。

[讨论]

1. 根据上述病史、体征，考虑该患者为什么细菌感染？

2. 根据患者既往肾病史，该种细菌感染是否可能为院内感染？

扫码"学一学"

医院感染是指住院患者在医院内获得的感染，包括在住院期间发生的感染和在医院内获得出院后发生的感染，但不包括入院前已开始或者入院时已处于潜伏期的感染。医院工作人员在医院内获得的感染也属医院感染。医院感染给患者、医院和社会带来了强大的社

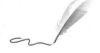

会压力和经济压力，提高医院感染细菌的诊治及防控是目前的首要问题。常见的医院感染细菌为铜绿假单胞菌、鲍曼不动杆菌、肺炎克雷伯菌等机会性致病菌。

医院感染病原菌常见各种耐药表型，临床分为多重耐药菌、泛耐药菌、全耐药菌。多重耐药菌是指细菌对头孢菌素、碳青霉烯类抗生素、含 β-内酰胺酶抑制剂的复合剂型（如头孢哌酮/舒巴坦）、氟喹诺酮类、氨基糖苷类这五种抗生素中至少有三类抗生素产生耐药性；泛耐药菌指细菌仅对替加环素和（或）多黏菌素敏感的菌株。

一、铜绿假单胞菌

一种革兰阴性杆菌，也是临床最常见的非发酵菌，不仅可以作为正常菌群在人体皮肤表面定植，还可污染医疗器械甚至消毒液，导致各种医院感染，具有易定植、易变异和多重耐药的特点。临床常引起医源性伤口感染和呼吸道感染。

（一）病原学诊断

1. 标本采集 临床对该菌引起的呼吸道感染的最大困惑是诊断问题，如何区别定植还是感染，首先是解决标本的合理采集。采集时避免上呼吸道分泌物的污染；气管吸引采集，保护性毛刷标本，支气管肺泡灌洗液标本质量优于痰标本。

2. 分离培养与鉴定 该菌在常规培养基上能很好地生长。菌体革兰染色阴性，呈球杆状或长丝状，一端有单鞭毛，无芽孢，成双或短链排列，能产生多种色素，专性需氧，氧化酶阳性。临床目前使用半自动、全自动鉴定仪鉴定。

3. 药物敏感试验 铜绿假单胞菌变异产生多重耐药性，能产生生物被膜等特性，所以临床需要根据药敏试验报告选择抗生素。

（二）耐药模式与防控原则

1. 耐药模式 铜绿假单胞菌有多种耐药模式，临床常见多重耐药菌和泛耐药菌引起的医院感染。其耐药机制为产生灭活酶、膜对抗生素通透性降低、抗生素靶位改变、细菌生物被膜阻止抗生素穿透、耐药基因转移等。

2. 防控原则 根据临床药敏试验选用抗生素联合用药（例如磷霉素与氨基糖苷类药物联合），根据药物药代动力学/药效学理论选择正确的给药剂量和用药方式、充分的疗程，消除危险因素和重视抗感染外的综合治疗。防止铜绿假单胞菌在机构中暴发流行，如防止湿化器、吸引器和血压计袖带的污染；注意医疗工作人员的手卫生；对易感患者行床边消毒、口腔清洁。

二、鲍曼不动杆菌

具有强大的耐药性获得能力和传播能力，导致了多重耐药性鲍曼不动杆菌的世界流行，也是我国院内感染最重要的病原菌之一。常引起医院获得性肺炎、血流感染、腹腔感染、中枢神经系统感染、泌尿系统感染以及皮肤软组织感染等，其中医院获得性肺部感染最为常见，尤其是呼吸机相关性肺炎。

（一）病原学诊断

1. 标本采集 鲍曼不动杆菌是条件致病菌，广泛分布于医院环境，可定植于住院患者的各个部位，所以采集各类标本时应尽量避免污染。血液、脑脊液标本的采集应严格进行皮肤消毒，采用标准的血培养采集皮肤消毒方式"乙醇-碘伏-乙醇"；痰标本采集应充分告知患者留样步骤，必要时用气管镜的防污染毛刷采集；皮肤及脓肿采集应避免污染，采

扫码"看一看"

集深部脓液。

2. 分离培养与鉴定　营养要求不高，在普通培养基上生长良好。为革兰阴性球杆菌，单个或者成对排列，专性需氧，革兰染色不易脱色是一个鉴定特征。目前使用全自动细菌鉴定仪以及核酸检测均能鉴定到群，临床鉴定结论多为鲍曼不动杆菌复合群。

3. 药物敏感试验　药敏试验结果易改变，常规抗生素的敏感率变化较大，所以临床应根据药敏试验结果合理选择抗生素。

（二）耐药模式与防控原则

1. 耐药模式　鲍曼不动杆菌具有多种耐药模式，临床常见的为多重耐药菌和泛耐药菌。其主要的耐药模式为产生抗菌药物灭活酶、抗生素修饰酶、药物作用靶点改变、细菌体内药物浓度下降等。

2. 防控原则　根据临床药敏试验采用抗生素联合用药是治疗院内多重耐药鲍曼不动杆菌感染的重要手段，多以舒巴坦或含舒巴坦的复合剂为基础，联合米诺环素（多西环素）、多黏菌素 E、氨基糖苷类抗生素、碳青霉烯类抗生素等。医院感染大多为外源性医院感染，其传播途径主要为接触传播，切断其传播途径有以下措施：强化手卫生、实施接触隔离、加强医院环境清洁与消毒、必要时进行耐药菌株筛查。

三、肺炎克雷伯菌

是常见的社区感染和医院感染病原菌。长期住院、使用免疫抑制剂、长期抗生素使用患者、吸痰经历等危险因素均能增加医院感染的风险，导致呼吸道感染和消化道感染。目前世界范围内出现的耐碳青霉烯类抗生素的肺炎克雷伯菌已经成为医院感染的严重威胁。

（一）病原学诊断

1. 标本采集　该菌是条件致病菌，广泛分布于医院环境，可定植于住院患者的各个部位，所以采集各类标本时要避免采集到环境中的肺炎克雷伯菌。痰标本采集应充分告知患者留样步骤，必要时用气管镜的防污染毛刷采集；肠道感染患者采集黏液脓血便及肛门拭子；皮肤以及脓肿采集应避免污染，采集深部脓液；怀疑血流感染患者严格进行皮肤消毒后采集。

2. 分离培养与鉴定　肺炎克雷伯菌在普通培养基均可很好地生长。革兰染色为阴性球/杆菌，无鞭毛，有较厚的荚膜，多数菌株有菌毛，培养 24 小时后形成较大的菌落，呈黏液状，接种环挑取时易拉成丝为特征有助于鉴定。常规生化或者全自动细菌鉴定仪均能鉴定。

3. 药物敏感试验　肺炎克雷伯菌在社区获得性感染时，耐药性低，常规经验性用药即可治疗，但在医院感染时，其耐药性显著增加，并且易变。所以对于医院感染患者中分离到的肺炎克雷伯菌，须根据药物敏感试验合理选择抗生素。

（二）耐药模式与防控原则

1. 耐药模式　肺炎克雷伯菌能够产各种 β-内酰胺酶，头孢菌素酶，碳青霉烯酶；能够变异使外孔蛋白缺失、抗生素主动外排、产生生物被膜。这些因素导致"超级细菌"的产生，临床耐碳青霉烯类抗生素的肺炎克雷伯菌已经出现在我国各个地区，给感染患者的抗生素治疗带来严峻挑战。

2. 防控原则　根据临床药敏试验合理用药是治疗感染病例的重要手段，目前临床针对多重耐药的肺炎克雷伯菌，常选择阿米卡星、多黏菌素类、磺胺类、磷霉素和替加环素治

扫码"看一看"

扫码"看一看"

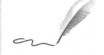

疗。肺炎克雷伯菌的医院感染与许多医护操作紧密相关，如抗生素的长时间使用、气管吸痰、免疫抑制剂使用等。强化手卫生、实施接触隔离、加强医院环境清洁与消毒、必要时进行耐药菌株筛查。

知识链接

医院内多重耐药菌监测

目前临床上的多重耐药监测分为主动监测和被动监测，主动监测是针对院内感染高发病区（如ICU），高危人群（如长期插管患者）进行非治疗目的的多重耐药菌监测，根据该区域或该患者周围环境多重耐药菌的情况，及时做好院内感染防控；而被动监测多为针对有感染的患者，在进行的细菌培养以及药敏试验的过程中，检出了多重耐药菌，针对该患者的环境及其排泄物等进行院内感染的评估和采取防控措施。主动监测和被动监测都是防止医院内多重耐药感染、暴发的重要手段。

本章小结

动物源性细菌是以动物为传染源并能引起人和动物感染的病原菌。布鲁菌属致病物质为内毒素；易感人群通过接触带细菌的各种家畜及其产品而感染，临床表现为波浪热，因为细胞内感染，疗程长。鼠疫耶尔森菌通过鼠蚤叮咬传播，常见腺鼠疫、败血症型鼠疫和肺鼠疫。炭疽芽孢杆菌主要致病物质是荚膜和毒素，临床常见的为皮肤炭疽、肠炭疽和肺炭疽。

常见的医院感染菌为铜绿假单胞菌、鲍曼不动杆菌、肺炎克雷伯菌等，都是机会性致病菌，并且耐药性易变呈现多重耐药，临床须根据药物敏感试验合理选择一种或几种抗生素联合治疗。临床及时发现多重耐药的医院感染菌，是院内感染防控的关键一步。

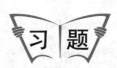

习 题

1. 常见的动物源性细菌有哪些？分别引起哪些人畜共患病？
2. 简述鼠疫耶尔森氏菌的致病特征。
3. 简述炭疽芽孢杆菌常见的致病类型。
4. 简述什么是医院感染及常见的医院感染菌。
5. 简述医院感染的防控原则。

扫码"练一练"

（李昌庆）

第七章 其他原核细胞型微生物

📖 **学习目标**

1. **掌握** 支原体、立克次体、衣原体、螺旋体和放线菌的概念及其所致主要疾病。
2. **熟悉** 支原体、立克次体、衣原体、螺旋体和放线菌的生物学特性。
3. **了解** 支原体、立克次体、衣原体、螺旋体和放线菌的致病机制、微生物学检查和防治原则。

第一节 支 原 体

支原体（*Mycoplasm*）是一类缺乏细胞壁、呈高度多形性、可通过滤菌器，能在无生命培养基上生长繁殖的最小原核细胞型微生物。由于能形成有分支的长丝，故称之为支原体。

支原体在自然界中广泛分布，目前已分离到150多种，而在人体分离到的支原体至少有15种，其中对人致病的主要有肺炎支原体、人型支原体、生殖支原体、穿透支原体和解脲脲原体等。

一、生物学特性

（一）形态与染色

一般为0.2~0.3μm，无细胞壁，因此不能维持固定的形态，而呈多形态，如球形、杆形、丝状等。革兰染色为阴性，但不易着色；常用Giemsa染色，呈淡紫色。细胞膜中胆固醇含量较多，约占总脂质的1/3，凡能作用于胆固醇的物质均可破坏支原体的细胞膜而致其死亡。

（二）培养特性

营养要求较高，培养基需加血清、酵母浸液等以提供胆固醇、长链脂肪酸等才能生长。大多数需氧或兼性厌氧，在5%~10% CO_2的条件下生长较好。最适生长温度为37℃，最适pH为7.0~8.0，但解脲脲原体的最适pH为5.5~6.5。以二分裂方式繁殖为主，也可以出芽、分枝、丝状体断裂等方式繁殖，生长缓慢。在固体培养基上孵育2~7天后形成微小菌落，低倍镜下可见典型的"油煎蛋"样菌落，即中心较厚，向下长入培养基，菌落周边为一层较薄而透明的颗粒区。在液体培养基中，不易见到明显的浑浊现象，而呈云雾样或片状集落紧贴管壁生长。

（三）抵抗力

因无细胞壁，对理化因素的抵抗力较弱。加热至55℃经15分钟处理可使之灭活。对化学消毒剂较细菌敏感，但对结晶紫、醋酸铊、亚碲酸钾有抵抗力，在培养基中加入适当浓度的上述物质可用于除去杂菌。对影响细胞壁合成的抗生素如青霉素不敏感，对干扰蛋白质合成的抗生素如红霉素、多西环素、阿奇霉素等较敏感。

扫码"学一学"

扫码"看一看"

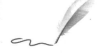

（四）支原体与 L 型细菌的区别

支原体有许多特性与 L 型细菌相似，如无细胞壁，呈多形性，能通过细胞滤菌器，对低渗敏感，"油煎蛋"样菌落。但 L 型细菌是由于细菌细胞壁中的肽聚糖结构受到理化或生物因素的直接破坏或其合成被抑制所形成的，诱导因素去除后易返祖为原菌，而支原体是一类不具有细胞壁的原核细胞型微生物，故须严格区别两者。

二、致病性与免疫性

广泛存在于人和动物体内，多数不致病，少数引起人呼吸道和泌尿生殖道感染。支原体通过与呼吸道或泌尿生殖道上皮细胞上的相应受体结合，黏附在宿主细胞表面，从细胞膜获得胆固醇和脂质作为营养物质，引起细胞损伤。有的支原体代谢产生的有毒物质，如神经毒素、超氧离子、过氧化氢等，也能导致细胞损伤。

（一）肺炎支原体

肺炎支原体是下呼吸道重要的致病性支原体，主要引起人支原体肺炎，其病理变化以间质性肺炎为主，故又称原发性非典型肺炎。主要由呼吸道传播，一年中任何时间都有散发，但常发生于夏秋季，发病年龄以 5~15 岁的儿童及青少年多见。潜伏期 2~3 周，首先引起上呼吸道感染，然后下行引起气管炎、支气管炎、毛细支气管炎和肺炎，感染后症状轻重不一，可表现为发热、头痛、咳嗽、咽痛等呼吸道症状，此外还可引起肺外并发症，如脑膜炎、脑干炎、脊髓炎、心肌炎和肾炎等。支原体肺炎与一般肺炎不同，有特殊的临床表现，起病缓和，咳嗽剧烈而持久，病程长（肺部 X 线改变一般持续 4~6 周）。患者不用抗生素大多可以自愈，但使用红霉素等抗生素后可缩短病程，减少并发症的发生。

（二）解脲脲原体

亦称溶脲脲原体，是人类泌尿生殖道常见的寄生菌之一，为条件致病菌，引起泌尿生殖道感染。解脲脲原体是非淋菌性尿道炎的主要病原体之一，潜伏期 1~3 周，其典型症状为尿道痒，伴有尿急和排尿不畅，轻微尿痛，少数人有脓性分泌物。解脲脲原体含有尿素酶，可以水解尿素产生大量氨，对细胞有毒害作用；有黏附精子作用，可干扰精子与卵子的结合，且与精子有共同抗原，造成免疫病理损伤而引起不孕不育。解脲脲原体多寄生在男性尿道，若上行感染，可引起男性前列腺炎或附睾炎。寄生在女性阴道的解脲脲原体可引起阴道炎、宫颈炎、流产或早产等。

除上述支原体外，还有人型支原体、生殖道支原体、穿透支原体等。人型支原体除引起人类非淋球菌性尿道炎外，还可引起宫颈炎、输卵管炎、盆腔炎、前列腺炎、附睾炎、尿道炎、肾盂肾炎等；生殖道支原体感染与非淋菌性尿道炎、盆腔炎、阴道炎和前列腺炎等有关；穿透支原体感染可能是艾滋病发病的一个辅助致病因素。

感染支原体后，人体可发生特异性体液免疫和细胞免疫。抗体包括 IgM、IgG、SIgA，特别是 SIgA 在局部黏膜阻止支原体感染中起重要作用。细胞免疫主要是特异性 $CD4^+$ Th1 细胞释放细胞因子等，活化巨噬细胞清除支原体，同时也能引起自身组织损伤。

三、微生物学检查

（一）分离培养

取可疑标本接种于含血清和酵母浸液的琼脂培养基上，血清可提供支原体所需的胆固醇。其生长的典型菌落呈"油煎蛋"样。也可用加尿素和酚红的含血清支原体肉汤，肉汤内可加青霉素以抑制杂菌生长，解脲脲原体产生的尿素酶可分解尿素产生氨，使酚红由橘红色变为红色，但培养液仍然澄清，则为阳性。

（二）血清学试验

目前临床常用的血清学试验是被动凝集试验。被动凝集试验利用纯化的肺炎支原体抗原包被明胶颗粒，致敏的明胶颗粒与人血清或血浆中的肺炎支原体抗体结合产生可见的凝集反应。

（三）分子生物学检测

采用 PCR 从患者痰中检测肺炎支原体 DNA；采用 PCR 检测解脲脲原体的尿素酶基因或 16S rRNA。

四、防治原则

支原体肺炎有传染性，故应注意隔离消毒，治疗可选用红霉素和喹诺酮类抗生素。解脲脲原体的预防主要是注意性卫生，加强健康教育，切断传播途径。治疗可选用红霉素、阿奇霉素等。

知识拓展

非典型肺炎并非单指 SARS

非典型肺炎泛指所有由某种未知的病原体引起的肺炎。病原体有可能是冠状病毒、肺炎支原体、肺炎衣原体、军团菌等。而肺炎支原体是引起非典型肺炎的重要病原体。2003 年在广东省及香港地区所爆发的流行病严重急性呼吸道综合征（SARS）是由冠状病毒引起的。"非典"一度成为"SARS"的代名词，而实际上，冠状病毒也只是引起非典型肺炎的病原体之一。

第二节　立克次体

扫码"学一学"

立克次体（*Rickettsia*）是一类以节肢动物作为储存宿主或传播媒介，严格细胞内寄生的原核细胞型微生物。立克次体首先由美国青年医师 Howard Taylor Ricketts 发现，他在研究斑疹伤寒时不幸感染而献身，为纪念 Ricketts 便以他的名字命名病原体。我国主要致病性立克次体有普氏立克次体、斑疹伤寒立克次体及恙虫病东方体等。

立克次体的共同特点是：①所致疾病多数是自然疫源性疾病，且人畜共患；②含有 DNA 和 RNA 两种核酸；③大小介于病毒和细菌之间，有明显的多形态，多为球杆状，革兰染色阴性；④专性活细胞内寄生，二分裂方式繁殖；⑤以节肢动物为传播媒介或储存宿主；⑥对多种抗生素敏感。

一、生物学特性

（一）形态与染色

多形性，多呈球杆状或杆状，大小为（0.3~0.6）μm ×（0.8~2）μm。在感染细胞内，立克次体常聚集成致密团块状，但也可成单或成双排列。革兰染色阴性，但一般着色不明显，常用 Giemsa 染色，呈蓝色或紫色。

（二）培养特性

专性细胞内寄生，在宿主细胞内以二分裂方式繁殖，9~12 小时分裂一次。常用的培养方法有动物接种、鸡胚卵黄囊接种和细胞培养。多种立克次体能在豚鼠、小鼠等动物体内有不同程度的繁殖，还能在鸡胚卵黄囊中繁殖传代。常用的细胞培养系统有敏感动物的骨髓细胞、血液单核细胞和中性粒细胞等。接种立克次体以 32~35℃ 孵育最为适宜。

（三）抵抗力

大多数立克次体对理化因素抵抗力不强，56℃ 30 分钟可灭活；室温放置数小时即可丧失活力。对低温和干燥抵抗力较强，置-20℃或冷冻干燥可保存约半年，在干燥的节肢动物粪便中可存活数月。对一般消毒剂敏感，用 5g/L 苯酚和 75% 乙醇处理数分钟即可杀死。对氯霉素、强力霉素和四环素等抗生素敏感。

（四）抗原构造

立克次体与变形杆菌的某些菌株（如 OX_{19}、OX_K、OX_2）有共同的耐热多糖抗原，临床上常用这些变形杆菌代替相应的立克次体抗原进行定量的非特异性凝集反应，以检测相应的立克次体抗体，这种交叉凝集试验称为外斐反应，用来检测患者或动物血清中有无相应抗体，辅助诊断某些立克次体病。

二、致病性与免疫性

主要通过虱、蚤、蜱、螨的叮咬或其粪便经伤口等途径进入人体。致病物质主要是内毒素和磷脂酶 A。内毒素的主要成分是脂多糖，可损伤内皮细胞，导致微循环障碍等。立克次体损伤血管内皮细胞，引起细胞肿胀、组织坏死和血管壁通透性增高，导致血浆渗出、血容量降低以及凝血机制障碍、DIC 等。早期病变主要由脂多糖引起，晚期病变由免疫病理所致。

（一）普氏立克次体

普氏立克次体是流行性斑疹伤寒或称虱传斑疹伤寒的病原体。

患者是普氏立克次体的储存宿主和传染源，体虱是主要传播媒介，传播方式为虱-人-虱。人虱叮咬患者并吸血后，立克次体在虱肠管上皮细胞内繁殖并随粪便排出。当受染虱再叮咬健康人时，立克次体即随粪便排泄于皮肤上，由于人抓痒可使虱粪中的立克次体从抓破的皮肤破损处侵入体内。此外，立克次体在干虱粪中能保持感染性达 2 个月左右，可随空气经呼吸道或眼结膜使人感染。该病流行于冬春季节，人被感染后，经 10~14 天潜伏期骤然发病，出现高热、剧烈头痛和周身疼痛，4~7 天出现皮疹等，有的伴有神经系统、心血管系统及其他器官损害。部分流行性斑疹伤寒患者病愈后，普氏立克次体可持续存在于淋巴结和血管内皮细胞内，数月至数年后在一定条件下重新繁殖引起复发感染，称为复发型斑疹伤寒，又称 Brill-Zinsser 病。

（二）斑疹伤寒立克次体

斑疹伤寒立克次体，又称莫氏立克次体，是地方性斑疹伤寒或称鼠型斑疹伤寒的病原体。

鼠是主要传染源和天然储存宿主，鼠蚤或鼠虱是主要传播媒介。感染的自然周期是在鼠间传播，途径为鼠-蚤-鼠。受染鼠蚤叮吮人血后，可将立克次体传染给人，再通过人虱在人群中传播。同时蚤粪中的立克次体可经破损的皮肤或经口、鼻、眼结膜进入人体而致病。人受感染后，其临床症状与流行性斑疹伤寒相似，但发病缓慢，病情较轻，很少累及中枢神经系统和心血管系统。

（三）恙虫病东方体

恙虫病东方体，原称恙虫病立克次体，现属于东方体属，是恙虫病或称丛林斑疹伤寒的病原体。

恙虫病主要流行于啮齿动物，属于自然疫源性疾病。恙虫病东方体借助恙螨的叮咬在啮齿动物间传播，鼠类感染后多无症状，但体内长期保留病原体，故为主要传染源。恙虫病东方体可寄居于恙螨体内，并可经繁殖传代，人被受感染恙螨幼虫叮咬后而感染。恙螨既是传播媒介，又是储存宿主和寄生宿主。

恙虫病是一种急性传染病，人被恙螨叮咬后，经7~10天或更长潜伏期后突然发病，于叮咬处首先出现红色丘疹，形成水疱后破裂，中央溃疡形成黑色焦痂，为恙虫病的特征之一。病原体在局部繁殖后经淋巴系统进入血循环而产生立克次体血症，释放的毒素样物质可引起全身中毒症状及组织器官的血管炎。临床表现为高热、皮疹，全身淋巴结肿大，合并肺、肝、脾、脑组织等的损害。

立克次体是严格细胞内寄生的病原体，故体内抗感染免疫以细胞免疫为主，体液免疫仅有部分保护作用，病后可获得较强的免疫力。

三、微生物学检查

（一）标本采集

主要采集患者血液以供病原体分离或免疫学试验。流行病学调查时，尚需采集野生小动物和家畜的器官以及节肢动物等。一般在发病初期或急性期和应用抗生素前采血，否则很难获得阳性分离结果。

（二）分离培养

可将标本（血液、血块或其他组织悬液）接种至易感动物腹腔（常用豚鼠、小鼠）进行分离。疑似有立克次体感染，应进一步将分离株接种于鸡胚或细胞培养，用免疫荧光染色法或免疫印迹法加以鉴定。

（三）血清学试验

主要为外斐试验，即用变形杆菌某些菌株的菌体抗原代替立克次体抗原以检测有无立克次体抗体的凝集试验。排除变形杆菌感染后，如抗体效价≥1∶160或随病程延长而效价增长≥4倍，为阳性反应。由于该试验为非特异性，必须同时结合流行病学和临床症状才能确诊病例。此外，还可采用间接免疫荧光试验和聚合酶链反应检测血清中特异性抗体。

四、防治原则

预防立克次体病的重点是控制和消灭传染源、储存宿主以及节肢动物等传播媒介，灭虱、灭蚤、灭螨、灭鼠，加强个人自身防护及注意个人卫生。对易感人群及家畜接种立克次体灭活疫苗及亚单位疫苗，可以特异性预防立克次体病及家畜感染。治疗可选用氯霉素、四环素类抗生素等。

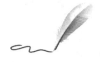

第三节 衣原体

衣原体（*Chlamydia*）是一类能通过细菌滤器、专性细胞内寄生、有独特发育周期的原核细胞型微生物。

衣原体的共同特征是：①具有细胞壁，革兰阴性，圆形或椭圆形；②专性细胞内寄生，有独特的发育周期，以二分裂方式繁殖；③含有 DNA 和 RNA 两种核酸；④有核糖体和较复杂的酶系统，能进行一定的代谢活动，但缺乏代谢所需的能量来源，需由宿主细胞提供；⑤对多种抗生素敏感。

衣原体广泛寄生于人类、哺乳动物及禽类，仅少数能致病。根据抗原构造等因素，可将衣原体科分为衣原体属和嗜衣原体属。对人致病的主要有沙眼衣原体、肺炎嗜衣原体及鹦鹉热嗜衣原体等，其中沙眼衣原体感染最多见。

一、生物学特性

（一）发育周期与形态染色

衣原体在宿主细胞内生长增殖，有独特的发育周期。在普通光学显微镜下可观察到两种大小、形态结构不同的颗粒结构，即原体（elementary body，EB）和始体（initial body）。

1. 原体 原体小而致密，直径约 0.2~0.4μm，呈球形、椭圆形或梨形，普通光学显微镜下勉强可见，电镜下观察中央有致密的核质，有细胞壁。Giemsa 染色呈紫色，Macchiavello 染色呈红色。原体是发育成熟的衣原体，具有高度的感染性，无繁殖能力。它吸附于易感细胞表面，经宿主细胞的吞饮作用进入胞内形成，胞膜在原体周围形成空泡。原体在空泡内逐渐增大、发育成为始体。

2. 始体 始体大而疏松，直径约 0.5~1.0μm，呈球形或椭圆形，无致密核质，而有纤细网状结构，故始体又称网状体（reticulate body，RB）。普通光学显微镜下可见，无细胞壁。Giemsa 或 Macchiavello 染色呈蓝色。它是原体在宿主细胞内逐渐发育、增大而形成的。始体无感染性，为衣原体发育周期中的繁殖型，以二分裂方式繁殖并发育成许多子代原体，子代原体成熟后即从感染细胞中释放出来，再感染新的易感细胞，开始新的发育周期，每个发育周期约为 48~72 小时（图 7-1）。

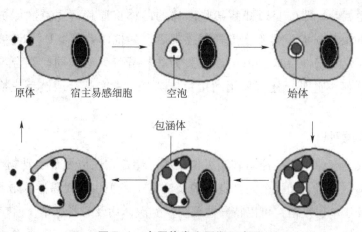

图 7-1 衣原体发育周期示意图

衣原体在易感细胞内含有繁殖的始体和子代原体的空泡，经染色后在光学显微镜下可观察到，称之为衣原体的包涵体。由于衣原体的种类和发育周期不同，包涵体的形态和大小都有差别，有助于衣原体的鉴别。沙眼衣原体包涵体因含有糖原，用碘染色法染成褐色。

（二）培养特性

大多数衣原体可用鸡胚卵黄囊接种及 HeLa、BHK21、McCoy 细胞等传代细胞培养，目前最常用的方法是细胞培养。

（三）抵抗力

衣原体对理化因素抵抗力不强，60℃仅存活 5~10 分钟，对紫外线敏感。75%乙醇 1 分钟或 5%苯酚 30 分钟均能杀死衣原体。对红霉素、多西环素、利福平等抗生素敏感，对磺胺耐药。

二、致病性与免疫性

衣原体侵入机体后，原体吸附于易感细胞并在其中生长繁殖，产生类似革兰阴性细菌的内毒素样毒性物质，抑制宿主细胞代谢，直接破坏宿主细胞。衣原体的主要外膜蛋白能阻止吞噬体和溶酶体的融合，有利于衣原体在吞噬体内繁殖并破坏宿主细胞。此外，衣原体尚可引起迟发型超敏反应与形成肉芽肿。

（一）沙眼衣原体

沙眼衣原体可引起多种疾病，除引起人类沙眼外，还可引起泌尿生殖道、呼吸道感染等。对人致病的沙眼衣原体主要有沙眼生物型和性病淋巴肉芽肿型，主要引起以下疾病。

1. 沙眼 为慢性传染性结膜炎。由沙眼亚种 A、B、Ba、C 等血清型引起。主要通过眼-眼或眼-手-眼途径接触传播。沙眼衣原体感染眼结膜上皮细胞并在其中繁殖，在细胞质中形成包涵体。感染后经 5~7 天潜伏期，患者开始出现流泪、黏液脓性分泌物、结膜充血及滤泡增生，1 个月后出现血管翳、结膜瘢痕等。严重者并发眼睑内翻、倒睫等导致角膜损伤，造成失明，是目前世界上致盲的首要病因。

2. 包涵体结膜炎 由沙眼生物型 B、Ba、D~K 血清型引起。成人可经性接触、手-眼或间接接触感染，也可因游泳池水污染而感染，引起滤泡性结膜炎；新生儿可经产道感染，引起急性化脓性结膜炎（也称包涵体性脓漏眼），一般不侵犯角膜，经数日及数月可痊愈，无后遗症。

3. 泌尿生殖道感染 由沙眼生物型 D~K 血清型引起，属于性传播疾病。衣原体是男性尿道炎的常见病原体。未经治疗者多数转为慢性，呈周期性加重，或可合并附睾炎、前列腺炎等。女性感染可引起尿道炎、宫颈炎、输卵管炎、盆腔炎等。

4. 性病淋巴肉芽肿 由沙眼衣原体 LGV 生物型引起。主要通过性接触传播，在男性主要侵犯腹股沟淋巴结，可引起化脓性淋巴结炎和慢性淋巴肉芽肿，常形成瘘管。在女性多侵犯会阴、肛门和直肠，可形成肠-皮肤瘘管，也可引起会阴-肛门-直肠狭窄和梗阻。

（二）肺炎嗜衣原体

肺炎嗜衣原体是嗜衣原体属中的一个新种，只有一个血清型。

肺炎嗜衣原体寄生于人类，无动物储存宿主，是人类重要的呼吸道病原体，通过飞沫或呼吸道分泌物传播。主要引起青少年急性呼吸道感染，可引起咽炎、鼻窦炎、支气管炎和肺炎等，临床表现有咽痛、声音嘶哑等症状，还可引起心包炎、心肌炎和心内膜炎。近年来还发现肺炎嗜衣原体慢性感染与冠状动脉硬化和冠心病的发生有关。

（三）鹦鹉热嗜衣原体

鹦鹉热嗜衣原体因首先从鹦鹉体内分离而得名，其自然宿主为鹦鹉、鸟类、家禽以及低等哺乳动物，人类主要经呼吸道吸入病鸟粪便、分泌物或羽毛上的气雾或尘埃而感染，也可经破损皮肤、黏膜或眼结膜感染引起鹦鹉热。临床表现与病毒性肺炎或支原体肺炎相似，故称非典型肺炎。患者有发热、头痛、干咳、咽炎、肌痛等间质性肺炎的表现，50%～95%患者胸片显示为片状、云絮状、结节状或粟粒状阴影，由肺门部向外呈楔形或扇形扩大，亦可表现为大叶性肺炎。严重者可发展成败血症，老年患者病死率高。

衣原体感染机体后可诱导产生特异性的细胞免疫和体液免疫，但保护性不强，维持时间短，故常造成持续性感染、反复感染。也可出现迟发型超敏反应造成的免疫病理损伤。

三、微生物学检查

（一）标本采集

根据不同的疾病可采集患者痰液、尿液，眼和宫颈等刮取物或分泌物等标本。

（二）直接涂片镜检

标本直接涂片，经 Giemsa 或荧光抗体染色后镜检病变部位细胞内的衣原体或包涵体。

（三）分离培养

必要时，可接种鸡胚卵黄囊或培养的传代细胞进行分离培养。细胞培养法是目前确诊衣原体感染最可靠的方法，但该法操作繁琐，耗时长，技术条件要求高。

（四）免疫学检测

临床上多用商业诊断试剂盒，目前常用免疫胶体金技术法检测标本中衣原体抗体，可快速诊断衣原体感染。血清学试验可用于肺炎嗜衣原体、鹦鹉热嗜衣原体感染的诊断。

四、防治原则

预防沙眼尚无特异性免疫方法，主要靠加强卫生宣传，做好个人保护，不使用公共毛巾、浴巾和脸盆、避免直接或间接接触传染源。鹦鹉热的预防主要应控制禽畜的感染，避免与病鸟和病禽的接触；在禽畜饲养场的职工应加强防护，以避免通过气溶胶感染。对泌尿生殖道衣原体感染的预防，应广泛开展性病知识的宣传，提倡健康的性行为，积极治愈患者和带菌者。衣原体感染的治疗常选用大环内酯类、四环素类、喹诺酮类抗生素。

第四节　螺　旋　体

扫码"学一学"

案 例 讨 论

[案例] 某男，40岁，农民。因发热、剧烈头痛4天入院。患者4天前发热，伴乏力、全身肌肉酸痛。查体：T 39.6℃，P 120 次/分，眼结膜及面部充血，颈部、上臂内侧有直径3~4mm 椭圆形斑丘疹，压之褪色，肺部少许干啰音，肝肋下1cm，左肾

区有轻度叩击痛。实验室检查：WBC $12.0 \times 10^9/L$，N 80%，蛋白尿（+）。

　　[讨论]

　　1. 根据上述病史、体征和实验室检查，该患者可能的诊断是什么？

　　2. 治疗该病首选的抗生素是什么？

　　螺旋体（*Spirochete*）是一类细长、柔软、弯曲呈螺旋状、运动活泼的原核细胞型微生物。其基本结构与细菌类似，如有细胞壁和原始核质、以二分裂方式繁殖、对抗生素敏感等。在分类学上，归属于广义的细菌范畴。

　　螺旋体广泛存在于自然界和动物体内，种类繁多，对人和动物有致病性的主要有三个属：①钩端螺旋体属：螺旋细密而规则，一端或两端弯曲呈钩状；②密螺旋体属：螺旋细密而规则，两端尖直；③疏螺旋体属：螺旋稀疏而不规则，呈波浪状。

一、钩端螺旋体

　　简称钩体。种类较多，包括问号状钩端螺旋体和双曲钩端螺旋体等。前者有致病性，能引起人畜共患的钩端螺旋体病（简称钩体病）；后者无致病性。钩体病是呈全球性分布的自然疫源性传染病，我国除新疆、西藏、青海、宁夏和甘肃尚未明确有钩端螺旋体病流行外，其余地区均有该病的流行，因而该病为我国重点监控和防治的传染病之一。

（一）生物学特性

　　1. 形态与染色　钩体为圆柱形，长短不等，一般长约 $6 \sim 12\mu m$，直径 $0.1 \sim 0.2\mu m$。螺旋细密而规则，一端或两端弯曲呈钩状，常呈 S、C 或 8 字形，在暗视野显微镜下观察，形似细小珍珠排列的细链。革兰染色阴性，但不易着色，常用 Fontana 镀银染色法，背景为淡棕色，菌体被染成棕褐色，因菌体折光性强，故常用暗视野显微镜观察。无鞭毛，但电镜下可见在外膜与肽聚糖层之间有两根轴丝（内浆鞭毛），使菌体运动活泼。

　　2. 培养特性　钩体是可人工培养的螺旋体，需氧或微需氧，营养要求较高，常用含血清的柯氏（Korthof）培养基，pH 为 7.2~7.6，最适生长温度为 28~30℃，生长缓慢。在液体培养基中，28℃培养 1 周后呈半透明云雾状生长。在 1% 琼脂固体培养基上，28℃培养 2 周后可形成半透明、不规则、直径<2mm 的扁平细小菌落。近年来国内报道的复方明胶培养基培养 5~7 天可达生长高峰。

　　3. 抵抗力　钩体对干燥、日光、热的抵抗力弱，56℃ 10 分钟或 60℃ 1 分钟即死亡；0.2% 甲酚皂、1% 漂白粉处理 10~30 分钟即被杀灭。对青霉素、四环素等抗生素敏感。夏季在中性水和湿土中可存活数周至数月，这对本菌的传播有重要意义。

（二）致病性与免疫性

　　1. 致病物质　包含内毒素样物质、溶血素及细胞毒性因子等。某些钩端螺旋体的细胞壁中含有类似革兰阴性菌的脂多糖物质，能使动物发热，可引起炎症与组织坏死。溶血素作用与磷脂酶相似，能破坏红细胞膜而溶血。患者和感染动物的急性期血浆中存在细胞毒性因子，注入小鼠脑内，1~2 天后出现肌肉痉挛，呼吸困难，甚至死亡。

　　2. 所致疾病　钩端螺旋体病为人畜共患的传染病，在野生动物和家畜中广泛流行。其中以鼠类和猪为主要传染源和储存宿主，带菌率高且排菌期长。动物感染后，大多呈隐性感染，病原体在动物肾脏内繁殖，并不断随尿液排出体外，污染水源和土壤，称为疫水或

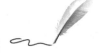

疫土，人接触这些污染物而感染。孕妇感染钩端螺旋体后，也可经胎盘感染胎儿引起流产。偶有经吸血昆虫的叮咬而感染者。

致病性钩端螺旋体经完整的黏膜或皮肤破损处侵入人体，在局部迅速生长繁殖，并经淋巴系统或直接进入血循环引起钩端螺旋体血症，患者出现全身中毒症状，有发热、乏力、头痛与全身酸痛、眼结膜充血、腓肠肌压痛、局部淋巴结肿大等典型表现。继而扩散至肝、肾、肺、心、淋巴结和中枢神经系统等组织器官，引起损害。由于感染钩端螺旋体型别、毒力和数量的差异，机体免疫状态等的不同，临床表现轻重相差甚大。临床类型有黄疸出血型、流感伤寒型、肺出血型、脑膜脑炎型、肾衰竭型。部分患者退热后，发生眼血管膜炎、视网膜炎、脑膜炎、脑动脉炎等并发症，可能为超敏反应所致。

3. 免疫性　隐性感染或病后的免疫以体液免疫为主，可获得对同型菌株持久的免疫力，但特异性抗体对肾脏内的钩端螺旋体作用较弱，故尿中排出钩端螺旋体达数周、数月甚至数年之久。此外，对异型钩端螺旋体仅有部分免疫或无免疫力，故有再感染的可能性。

（三）微生物学检查

1. 标本的采集　发病第 1 周取血液标本，第 2 周取尿液标本，有脑膜刺激征者取脑脊液。

2. 直接镜检　将标本离心后用暗视野显微镜检查或 Fontana 镀银染色镜检，也可用直接免疫荧光抗体染色法或免疫酶染色法检查。

3. 分离培养　必要时将标本接种在 Korthof 培养基中，进行钩端螺旋体的分离培养和动物实验进行鉴定。

4. 血清学试验　显微镜凝集试验检测血清中特异性抗体，若凝集效价在 1∶400 以上或双份血清效价增长 4 倍以上则有辅助诊断的价值。也可做间接凝集试验，此方法快速简便，但特异性不强。ELISA 试验可协助早期诊断。

5. 分子生物学检测　采用放射性核素或生物素标记的特异性 DNA 探针法、PCR 检查较培养法快速、敏感。

（四）防治原则

预防主要是做好防鼠、灭鼠工作，圈养家畜，加强对带菌家畜的管理，注意保护水源，避免与疫水接触，对易感人群接种当地流行血清型的多价全细胞疫苗或钩端螺旋体外膜疫苗。多种抗生素对钩体病治疗有效，首选青霉素，青霉素过敏者可用庆大霉素或多西环素等。

二、梅毒螺旋体

梅毒螺旋体是性病梅毒的病原体，因其透明，不易着色，故又称苍白螺旋体。梅毒是人类性传播疾病中危害性较严重的一种。

（一）生物学特性

1. 形态与染色　细长，(6~15) μm × (0.1~0.2) μm，螺旋致密而规则，平均 8~14 个，两端尖直，运动活泼。一般染料不易着色，Fontana 镀银染色呈棕褐色。新鲜病变标本可直接在暗视野显微镜下观察其形态与运动方式。

2. 培养特性　至今在人工培养基上尚不能培养，1981 年，Fieldsteel 等采用棉尾兔单层上皮细胞，在微氧环境下培养成功，但只能维持数代。

扫码"看一看"

3. 抵抗力　抵抗力极弱，对温度、干燥均特别敏感，离体后干燥 1~2 小时死亡，50℃加热 5 分钟死亡。对常用化学消毒剂敏感，1%~2% 苯酚内数分钟死亡，对青霉素、四环素、红霉素及砷制剂等敏感。

（二）致病性与免疫性

1. 致病物质　目前尚未证明梅毒螺旋体有内毒素和外毒素，其致病性可能与其外膜中的荚膜样物质、外膜蛋白、透明质酸酶等有关。梅毒发病中出现的坏死、溃疡等梅毒特征性病理改变，主要是免疫病理损伤所致。

2. 所致疾病　人是梅毒的唯一传染源，由于感染方式的不同，可分先天梅毒和后天梅毒。前者又称胎传梅毒，是从母体经胎盘传播给胎儿的；后者又称获得性梅毒，是出生后感染的，主要是经性接触而感染，少数通过输入含有梅毒螺旋体的血液或血制品感染。

（1）先天梅毒　梅毒螺旋体经胎盘进入胎儿血循环，引起胎儿全身感染，造成流产或死胎；也可导致先天性畸形，出生后被称为梅毒儿，表现出皮肤梅毒瘤、骨膜炎、楔形齿、神经性耳聋等症状。

（2）后天梅毒　表现复杂，依其传染过程可分为以下三期。

一期梅毒：梅毒螺旋体侵入皮肤黏膜约 3 周后，在侵入局部出现无痛性硬结及溃疡，称硬性下疳。多发生于外生殖器，在溃疡的渗出物中含有大量的梅毒螺旋体，此时传染性极强。一般 4~8 周后，硬性下疳常可自然愈合。进入血液中的螺旋体潜伏在体内，约经 2~3 个月的无症状潜伏期后进入二期梅毒。

二期梅毒：全身皮肤黏膜出现梅毒疹，主要见于躯干及四肢。全身淋巴结肿大，有时累及骨、关节、眼及中枢神经系统。在梅毒疹及淋巴结中有大量螺旋体存在，传染性极强。不经治疗一般在 1~3 个月后症状自然消失而痊愈，多数患者发展为三期梅毒。从出现硬性下疳至梅毒疹消失后 1 年的一、二期梅毒，又称早期梅毒，传染性强，但组织破坏性小。

三期梅毒：又称晚期梅毒。发生于初次感染 2 年后，亦可见潜伏期长达 10~15 年的患者。病变不仅出现皮肤黏膜溃疡性坏死病灶，并可侵犯内脏器官或组织，引起慢性肉芽肿的病变，局部组织可因动脉内膜炎所引起的缺血而坏死，以神经梅毒和心血管梅毒最为常见，皮肤、肝、脾及骨骼常被累及，导致出现动脉瘤、脊髓痨或全身麻痹等。晚期梅毒的病灶中不易查到螺旋体，故传染性小，但由于侵害多种脏器导致破坏性大，可危及生命。

3. 免疫性　梅毒的免疫是有菌免疫。感染的机体可产生特异性体液免疫和细胞免疫，以细胞免疫为主。但多数患者的免疫力不能完全清除体内的梅毒螺旋体，因而出现潜伏状态，可发展为二期和三期梅毒。

（三）微生物学检查

1. 直接镜检　取早期梅毒硬性下疳、梅毒疹的渗出物或局部淋巴结的抽取液等，直接在暗视野显微镜下检查或直接染色镜检。

2. 血清学试验

（1）非螺旋体抗原试验　采用正常牛心肌的心类脂作为抗原，检测患者血清中的反应素。目前国内常用快速血浆反应素试验和不加热血清反应素试验，为初筛试验。

（2）螺旋体抗原试验　采用梅毒螺旋体作为抗原，检测血清中的特异性抗体，特异性较强，目前常用荧光密螺旋体抗体吸收试验、梅毒螺旋体血凝试验等，作为确诊试验。

（四）防治原则

加强性卫生宣传教育，对患者应早期确诊并彻底治疗。治疗首选青霉素，要足量全程用药。目前尚无梅毒疫苗。

三、其他螺旋体

1. 伯氏疏螺旋体 是莱姆病的病原体。莱姆病为自然疫源性传染病，主要传播媒介是硬蜱。在叮咬部位可出现一个或数个慢性游走性红斑，常伴一些非特异性的全身症状，如乏力、头痛、发热、肌痛、关节痛和局部淋巴结肿大。不经治疗的患者，约80%可发展为晚期，主要表现为慢性关节炎、神经系统与皮肤异常、心脏传导障碍等。

2. 回归热疏螺旋体 可引起人类回归热。其临床特点为高热，头痛，全身肌肉酸痛，反复发作与缓解交替。根据传播媒介不同回归热分为两类，一类为虱传回归热，又称流行性回归热；另一类为蜱传回归热，又称地方性回归热。

第五节　放线菌

扫码"学一学"

放线菌（*Actinomycetes*）是一类丝状呈分枝生长的原核细胞型微生物。广泛分布于土壤、空气和水中，种类繁多，大多数对人不致病，是抗生素的主要产生菌。对人致病的主要有放线菌属和诺卡菌属。

一、放线菌属

放线菌属正常寄居在人和动物口腔、上呼吸道、胃肠道和泌尿生殖道等处，为人体的正常菌群，在机体抵抗力减弱、口腔卫生不良、拔牙或外伤时可引起内源性感染，导致软组织的化脓性炎症。若无继发感染，大多呈慢性无痛性过程，并常伴有多发性瘘管形成，排出硫磺样颗粒（为组织内放线菌菌落）是其特征，称为放线菌病。放线菌属中对人致病性较强的是衣氏放线菌，最常见的感染部位为面颈部。另外，放线菌属与龋齿和牙周炎有关。

微生物学检查主要是检查脓汁和痰液中有无硫磺样颗粒。先通过肉眼观察，如发现可疑颗粒，可将其制成压片革兰染色后镜检，检查是否有呈放射状排列的菊花状菌丝。必要时取标本做厌氧培养进行鉴定。

注意保持口腔卫生，及时发现并早期治疗牙周炎和牙周病是预防本病的主要措施。对已形成的脓肿和瘘管，应及时进行外科清创处理，同时给予大剂量青霉素或磺胺治疗，也可选用克林霉素、红霉素和林可霉素治疗。

二、诺卡菌属

诺卡菌属是一群需氧性放线菌，多为腐生菌，广泛分布于土壤，对人致病的主要有星形诺卡菌、巴西诺卡菌和豚鼠诺卡菌。其中星形诺卡菌在我国最常见，致病力最强。所致疾病称为诺卡菌病。

诺卡菌感染主要为外源性感染。星形诺卡菌主要经呼吸道或创口侵入引起化脓性感染，特别是免疫力低下的患者，如 AIDS 患者、肿瘤患者和长期使用免疫抑制剂的患者。此菌常侵入肺部，主要引起肺部的化脓性炎症与坏死。诺卡菌易通过血行播散，约 1/3 患者引起脑膜炎与脑脓肿。在皮肤创伤，可形成结节、脓肿、慢性瘘管。在病变组织和脓汁中可见黄、红、黑等色素颗粒,即诺卡菌的菌落。

微生物学检查主要是在脓汁、痰等标本中查找黄色或黑色颗粒状的诺卡菌菌落。将标本制成涂片或压片,经革兰或抗酸染色后镜检。必要时取标本做需氧培养进行鉴定。

局部治疗以手术清创为主,切除坏死组织。各种感染应用抗生素或磺胺药治疗。有时还可加用环丝氨酸,治疗时间通常不少于6周。

本章小结

支原体是一类缺乏细胞壁、呈高度多形性、可通过滤菌器,能在无生命培养基上生长繁殖的最小原核细胞型微生物。对人致病常见的有肺炎支原体、解脲脲原体。

立克次体是一类以节肢动物作为储存宿主或传播媒介,严格细胞内寄生的原核细胞型微生物。对人致病常见的有普氏立克次体、斑疹伤寒立克次体、恙虫病东方体等,分别引起流行性斑疹伤寒、地方性斑疹伤寒、恙虫病。

衣原体是一类能通过细菌滤器、专性细胞内寄生、有独特发育周期的原核细胞型微生物。对人致病常见的有沙眼衣原体、肺炎嗜衣原体和鹦鹉热嗜衣原体。

螺旋体是一类细长、柔软、弯曲呈螺旋状、运动活泼的原核细胞型微生物。对人致病常见的有钩端螺旋体、梅毒螺旋体等。

放线菌是一类丝状呈分枝生长的原核细胞型微生物。对人致病的主要有放线菌属和诺卡菌属。放线菌属为人体的正常菌群,在机体抵抗力减弱时可引起内源性感染,导致软组织的化脓性炎症。排出硫磺样颗粒是放线菌病的特征。对人致病的诺卡菌属主要是星形诺卡菌,可经呼吸道或创口侵入引起外源性化脓性感染。

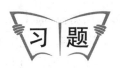

习题

1. 简述支原体与L型细菌的主要区别。
2. 简述普氏立克次体、斑疹伤寒立克次体、恙虫病东方体的传播方式与所致疾病。
3. 简述外斐反应的原理及意义。
4. 简述钩端螺旋体病的传播方式和致病过程。
5. 简述后天梅毒的分期。
6. 简述放线菌属所致主要疾病的特点。

(俞 敏) 扫码"练一练"

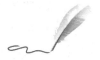

第二篇　病毒学

第八章　病毒学概论

扫码"学一学"

扫码"看一看"

学习目标

1. **掌握**　病毒的增殖过程、细胞水平上病毒感染的致病机制，病毒感染的特异性预防，抗病毒治疗的药物。

2. **熟悉**　病毒的结构及化学组成，病毒感染的途径，病毒的垂直传播途径，病毒感染的类型，持续感染的类型及其代表病毒，病毒感染的血清学诊断和快速诊断技术。

3. **了解**　病毒的大小和形态，病毒的分离培养方法。

第一节　病毒的基本性状

病毒（virus）是一类体积最微小、结构最简单，必须借助于电子显微镜放大几万至几十万倍后方可观察到、只有一种核酸遗传物质、细胞内寄生的非细胞型微生物。病毒在医学微生物中占有十分重要的地位，在微生物所引起的疾病中，75%～80%与病毒感染有关。有些病毒如流感病毒、SARS冠状病毒、埃博拉病毒等传染性强、流行广、危害大；人类免疫缺陷病毒、朊粒、狂犬病毒等感染后病死率高；乙肝病毒、人乳头瘤病毒、人类嗜T细胞病毒、人单纯疱疹病毒8型、EB病毒等感染可引起人类恶性肿瘤；人单纯疱疹病毒2型、巨细胞病毒、风疹病毒等感染女性可引起胎儿畸形。

一、病毒的形态与结构

（一）病毒的大小与形态

1. 病毒的大小　结构完整、成熟、具有感染性的病毒颗粒称为病毒体（virion）。病毒体是病毒在细胞外的结构形式，具有典型的形态结构。病毒体的测量单位是纳米（nm），病毒体大多介于20～250nm之间。极少数病毒为大病毒，如痘类病毒，其大小约300nm，在光学显微镜下勉强可以看到其轮廓；脊髓灰质炎病毒是较小的病毒，大小只有30nm左右。大多数病毒能够通过滤菌器。

2. 病毒的形态　病毒有多种形态，大多数人类和动物病毒呈球形如流感病毒、乙肝病毒、人类免疫缺陷病毒等，也有其他形状，狂犬病毒呈子弹状、痘类病毒呈砖形、埃博拉病毒呈丝状；噬菌体呈蝌蚪形；植物病毒多为杆状。

（二）病毒的结构和化学组成

1. 病毒的结构　病毒的基本结构由核心（core）和衣壳（capsid）组成，核心和衣壳构成核衣壳。简单的病毒只有核衣壳，称为裸露病毒；有些病毒在核衣壳外面还有包膜（envelope），有包膜的病毒称为包膜病毒，包膜上镶嵌刺突糖蛋白（图8-1）。

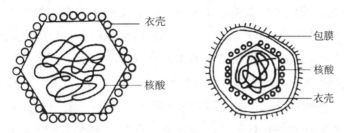

图8-1 病毒的结构模式图

（1）核心 主要成分是核酸，构成病毒的基因组（genome）。病毒的核酸携带病毒的遗传信息，控制着病毒的复制、遗传和变异等。

（2）衣壳 包围在病毒核心外面的一层蛋白质结构。衣壳由一定数量的壳粒组成，每个壳粒由一个或几个多肽分子组成。壳粒按一定的对称形式围绕核酸排列，不同的病毒体其衣壳所含的壳粒数目及排列方式不同，可作为病毒鉴别与分类的依据之一。

根据壳粒的数目和排列方式的不同可分为如下三种对称类型。

1）螺旋对称：壳粒沿着螺旋形病毒核酸链对称排列，如流感病毒、狂犬病毒等。

2）20面体立体对称：病毒核酸浓集在一起成球状，壳粒在外周排列成20面体对称形式，由20个三角形的面构成的立体结构，如脊髓灰质炎病毒、腺病毒等。以20面体构成的衣壳最为坚固，内部容积最大，能包装更多的病毒核酸。

3）复合对称：壳粒排列既有螺旋对称又有20面体立体对称者称为复合对称，如噬菌体、痘病毒等。

（3）包膜 包围在核衣壳外面的脂质双层膜。有些病毒在宿主细胞内以出芽方式释放时，由宿主细胞膜、核膜等包在核衣壳外面而形成。包膜的成分主要为脂类和糖蛋白，脂类来自于宿主细胞，糖蛋白是由病毒的基因组编码产生的。有些病毒包膜的表面常有糖蛋白突起，称刺突（spike）。在有些病毒的包膜结构中还有一种非糖基化的基质蛋白，基质蛋白构成膜脂质双层与核衣壳之间的亚膜结构，具有支撑包膜、维持病毒体结构的作用。

2. 病毒的化学组成

（1）核酸 位于病毒体的中央，为病毒的核心成分，化学组成为DNA或RNA。一种病毒只含有一种类型的核酸，即DNA或RNA，因此根据核酸的类型可将病毒分为DNA病毒和RNA病毒。病毒的核酸具有多样性，可以是单链，也可以是双链，DNA病毒大多为双链，而RNA病毒大多为单链。单链RNA病毒又分为单正链RNA病毒和单负链RNA病毒。单正链RNA可直接起mRNA的作用，而单负链RNA则需要先合成具有mRNA功能的互补链。病毒核酸携带病毒的全部遗传信息，是病毒复制、遗传和变异的物质基础。其主要功能有：①病毒复制：病毒的增殖以其基因组为模板，合成子代的核酸，以子代的核酸为模板转录、翻译合成蛋白，最后装配成子代的病毒体；②决定病毒的特性：病毒核酸带有病毒的全部遗传信息，决定了病毒的大小、形态、结构、抗原性、致病性、免疫性等；③部分核酸具有感染性：去除病毒衣壳的核酸进入宿主细胞，如果也能复制出成熟的子代病毒，则称为感染性核酸。由于感染性核酸不受病毒衣壳蛋白和宿主细胞表面受体的限制，所以易感细胞范围较广，同时也易被环境中核酸酶等因素破坏，因此其感染性比完整的病毒体低。

（2）蛋白质　蛋白质约占病毒体总重量的70%，是病毒的主要组成部分，由病毒基因组编码，具有特异性。病毒蛋白分为结构蛋白和非结构蛋白。参与组成病毒体的蛋白质为结构蛋白，如病毒的核衣壳、包膜和基质的主体成分是结构蛋白。非结构蛋白为功能性蛋白，包括与病毒复制有关的一些酶类如DNA聚合酶、RNA聚合酶、逆转录酶及调节因子等。病毒结构蛋白的功能有：①保护病毒核酸：衣壳蛋白包绕着核酸，可避免环境中的核酸酶及其他理化因素对核酸的破坏；②参与感染过程：衣壳的病毒吸附蛋白能与宿主细胞表面受体结合，介导病毒核酸进入宿主细胞，引起感染，同时也决定了病毒感染的宿主范围与组织亲嗜性；③具有抗原性：病毒的衣壳蛋白及包膜蛋白质均为良好抗原，病毒进入机体后能引起特异性体液免疫和细胞免疫；④某些病毒衣壳蛋白具有毒性作用，可引起人体发热等。

（3）脂类和糖　脂类主要存在于病毒体的包膜中，来自于宿主细胞膜或核膜等，能与宿主胞膜亲和及融合。有些病毒含有少量糖类，主要以糖蛋白的形式存在，也是包膜的表面成分之一。包膜的主要功能：维护病毒体结构的完整性；包膜与宿主细胞膜的亲和与融合，也具有辅助病毒感染的作用；另外，包膜的有无、厚薄、刺突的种类和性状、表面抗原具有病毒种和型的特异性，是病毒鉴定与分型的依据之一。包膜的刺突糖蛋白亦具有毒性作用，如引起人体发热、红细胞凝集等。包膜对干燥、热、酸及脂溶剂敏感，乙醚等脂溶剂可去除病毒的包膜而使其失去感染性，在实验室中常用该方法鉴定病毒有无包膜。消化道感染的病毒大部分有包膜，但呼吸道感染的病毒大部分没有包膜。

二、病毒的增殖

病毒缺乏完善的酶系统，因此只能在易感的活细胞内增殖，需要依靠宿主细胞提供合成病毒核酸和蛋白质所需要的原料、能量以及场所。病毒的增殖方式是以其核酸为模板，在DNA聚合酶、RNA聚合酶、逆转录酶等因素作用下，经过复杂的生物合成过程，复制出子代核酸，合成大量的病毒结构蛋白，经过装配，释放出成熟的子代病毒，病毒的这种增殖方式称为复制（replication）。

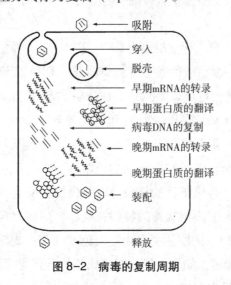

吸附
穿入
脱壳
早期mRNA的转录
早期蛋白质的翻译
病毒DNA的复制
晚期mRNA的转录
晚期蛋白质的翻译
装配
释放

图8-2　病毒的复制周期

（一）病毒复制周期

从病毒体侵入易感的宿主细胞到子代病毒释放，称为一个复制周期（replication cycle），包括吸附、穿入、脱壳、生物合成、装配与释放五个步骤（图8-2）。

1. 吸附（absorption）　与细胞表面受体特异性结合的病毒表面结构称为病毒吸附蛋白。病毒通过合适的途径到达敏感的细胞，病毒吸附蛋白与细胞表面受体特异性结合，介导病毒吸附到细胞表面。特异性吸附决定了病毒的组织亲嗜性和感染宿主的范围，如人类免疫缺陷病毒感染灵长类和人类，狂犬病毒感染多种动物和人类，麻疹病毒只感染人类、流感病毒感染呼吸道黏膜细胞等。

2. 穿入（penetration）　病毒吸附到易感宿主细胞膜后，随即穿过细胞膜进入细胞内。这一过程在吸附后几乎立即发生，有包膜病毒通过病毒包膜与宿主细胞膜融合，病毒的核衣壳进入胞质，如流感病毒、疱疹病毒等以融合的方式穿入细胞；多数没有包膜的病毒与细胞表面受体结合后，通过细胞膜内吞的方式，病毒进入细胞质内；噬菌体吸附于宿主菌后，借助于噬菌体尾部末端的溶菌酶在宿主菌细胞壁上溶一小孔，然后通过尾鞘的收缩，将其头部的核酸直接注入菌体内，蛋白质衣壳则留在菌体外。

3. 脱壳（uncoating）　进入宿主细胞后多数病毒必须脱去蛋白质衣壳，核酸露出，才能进行下一步的生物合成。不同病毒的脱壳方式不同，多数病毒被吞饮后，在溶酶体酶的作用下，水解衣壳蛋白质，释放出病毒核酸；小RNA病毒与受体结合，通过衣壳蛋白的变构释放病毒的核酸；而痘病毒脱壳较为复杂，先有溶酶体酶作用脱去部分衣壳蛋白，再经病毒基因编码产生一种脱壳酶，在脱壳酶的作用下，使病毒DNA从衣壳中完全释放至细胞质。

4. 生物合成（biosynthesis）　病毒核酸一旦从衣壳中释放后，病毒复制就进入生物合成阶段。①早期蛋白合成：病毒核酸转录早期mRNA、翻译出早期蛋白即非结构蛋白，也就是病毒所需的复制酶、抑制宿主细胞自身核酸复制与蛋白质合成的酶或抑制宿主细胞代谢的酶。②子代核酸的合成：在早期蛋白的帮助下，合成子代的核酸，DNA大多在细胞核内合成，RNA大多在细胞质内合成。病毒基因组各不相同，其复制形式亦有多种，如半保留复制、全保留复制、复制中间体型复制和逆转录形式复制等。③晚期蛋白合成：以病毒核酸为模板，大量转录晚期mRNA、翻译合成病毒结构蛋白。在生物合成阶段，采用血清学方法和电镜检查，宿主细胞中找不到病毒颗粒，所以将这个阶段称为隐蔽期。各种病毒隐蔽期长短不一，如脊髓灰质炎病毒较短，只有3~4小时，而腺病毒则长达16~17小时。

5. 装配与释放（assembly and release）　病毒的种类不同，其子代病毒的核酸与结构蛋白在宿主细胞内装配的部位也不同。大多数DNA病毒在细胞核内组装；RNA病毒在细胞质内组装。装配以后病毒可以通过两种方式释放：①宿主细胞裂解释放：无包膜病毒装配成的核衣壳即为成熟的病毒体，通过裂解宿主细胞一次性地全部释放出子代病毒。由于病毒的增殖引起了宿主细胞的死亡，所以无包膜病毒也被称为杀细胞性病毒；②出芽方式释放：有包膜的病毒，装配成核衣壳后以出芽方式释放，病毒的释放虽然也可引起宿主细胞膜、核膜等的损伤，但宿主细胞一般不立即死亡，所以有包膜病毒被称为非杀细胞性病毒。

（二）病毒的异常增殖与干扰现象

1. 病毒的异常增殖　进入宿主细胞后，并非所有的病毒都能完成其增殖过程，有些病毒虽然进行了吸附、穿入、甚至完成了部分生物合成，如果最终没有装配并释放出成熟的子代病毒，则称为病毒的异常增殖。

（1）缺陷病毒　由于基因组不完整或某基因位点突变而不能正常增殖的病毒体，称为缺陷病毒（defective virus）。当缺陷病毒与另一种病毒共培养时，若后者能够弥补缺陷病毒的不足，该病毒则称为缺陷病毒的辅助病毒，缺陷病毒和辅助病毒共培养，可释放出病毒体。如丁型肝炎病毒为缺陷病毒，乙型肝炎病毒是丁型肝炎病毒的辅助病毒，在乙型肝炎病毒的辅助下丁型肝炎病毒才能完成复制。

（2）顿挫感染　病毒进入宿主细胞后，如果细胞不能提供病毒复制所需的酶、能量及必要的成分，而病毒自身不能合成；或合成部分或合成全部，但不能装配和释放出完整的病毒体，这种感染过程称为顿挫感染。引起顿挫感染的细胞称为非容纳细胞；而能支持病毒完成正常增殖的细胞则被称为容纳细胞。例如，人腺病毒感染人胚肾细胞能正常增殖，若感染猴肾细胞则发生顿挫感染。猴肾细胞对人腺病毒而言，是非容纳细胞，人胚肾细胞对人腺病毒而言，则是容纳细胞。

2. 干扰现象 当两种病毒感染同一细胞时，可发生一种病毒抑制另一种病毒增殖的现象称为干扰现象。干扰现象可发生在异种病毒之间、同种、同型或同株病毒之间、活病毒和灭活病毒之间。干扰现象产生的主要原因：① 细胞产生的干扰素是产生干扰现象的最主要原因；② 感染时竞争病毒吸附的细胞受体或进入细胞后竞争生物合成所需要的酶等。

三、理化因素对病毒的影响

病毒受理化因素作用后丧失感染性称为灭活。灭活的病毒仍可保留一些其他特性，如抗原性、血凝、红细胞吸附和细胞融合等。掌握理化因素对病毒的影响，可以指导采取正确的消毒措施，对病毒分离、疫苗制备和预防病毒感染等方面均具有重要的意义。

（一）物理因素

1. 温度 大多数病毒耐冷不耐热。0℃ 以下，特别是干冰温度（−70℃）、液氮温度（−196℃），可长期保持病毒的感染性。多数病毒室温下存活时间不长，56℃ 30 分钟或 100℃ 数秒钟即可灭活。少数病毒如甲型肝炎病毒、乙型肝炎病毒较耐热，甲型肝炎病毒 100℃ 5 分钟、乙型肝炎病毒 100℃ 10 分钟才被灭活。热对病毒的灭活作用，主要是使病毒的衣壳蛋白或包膜的糖蛋白发生变性，阻止病毒吸附于宿主细胞；热也能破坏病毒复制所需的酶类等。

2. 射线与紫外线 α、β、γ 射线和 X 射线等均能灭活病毒。射线引起核苷酸链发生致死性断裂，紫外线是引起病毒的多核苷酸形成双聚体，抑制病毒核酸的复制。但有些病毒经紫外线灭活后，若再用可见光照射，因激活酶的作用，可使灭活的病毒复活，故不宜用紫外线照射方法制备灭活疫苗。

3. pH 多数病毒在 pH 5~9 的范围较稳定，而在 pH 5.0 以下或 pH 9.0 以上可迅速被灭活。但有的病毒如肠道病毒在 pH 3.0~5.0 时稳定。根据病毒对 pH 的稳定性常作为病毒体鉴定的指标之一。病毒实验室常用酸性或碱性消毒剂处理病毒污染的器材和用具，如 1%~3% 盐酸溶液浸泡消毒等。保存病毒则以中性或稍偏碱性为宜，如 50% 中性甘油盐水常用于保存含病毒的组织块。

4. 干燥 病毒在常温干燥条件下易被灭活，但若冷冻后再进行真空干燥，则可使病毒长期存活，故常用于制备病毒毒种或冻干活疫苗。

（二）化学因素

1. 脂溶剂 有包膜的病毒对脂溶剂敏感。乙醚、三氯甲烷、去氧胆酸盐、阴离子去污剂等可使包膜病毒的脂质溶解而灭活病毒。因此乙醚灭活实验可用于鉴别包膜病毒和裸露病毒。

2. 化学消毒剂 醛类、酚类、醇类、氯化剂、卤素类等消毒剂对病毒也有很强的灭活作用。但消毒剂灭活病毒的效果不如细菌，可能与病毒缺乏酶类有关。不同的病毒对化学消毒剂的敏感性不同。甲醛对病毒蛋白和核酸都有破坏作用，可使病毒失去感染性而保留其免疫原性，常用于制备病毒灭活疫苗；卤素类化学消毒剂对灭活病毒很敏感，是有效的病毒灭活剂；70%乙醇溶液能使大多数病毒灭活；次氯酸、过氧乙酸等对肝炎病毒等有较好的消毒作用。

第二节　病毒感染

病毒侵入宿主机体并在易感细胞内复制增殖，与机体发生相互作用的病理过程称为病毒感染（viral infection）。其结果取决于病毒的毒力、数量、感染途径及宿主年龄、遗传、免疫力等多方面因素。

一、病毒的传播方式

病毒感染是从病毒侵入宿主开始的，病毒侵入机体的方式和途径常决定感染的发生和发展。病毒感染的传播方式有水平传播和垂直传播。

（一）水平传播

病毒在不同个体之间的传播称为水平传播，包括病毒在人群不同个体之间的传播，也包括从动物到动物再到人的传播，是大多数病毒的传播方式。病毒主要通过以下途径水平传播：呼吸道传播如流感病毒、SARS冠状病毒、埃博拉病毒、麻疹病毒、风疹病毒等；消化道传播如轮状病毒、杯状病毒、脊髓灰质炎病毒、柯萨奇病毒等；泌尿生殖道传播如人乳头瘤病毒某些型、疱疹病毒某些型、人类免疫缺陷病毒等；皮肤和黏膜传播如疱疹病毒某些型、人乳头瘤病毒某些型、腮腺炎病毒等；皮肤伤口感染如狂犬病毒等；血液传播如人类免疫缺陷病毒、乙型肝炎病毒、丙型肝炎病毒等；蚊虫叮咬传播如流行性乙型脑炎病毒、出血热病毒等。

（二）垂直传播

垂直传播指病原体由宿主的亲代直接传给子代的传播方式，主要通过胎盘或产道传播，也可通过产后哺乳和密切接触、卵细胞、精子等方式传播。多种病毒可经垂直传播引起宿主子代感染，如风疹病毒、巨细胞病毒、疱疹病毒、人类免疫缺陷病毒、乙型肝炎病毒等。产前在宫内的胚胎或胎儿被感染，以及经生殖细胞的遗传称为先天性感染。感染后常引起死胎、早产或新生儿畸形等。

病毒多以一种途径进入宿主机体，但有些病毒可通过多种途径进入机体，如人类免疫缺陷病毒、乙型肝炎病毒等可通过性传播、血液传播、垂直传播等，SARS冠状病毒、出血热病毒、埃博拉病毒可通过呼吸道、眼结膜等多种途径感染。

二、病毒感染的类型

因病毒的种类、毒力、侵入数量、侵入途径以及宿主免疫力等诸多因素的不同，病毒感染后可表现出不同的感染类型。根据有无临床症状，可将病毒感染分为显性感染和隐性感染。根据病毒感染机体的过程及其在宿主体内滞留时间的长短，可分为急性感染和持续感染。

（一）隐性感染和显性感染

1. 隐性感染　病毒侵入机体内，但不引起临床症状者称为隐性感染，又称亚临床感染。隐性感染可能是由于侵入的病毒数量少、毒力较弱或机体抵抗力较强，病毒在体内不能大量增殖，对组织细胞的损伤不明显；也可能是由于病毒进入机体后不能到达靶细胞，机体不出现临床症状。大多数病毒在流行的过程中，引起大部分感染者呈隐性感染。大多数隐性感染者可获得对该病毒的特异性免疫力，将病毒清除而终止感染如流感病毒；少数隐性感染者一直不产生有效的免疫力，病毒在体内增殖并持续向外排出播散，成为病毒携带者如乙肝携带者。隐性感染者包括病毒携带者，虽然不表现临床症状，但可向体外排病毒，是重要的传染源。

2. 显性感染　病毒侵入机体后引起明显的临床症状者称为显性感染，又称为临床感染。由于经适当途径侵入机体的病毒毒力强、数量多且机体的免疫力相对较弱，病毒在体内大量增殖，机体的组织细胞受到损伤，导致机体生理功能发生改变，出现明显的症状或体征。少部分病毒在流行的过程中，引起大部分感染者呈显性感染如麻疹病毒、风疹病毒、腮腺炎病毒。

（二）急性感染和持续感染

1. 急性感染　病毒侵入机体内，经数日至数周的潜伏期后发病，病程仅数日至数周，疾病痊愈后机体内往往不再有该病毒存在，如流行性感冒、流行性乙型脑炎、甲型肝炎等。其特点是：潜伏期短、发病急、病程短。病后常获得适应性免疫，所以特异性抗体可作为流行病学调查的依据。

2. 持续感染　病毒在宿主体内持续存在数月、数年、甚至数十年，部分病毒存在终身。感染者可出现临床症状，也可不出现症状而成为长期的病毒携带者。根据感染过程和致病机制不同，可将持续感染分为潜伏感染、慢性感染及慢发感染三种类型。

（1）潜伏感染　隐性或显性感染后，病毒长期存在于一定的组织或细胞中，与机体处于相对平衡状态，不产生病毒体，机体也不出现临床症状。在某些条件下，潜伏的病毒被激活后开始增殖，引起感染急性发作，机体出现临床症状。急性发作期可以检测出病毒的存在，而在潜伏期查不出病毒。单纯疱疹病毒1型和水痘-带状疱疹病毒是典型的潜伏感染病毒。

（2）慢性感染　病毒长期存在于宿主体内，持续增殖并不断排出体外，血液中持续带有病毒。感染者可无症状而长期带毒，在一定的条件下病毒大量增殖，引起症状，反复发作，长期迁延。乙型肝炎病毒引起的慢性乙肝是典型的慢性感染。

（3）慢发感染　又称迟发感染，病毒感染后潜伏期很长，可达数月、数年、数十年，甚至终身。机体一旦出现临床症状，呈慢性发展的进行性加重的疾病过程，最终死亡。如人类免疫缺陷病毒感染引起的艾滋病、朊粒引起的库鲁病、麻疹病毒引起的亚急性硬化性全脑炎（subacute sclerosing panencephalitis, SSPE）等。

三、病毒的致病机制

病毒为严格细胞内寄生的微生物，其在细胞内增殖可引起细胞损伤，病毒作为抗原刺激机体引起免疫反应也可造成机体的病理损伤。

（一）病毒对宿主细胞的直接作用

1. 杀细胞效应　病毒在宿主细胞内复制增殖并引起细胞裂解死亡的作用称为杀细胞效应。引起杀细胞效应的主要是无包膜、杀伤性强的病毒，如脊髓灰质炎病毒、腺病毒等。某些病毒在细胞内增殖可引起特有的细胞形态学改变如细胞变圆、坏死、脱落等，称为细胞病变效应（cytopathogenic effect, CPE）。

2. 稳定状态感染 某些有包膜病毒如疱疹病毒、流感病毒等在感染细胞内能够复制，以出芽方式释放子代，不立即引起细胞裂解死亡，但可引起宿主细胞融合及受染细胞表面出现新抗原。病毒感染的细胞因多次出芽释放病毒及机体免疫因子的作用，最终仍难免于死亡。

（1）细胞融合 某些病毒在宿主细胞内复制，能使感染细胞膜改变，导致感染细胞与邻近的细胞融合形成多核巨细胞，如麻疹病毒、腮腺炎病毒等。借助于细胞融合，病毒可从感染的细胞扩散到邻近未受感染的细胞，故细胞融合是病毒扩散的方式之一。多核巨细胞的寿命不长，且具有病理学特征，可以辅助病毒鉴定。

（2）细胞表面出现新抗原 某些病毒在感染细胞内复制的过程中，病毒基因编码的抗原如刺突糖蛋白可表达于宿主细胞膜上，如流感病毒感染的细胞表面可表达血凝素。还有些病毒感染可引起宿主细胞表面抗原决定基的改变。这些新抗原可使宿主细胞成为免疫攻击的靶细胞，引起免疫病理损伤。

3. 包涵体形成 某些病毒感染的细胞内，可用普通光学显微镜观察到与正常细胞结构和着色不同的圆形、椭圆形或不规则形的斑块状结构，称为包涵体。包涵体的形态、大小、存在部位、染色性等因病毒不同而异，如狂犬病毒在细胞质内形成嗜酸性包涵体、巨细胞病毒在细胞核内形成嗜酸性包涵体、麻疹病毒在细胞核内和胞质内均可形成嗜酸性包涵体、腺病毒在细胞核内形成嗜碱性包涵体，可用于病毒感染的诊断。

4. 细胞凋亡 细胞凋亡是一种由基因控制的细胞生理性、程序性死亡过程。某些病毒感染后，可由病毒编码的蛋白产物直接诱导细胞凋亡或通过刺激机体产生细胞免疫反应间接诱导细胞凋亡，如人类免疫缺陷病毒包膜蛋白 gp120 与 $CD4^+$ 细胞表面的 CD4 分子结合后可诱导 $CD4^+$ 细胞凋亡。有些病毒感染后可通过多种途径抑制细胞凋亡，进而有利于病毒在宿主体内的存活，如人单纯疱疹病毒 8 型、丙型肝炎病毒、EB 病毒等可抑制细胞凋亡的过程，可使细胞发生转化，引起恶性肿瘤。

5. 基因整合与细胞转化 某些病毒感染后，将其全部或部分基因插入到宿主细胞染色体中，称为基因整合。病毒基因整合可使细胞遗传性状改变，导致细胞转化，某些病毒蛋白也可诱导细胞转化。有的病毒引起细胞良性转化如人乳头瘤病毒的某些型引起皮肤和黏膜的疣；细胞恶性转化可导致恶性肿瘤的发生，如乙型肝炎病毒引起肝癌、人乳头瘤病毒某些型引起宫颈癌、人类嗜 T 细胞病毒引起白血病、EB 病毒引起鼻咽癌等。

（二）病毒感染的免疫病理作用

病毒感染可诱导机体产生免疫应答，免疫应答可表现为对机体的保护作用，也可引起一定的免疫病理损伤。免疫病理损伤主要包括特异性体液免疫和特异性细胞免疫造成的损伤，也可能有非特异性免疫造成的损伤。有些病毒感染可直接损伤免疫细胞、免疫器官或降低免疫系统对抗原的反应性，引起免疫抑制。

1. 体液免疫病理作用 病毒的衣壳蛋白和包膜蛋白为良好的抗原，可刺激机体产生相应的抗体。许多病毒感染的细胞膜表面表达病毒基因编码的抗原成分，与特异性抗体结合后，引起Ⅱ型超敏反应，通过激活补体、调理吞噬和 ADCC（antibody-dependent cell-mediated cytotoxicity）作用等溶解破坏细胞。病毒抗原与相应抗体结合形成的免疫复合物沉积于机体小血管的基底膜，可引起Ⅲ型超敏反应，导致局部组织损伤。如乙型肝炎病毒感染机体后，表面抗原与表面抗体形成的免疫复合物可沉积于肾小球基底膜、关节滑膜等，引起Ⅲ型超敏反应，导致肾小球肾炎、关节炎等。

2. 细胞免疫病理作用　病毒为专性细胞内寄生的微生物，特异性细胞免疫是清除细胞内病毒的主要机制，在杀伤病毒感染的靶细胞时，造成宿主细胞的损伤。如乙型肝炎病毒感染的肝细胞膜表面可表达表面抗原、核心抗原、e抗原等病毒抗原，特异性细胞毒性T淋巴细胞（CTL）可识别肝细胞表面的病毒抗原，在清除病毒时造成肝细胞的损伤。特异性Th细胞通过释放大量的细胞因子引起机体组织损伤和炎症反应。

3. 自身免疫作用　某些病毒感染可使宿主细胞表面出现自身抗原，诱导机体产生自身免疫应答，造成组织细胞损伤。如乙型肝炎病毒感染的肝细胞表面可暴露肝特异性脂蛋白抗原，诱导机体产生特异性抗体和致敏淋巴细胞，导致肝细胞损伤。有些病毒蛋白与宿主细胞之间有共同抗原，病毒蛋白刺激机体产生的免疫应答可损害宿主组织细胞，引起自身免疫损伤。

4. 免疫抑制作用　某些病毒感染可抑制机体的免疫功能，甚至可导致免疫缺陷。如人类免疫缺陷病毒主要侵犯表达CD4分子的$CD4^+Th$细胞和单核-巨噬细胞，可通过多种机制使$CD4^+Th$细胞数量大量减少，引起机体免疫功能下降乃至丧失。麻疹病毒、风疹病毒、巨细胞病毒等感染可减弱机体免疫系统对抗原的反应能力，引起暂时性免疫抑制。病毒感染引起的免疫抑制使机体易合并条件致病微生物的感染或肿瘤。

（三）病毒的免疫逃逸

病毒感染机体的过程中往往产生免疫逃逸现象，以逃避免疫系统对病毒的清除作用。常见的病毒免疫逃逸机制有：①病毒在细胞内可逃避非特异性免疫物质、特异性抗体及药物的作用；②某些病毒如人类免疫缺陷病毒等可损伤免疫细胞或免疫系统；③某些病毒如人类免疫缺陷病毒、甲型流感病毒等很容易发生抗原变异，使得机体免疫应答滞后，不能有效清除病毒；④某些病毒如腺病毒、巨细胞病毒等可降低感染细胞膜表面MHC-Ⅰ类分子表达；⑤某些病毒如鼻病毒、柯萨奇病毒等抗原结构复杂，抗原多态性使免疫应答不力；⑥某些病毒如登革病毒等再次感染，可出现病毒的免疫增强作用，机体内的中和抗体能促使游离的病毒进入单核细胞内，并大量增殖，引起强烈的免疫应答，导致登革休克综合征。

第三节　病毒感染的检测与防治

扫码"学一学"

正确的病毒诊断方法不仅有助于指导临床治疗，而且可为控制病毒性疾病的传播和流行提供依据。目前对多种病毒感染性疾病尚无理想的治疗药物，因此病毒感染的预防显得尤为重要。

一、病毒感染的检测

病毒感染的实验室诊断方法主要包括病毒的分离培养鉴定、直接检测病毒体、检测病毒蛋白和核酸、检测抗病毒抗体、病毒所致宿主细胞的病理变化或动物的致病等。

（一）标本的采集与运送

标本采集与运送基本原则同细菌，对于病毒标本应注意以下事项。

1. 标本采集　用于分离病毒或检测病毒成分（蛋白质或核酸）的标本应在疾病的早期或急性期采集。污染标本（如粪便、痰等）使用抗菌药物，抑制标本中的细菌或真菌的生长。

2. 冷藏速送 标本应冷藏速送。若运送时间较长，应将标本置于4℃环境下冷藏运送。暂时不做检查的标本应置于-70℃保存。粪便、病变组织等标本可置于含抗生素的50%甘油缓冲盐水中低温保存。

3. 双份血清 用于血清学诊断的标本，通常在疾病的急性期和恢复期各取1份血清，以便于动态观察血清抗体效价变化。

（二）病毒的分离与鉴定

实验室分离培养病毒常用的方法有动物接种、鸡胚培养和组织培养。病毒的分离鉴定是诊断病毒感染的金标准，但因所需时间长、步骤多、操作复杂、要求严格，故多用于实验室研究和流行病学调查。

1. 病毒的分离培养

（1）动物接种 常用的动物有小鼠、大鼠、豚鼠、家兔等，常用的接种途径有鼻内、脑内、腹腔、皮内、皮下、静脉等。可根据病毒的亲嗜性选择敏感动物及适宜的接种方法。接种后以半数试验动物发病、死亡作为感染的指标。

（2）鸡胚培养 鸡胚对多种病毒敏感，通常选用孵化的鸡胚，常用的接种部位有卵黄囊、羊膜腔、尿囊腔、绒毛尿囊膜和鸡胚脑内等。根据病毒种类不同选用不同的接种部位。接种后孵育2~3天，观察鸡胚的活动与死亡情况，并收集相应的囊液或组织进行病毒鉴定。鸡胚对流感病毒最敏感，所以目前除分离流感病毒还继续使用外，其他病毒的分离基本已被细胞培养所取代。

（3）组织培养 组织培养包括组织（块）培养、器官培养和细胞培养。多种病毒可以在这些培养的组织细胞内增殖，组织培养法常用于分离培养病毒、研究病毒感染细胞的机制、生产疫苗和抗原等。组织培养的方法中以单层细胞培养最常用。病毒在细胞内增殖的指标有细胞病变效应、红细胞吸附、红细胞吸附抑制等。

2. 病毒的鉴定 病毒鉴定常用的方法有：①通过电子显微镜或免疫电镜直接检查病毒的大小、形态、结构；②光学显微镜检查大的病毒颗粒或包涵体；③用已知抗体鉴定病毒的种、型和亚型；④用已知的抗体检查标本中的抗原；⑤利用分子生物学技术检测病毒的核酸；⑥用50%组织细胞感染量测定病毒的感染性，用空斑形成试验和红细胞凝集试验测定病毒的数量。

临床上常用的病毒感染的快速诊断方法有ELISA法、胶体金法、免疫荧光法、PCR法、荧光定量PCR法、血凝抑制试验等。

（1）ELISA法 此法用已知抗体直接检测标本中的病毒特异性抗原或用已知抗原检测血清中的特异性抗体。是临床上常用的检测病毒的方法之一，用于乙型肝炎病毒的五项指标的检测、甲型肝炎病毒的抗体检测等。

（2）胶体金法 胶体金法是利用免疫层析以及抗原和抗体特异性结合的原理研发的新一代检测方法。该法使用方便，检测快速、准确。目前广泛应用于临床检验中，如风疹病毒、巨细胞病毒、人单纯疱疹病毒等检测。

（3）PCR法 选择特异性和保守性高的基因序列作为靶基因片段，设计相应的引物，体外扩增靶基因片段后电泳检测，现广泛用于病毒感染的诊断，尤其适用于培养困难或增殖缓慢的病毒所引起的感染的诊断。

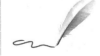

（4）荧光定量 PCR 法　荧光定量 PCR 原理和 PCR 原理相似，是体外扩增病毒的靶基因，荧光定量 PCR 法对病毒的核酸进行更准确的定性和定量分析，且对型别多的病毒如人乳头瘤病毒、柯萨奇病毒、甲型流感病毒等进行分型检测。

（5）血凝抑制试验　有些病毒能使红细胞出现凝集现象，若加入相应的抗体，红细胞凝集现象被抑制。用此法可检测出感染甲型流感病毒的亚型。

其他方法如核酸杂交、基因芯片技术、基因测序、序列比对等主要用于对病毒的研究中。有的病毒用以上方法难以确定，可用蛋白质印迹技术检测，此法是人类免疫缺陷病毒和朊粒确诊的重要依据之一。

二、病毒感染的防治原则

（一）病毒感染的免疫预防

1. 人工主动免疫　人工主动免疫是将疫苗接种于人体，刺激机体主动产生抗病毒免疫力，常用于预防相应病毒的感染。

（1）灭活病毒疫苗（inactivated vaccine）　灭活病毒感染性，而保留病毒的抗原性制成。目前常用的有流行性乙型脑炎疫苗、狂犬病疫苗、流感疫苗、甲型肝炎疫苗等。

（2）减毒活疫苗（attenuated vaccine）　由病毒变异成无毒或低毒株制成。其优点是免疫原性强、一般只需接种一次，接种剂量小、不良反应少、可刺激机体产生持久的免疫力；缺点是稳定性差、不易保存、有回复毒力的潜在危险。目前常用的有脊髓灰质炎疫苗、甲型肝炎疫苗、流感疫苗、麻疹疫苗、腮腺炎疫苗、风疹疫苗等。

（3）亚单位疫苗（subunit vaccine）　选用病毒保护性抗原制成的不含有核酸、能诱导机体产生免疫应答的疫苗。如流感病毒血凝素、狂犬病毒刺突糖蛋白制成亚单位疫苗等。

（4）基因工程疫苗（genetically engineering vaccine）　保护性抗原基因克隆入酵母菌等细胞中表达，纯化后制成的疫苗，如乙型肝炎病毒表面抗原制成的疫苗，现已广泛使用。

（5）重组载体疫苗（recombinant carrier vaccine）　是将编码病毒保护性抗原的基因转入减毒的病毒或减毒的细菌制成的疫苗。常用的载体为痘苗病毒，现已用于乙型肝炎病毒、单纯疱疹病毒、麻疹病毒等重组载体疫苗的研制。

（6）核酸疫苗（nucleic acid vaccine）　目前常用是 DNA 疫苗。是将编码病毒保护性抗原的基因片段重组到真核质粒表达载体上，然后将含有编码病毒抗原基因序列的重组质粒直接导入宿主体内，宿主细胞产生的病毒保护性抗原诱导机体产生免疫应答。

2. 人工被动免疫

人工被动免疫是直接给机体输入免疫效应物质，使机体立即获得特异性免疫力，主要用于感染性疾病的紧急预防和治疗。

（1）免疫球蛋白　含有抗多种病毒特异性抗体的血清丙种球蛋白、胎盘丙种球蛋白，可用于对某些病毒感染性疾病如甲型肝炎、乙型肝炎、脊髓灰质炎、麻疹等的紧急预防。另外，还有针对某一特异性病毒的高效价免疫球蛋白，如抗狂犬病的免疫球蛋白等。

（2）细胞免疫制剂　常用的有干扰素、肿瘤坏死因子、白细胞介素、集落刺激因子等细胞因子以及淋巴因子激活的杀伤细胞（LAK 细胞），主要用于某些病毒感染性疾病和肿瘤的治疗。

（二）病毒感染的治疗

抗病毒治疗的措施包括两方面：一方面抑制病毒复制，另一方面提高机体的免疫力。

从理论上讲，阻断病毒复制的任一环节都可抑制病毒增殖，控制病毒感染的发生。目前大部分抗病毒药物集中在抑制病毒的生物合成，少数药物抑制病毒的吸附、脱壳和释放等。

1. 抗病毒化学制剂

（1）核苷类药物　在病毒复制时，核苷类药物可以模拟核苷掺入到病毒基因组 DNA 中或竞争病毒复制酶，使子代病毒基因的合成和表达受阻，从而抑制病毒的复制。

1）3′-氮唑核苷：即利巴韦林（病毒唑），能抑制多种 DNA 病毒和 RNA 病毒的复制，是广谱性的抗病毒药，常用于治疗呼吸道病毒和消化道病毒感染。

2）无环鸟苷和丙氧鸟苷：前者即阿昔洛韦，后者即更昔洛韦，这两种药物为脱氧鸟苷或鸟苷的类似物，可阻断病毒 DNA 链的复制及延长，现广泛用于治疗疱疹病毒感染。

3）阿糖腺苷：为嘌呤类核苷类似物，能与正常核酸前体竞争磷酸化酶和病毒 DNA 多聚酶，阻断病毒 DNA 合成。常用于治疗疱疹病毒引起的感染。此类药物还有 5-碘脱氧尿嘧啶核苷（又称为碘苷、疱疹净）等。

4）叠氮胸苷：为胸腺嘧啶核苷类似物，主要通过阻断逆转录而抑制病毒的复制。可用于治疗艾滋病。

5）双脱氧肌苷、双脱氧胞苷、拉米夫定、司他夫定：这几种核苷类似物可用于治疗艾滋病和慢性乙肝。

（2）非核苷类反转录酶抑制剂　通过抑制反转录酶的活性来抑制病毒 DNA 的合成，属于非竞争性抑制作用。常用的有奈韦拉平、地拉韦定、依法韦仑等。这些药物常与其他抗逆转录病毒药联合使用治疗艾滋病。

（3）病毒蛋白酶抑制剂　通过抑制病毒蛋白酶的活性来抑制病毒的复制。常用的病毒蛋白酶抑制剂有沙奎那韦、利托那韦、茚地那韦等，主要用于艾滋病的治疗。

（4）其他抗病毒药物

1）金刚烷胺和甲基金刚烷胺：二者活性相似，都能阻止病毒的脱壳，主要用于治疗流感。

2）甲酸磷霉素：可选择性抑制病毒 DNA 聚合酶和反转录酶，主要用于疱疹病毒感染和艾滋病的治疗。

3）奥司他韦：为神经氨酸酶抑制剂，主要用于流感的治疗。

2. 干扰素和干扰素诱生剂　干扰素是病毒或干扰素诱生剂刺激人和动物产生的一种糖蛋白。它具有抗病毒、抗肿瘤、调节免疫的作用。其抗病毒谱广，发挥抗病毒作用比抗体早，对机体的毒性小，主要用于肝炎病毒、疱疹病毒、鼻病毒、人乳头瘤病毒等感染的治疗。干扰素诱生剂如聚肌胞（poly I∶C）、甘草甜素、云芝多糖等可刺激干扰素的产生。

3. 中草药　目前发现具有抗病毒作用的中草药有 200 多种，可用于预防和治疗病毒感染，如板蓝根、黄芪、大青叶、贯众、艾叶、空心莲子草等均有抑制病毒增殖的作用。

4. 抗病毒基因治疗剂　抗病毒基因治疗剂主要有反义寡核苷酸、干扰 RNA 和核酶等。目前抗病毒基因治疗尚处于研究阶段，许多问题有待于进一步解决。

5. 其他抗病毒治疗　产生中和作用的单克隆抗体可用于治疗病毒感染，但是目前亦处于研究阶段，针对乙型肝炎病毒的治疗性疫苗现已进入临床试验阶段。

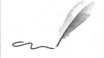

知识拓展

基因治疗

针对目前人类难以克服的病毒，科学家尝试用基因治疗的方法。近年来，国内外已有大量应用反义寡核苷酸在细胞培养系统中成功地抑制人类免疫缺陷病毒、乙型肝炎病毒、人乳头瘤病毒、疱疹病毒、巨细胞病毒、流感病毒等感染的研究报告。自从干扰 RNA 发现后，经研究发现干扰 RNA 治疗病毒感染，不仅在注射部位的细胞发挥作用，还转移到其他部位的细胞，治疗效果比反义寡核苷酸更好。近来又发现核酶既有反义寡核苷酸的作用，又有酶切靶 RNA 的活性，比反义寡核苷酸的阻断活性至少高 100 倍，成为抗病毒基因治疗研究中重要的探索方向。

本章小结

病毒个体微小，能通过滤菌器，几十纳米到几百纳米大小；球形的比较多见，也可见其他形态如冠状、子弹状、砖形、丝状等多种形态。病毒的结构简单，其核心结构是遗传物质 DNA 或 RNA，外有蛋白质衣壳，还有的病毒在衣壳外有包膜，包膜上有刺突糖蛋白。

病毒以复制的方式增殖，病毒复制周期包括吸附、穿入、脱壳、生物合成、装配和释放。

病毒感染包括急性感染和持续感染，持续感染包括潜伏感染、慢性感染和慢发感染。病毒在细胞水平的致病机制包括杀细胞效应、稳定状态感染、包涵体形成、细胞凋亡、基因整合与细胞转化等。

临床上病毒检测常用快速检测的方法如 ELISA、胶体金法、PCR 法、荧光定量 PCR 法等，治疗常用核苷类药物、干扰素、中药等。

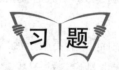

习 题

1. 简述完整病毒体的结构。
2. 人类病毒感染的常见方式有哪些？
3. 病毒感染的快速诊断方法有哪些？
4. 慢性感染与慢发病毒感染有何不同？
5. 简述病毒的增殖的大致过程。

（赵英会）

扫码"练一练"

第九章 呼吸道感染病毒

扫码"学一学"

学习目标

1. **掌握** 流感病毒的形态与结构、抗原结构和分型、抗原变异与流行的关系。
2. **熟悉** 流感病毒的致病性、免疫性和防治原则。
3. **了解** 麻疹病毒的致病性与预防，SARS 冠状病毒的致病性与防治原则。

呼吸道病毒，是指主要以呼吸道为传播途径，侵犯呼吸道黏膜上皮细胞，引起呼吸道以及全身感染的病毒。呼吸道病毒包括流感病毒、麻疹病毒、腮腺炎病毒、风疹病毒、SARS 病毒等。据统计，90%～95%以上急性呼吸道感染由病毒引起，其中许多病毒具有传播快、传染性强、潜伏期短、患者多为小儿且易继发细菌感染等特点。

第一节 流行性感冒病毒

案例讨论

[案例] 本地近期有流感流行。患儿，男，5岁，早期有发热、头痛、咽痛、流鼻涕、乏力等症状，今病情加重，以高热、剧咳、胸闷来院就诊。查体：T 39.2℃，咽后壁红肿，眼结膜充血，肺部湿啰音。实验室检查：WBC $11×10^9/L$。

[讨论]

1. 该患儿最可能患了什么病？
2. 该病为何易流行？

流行性感冒病毒简称流感病毒，是流行性感冒（简称流感）的病原体。流感病毒可分为甲（A）、乙（B）、丙（C）三型，其中甲型流感病毒抗原性易发生变异，传染性大，传播迅速，易发生大范围流行。

一、生物学特性

（一）形态结构

呈球形或丝状，球形直径80～120nm，新分离株丝状多于球形，病毒结构从内向外依次为核心、基质蛋白（M蛋白）及包膜。

核心由7～8个分节段的单股负链 RNA 和核糖核蛋白（RNP）及 RNA 多聚酶复合体（PB1、PB2、PA）组成。

基质蛋白（M蛋白）形成膜样结构包裹在核心外部，与核蛋白一样抗原结构稳定，共同组成流感病毒的甲、乙、丙型特异性抗原。

包膜包裹在 M 蛋白外，为脂质双层，其上镶嵌有两种刺突：一种为血凝素（HA），呈

扫码"看一看"

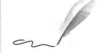

柱状；另一种为神经氨酸酶（NA），呈蘑菇状。HA及NA的抗原性极不稳定，常发生变异，HA较NA变异快，是划分流感病毒亚型的重要依据。

（二）分型、变异与流行

按RNP和M蛋白抗原性的不同，流感病毒被分为甲（A）、乙（B）和丙（C）三型；各型流感病毒又根据其表面HA及NA抗原性的不同再分为若干亚型。由于核酸分节段的特点使病毒在复制过程中易发生基因重组，导致病毒HA和NA变异。变异有两种形式：①抗原漂移：是核酸序列的点突变，抗原变异幅度小，HA、NA氨基酸变异率小于1%，属于量变，约每2~5年出现一个变异株，常引起局部中、小型流行。②抗原转变：是由核酸序列不断的突变积累或外来基因片段重组所致，抗原变异幅度大，HA、NA氨基酸变异率大于20%~25%，属于质变，可形成新的亚型，这种抗原性的转变使人群原有的特异性免疫力失效，因此可以引起大规模甚至世界性的流感流行（表9-1）。

表9-1　甲型流感病毒抗原变异情况

病毒亚型	原甲型	亚甲型	亚洲甲型	中国香港甲型	亚甲型或中国香港甲型
抗原构造	H0N1	H1N1	H2N2	H3N2	H1N1 或 H3N2
流行年代	1930—1946	1946—1957	1957—1968	1968—1977	1977—

甲型流感病毒自1934年被分离出来，已发生多次世界性的大流行以及大流行间期的小流行，2009年暴发的甲型H1N1病毒是病毒基因重组后形成的新型病毒，继而引起世界大流行。

（三）培养特性

流感病毒在鸡胚和培养细胞中增殖。初次分离接种羊膜腔阳性率较高，传代适应后可移种于尿囊腔。可用红细胞吸附试验判定有无病毒增殖。人流感病毒能感染多种动物，但只有雪貂的表现类似人类流感。此外，甲、乙型流感病毒在原代人胚肾、猴肾等组织细胞中也能生长。

（四）抵抗力

抵抗力较弱，加热56℃ 30分钟即可灭活，室温下感染性很快消失，0~4℃可存活数周，-70℃或冷冻真空干燥可长期保存。对干燥、日光、紫外线、脂溶剂、氧化剂、酸等均敏感。

二、致病性与免疫性

流感为冬春季呼吸道传染病，传染源主要为患者，儿童或年老体弱者为易感人群，病毒经飞沫传播，也可通过手和物体接触间接传播，传染性极强。潜伏期为1~4天，突然起病。病毒在呼吸道黏膜上皮细胞内增殖，造成这些细胞变性，坏死脱落，黏膜充血水肿，腺体分泌增加，出现喷嚏、鼻塞、咳嗽等症状。病毒在上皮细胞内复制，很少入血，但病毒代谢的毒素样产物以及细胞坏死释放产物可入血，引起全身中毒症状，发热、头痛、全身酸痛、疲乏无力等。小儿温度比成人高，可发生抽搐。流感病毒感染一般数日内自愈，病程一般持续3~5天，年老体弱、心肺功能不全及婴幼儿感染者，易继发细菌感染，症状加重，如合并肺炎等，病死率高。病后对同型病毒有免疫力，可维持1~2年，主要为SIgA和血清中和抗体IgM、IgG共同的作用；不同亚型间无交叉免疫，这是流感容易暴发流行的另一个原因。此外 CTL 可杀伤流感病毒感染细胞，在促进受感染机体的康复方面也起重要作用。

三、微生物学检查

在流感暴发流行时，根据典型症状即可做出临床诊断。实验室检查主要用于鉴别诊断和分型、监测变异株、预测流行趋势和制备疫苗。检查方法主要有以下几种。

1. 病毒分离培养与鉴定 可取急性期患者咽漱液或鼻咽拭子，经抗生素处理后接种培养细胞或鸡胚分离病毒，37℃培养 7~10 天，观察细胞病变作出诊断，再用中和试验进一步鉴定其型别。

2. 血清学试验 取发病急性期（5 天内）血清及恢复期（病后 2~4 周）血清作血凝抑制试验等进行抗体检测，若恢复期抗体效价较急性期增长 4 倍以上，可辅助诊断。

3. 快速诊断 用荧光素标记的流感病毒免疫血清进行免疫荧光染色检查抗原可快速诊断；也可用 PCR、核酸杂交等方法检测流感病毒核酸。

四、防治原则

流感病毒传染性强，播散迅速，在易感人群中易形成大流行，故做好预防是必要的。流行期间应避免人群聚集，公共场所如剧院、宿舍、学校等应常通风换气，必要时常用乳酸空气消毒。方法为 2~4ml 乳酸/100m³ 空间，溶于 10 倍水加热熏蒸，无乳酸时可用食醋。接种疫苗是预防流感最有效的方法，但疫苗株必须与当前流行株抗原型别基本相同。流感病毒的减毒活疫苗尚在研制阶段。

治疗主要是对症处理，预防细菌继发感染。流感无特效疗法，用奥司他韦（达菲）早期治疗，可以减轻症状，缩短疗程，对伴有发热的流感患者效果更好；盐酸金刚烷胺及其衍生物可用于甲型流感的预防，其作用机制主要是抑制病毒的穿入和脱壳，作用的靶位是 M2 蛋白，于发病 24~48 小时内使用可减轻病状。此外，干扰素及中药板蓝根、大青叶等有一定疗效。

第二节 麻疹病毒

麻疹病毒是麻疹的病原体。麻疹为儿童时期常见的急性呼吸道传染病，临床上以发热、呼吸道症状及全身丘疹为特征。易感年龄为 6 个月~5 岁的婴幼儿，我国自 20 世纪 60 年代开始普遍接种麻疹减毒活疫苗后，发病率大大降低，但在发展中国家仍是儿童死亡的一个主要原因。在天花灭绝后，WHO 已将麻疹列为计划消灭的传染病之一。

一、生物学特性

形态结构与流感病毒相似，但颗粒较大，直径约 150nm，球形。核心为单股负链 RNA，不分节段，不易发生重组。衣壳呈螺旋对称，外有包膜，表面有两种刺突：血凝素（H）和融合因子（F）。H 只能凝集猴红细胞，并能被宿主细胞受体吸附；F 能使细胞发生融合形成多核巨细胞。麻疹病毒只有一个血清型，抗原性强且稳定，但近年来的研究证明，麻疹病毒抗原也有小的变异。除灵长类动物外，一般动物都不易感，在许多原代或传代细胞（如人胚肾、人羊膜、HeLa 等细胞）中增殖，产生多核巨细胞病变。在胞质及胞核内均可见嗜酸性包涵体。病毒抵抗力较弱，加热 56℃ 30 分钟和一般消毒剂都能使其灭活，对日光及紫外线敏感。

二、致病性与免疫性

人是麻疹病毒的唯一自然宿主，传染源是急性期患者，患者在出疹前 6 天至出疹后 3 天有传染性。病毒传染性极强，冬春季流行。病毒经飞沫直接传播，潜伏期约 10~14 天，病毒先在呼吸道上皮细胞内增殖，然后进入血流，形成第一次病毒血症，患儿出现发热、流泪、眼结膜充血、咳嗽等症状，多数患儿此时口颊黏膜出现 Koplik 斑（周围绕有红晕的灰白色斑点），具有早期诊断意义。随后病毒侵入全身淋巴组织和单核巨噬细胞系统，在细胞内增殖达一定数量后再次侵入血流，形成第二次病毒血症，损伤血管内皮，使全身相继出现红色斑丘疹，先是颈部，然后为躯干，最后到四肢，出疹期传染性最强。若无并发症，4 天后红疹消退、脱屑，麻疹自然痊愈。此时患者并发细菌感染，可引起支气管炎、中耳炎、肺炎等。若患者抵抗力低下，病死率可高至 25% 以上。最严重的并发症为脑炎，发病率为 0.5%~1.0%，其中死亡率为 5%~30%。最常见的并发症为肺炎，占麻疹病死率的 60%。另外，1/100 万麻疹患者在其恢复后若干年出现 SSPE（多在学龄期前），SSPE 患者大脑功能渐进性衰退，表现为反应迟钝、精神异常、运动障碍、最终昏迷而死亡，病程约 6~9 个月。

麻疹病毒抗原性强，病后可获得终身免疫力。血清中的抗 H 抗体和抗 F 抗体在预防再感染中有重要作用；细胞免疫是清除细胞内病毒，使麻疹痊愈的主要因素，T 细胞缺陷者会产生麻疹持续感染，导致死亡。6 个月内的婴儿因从母体获得 IgG 抗体，故不易感染，但随着年龄增长，抗体逐渐消失，自身免疫尚不健全，易感性也随之增加。

三、微生物学检查

麻疹诊断一般无须进行实验室检查。病毒分离可采取前驱期呼吸道分泌物接种原代人胚肾或猴肾细胞，观察多核巨细胞及包涵体；亦可取呼吸道、尿沉渣用免疫荧光法检查病毒抗原；血清学检查可取急性期和恢复期双份血清进行血凝抑制试验，抗体滴度增长 4 倍以上有诊断意义；此外，亦可用核酸分子杂交和 PCR 检测细胞内的病毒核酸。

四、防治原则

麻疹病毒减毒活疫苗是当前最有效的疫苗之一。初次免疫为 8 月龄婴儿，接种后抗体阳性率可达 90%。这种疫苗皮下注射，不良反应小，免疫力持续 10~15 年，一般 7 岁时进行再次免疫。对已接触麻疹患者的易感儿童，可紧急肌内注射胎盘球蛋白或丙种球蛋白进行人工被动免疫，防止发病或减轻症状。

第三节　其他呼吸道感染病毒

一、腮腺炎病毒

腮腺炎病毒是流行性腮腺炎（俗称"痄腮"）的病原体。

（一）生物学性状

呈球形，直径为 100~200nm。核心为不分节段的单股负链 RNA，核衣壳呈螺旋对称，包膜上有 HA 和 NA 等突起，成分是糖蛋白。病毒可在鸡胚羊膜腔内增殖，仅有一个血清型。该病毒抵抗力较弱，56℃ 30 分钟可被灭活，对紫外线及脂溶剂敏感。

（二）致病性和免疫性

人是腮腺炎病毒的唯一宿主，传染源为患者，病毒经飞沫或人与人直接传播，易感者为学龄期儿童和青少年，好发于冬春季。潜伏期约 2~3 周，病毒侵入呼吸道上皮细胞和局部淋巴结内增殖后，进入血流形成病毒血症，病毒很快感染肾脏，大多数患者尿中可检出病毒。病毒再向组织扩散，包括腮腺、睾丸、卵巢、胰腺及中枢神经系统等。临床表现主要为一侧或双侧腮腺肿大，伴发热、乏力、肌肉疼痛等。病程 1~2 周，30%感染后无症状，儿童感染一般较轻，青春期感染者易并发睾丸炎（20%）或卵巢炎（5%），约 0.1%的患儿可并发病毒性脑膜炎。腮腺炎可导致男性不育症和儿童期获得性耳聋。病后可获得牢固的免疫力，6 个月以内的婴儿可从母体获得免疫力，因此患腮腺炎者罕见。

（三）实验室检查

典型病例无须实验室检查即可作出诊断。若需要，可取患者唾液、尿液或脑脊液进行病毒分离。腮腺炎病毒易在鸡胚羊膜腔、鸡胚细胞或猴肾细胞内增殖，形成多核巨细胞。血清学诊断包括检测病毒特异性的 IgM 或 IgG 上升≥4 倍。

（四）防治原则

及时隔离患者，防止传播。目前使用腮腺炎病毒、麻疹病毒、风疹病毒组成的三联减毒活疫苗（MMR）预防接种。尚无有效药物治疗，可试用中药普济消毒饮和连翘败毒散进行治疗。

二、冠状病毒

冠状病毒可引起人和动物呼吸道、消化道、肝脏及神经系统疾病。2002—2003 年冬春季节，全球暴发流行的 SARS 的病原体为新的冠状病毒，被称为 SARS 冠状病毒（SARS-CoV）。

（一）生物学性状

多形性，大小为 60~200nm，核心为单股正链 RNA，SARS 冠状病毒基因排序已被确定，对研究其致病性、疫苗研制均有重要意义。核衣壳呈螺旋状，包膜上有间隙较宽的突起，使整个病毒外形呈日冕状，故命名为冠状病毒。冠状病毒包膜上有刺突糖蛋白（S）、跨膜蛋白（M）、衣壳蛋白（N）和包膜蛋白（E），呈花瓣状突起。抵抗力较弱，加热56℃30 分钟、乙醚等脂溶剂、乙醇（75%）、0.2%~0.5%过氧乙酸溶液、紫外线等均可灭活病毒。SARS 冠状病毒在体外自然存活时间约为 3 小时，在患者粪便和尿液里能存活 1~2 天。

（二）致病性和免疫性

感染在世界各地普遍存在，可感染各年龄组人群，经飞沫传播，引起普通感冒和咽喉炎，主要在冬春季流行。某些冠状病毒株经口传播还可引起成人腹泻。疾病的潜伏期平均 3天，病程一般 6~7 天，病后免疫力不强，甚至不能防御同型病毒的再感染。

（三）实验室检查

一般用鼻分泌物、咽漱液混合标本分离病毒，通常采用人胚气管及鼻甲黏膜进行器官培养。常采取双份血清做中和试验进行血清抗体检测，若恢复期血清抗体滴度较急性期增长 4 倍以上则有诊断意义。快速诊断可用荧光抗体技术、酶免疫技术和 RT-PCR 技术检测

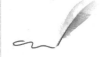

病毒抗原或核酸。

（四）防治原则

人类对 SARS 冠状病毒无天然免疫力，故人群普遍易感，但患者家庭成员和医护人员等密切接触者是本病高危人群。在疾病暴发流行期要严格控制传染源，隔离患者及疑似病例；注意空气流通及消毒；增强体质，避免过度劳累。我国总结出对重症病例使用肾上腺皮质激素、人干扰素、中医中药、适当抗生素及支持疗法等综合治疗措施，有较好疗效。我国自行研制的疫苗已经进入临床研究阶段。

三、风疹病毒

风疹病毒是风疹（又称德国麻疹）的病原体。不规则球形，直径约 60nm，核心为单股正链 RNA 病毒，核衣壳为 20 面体对称，包膜刺突有血凝性和溶血活性。该病毒能在多种细胞内增殖，但不出现细胞病变效应。风疹病毒只有一个血清型，与其他包膜病毒无抗原交叉。风疹病毒不耐热，56℃30 分钟可大部分失活；对脂溶剂敏感，紫外线可使其失活。

人是风疹病毒唯一的宿主，病毒经呼吸道传播，在局部淋巴结增殖后，经病毒血症播散全身，儿童是主要易感者，潜伏期 10~21 天，表现为发热，麻疹样皮疹，但较轻，伴耳后和枕下淋巴结肿大。成人感染症状较严重，除出疹外，还有关节炎、关节疼痛、血小板减少、疹后脑炎等，但疾病大多预后良好。

风疹病毒易发生垂直感染，孕妇在妊娠 20 周内感染风疹病毒对胎儿危害最大，胎龄越小、危害越严重。病毒可导致胎儿发生先天性风疹综合征，引起胎儿畸形、流产或死胎。畸形主要表现为先天性心脏病、白内障和耳聋三大主症以及智力低下等。孕妇的风疹早期诊断，对优生优育非常重要。常用 ELISA 或血凝抑制试验检测孕妇血清中特异性 IgM，阳性可认为是近期感染。感染后可获得持久免疫力，孕妇血清抗体有保护胎儿免受风疹病毒感染的作用。

为保证优生优育，风疹抗体阴性的育龄妇女和学龄儿童应接种风疹减毒活疫苗，免疫保护一般持续 7~10 年。风疹减毒活疫苗常与麻疹、腮腺炎组合成三联疫苗（MMR）使用。我国自行研制的风疹减毒活疫苗 BRDⅡ 免疫原性良好。风疹基因工程亚单位疫苗、合成肽疫苗等新型疫苗正在研制中。风疹抗体阴性的孕妇，如接触风疹患者应立即大剂量注射丙种球蛋白进行被动免疫。

四、腺病毒

腺病毒颗粒 70~90nm，由 252 个壳粒呈 20 面体排列构成，衣壳里是线状双链 DNA 分子，无包膜。目前已发现了 100 余个血清型，其中人腺病毒有 49 种，分为 A、B、C、D、E、F 六个亚群。

腺病毒对呼吸道、胃肠道、尿道和膀胱、眼、肝脏等均可感染，人腺病毒约 1/3 的已知血清型通常与人类疾病相关，一种血清型可引起不同的临床疾病；相反，不同血清型也可引起同一种疾病。呼吸道感染的典型症状是咳嗽、鼻塞和咽炎，同时伴有发热、寒战、头痛和肌肉痛等；眼部感染是呼吸道感染和咽喉炎的并发症；腺病毒 40 型和 41 型可引起婴幼儿胃肠炎，导致腹痛、腹泻；腺病毒 11、12 型能引起儿童急性出血性膀胱炎。机体对腺病毒的再感染能产生有效的免疫，起保护作用的是体内产生的循环中和抗体。母亲的抗体能保护婴儿免受严重的腺病毒呼吸道感染。

采集患者咽喉、眼分泌物，粪便和尿液等，加抗生素处理过夜，离心取上清接种敏感细胞（293、Hep-2 或 HeLa 细胞等），37℃孵育后可观察到典型细胞病变效应，即细胞变圆、团聚、有拉丝现象，最突出的表现是许多病变细胞聚在一起呈葡萄串状；血清学检查采取患者急性期和恢复期双份血清进行检测，若恢复期血清抗体效价比急性期增长 4 倍或以上，即有诊断意义。快速检测血清可用 ELISA 法或乳胶凝集试验。

五、呼吸道合胞病毒

呼吸道合胞病毒简称合胞病毒，是引起小儿病毒性肺炎最常见的病原，可引起间质性肺炎及毛细支气管炎。RSV 在电镜下所见与副流感病毒类似，病毒颗粒大小约为 150nm，较副流感病毒稍小，为 RNA 病毒，对乙醚敏感，无血细胞凝集性，在人上皮组织培养形成特有的合胞，病毒在胞质内增殖，可见胞质内包涵体。

该病经空气飞沫和密切接触传播，多见于新生儿和 6 个月以内的婴儿，潜伏期 3~7 天。婴幼儿症状较重，可有高热、鼻炎、咽炎及喉炎，以后表现为细支气管炎及肺炎。少数病儿可并发中耳炎、胸膜炎及心肌炎等。成人和年长儿童感染后，主要表现为上呼吸道感染。

本病诊断主要根据病毒学及血清学检查结果。近年来利用鼻咽分泌物脱落细胞及血清中 IgM 抗体的检测进行诊断，间接免疫荧光技术、ELISA、单克隆抗体荧光法等都能进行合胞病毒感染的快速诊断。

> **知识链接**
>
> #### 严重急性呼吸综合征（SARS）
>
> 2002 年 11 月，我国广东发现并报告首例非典型肺炎，这种不明原因的传染性疾病迅速向其他地区传播。2003 年 3 月 12 日，WHO 向全球发出警告，将该病命名为严重急性呼吸综合征（SARS），又称传染性非典型肺炎。2003 年 4 月 8 日，我国卫生部将 SARS 列为乙类传染病。2003 年 4 月 16 日，WHO 正式宣布 SARS 病毒是一种新的冠状病毒，称为 SARS 冠状病毒（SARS-CoV）。该病传染源为患者，哺乳动物和鸟类，传染性极强，好发于冬春季，传播途径以近距离飞沫传播为主，同时可以通过手接触呼吸道分泌物经口、鼻、眼传播。SARS-Cov 感染第一周，病毒在患者上呼吸道大量复制。到第二周，患者通常有高热，咳嗽，伴有寒战、头痛、倦怠和肌痛，少数有水样腹泻。随后病程快速进入下呼吸道期，患者出现无痰干咳，呼吸困难和低氧血症，此期 X 线胸片可见肺部有絮状阴影。严重者可因进行性呼吸衰竭及其他多脏器衰竭而死亡，死亡率约 5%~10%。

本章小结

呼吸道病毒包括流感病毒、麻疹病毒、腮腺炎病毒、风疹病毒、冠状病毒等。90% 以上急性呼吸道感染由病毒引起。感染具有传播快、传染性强、可反复等特点，常可造成大流行。

流感病毒的变异与流感的流行关系密切。抗原性转变可引起流感大流行。抗原性漂移可引起中、小流行。流感病毒引起的流行性感冒起病急，大部分人有喷嚏、鼻塞、流涕、咳嗽等症状，少数人畏寒、高热、全身酸痛、乏力、头痛，可继发细菌感染。预防流感要增强体质、避免人群聚集，公共场所要进行空气消毒。目前尚无有效的治疗方法，主要是对症治疗和预防继发性细菌感染。

麻疹病毒引起的麻疹是急性呼吸道传染病，6个月~5岁的婴幼儿易感。妊娠期感染风疹病毒后可经垂直传播导致胎儿的先天畸形。腮腺炎病毒引起流行性腮腺炎。SARS冠状病毒引起传染性非典型肺炎，又称SARS。

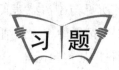

习 题

扫码"练一练"

1. 人类对流感病毒和麻疹病毒的免疫力有何区别？为什么？
2. 流感病毒分哪几型？
3. 怎样预防流行性感冒？
4. 甲型流感病毒为何容易引起大流行？

（叶　霞）

第十章　消化道感染病毒

学习目标

1. **掌握** 消化道感染病毒的共同特点；脊髓灰质炎病毒、轮状病毒的主要生物学特性，致病物质及所致疾病。

2. **熟悉** 脊髓灰质炎病毒、轮状病毒的微生物学检查及防治原则。

3. **了解** 柯萨奇病毒、埃可病毒、肠道病毒71型和诺如病毒的致病性。

消化道感染病毒是通过消化道感染后，在人类消化道细胞中繁殖，可侵犯多种脏器引起多种疾病的一类病毒。主要包括脊髓灰质炎病毒、轮状病毒、柯萨奇病毒、埃可病毒、新肠道病毒等。

消化道感染病毒的共同特点是：①病毒体呈球形，直径20~30nm，核心为单股正链RNA，衣壳20面体立体对称，无包膜；②耐乙醚、耐酸（pH 3~5）、耐胆汁；③在宿主细胞质中增殖，以破胞形式释放，引起细胞病变；④粪-口途径传播，但多不引起肠道症状，主要是侵入血流产生毒血症，导致肠道外的多种疾病，如麻痹、无菌性脑膜炎、心肌炎、腹泻等。

第一节　脊髓灰质炎病毒

脊髓灰质炎病毒是脊髓灰质炎的病原体。病毒侵犯脊髓前角运动神经细胞，导致肢体肌肉的弛缓性麻痹，多见于儿童，故又称小儿麻痹症。该病流行于全世界，曾严重威胁人类健康。1954年和1956年灭活疫苗及减毒活疫苗相继研制成功，为预防和最终消灭脊髓灰质炎奠定了坚实的基础。

一、生物学特性

呈球形，直径27~30nm，核心为单股正链RNA，核衣壳呈20面体立体对称，无包膜。衣壳由四种蛋白组成，暴露于病毒表面的主要是VP1，其次是VP2和VP3，VP4在内部与RNA相连接。VP1是与宿主细胞受体相结合的部位，也是中和抗体的主要结合点，VP4在维持病毒构型中起重要作用。根据其衣壳蛋白抗原性的不同分为1、2、3型。

在外界环境中抵抗力较强。在污水和粪便中可存活数月，-70℃可存活数年；对乙醚和去污剂不敏感；在pH 3~9稳定，能耐受胃酸、蛋白酶和胆汁的作用。56℃30分钟可被灭活，但1mol/L $MgCl_2$和其他二价阳离子，能显著提高病毒对热的抵抗力。

二、致病性与免疫性

传染源为患者或无症状带毒者；传播主要通过粪-口途径；易感者多为15岁以下尤其是5岁以内的儿童。病毒侵入机体后先在咽、扁桃体等淋巴组织和肠道集合淋巴结中初步增殖，然后释放入血，形成第一次病毒血症，扩散至全身易感组织中再次增殖后，引起第

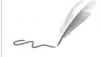

二次病毒血症。机体免疫力的强弱影响其结局，90%的感染者表现为隐性感染，患者只出现发热、头痛、乏力、咽痛和呕吐等症状，并迅速恢复。只有 1.0%～2.0% 的患者病毒侵入中枢神经系统，在脊髓前角运动神经细胞内增殖，引起细胞变性、坏死，出现肢体麻痹，下肢尤甚，恢复极缓慢，大多可留下下肢痉挛的后遗症。极少数患者发展为延髓麻痹，导致呼吸、循环衰竭死亡。

感染后可获得对同型病毒的牢固免疫力，局部可出现特异性 SIgA，阻止病毒进入血流。血清 IgG、IgM 等中和抗体可阻止病毒进入中枢神经系统，血清 IgG 可通过胎盘由母体传给胎儿，故 6 个月内婴儿较少发病。

三、微生物学检查

1. 病毒分离培养与鉴定　在发病初期无菌取粪便标本，经抗生素处理后接种人胚肾细胞或猴肾细胞，37℃培养 7～10 天，观察细胞病变作出诊断，再用中和试验进一步鉴定其型别。

2. 血清学试验　在发病早期和恢复期各取 1 份血清，进行中和试验或 ELISA 法检测患者血清抗体效价，若血清抗体效价增高 4 倍以上则有诊断意义。

3. 快速诊断　用核酸杂交、PCR 等分子生物学方法可检测病毒基因组的存在而进行快速诊断。

四、防治原则

除隔离患者、消毒排泄物、加强饮食卫生、保护水源等措施外，对婴幼儿和儿童进行特异性预防有明显的效果。

目前，脊髓灰质炎减毒活疫苗（OPV）和灭活疫苗（IPV）都是三价混合疫苗。OPV 口服免疫类似自然感染，既可诱导产生血清抗体，又可刺激肠道局部产生 SIgA。此外，疫苗从粪便中排出使接触者形成间接免疫，但极少数可发生疫苗相关麻痹型脊髓灰质炎（VAPP）。因此，建议最初两次免疫使用 IPV 以排除 VAPP 发生的危险。OPV 使用时应注意口服、间隔服、凉开水服、冬季服、婴幼儿服、不在哺乳时服等。我国自 1986 年实行 2 月龄开始连服三次 OPV，每次间隔 1 个月，4 岁时加强一次的免疫程序，血清抗体的阳性率为 100%，并能保持持久免疫力，使脊髓灰质炎发病率持续下降。

第二节　轮状病毒

 案例讨论

　　[案例]　患儿，男性，1 岁，发热，起病半天即开始多次吐泻，大便为蛋花汤样，无特殊臭味。查体：T 38.3℃，轻度脱水。于 2013 年 11 月末入院。

　　[讨论]

　　1. 患儿可能患何病？

　　2. 该病如何治疗？

轮状病毒（human rotavirus，HRV）是 1973 年由澳大利亚学者 Bishop 等发现，在因急性胃肠炎而住院的儿童中，有 40%～50% 为轮状病毒所引起。

一、生物学特性

呈球形，直径为 70～75nm，无包膜，核心为分 11 个节段的双股 RNA。有双层衣壳，壳粒沿病毒核心边缘呈放射状排列，如车轮的辐条结构，故命名为轮状病毒。根据病毒内壳 VP6 抗原性的不同，可将轮状病毒分为 A～G7 个组。

抵抗力较强，在粪便中可存活数天至数周，耐乙醚、耐酸、耐碱和耐反复冻融，pH 适应范围广（pH 3.5～10），在室温下病毒相对稳定，其传染性可保持数月。55℃30 分钟可被灭活，95% 的乙醇是最有效的灭活剂。

二、致病性与免疫性

A、B、C 三组轮状病毒均可引起人类或动物腹泻，其中以 A 组轮状病毒最为常见，是婴幼儿腹泻的主要病原体，有 60% 以上婴幼儿急性胃肠炎是由轮状病毒引起，在发展中国家是导致婴幼儿死亡的主要原因之一，患者以 6 个月～2 岁婴幼儿为多见，好发于秋冬季，我国称秋季腹泻。轮状病毒主要经粪-口途径传播，病毒侵入人体后在小肠黏膜绒毛细胞内增殖，造成微绒毛萎缩、变短、脱落。受损细胞脱落至肠腔并释放大量病毒，随粪便排出。由于绒毛细胞的损伤和破坏，使细胞渗透压发生改变，导致电解质平衡失调，大量水分进入肠腔，引起严重水样腹泻。常伴有呕吐、腹痛、发热等症状。腹泻严重者，可出现脱水，若不及时治疗，可导致婴儿死亡。

感染后可产生型特异性抗体 IgM 和 IgG，对同型病毒有保护作用，特别是肠道 SIgA。对异型只有部分保护作用，细胞免疫有交叉保护作用。

三、微生物学检查

1. 检测病毒　由于在腹泻高峰时患者粪便中存在大量病毒颗粒，用电镜可检出病毒。轮状病毒的特殊形态结构，应用直接电镜检查其诊断率达 90%～95%，但耗时较长，且由于设备上的限制，较难普遍应用。

2. 检测病毒抗原　WHO 已将 ELISA 双抗体夹心法列为诊断轮状病毒感染的标准方法。

扫码"看一看"

四、防治原则

预防主要通过控制传染源，切断传播途径，也可口服特异性疫苗。治疗原则是积极对症治疗，及时补液，纠正电解质失调，防止严重脱水和酸中毒的发生，降低婴幼儿的死亡率。

第三节　其他消化道感染病毒

一、柯萨奇病毒和埃可病毒

柯萨奇病毒是 1948 年 Dalldorf 从美国纽约州柯萨奇镇的两名非麻痹型脊髓灰质炎患儿粪便中分离出来的，故名。埃可病毒（ECHO virus）是人肠道致细胞病变孤儿病毒的简称，于 1951 年在脊髓灰质炎流行期间，偶尔从儿童的粪便中分离出来，当时不知其与人类何种病毒相关，故称为人肠道致细胞病变孤儿病毒。

两种病毒的生物学性状、感染、免疫与脊髓灰质炎病毒相似。

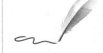

根据柯萨奇病毒感染乳鼠产生的病灶不同可分为 A、B 两组，A 组有 23 个血清型，B 组有 6 个血清型。埃可病毒有 31 个血清型。

除消化道外，少数也可通过呼吸道感染，多为隐性感染，表现为轻微上呼吸道感染或腹泻等症状。可侵犯多种组织系统导致临床表现多样化，较重的有无菌性脑膜炎、类脊髓灰质炎等中枢神经系统疾病，有些型别的病毒可引起出疹性发热、呼吸道感染、婴幼儿腹泻、手足口病等。在脊髓灰质炎病毒已基本消灭的地区，由柯萨奇病毒和埃可病毒所致的中枢神经系统感染显得更加突出，1 岁以下的婴幼儿感染后常因神经后遗症导致智力障碍，应引起注意。人感染病毒后，血清中很快出现特异性抗体，对同型病毒有持久免疫力。

取咽拭子、粪便或脑脊液等标本接种到细胞或乳鼠分离培养，从脑脊液、心包液或疱疹液中分离出病毒则可确诊。一般在病毒分离阳性的情况下，以双份血清抗体效价有 4 倍及以上升高者作病毒型别诊断。还可应用 RT-PCR 技术扩增病毒的特异性核酸检测鉴定。预防尚无疫苗可用。

二、肠道病毒 71 型

1969 年以来，随着肠道病毒型别增多和研究的深入，发现许多新型别的病毒不能再采用柯萨奇病毒和埃可病毒的分类标准，1976 年国际病毒分类委员会决定，所有新发现的肠道病毒统一按发现序号命名，遂将随后发现的 4 种新肠道病毒，称为肠道病毒 68~71 型（EV68-71）。EV68 主要引起儿童毛细支气管炎及肺炎；EV69 未发现与人类疾病有关；EV70 是急性出血性结膜炎的主要病原体；EV71 可引起手足口病。EV68、EV70 主要由手、眼科器械、毛巾、昆虫和游泳池水直接或间接接触传播，一般可自愈。EV71 主要经粪-口途径和/或呼吸道飞沫传播，亦可经接触患者皮肤、黏膜疱疹液而感染，通常以发病后 1 周内传染性最强。新肠道病毒传染性强，发病率高。尚无有效的治疗方法。

三、诺如病毒

诺如病毒（norovirus，NV）最早是从 1968 年在美国诺瓦克市暴发的一次急性腹泻的患者粪便中分离的病原体。

诺如病毒有许多共同特征：直径为 26~35nm，无包膜，表面粗糙，呈球形，核衣壳呈 20 面体对称；从急性胃肠炎患者的粪便中分离，不能在细胞或组织中培养，也没有合适的动物模型；基因组为单股正链 RNA；电镜下缺乏显著的形态学特征，负染色电镜照片显示，NV 是具有典型的羽状外缘、表面有凹痕的小圆状结构病毒。

诺如病毒感染性强，以肠道传播为主，可通过污染的水源、食物、物品、空气等传播，常在社区、学校、餐馆、医院、托儿所、孤老院及军队等处集体暴发。诺如病毒感染性腹泻，具有发病急、传播速度快、涉及范围广等特点，是引起非细菌性腹泻暴发的主要病因，病程为自限性，一般 2~3 天即可恢复。诺如病毒高度变异，抗体没有显著的保护作用，尤其是没有长期免疫保护作用，极易造成反复感染。

由于在腹泻高峰时患者粪便中存在大量病毒颗粒，运用免疫电镜可检出病毒，但耗时较长，且由于设备上的限制，较难普遍应用；美国疾病预防控制中心建立了生物素-亲和素免疫法，该方法已成为美国疾病预防控制中心检测 NV 抗原和抗体的标准实验方法之一；由于 NV 培养还未成功，原来用作试剂的病毒抗原数量受到限制，用分子生物学技术已经可以人工重组 NV 的衣壳蛋白。

知识链接

手足口病

手足口病（hand-foot-mouth disease，HFMD）在世界范围内已引起 10 余次暴发流行。1998 年我国台湾地区暴发流行，12 万多幼儿患手足口病。最近几年，在我国安徽、广东、浙江、山东、河南等省流行，2008 年 5 月我国将该病列入法定丙类传染病。

手足口病可由 EV71、柯萨奇病毒等多种病毒引起。患者和隐性感染者为本病的传染源，主要经粪-口途径传播。患者主要为学龄前儿童，尤以不超过 3 岁年龄组发病率最高。手足口病无明显的地区性，以夏秋季高发。潜伏期为 3~5 天，初发时表现为发热、食欲减退、咽喉疼痛，1~2 天后口腔疼痛加剧，舌、齿龈和颊内侧出现小红斑、水疱、溃疡，同时手、足出现红色斑丘疹和水疱，病程持续 7~10 天。少数患者可引起心肌炎、肺水肿、无菌性脑膜脑炎、咽峡炎等并发症。治疗以对症治疗为主，做好儿童卫生是预防的关键。

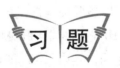

本章小结

肠道病毒颗粒小，耐乙醚、耐酸、对各种抗生素、抗病毒药、去污剂有抵抗作用。通常寄生于肠道，仅于少数情况下，进入血流或神经组织。多为隐性感染，少数受染后出现临床症状，轻者只有倦怠、乏力、低热等，重者可使脑、脊髓、心、肝等重要器官受损，预后较差，并可遗留后遗症或造成死亡。

脊髓灰质炎病毒可引起脊髓灰质炎，该疾病传播广泛，是一种急性传染病。病毒常侵犯中枢神经系统，损害脊髓前角运动神经细胞，导致肢体松弛性麻痹，多见于儿童，故又名小儿麻痹症。目前尚无特异的治疗脊髓灰质炎的药物。对该病的控制主要依赖于疫苗的使用，被动免疫仅用于个别情况。

轮状病毒性腹泻好发于秋、冬季，多见于婴幼儿。柯萨奇病毒与埃可病毒是经呼吸道和消化道感染人体的病毒，感染后人会出现发热、咳嗽等感冒症状。重者出现脑膜炎、脑炎、心肌炎、心包炎等症状。肠道病毒 71 型主要引起手足口病。

习题

1. 试述消化道感染病毒的生物学共性。
2. 肠道病毒可引起哪些疾病？
3. 脊髓灰质炎病毒的致病性与免疫性有何特点？
4. 归纳常见的消化道感染病毒的种类及特点。

扫码"练一练"

（叶　霞）

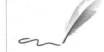

第十一章 肝炎病毒和逆转录病毒

学习目标

1. **掌握** 常见肝炎病毒类型；乙型肝炎病毒的生物学性状及抗原抗体系统检测意义；获得性免疫缺陷综合征的传染源、传播途径和预防原则。

2. **熟悉** 甲型肝炎病毒的生物学性状；各型肝炎病毒的传染源、传播途径及预防；人类免疫缺陷病毒的生物学特性、微生物学检查和治疗原则。

3. **了解** 各型肝炎病毒的致病机制；HIV 的致病机制，人类嗜 T 细胞病毒的生物学性状、致病性与防治原则。

第一节 肝炎病毒

案例讨论

[案例] 患者，男，42 岁。因乏力，食欲不振 3 个月，腹胀，黄疸 1 周入院。

体格检查：T 38.9℃，R 26 次/分。精神萎靡，急性病容，全身皮肤和巩膜明显黄染，胸部和双下肢皮下散在出血点和瘀斑。心、肺（−），腹膨隆，肝区深压痛阳性，肝右肋下 3cm，质中，边缘光滑，脾肋下未及。移动性浊音阳性。

实验室检查：WBC $13.6×10^9$/L，AST 670U/L，ALT 395U/L，HBsAg（+），HBsAb（−），HBeAg（+），HBeAb（−），HBcAb（−）。

[讨论]

1. 该患者可能的诊断是什么？

2. 该患者传染性如何？

肝炎病毒（hepatitis virus）是一类主要侵犯肝脏，引起病毒性肝炎的病原体。目前公认的人类肝炎病毒主要有 5 种类型，即甲型肝炎病毒（HAV）、乙型肝炎病毒（HBV）、丙型肝炎病毒（HCV）、丁型肝炎病毒（HDV）和戊型肝炎病毒（HEV）。虽然它们都是肝炎病毒，但其传播途径和致病特点不尽相同，其中 HAV 和 HEV 经消化道传播，只引起急性肝炎，易治愈，不发展成慢性肝炎或慢性病毒携带者；HBV 和 HCV 主要由血液和体液等胃肠道外途径传播，HBV 与 HCV 除可引起急性肝炎外，主要表现为慢性感染，并可能发展至肝硬化或肝癌；HDV 是一种缺陷病毒，需依赖 HBV 等嗜肝 DNA 病毒的辅助才能复制增殖，所以其传播途径和致病特点与 HBV 相似。

一、甲型肝炎病毒

甲型肝炎病毒（HAV）于 1973 年由 Feinstone 采用免疫电镜技术在急性肝炎患者粪便中首先发现。1979 年利用细胞成功培养出病毒，为 HAV 的防治奠定了基础。1993 年，国际病毒分类命名委员会将其归类为小 RNA 病毒科嗜肝病毒属。

（一）生物学特性

HAV 呈球形，直径约 27nm，核心为单正链 RNA（+ssRNA），长约 7500kb。衣壳呈 20 面体立体对称，无包膜。衣壳蛋白具有抗原性，可诱生中和抗体。HAV 至少存在 7 个基因型，但仅有 1 个血清型。

HAV 抵抗力较强，对乙醚、酸处理（pH 3）均有抵抗力，25℃干燥环境下可存活 1 个月，60℃条件下可存活 4 小时。在淡水、海水、泥沙和毛蚶等水生贝类中可存活数天至数月。但 100℃加热 5 分钟可使之灭活，过氧乙酸（2%，4 小时）、甲醛（0.35%，72 小时）等可消除其传染性。

（二）致病性与免疫性

1. 传染源和传播途径　传染源为急性期患者和隐性感染者。潜伏期是 15~50 天，平均 30 天。在潜伏期末和急性期，感染者的血液和粪便中均可有病毒存在，具有较强的传染性。

主要通过粪-口途径传播。HAV 随患者的粪便排出，污染水源、食物、海产品（毛蚶）、食具等造成散发性流行或大流行。1988 年 1 月至 3 月上海曾发生因生食 HAV 污染的毛蚶而暴发甲型肝炎流行，患者多达 30 余万例，危害严重。HAV 主要侵犯儿童和青少年，感染后多表现为隐性感染。

2. 致病性与免疫性　HAV 经口侵入人体，在口咽部或唾液腺中增殖，之后在肠黏膜与局部淋巴结中大量增殖，随后侵入血流形成病毒血症，最终侵犯靶器官肝脏。急性肝炎患者可出现全身不适、乏力、厌食、厌油、发热、肝肿大等表现，甲型肝炎在显性感染和隐性感染过程中机体都可产生抗 HAV 的 IgM 和 IgG 抗体。抗-HAV IgG 产生后可在机体维持数年，对病毒的再感染有免疫力。

（三）微生物学检查

HAV 的微生物学检查以测定病毒抗原或抗体为主，一般不进行 HAV 的分离培养。抗-HAV IgM 出现早，消失快，因此感染早期可检测患者血清中 IgM 抗体，阳性者可确诊。血清 HAV 抗体 IgG（抗-HAV IgG）和血清 HAV 总抗体（抗-HAV）阳性是获得免疫力的标志。抗-HAV IgG 可持续多年，只有当双份血清效价增长 4 倍以上时才有诊断意义。

（四）防治原则

切断传播途径是预防本病的重要环节，HAV 主要是粪便污染食物或水源经口传播，因此加强卫生宣传教育，加强粪便、水源和食物的管理，对患者排泄物、食具等物品严格消毒，可有效预防甲肝的流行。甲型肝炎为自限性疾病，尚无有效的抗病毒药物，临床上以对症支持疗法为主。现我国使用的减毒甲肝活疫苗（H2 株和 LA-1 株）效果很好。

二、乙型肝炎病毒

乙型肝炎病毒（HBV）为嗜肝 DNA 病毒，是乙型肝炎的病原体，以血源传播为主，可引起急性肝炎、慢性肝炎或重症肝炎，并与肝硬化及肝癌有关。全世界乙型肝炎患者及无症状携带者达 3.7 亿人，其中我国达 1.2 亿人。

（一）生物学特性

1. 形态结构　电镜下 HBV 感染者的血清中可见三种形态的病毒相关颗粒，即大球形颗粒、小球形颗粒和管形颗粒（图 11-1）。

扫码"看一看"

扫码"看一看"

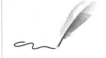

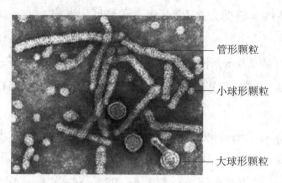

管形颗粒

小球形颗粒

大球形颗粒

图 11-1　乙型肝炎患者血清 HBV 电镜照片

（1）**大球形颗粒**　即 Dane 颗粒，因 Dane 于 1970 年首先在 HBV 感染者的血清中发现而得名，是具有感染性的完整 HBV 颗粒，直径 42nm，具有双层衣壳。外衣壳相当于一般病毒的包膜，由脂质双层和镶嵌其中的蛋白质（HBV 的 HBsAg、Pre-S1 和 Pre-S2）组成。内衣壳相当于病毒的衣壳，呈 20 面体立体对称，直径约 27nm，内衣壳的衣壳蛋白为核心抗原（HBcAg）。病毒核心为双股未闭合的 DNA（dsDNA）和 DNA 多聚酶等（图 11-2）。

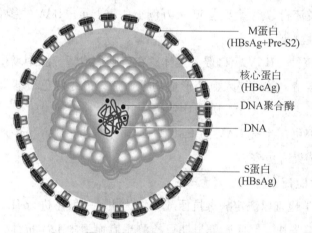

M蛋白
(HBsAg+Pre-S2)

核心蛋白
(HBcAg)

DNA聚合酶

DNA

S蛋白
(HBsAg)

图 11-2　HBV 结构示意图

（2）**小球形颗粒**　是患者血清中最常见的颗粒，直径 22nm，本质是 HBV 在增殖过程中产生的过剩的 HBsAg，不含病毒核酸 DNA 及 DNA 聚合酶，故对人无感染性。

（3）**管形颗粒**　是小球形颗粒"串连"而成的结构，直径 22nm，长 100~500nm，无核酸，故亦无感染性。

2. 基因结构与复制过程　HBV 基因组为不完全双链环状 DNA，长链为负链，约含 3200kb，短链为正链，为负链的 50%~100%。两 DNA 链的 5′末端有 250~300 个互补碱基，通过碱基配对构成环状 DNA 结构。长链含 4 个开放读码框：①S 区：包括 S 基因、前 S1 和前 S2 基因，分别编码 HBV 的外衣壳蛋白（HBsAg、Pre-S1 与 Pre-S2）；②C 区：包括 C 基因和前 C 基因，分别编码 HBV 的内衣壳蛋白（HBcAg）和 HBeAg；③P 区：最长，编码 DNA 多聚酶、RNA 聚合酶等；④X 区：编码 HBxAg，可反式激活细胞内某些癌基因及病毒基因等，与肝癌的发生发展密切相关。各开放读码框相互重叠，使基因组的利用率大大提高。

HBV 的复制过程如下。

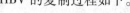

（1）HBV 吸附并进入肝细胞后，脱去衣壳，病毒的 DNA 进入肝细胞核内。

（2）在 DNA 多聚酶的作用下，以负链 DNA 为模板，延长修补正链 DNA，使形成完整的共价闭合环状双链 DNA（covakaently closed circular DNA，cccDNA）。

（3）cccDNA 在细胞 RNA 多聚酶的作用下，以负链 DNA 为模板，转录形成长度分别为 0.8kb、2.1kb、2.4kb 和 3.5kb 的 4 种 mRNA，可翻译出各种功能蛋白和结构蛋白。其中，3.5kb 的 mRNA 还可作为 HBV DNA 复制的模板，故亦称其为前基因组。

（4）病毒的前基因组、蛋白引物及 DNA 多聚酶共同进入组装好的病毒内衣壳中。

（5）在病毒 DNA 多聚酶的逆转录酶活性作用下，以前基因组 RNA 为模板，逆转录出全长的 HBV DNA 负链。在负链 DNA 合成过程中，前基因组被 RNA 酶降解而消失。

（6）病毒以新合成的负链 DNA 为模板，开始复制互补的正链 DNA。

（7）复制中的正链 DNA（长短不等）与完整的负链 DNA 结合并包装于内衣壳中，再包上外衣壳成为病毒体，从细胞质释放至细胞外。

3. 抗原组成 HBV 抗原主要包括分布于外衣壳上的 HBsAg、Pre-S1 Ag 和 Pre-S2 Ag，以及内衣壳蛋白 HBcAg 和分泌游离于病毒体外的 HBeAg。在病毒感染过程中机体会产生针对这些抗原成分的抗体，故在临床上称之为 HBV 的抗原-抗体系统。

扫码"看一看"

（1）表面抗原（HBsAg） HBsAg 大量存在于感染者的血清中，是 HBV 感染的主要标志，也是 HBV 感染后出现最早的血清学标志。化学成分为糖基化蛋白，具有免疫原性，可刺激机体产生特异性保护抗体即抗-HBs，防御 HBV 感染。因此，HBsAg 是制备乙肝疫苗的主要成分。Pre-S1 Ag 与 Pre-S2 Ag 也是位于 HBV 外衣壳上的蛋白分子，亦可与肝细胞表面受体吸附结合，免疫原性强，刺激机体产生抗-PreS1 和抗-PreS2，可阻断 HBV 与肝细胞的结合，因此它们的出现表示病情开始出现好转，对临床检测亦有一定参考价值。

> **知识链接**
>
> ### Blumberg 与澳抗
>
> Blumberg 原是研究人类遗传学的科学家，1963 年在研究人类血清蛋白的多态性时，发现患者血清中有一种特殊的抗体，该抗体只能与澳大利亚土著人的血清起反应，因而认为这些澳大利亚土著人体内有一种特殊的抗原，当时他命名为"澳抗"。
>
> 之后，Blumberg 发现"澳抗"是一种特殊的血清蛋白。他经过 7 年的执着追求，分析这一新问题，终于发现了"澳抗"就是 HBV 的表面抗原，并因此获得 1976 年诺贝尔生理学或医学奖。

（2）核心抗原（HBcAg） 是 Dane 颗粒内衣壳成分，其表面被 HBsAg 覆盖，也可存在于受染肝细胞的胞核、胞质和胞膜上，但一般不游离于血液循环中，故不易在血清中检测到。HBcAg 免疫原性强，可刺激机体产生强而持久的非保护性抗体即抗-HBc。抗-HBc IgG 在血清中持续时间较长但无保护性；高效价抗-HBc IgM 的存在常提示 HBV 在体内复制增殖。

（3）e 抗原（HBeAg） 为可溶性蛋白质，在肝细胞内产生后入血，也可存在于肝细胞的胞质和胞膜上。血清中 HBeAg 的消长与 Dane 颗粒及 DNA 聚合酶的消长基本一致，故 HBeAg 可作为 HBV 复制及血清具有强传染性的标志。HBeAg 可刺激机体产生抗-HBe，该

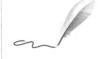

抗体能与受感染肝细胞表面的 HBeAg 结合，通过 Ⅱ 型超敏反应破坏受染肝细胞，有利于病毒的清除。

此外，有部分感染者抗-HBe 阳性但体内却有病毒大量增殖的情况，这可能与前 C 基因变异有关，提示对抗-HBe 阳性的患者应注意检测其血中病毒 DNA，以全面了解病毒复制情况，判断预后。

4. 抵抗力 HBV 对外界环境抵抗力较强。对低温、干燥、紫外线和一般消毒剂均有抵抗力，亦不被 70% 乙醇灭活。高压蒸汽灭菌法、100℃加热 10 分钟和环氧乙烷等均可灭活 HBV，0.5% 过氧乙酸、5% 次氯酸钠溶液也常用于 HBV 的灭活。

（二）致病性与免疫性

1. 传染源 HBV 的主要传染源是患者和无症状 HBV 携带者。HBV 潜伏期约 30～160 天。处于潜伏期、急性期或慢性活动期的乙肝患者，其血液、唾液、精液、乳汁、阴道分泌液及羊水中均含有 HBV，具有传染性。HBV 携带者因无症状，不易被察觉，但其血液中长期带有病毒，故是更为危险的传染源。

2. 传播途径

（1）血液、血制品传播 HBV 在血液中大量存在，人对 HBV 极易感，故只需极少量污染血进入人体即可导致感染。输血、注射、外科或牙科手术等可造成医源性传播。共用剃刀或牙刷、纹身等致皮肤黏膜的微小创伤也可传播 HBV。

（2）母婴传播 母亲若为 HBV 感染者，主要经围生期传播，即分娩经产道或哺乳经乳汁传播，该类型的传播在我国发生率较高。但现今及时采用免疫手段可有效地预防和阻断。HBV 也可以经胎盘发生胎儿宫内感染。

（3）密切接触传播 HBV 存在于唾液、精液、阴道分泌液及其他体液中，可通过性接触及其他密切接触而传播感染。因 HBV 有母婴传播和密切接触传播，致使 HBV 感染常可出现家庭聚集现象。

3. 致病性 HBV 感染的临床表现多样，可表现为无症状 HBV 携带者至急性肝炎、慢性肝炎、重症肝炎。

HBV 的致病机制迄今为止尚未完全明了。一般认为，病毒在肝细胞内增殖不会对肝细胞造成明显的损伤，而由病毒刺激机体产生的抗病毒免疫反应造成的免疫病理损伤是引起肝细胞损伤的主要原因。HBV 在肝细胞内增殖过程中肝细胞表面表达病毒 HBsAg、HBcAg 或 HBeAg，病毒抗原致敏的 T 细胞对病毒感染细胞（即靶细胞）直接杀伤，终止病毒增殖的同时肝细胞遭到损伤。细胞免疫应答的强弱与临床过程的轻重及转归有密切关系：当病毒感染波及的肝细胞数量不多、免疫应答处于正常范围时，特异的 Tc 细胞可摧毁病毒感染的细胞，释放至细胞外的病毒可被抗体中和而清除，临床表现为急性肝炎，可痊愈。如果受染的肝细胞数目多，机体的细胞免疫超过正常范围时，会导致大量的受染肝细胞坏死、肝衰竭，表现为重症肝炎。当机体免疫功能低下或由于病毒变异而发生免疫逃逸时，病毒在感染细胞内复制，受到 Tc 细胞的部分杀伤，病毒不断释放，但又无有效抗体中和，从而造成病毒持续存在并继续感染其他正常肝细胞，造成慢性肝炎。慢性肝炎导致的肝病变又可促进成纤维细胞增生，引起肝硬化。当机体对 HBV 的免疫力完全缺乏呈免疫耐受时，机体既不能有效地清除病毒，当然也不会伴随着免疫损伤，病毒与宿主和平共处，临床上表现为无症状 HBV 携带。

另外，体液免疫发挥抗感染作用的同时会出现Ⅱ型或Ⅲ型超敏反应，加剧肝脏受损或引起肝外损伤。HBV的HBsAg、HBcAg或HBeAg与相应抗体形成免疫复合物，易沉积于肝内的血管中，阻塞肝毛细血管，造成急性肝坏死，或沉积于肾小球基底膜、关节滑膜上，引起肾小球肾炎、关节炎等。

目前已有大量证据表明，HBV感染与原发性肝癌密切相关。

4. 免疫性　感染恢复后可获得免疫力，起保护作用的主要有抗-HBs、抗-PreS1和抗-PreS2，抗-HBe也有一定的保护作用。抗-HBs、抗-PreS1和抗-PreS2可中和血循环中的HBV，阻断病毒对健康肝细胞吸附，是清除细胞外病毒的主要方式。细胞内病毒主要依靠细胞免疫清除。但HBV所诱发的免疫应答具有双重性，一方面发挥免疫保护作用，另一方面可导致免疫损伤。

（三）微生物学检查

HBV感染的实验室诊断方法主要是检测血清标志物，其主要包括抗原抗体系统和病毒核酸等。

1. HBV抗原抗体检查及结果分析　目前主要用血清学方法进行抗原抗体检测，主要包括五项：HBsAg、抗-HBs、HBeAg、抗-HBe和抗-HBc，俗称"两对半"或"乙肝五项"，必要时也可以检测Pre-S1 Ag、Pre-S2 Ag和相应抗体。HBV抗原抗体的血清学标志与临床关系较复杂，必须对几项指标进行综合分析，才能做出正确的诊断（表11-1）。

扫码"看一看"

表11-1　HBV抗原-抗体检测结果的临床分析

HBsAg	HBeAg	抗-HBs	抗-HBe	抗-HBc IgM	抗-HBc IgG	结果分析
−	−	−	−	−	−	未感染，没有免疫力
−	−	+	−	−	−	既往感染或接种过疫苗，无传染性
+	−	−	−	−	−	无症状携带者，有传染性
+	+	−	−	+	−	急性乙型肝炎或无症状携带者，有传染性
+	+	−	−	+	+	急性或慢性乙型肝炎（"大三阳"），传染性强
+	−	−	+	−	+	急性感染趋向恢复或慢性肝炎缓解中（"小三阳"），有传染性
−	−	+	+	−	+	既往感染恢复期，传染性弱
−	−	+	+	−	+	既往感染恢复期，传染性弱
−	−	−	−	−	+	既往感染恢复期，传染性弱

（1）HBsAg　是HBV感染的特异性标志。HBsAg阳性见于HBV携带者、急性乙型肝炎的潜伏期及急性期、慢性乙型肝炎、与HBV感染有关的肝硬化及原发性肝癌的患者。HBsAg是筛选献血员的必检指标，HBsAg阳性者不能作为献血员。需注意的是，由于S基因的突变或低水平表达，HBsAg阴性者亦不能完全排除HBV感染。

（2）抗-HBs　是一种保护性抗体，见于接种乙肝疫苗后、既往HBV感染者或乙肝恢复期。抗-HBs阳性表示机体对HBV感染有抵抗力。如机体感染后长期不出现抗-HBs，急性肝炎可转为慢性。

（3）HBeAg　HBeAg阳性表示病毒复制活跃及血液具有较强传染性。急性乙型肝炎患者 HBeAg 可呈短暂阳性，若持续阳性表示可能转为慢性肝炎。慢性乙型肝炎患者 HBeAg 转为阴性者，表示病毒在体内停止复制。

（4）抗-HBe 抗-HBe 阳性表示机体已获得一定的免疫力，HBV 复制能力减弱，传染性降低。多见于急性肝炎的恢复期。但若前 C 基因发生变异，即使抗-HBe 阳性，病毒仍可在体内复制，这时需检测病毒 DNA，以正确判断预后。

（5）抗-HBc 抗-HBc IgM 阳性表示病毒在体内复制，具有较强传染性。急性乙型肝炎患者抗-HBc IgM 呈强阳性，其下降速度与病情有关，下降快表示预后良好，一年内不降至正常或高低反复，可能转为慢性乙型肝炎。抗-HBc IgG 在血中持续时间较长，是感染过 HBV 的标志，检出低滴度的抗-HBc IgG 提示既往感染，滴度高提示急性感染。

（6）Pre-S1 Ag 和 Pre-S2 Ag 与病毒的活动性复制相关，其阳性可表示病毒在复制。抗-PreS1 及抗-PreS2 常见于急性肝炎恢复期的早期，其检出提示病毒正在或已经被清除，预后良好。

HBV 抗原抗体检查可用于乙型肝炎的诊断、判断传染性、判断预后、筛选献血员及流行病学调查等。

2. 血清 HBV DNA 检测 目前一般采用荧光定量 PCR 法检测 HBV DNA。该指标阳性是病毒在复制和具有传染性的最可靠指标，已被广泛应用于临床诊断和药物治疗效果评价。

（四）防治原则

因传染源不好控制，故采取以切断传播途径为主的一般性预防和注射疫苗为主的特异性预防措施。

1. 一般预防 严格筛选献血员，严格血制品检查和医疗器械消毒，对患者的分泌物、排泄物、血液及用过的食具、衣物等及时消毒，提倡使用一次性注射器等，防止医源性传播。

2. 人工主动免疫 接种乙肝疫苗是最有效的预防方法。目前使用的疫苗是基因工程疫苗，将编码 HBsAg 的基因在酵母菌、哺乳动物细胞或牛痘苗病毒中高效表达，经纯化后制备成疫苗。我国已将乙肝疫苗接种纳入计划免疫，按 0、1、6 个月方案共接种 3 次，可获得良好的免疫效果。

3. 人工被动免疫 含高效价抗-HBs 的人乙肝免疫球蛋白（HBIg）可用于紧急预防。意外暴露者在 7 日内注射 HBIg 0.08mg/kg，一个月后重复注射一次，可有效预防 HBV 感染。HBIg 与乙肝疫苗联合应用，可阻断母婴传播。一般于婴儿出生后 24 小时内及出生后 1 个月在接种乙肝疫苗的同时注射 HBIg，对新生儿的保护可达到很好的效果。

目前，乙型肝炎的治疗仍缺乏特效药物，一般采用广谱抗病毒药物、调节免疫功能的药物及某些中草药进行综合治疗，可取得较好的治疗效果。

三、丙型肝炎病毒

丙型肝炎病毒（HCV）是引起丙型肝炎的病原体。HCV 呈球形，有包膜，直径 55～56nm，基因组为单正链线状 RNA。其抵抗力不强，100℃加热 5 分钟、紫外线照射、甲醛（1∶1600）、乙醚等均可使之灭活。血液或血液制品经 60℃处理 30 小时可使 HCV 灭活。

HCV 的传染源主要为急、慢性丙型肝炎患者和慢性 HCV 携带者。传播途径主要为输血或血制品传播，是最为常见的输血后肝炎病原体。此外，亦可通过性接触、家庭密切接触和母婴传播，其平均潜伏期为 7 周。HCV 的致病机制尚未完全明了，目前认为主要与病毒的直接致病作用、免疫病理反应和细胞凋亡有关。HCV 感染的临床表现多样，可表现为急性肝炎、慢性肝炎或无症状携带者。HCV 感染的重要特征是易于慢性化，急性期后易发展为慢性肝炎，其中部分患者可进一步发展成肝硬化或肝癌。其感染后不能诱导产生有效的免疫保护反应。

目前主要是通过对 HCV RNA 和相关抗体的检测来诊断 HCV 感染、判断传染性、评价疗效和筛选献血员。通过切断传播途径的方式进行预防，尚无有效疫苗。

四、其他肝炎病毒

丁型肝炎病毒（HDV）是一种缺陷病毒，必须在 HBV 或其他嗜肝 DNA 病毒的帮助下才能复制。HDV 为球形，直径为 35～37nm，有包膜，但包膜蛋白是由 HBV 编码产生的 HBsAg，核心为单负链环状 RNA，长度仅有 1.7kb。HDV 的传染源为急、慢性丁型肝炎患者和 HDV 携带者，传播途径与 HBV 相同。因其需与 HBV 同时感染，所以 HDV 的感染有联合感染和重叠感染两种类型。HDV 引起机体的损伤可能与病毒对肝细胞的直接损伤和机体的免疫病理反应有关。目前常通过检测血清中 HDV 抗体来诊断 HDV 的感染。预防乙肝的措施同样适用于预防丁肝，接种乙肝疫苗可达到预防 HDV 感染的目的。

戊型肝炎病毒（HEV）是引起戊型肝炎的病原体。HEV 呈球形，无包膜，直径为 27～34nm，其核心为单正链 RNA。HEV 的传染源为戊肝患者和亚临床感染者，携带 HEV 的猪、牛、羊等啮齿类动物也可作为传染源。HEV 主要通过粪-口途径传播，潜伏期为 2～9 周，平均为 40 天。其通过对肝细胞的直接损伤和免疫病理作用引起肝细胞的炎症或坏死，可表现为临床型和亚临床型。怀孕 6～9 个月的孕妇感染 HEV 后病情较重，常可致流产或死胎，病死率达 10%～20%。同甲肝一样，戊肝也是一种自限性疾病，不发展为慢性肝炎或病毒携带者。HEV 感染后，机体可产生相应的抗体，但持续时间短。因此，HEV 可发生再次感染。常通过检测患者血清中的 HEV 抗体来诊断，也可以通过检测 HEV RNA 进行诊断。一般性的预防与甲型肝炎的预防措施相同，但目前尚无有效疫苗进行特异性预防。

第二节　逆转录病毒

逆转录病毒科是一组含有逆转录酶（依赖 RNA 的 DNA 聚合酶）的 RNA 病毒，其共同特征为：球形，有包膜和刺突；基因组为两条相同的单正链 RNA；含有逆转录酶和整合酶；具有 *gag*、*pol*、*env* 三个结构基因；病毒复制中 RNA 先逆转录为 DNA 之后与宿主细胞基因整合。对人致病的逆转录病毒主要是人类免疫缺陷病毒（HIV）和人类嗜 T 细胞病毒（HTLV）。

扫码"学一学"

一、人类免疫缺陷病毒

HIV 是艾滋病，即获得性免疫缺陷综合征（AIDS）的病原体。1981 年在美国首次发现，1983 年从 AIDS 患者体内分离到病毒，1986 年统一命名为人类免疫缺陷病毒。自 AIDS 发现以来已有数千万人感染 HIV。HIV 有 HIV-1 和 HIV-2 两个血清型，二者核苷酸序列相差超过 50%。全球艾滋病大多由 HIV-1 所致；HIV-2 只见于西部非洲地区，症状相对较轻。艾滋病以潜伏期长、传播速度快及致死率高为主要特点，是全球最重要的公共卫生问

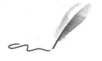

题之一。

据中国疾病预防控制中心统计，自 1985 年我国发现第一例 AIDS 患者以来，截至 2017 年 8 月 31 日，全国报告现存活 HIV 感染者和 AIDS 患者 738081 例（现存活 HIV 感染者 431583 例，AIDS 患者 306498 例），报告死亡 226557 例。据 2015 年中国艾滋病防治进展报告，我国 HIV/AIDS 流行呈现四个主要特点：①全国艾滋病疫情保持低流行态势，部分地区和人群流行较高；②报告存活艾滋病病毒感染者和患者持续增加，艾滋病在不同人群中的流行趋势呈现较大差异；③艾滋病患者数明显上升，死亡人数趋向稳定；④经性传播为主要传播途径，男性同性性传播增加明显。

（一）生物学特性

1. 形态结构 HIV 为球形包膜病毒，直径约 100～120nm。电镜下病毒核衣壳呈圆锥状，核心含两单正链 RNA 和逆转录酶、整合酶、蛋白酶等，核心外为核衣壳蛋白 P7 和具有高度特异性的衣壳蛋白 P24；外层为脂蛋白包膜，嵌有特异性糖蛋白刺突 gp120 和 gp41。gp120 是 HIV 与宿主细胞表面 CD4 分子结合的部位；gp41 为跨膜蛋白，介导病毒包膜与宿主细胞膜的融合（图 11-3）。

扫码"看一看"

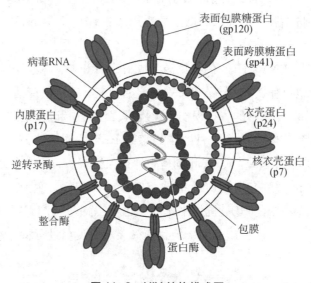

图 11-3 HIV 结构模式图

2. 基因组结构与功能 HIV 的基因组由两条相同的单正链 RNA（长约 9.2kb）组成。每条 RNA 链含有 *gag*、*pol*、*env* 3 个结构基因和 *tat*、*rev* 等 6 个调节基因（调控病毒增殖）。结构基因中 *gag* 编码 p24 衣壳蛋白、p17 内膜蛋白、P7 核衣壳蛋白等结构蛋白；*pol* 编码逆转录酶、整合酶、蛋白酶、RNA 酶 H；*env* 编码 gp120 和 gp41 两种包膜糖蛋白，是病毒包膜表面的两种刺突。6 个调节基因的编码产物调控着 HIV 的基因表达，在 HIV 致病中起着重要作用。HIV 具有高度的变异性，尤以 *env* 基因的变异率最高，故由其编码的包膜糖蛋白 gp120 抗原变异性较大，这与病毒逃避机体免疫系统攻击，进而在体内持续存在有关，这也给疫苗研制带来巨大困难。

3. 病毒的复制 第一步是吸附，需要与靶细胞表面的特异受体结合。HIV 选择性侵犯表达 CD4 分子的细胞进而完成病毒的复制增殖。表达 CD4 分子的细胞主要是 $CD4^+T$ 细胞，在神经胶质细胞、单核-巨噬细胞等细胞上也有表达。除了 CD4 分子外，还需要辅助受体

（CXCR4 或 CCR5）。当 HIV 和靶细胞接触时，病毒的包膜糖蛋白 gp120 与靶细胞表面 CD4 分子结合，在辅助受体的帮助下和 gp41 的参与下病毒包膜与细胞膜发生融合，核衣壳穿入细胞内，随后脱去衣壳释放其基因组 RNA，再以病毒 RNA 为模板，在逆转录酶的作用下逆转录生成负链 DNA，构成 RNA-DNA 中间体。中间体中的亲代 RNA 链经 RNA 酶 H 水解去除，再以负链 DNA 为模板合成互补的正链 DNA，形成双链 DNA。在整合酶的作用下，双链 DNA 整合到宿主细胞染色体中形成前病毒。某些条件下前病毒 DNA 被激活，转录形成病毒 mRNA 和子代病毒 RNA，mRNA 进一步翻译合成病毒的结构蛋白和非结构蛋白，最后病毒蛋白包裹子代 RNA 组装成核衣壳，从宿主细胞膜获得包膜，并以出芽方式释放到细胞外（图 11-4）。

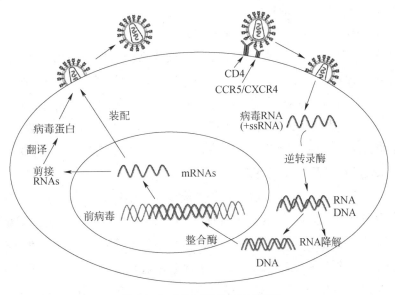

图 11-4　HIV 复制过程示意图

4. 培养与抵抗力　HIV 在体外只感染表达 CD4 分子的细胞，实验室常用新分离的正常人 T 细胞进行培养。恒河猴及黑猩猩可作为 HIV 感染的动物模型，但其表现与人类不同。HIV 对理化因素的抵抗力较弱，高压蒸汽灭菌法或 56℃ 加热 30 分钟可被灭活。70% 乙醇、0.5% H_2O_2 或 0.1% 漂白粉等均可灭活 HIV。冻干血制品 68℃ 加热 72 小时可彻底灭活病毒。

（二）致病性与免疫性

1. 传染源和传播途径　传染源是 HIV 无症状携带者和艾滋病患者。HIV 主要存在于感染者的血液、精液、阴道分泌物、乳汁及脑脊液等体液中。主要传播途径有：①性传播：包括同性之间、异性之间的性接触传播，是目前 HIV 的主要传播方式；②血液传播：通过输血、血制品或器官移植以及共用 HIV 污染的注射器和针头及其他医疗器械或理发美容工具等传播，静脉吸毒者为高危人群；③母婴传播：指经胎盘、产道或母乳喂养方式传播，其中经胎盘传播多见。

2. 致病机制及临床表现　HIV 能选择性地侵犯表达 CD4 分子的细胞，主要指 CD4$^+$T 细胞和单核-巨噬细胞。HIV 感染早期主要侵犯单核-巨噬细胞，在单核-巨噬细胞内 HIV 可以长期潜伏，并随着该细胞的游走，病毒在人体内播散。随着感染的发展，HIV 逐渐转变至以感染 CD4$^+$T 细胞为主，使 CD4$^+$T 细胞数量减少和功能障碍，引发免疫功能进行性衰退。从 HIV 感染到发病整个过程可分为 4 期。

扫码"看一看"

扫码"看一看"

（1）急性感染期　HIV 感染后在体内大量复制增殖，引起病毒血症。患者临床表现不特异，类似流感，出现发热、咽炎、乏力、淋巴结肿大、皮疹等症状，随着特异性免疫的产生，一般 2~3 周后症状自然消失，转入无症状感染期，但病毒感染的淋巴细胞持续存在。在急性感染期可以从感染者血中检测到 HIV 抗原 P24。

（2）潜伏期　一般长达 6 个月~10 年，甚至更长。感染者外周血中病毒数量明显下降，但受染细胞中病毒增殖活跃，并不断有少量病毒释放入血，患者的血液和体液具有传染性。机体多无临床症状，或症状轻微，有无痛性淋巴结肿大。此期内感染者血中可检出 HIV 抗体，但 HIV 抗原很少能检测到。

（3）AIDS 相关症状期　随着受染细胞数量的增多，CD4$^+$T 细胞数量不断减少，免疫损伤进行性加重。患者出现持续性低热、盗汗、全身不适、体重下降、腹泻、持续性全身淋巴结肿大等症状和体征，合并各种非致命性感染。

（4）典型 AIDS 期　由于感染者免疫功能严重缺陷，出现多种机会性感染和恶性肿瘤等。常见的机会感染病原微生物有白假丝酵母菌、肺孢子菌、结核分枝杆菌、巨细胞病毒、EB 病毒等，一些对正常人无致病作用的微生物，常可对艾滋病患者造成致死性感染。AIDS 相关的恶性肿瘤主要包括 Kaposi 肉瘤、非霍奇金淋巴瘤、宫颈癌等。多数患者会出现中枢神经系统病变如头痛、癫痫、AIDS 痴呆综合征等。患者 5 年内死亡率达 90%，未经治疗的患者，多于临床症状出现后 2 年内死亡。

3. 免疫性　HIV 感染后诱导机体产生体液免疫和细胞免疫，包括出现中和抗体抗 gp120、发挥抗体依赖的细胞介导的细胞毒性作用（ADCC 效应）的自然杀伤细胞（NK 细胞）及细胞毒性 T 淋巴细胞（CTL 细胞）等，但均不能完全清除病毒，致使 HIV 能在体内持续复制，形成长期的慢性感染状态，这与病毒能逃逸机体免疫作用有关。其免疫逃逸机制是：HIV 损伤 CD4$^+$T 细胞，使机体免疫功能完全丧失；病毒基因整合于宿主细胞染色体中，病毒结构蛋白表达低下致使无抗原可检测；病毒包膜糖蛋白的一些区段具有高变性，不断出现新抗原而不易被识别；HIV 对各种免疫细胞均有破坏作用。故 HIV 一经感染便终身携带。

（三）微生物学检查

HIV 感染的实验室检查包括 HIV 抗体检测、抗原检测、核酸检测或病毒的分离培养。

1. 抗体检测　抗体检测是目前最常用的方法，其检测主要是通过 ELISA 法进行初筛，敏感性高，但由于 HIV 的全病毒抗原与其他逆转录病毒有交叉反应，故有一定的假阳性，因此抗体阳性者需进一步用免疫印迹试验进行确认。免疫印迹试验可以检测到抗 p24 抗体、抗 gp120 抗体和抗 gp41 抗体等多种抗体，特异性高，可确认 HIV 感染。

2. 抗原检测　一般指 P24 抗原的检测。P24 抗原在感染早期即可检测到，但一旦相应抗体出现，P24 抗原检测常转为阴性。在感染后期，P24 抗原可再出现，提示预后不良。

3. 核酸检测　目前常用定量 RT-PCR 方法测定血浆中 HIV RNA 的拷贝数（病毒载量），此方法具有灵敏、快速、高效和特异等优点，多用于监测病情进展及评价治疗效果，也可用于早期诊断、新生儿诊断等。

4. 病毒分离　常采用外周血单个核细胞加植物血凝素（PHA），与患者血液单核细胞等标本共培养，通过检测融合细胞、逆转录酶活性和 P24 抗原等指标观察 HIV 增殖情况。该实验条件要求高，一般不常用于临床检测。

5. CD4+T 细胞计数 HIV 主要侵犯破坏 CD4+T 细胞，致使感染者免疫功能发生严重缺陷。CD4+T 细胞计数可用于 HIV 感染临床分期、疾病进展监测、机会性感染的风险评估、抗病毒治疗适应证选择及疗效评价等。临床常用流式细胞仪测定 CD4+T 细胞的数量及其占淋巴细胞的百分率。

（四）防治原则

AIDS 是世界范围内严重危害人类健康的重大疾病，目前尚无有效疫苗和特效疗法，故重在采取切断其传播途径等的一般性措施进行预防。根据我国流行现状，可以采取以下措施：①广泛深入开展艾滋病防治的宣传教育，普及艾滋病预防知识，营造关爱艾滋病病毒感染者及艾滋病患者和支持艾滋病防治的社会环境；②洁身自好，提倡安全性生活；③宣传无偿献血知识，加强采供血机构和血液的管理，确保输血和血液制品安全；④注意个人卫生，不共用注射器、剃须刀、牙刷等；⑤艾滋病患者或感染者避免妊娠，出生婴儿应避免母乳喂养；⑥健全艾滋病检测监测体系，完善艾滋病检测监测网络；⑦提高艾滋病医疗服务质量，开展对艾滋病患者、感染者及其家庭的关怀救助。

研制安全有效的 HIV 疫苗是控制艾滋病流行的重要措施，但由于 HIV 变异速度快、免疫原性弱、缺乏动物模型等诸多问题，目前在疫苗的研制过程中仍面临多种挑战，要得到理想疫苗尚需要很长时间的探索。

HIV 的抗病毒治疗药物主要有 4 类：①逆转录酶抑制剂，包括核苷类逆转录酶抑制剂和非核苷类逆转录酶抑制剂；②蛋白酶抑制剂；③病毒入胞抑制剂；④整合酶抑制剂。目前主要采用多种抗 HIV 药物的联合方案，称为高效抗逆转录病毒治疗（highly active antiretroviraltherapy，HAART），俗称"鸡尾酒"疗法。通常选用两种核苷类逆转录酶抑制剂和一种非核苷类逆转录酶抑制剂或蛋白酶抑制剂组合成三联疗法，抑制病毒的复制增殖，在一定程度上可延长患者寿命，但不能根治 AIDS。

二、人类嗜 T 细胞病毒

人类嗜 T 细胞病毒（HTLV）是分别从成人 T 淋巴细胞白血病和毛细胞白血病患者的外周血淋巴细胞中分离出的一种人类逆转录病毒，分为 HTLV-1 和 HTLV-2 两型，两者基因组同源性约 65%。

（一）生物学性状

HTLV 在电镜下呈球形，直径约 100nm。病毒包膜表面有糖蛋白刺突 gp46，能与细胞表面的 CD4 分子结合，与病毒的感染、侵入细胞有关。病毒核心为两条相同的单正链 RNA 和逆转录酶等，衣壳含有 P18、P24 两种结构蛋白。

（二）致病性与免疫性

传染源为患者和无症状携带者，主要通过血液、性接触和注射等方式传播，亦可通过胎盘、产道及母乳喂养等途径母婴传播。HTLV-1 和 HTLV-2 仅感染 CD4+T 细胞并在其中生长，导致受染的 T 细胞发生转化，发展为成人 T 淋巴细胞白血病。感染初期多无症状，经过 5~30 年的潜伏期后，约 5% 的感染者发展为成人 T 淋巴细胞白血病，表现为 T 淋巴细胞大量增生、转化、癌变，淋巴结及肝、脾肿大，并发高钙血症、皮肤红斑、皮疹、结节等，患者免疫功能也会受影响，出现免疫缺陷和多克隆 B 细胞增殖，预后不佳。

（三）微生物学检查与防治原则

HTLV 感染的实验室诊断主要依靠血清中 HTLV 特异性抗体的检测和细胞中 HTLV 前病

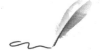

毒 DNA 的检测，病毒的分离培养与鉴定法与 HIV 相似。目前尚无有效疫苗用于特异预防，控制措施为及时发现感染者、切断传播途径。可采用反转录酶抑制剂和 IFN-α 等药物进行综合治疗。

知识链接

红丝带与世界艾滋病日

12 月 1 日是世界艾滋病日，因为世界第一例艾滋病病例是在 1981 年 12 月 1 日诊断出来的，故在全球卫生部大臣关于艾滋病预防计划的高峰会议上提出以此日为世界艾滋病日，旨在提高公众对艾滋病在全球传播的意识。从此，这个概念被全球各国政府、国际组织和慈善机构采纳。世界艾滋病日的标志是红丝带，其意义是：红丝带像一条纽带，将世界人民紧紧联系在一起，共同抗击艾滋病，它象征着我们对艾滋病患者和感染者的关心与支持；象征着我们对生命的热爱和对和平的渴望；象征着我们要用"心"来参与预防艾滋病的工作。

本章小结

肝炎病毒主要有五种，其中 HAV 和 HEV 主要通过粪-口途径传播，可引起急性肝炎；HBV、HCV、HDV 主要通过血源传播，除可引起急性肝炎外，还可引起慢性肝炎；HBV 为 DNA 病毒，其余均为 RNA 病毒；HCV 是最为常见的输血后肝炎病原体；HDV 是一种缺陷病毒，必须在 HBV 的辅助下才能复制增殖；有疫苗可预防的是 HAV 和 HBV。HBV 抗原结构复杂，包括表面抗原（HBsAg）、核心抗原（HBcAg）、e 抗原（HBeAg），各抗原均能刺激机体产生相应抗体，临床上检测 HBV 通常采用血清学试验，即俗称的"乙肝五项"：HBsAg、抗-HBs、HBeAg、抗-HBe 和抗-HBc，通过综合分析检测结果用于判断病情发展和预后，筛选献血员等。

人类免疫缺陷病毒（HIV）是引起获得性免疫缺陷综合征（AIDS）的病原体，主要有性传播、血液传播和母婴传播三条传播途径。其主要攻击人类 $CD4^+T$ 细胞，导致免疫功能缺陷，危害严重，目前仅能进行一般性预防，尚无有效疫苗。

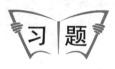

习 题

1. 简述肝炎病毒主要有哪些？比较各自的微生物学特点。
2. 简述 HBV 抗原抗体系统检测的项目、临床意义及其用途。
3. 结合 HBV 的传播途径谈谈怎样预防 HBV 的感染。
4. HIV 引起的 AIDS 有何临床特点？如何防治？

扫码"练一练"

（张佳伦 张业霞）

第十二章　虫媒病毒和出血热病毒

学习目标

1. **掌握**　流行性乙型脑炎病毒和汉坦病毒的致病性。
2. **熟悉**　流行性乙型脑炎病毒和汉坦病毒的防治原则。
3. **了解**　虫媒病毒和出血热病毒的定义、种类及其重要病毒的生物学性状、微生物学检查。

第一节　虫媒病毒

扫码"学一学"

案例讨论

[案例]　某男，7岁，无明显诱因发热、乏力、咳嗽、恶心、呕吐，因抽搐入院。3天前患者突然发热，最高体温39.6℃，呕吐呈喷射性。入院后出现意识不清、牙关紧闭、四肢屈曲，持续5分钟。查体：T 39.3℃，P 122次/分，脑膜刺激征阳性，四肢肌张力增高，膝腱反射亢进，双侧巴宾斯基征阳性，尿蛋白阳性，心肺腹检查无异常。

[讨论]

1. 该患者最可能感染哪种病原体？
2. 该患者可能是通过哪种途径感染的？
3. 该病原体的流行特点是什么？

虫媒病毒是指通过吸血节肢动物叮咬易感动物而在人、畜和野生动物间传播的病毒。吸血的节肢动物既是病毒的储存宿主也是传播媒介。已经证实的传播媒介达580多种，主要有蚊和蜱，此外虱、蚤、螨、白蛉等亦可作为传播媒介。大多数虫媒病毒病既是人畜共患病，又是自然疫源性疾病。目前在热带和亚热带地区流行的虫媒病毒主要有黄病毒科黄病毒属的流行性乙型脑炎病毒、登革病毒、森林脑炎病毒、寨卡病毒等，主要引起脑炎、出血热等多种疾病，有明显的季节性和地域性。

一、流行性乙型脑炎病毒

流行性乙型脑炎病毒简称乙脑病毒，又称日本脑炎病毒，引起流行性乙型脑炎，简称乙脑。乙脑是由库蚊传播的人畜共患的自然疫源性疾病，儿童发病居多，易侵犯中枢神经系统，重症患者病死率较高，可达10%~40%，幸存者5%~20%留有神经系统后遗症，是严重威胁人体健康的一种急性传染病。

（一）生物学性状

1. 形态与结构　呈球形，直径约40nm。单正链RNA包装于衣壳中，构成核衣壳，呈二十面体立体对称；有包膜，膜内镶嵌糖蛋白刺突。

2. 抗原性 抗原性比较稳定，较少发生变异，只有一个血清型，疫苗预防效果较好。

3. 抵抗力 对理化因素抵抗力较弱，对脂溶剂及常用的化学消毒剂敏感。在酸性条件下不稳定，对低温和干燥的抵抗力很强。

（二）致病性与免疫性

1. 传播媒介 我国是乙脑的主要流行区，主要传播媒介是三带喙库蚊，故乙脑在各地流行高峰的时间与当地蚊密度的高峰时间一致，大部分病例集中在 7、8、9 三个月。

2. 传染源及传播途径 主要传染源是带毒的家畜、家禽和野生动物。蚊子吸血后，病毒先在其肠上皮细胞中增殖，然后进入血液移行到唾液腺，带毒的蚊再叮咬易感动物而形成蚊-动物-蚊间的不断循环。病毒可在蚊体内越冬，或经卵传给子代蚊。人通常被带毒的蚊子叮咬后而感染。

3. 致病性 人群对乙脑病毒普遍易感，感染后大多表现为隐性感染或仅出现轻微症状。10 岁以下的儿童发病者居多。当带毒蚊叮咬人时，病毒可能先在皮肤毛细血管内皮细胞及局部淋巴结等处增殖，然后病毒入血引起第一次病毒血症，病毒随血循环播散到肝、脾等处大量增殖，再次入血形成第二次病毒血症，引起发热、寒战、头痛及全身不适等流感样症状，绝大多数感染者病情不再发展，数日后可好转。少数患者突破血-脑屏障，引起脑膜及脑实质病变，引起中枢神经系统症状，临床上表现为高热、头痛、呕吐、惊厥、抽搐、意识障碍及脑膜刺激征，重症患者可能出现昏迷、中枢性呼吸衰竭或脑疝，病死率达 10%以上，部分幸存者可留有严重后遗症。

4. 免疫性 感染后可获得持久免疫力。机体的抗病毒免疫主要依赖于体液免疫，细胞免疫对于控制感染亦起重要的作用，但也能引起病理损伤。

（三）微生物学检查

1. 病毒抗原 应用 ELISA 或免疫荧光等方法检测发病早期患者脑脊液或血液中的病毒抗原，对早期诊断有意义。

2. 病毒抗体 ELISA 法检测特异性 IgM，阳性率可达 90%以上，用于早期快速诊断。

3. 病毒核酸 应用 RT-PCR 法或荧光定量 PCR 法检测标本中乙脑病毒核酸片段，特异性和敏感性均较高，可用于乙脑病毒感染的早期快速诊断。

（四）防治原则

防蚊灭蚊是预防乙脑的关键。做好家畜和家禽的管理工作，可控制乙脑病毒在猪群和人群中的传播与流行。在易感人群中接种乙脑疫苗是预防乙脑流行的重要环节，我国应用减毒活疫苗对儿童进行计划免疫。目前乙脑尚无特效的治疗方法，主要采用对症处理及支持疗法。

二、登革病毒

登革病毒形态、结构、基因组与乙脑病毒相似。流行于热带、亚热带地区，尤其以东南亚和南亚地区最为严重，我国主要在广东、广西及海南等地流行，有明显的季节性。

登革病毒自然宿主包括蚊子、灵长类和人类，传播媒介为埃及伊蚊和白纹伊蚊，人对登革病毒普遍易感。感染后引起登革热和登革出血热/登革休克综合征。前者为自限性疾病，病情较轻，表现高热、头痛、乏力、全身肌肉和关节疼痛，约半数伴有恶心、呕吐、皮疹或淋巴结肿大，少数患者疼痛剧烈，也被称为"断骨热"。后者初期有登革热的症状，但发展迅速，出现严重出血现象，进一步发展为出血性休克，循环衰竭，病死率高。

ELISA 法检测登革病毒特异性 IgM 抗体，是最常用的早期快速诊断技术。蚊灭蚊是预防登革热的有效措施。对于登革病毒感染无特效的治疗方法，主要以对症支持疗法为主。

第二节 出血热病毒

扫码"学一学"

出血热病毒是指由啮齿动物或节肢动物携带和传播的，引起以发热和出血为主要临床症状的一类病毒。出血热病毒的种类较多，分属于布尼亚病毒科、黄病毒科、披膜病毒科、沙粒病毒科和线状病毒科等，均引起自然疫源性疾病。目前在我国流行的出血热病毒主要有汉坦病毒、克里米亚-刚果出血热病毒和登革病毒等，引起的出血热以高热、出血、低血压为主要共同特征。

一、汉坦病毒

汉坦病毒感染主要引起两种临床表现类型，一种是以高热、出血、急性肾功能损害和免疫功能紊乱为主要特征的肾综合征出血热（Hemorrhagic fever with renal syndrome，HFRS），另一种是以肺浸润及肺间质水肿，迅速发展为呼吸道窘迫、衰竭为特征的汉坦病毒肺综合征（Hantavirus pulmonary syndrome，HPS），1982 年世界卫生组织将其统一命名为肾综合征出血热。

（一）生物学性状

1. 形态结构 病毒体呈圆形、卵圆形或多形性，直径 78~210nm。单股负链 RNA，核蛋白呈螺旋对称分别包裹病毒 RNA 的三个片段，形成核衣壳。有包膜，包膜上有刺突。

扫码"看一看"

目前发现至少有 40 个血清型或基因型。汉坦病毒、汉城病毒、普马拉病毒和多布拉伐-贝尔格莱德病毒等是 HFRS 的主要病原体，辛诺柏病毒等是 HPS 的主要病原体。我国是 HFRS 的高流行区。

2. 培养特性 黑线姬鼠、长爪沙鼠、乳小鼠、小白鼠、大白鼠等对汉坦病毒易感。实验室常用细胞分离病毒或进行疫苗的研制。

3. 抵抗力 抵抗力比较弱。紫外线和一般消毒剂如新洁尔灭等也能灭活病毒。

4. 抗原性 容易发生变异，血清型多，不同病毒株间抗原性不同，与其他型别的出血热病毒及布尼亚病毒科的病毒无交叉性。

（二）致病性与免疫性

1. 传染源 主要宿主及传染源是啮齿类动物，如姬鼠、家鼠和鹿鼠等均可自然携带病毒。

2. 传播途径 HFRS 的传播途径可能存在 3 种，即动物源性传播、虫媒传播（螨）和垂直传播。其中动物源性传播是主要的传播途径，可通过呼吸道、消化道和伤口等传播。感染病毒的孕妇有可能经胎盘传给胎儿。

3. 致病过程 HFRS 的潜伏期一般为 2 周左右，起病急，发展快。典型病例有高热、

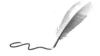

出血、肾脏损害三大主症。典型的临床表现包括 5 个时期，即发热期、低血压期、少尿期、多尿期和恢复期，病死率为 3%~20%。HPS 发病急，主要变现为发热、肌痛、头痛、乏力等中毒症状，迅速出现咳嗽、气促、呼吸和心跳加快、缺氧等呼吸窘迫综合征，也有血压降低和休克等，预后差较，病死率高。目前一般认为所致疾病与病毒直接作用及免疫病理损伤有关。

4. 免疫性 HFRS 病后可获得稳固的免疫，很少再次感染，但隐性感染产生的免疫力多不能持久。

（三）微生物学检查

1. 抗体检查 间接免疫荧光法和 ELISA 检测血清标本中特异性 IgM 和 IgG 抗体，具有早期诊断价值。基于胶体金的免疫层析法，是当前检测时限最短的实验室诊断方法。

2. 抗原检查 用免疫荧光法或 ELISA 法检测患者白细胞或尿沉渣细胞内的病毒抗原，可辅助诊断。

3. 病毒分离 患者急性期血液、尸检组织或感染动物的肺、肾等组织标本接种 Vero-E6 细胞分离病毒，用免疫荧光染色法检查细胞内是否有病毒抗原。

（四）防治原则

主要预防措施有防鼠、灭鼠、灭虫、消毒、做好个人防护等。目前国内已初步研制出 3 类 HFRS 疫苗，接种后抗体阳性率高达 94%，2 年内的保护率在 90% 以上，对 HFRS 的预防具有较好的效果。

目前尚无特效疗法，主要采取综合对症治疗措施，早期应用利巴韦林对 HFRS 有一定疗效，对 HFRS 要坚持早发现、早确诊、早隔离、早治疗、就近治疗的原则。

二、克里米亚-刚果出血热病毒

也称为新疆出血热病毒，因 1965 年在我国新疆塔里木地区出血热患者以及疫区的硬蜱中分离到而得名。病毒的结构、培养特性和抵抗力等与汉坦病毒相似，但抗原性、传播方式和致病性等与汉坦病毒不同。

新疆出血热是一种人畜共患的自然疫源性疾病，硬蜱既是传播媒介，又是储存宿主，啮齿类动物、家畜等也是储存宿主。人被带毒蜱叮咬或皮肤伤口接触了急性期患者的血液、带毒动物的血液或脏器而感染。突然发病，表现为高热、剧烈头痛、极度的疲乏、肌肉疼痛、恶心、呕吐等中毒症状。患者早期面部、颈部和胸部皮肤潮红，继而口腔黏膜及其他部位皮肤有出血点，严重者有鼻出血、呕血、便血、血尿甚至低血压休克等，病死率高。

ELISA 法检测 IgM 抗体，作为临床早期特异性诊断方法。目前预防的主要措施是加强卫生宣传教育、灭蜱和防蜱、防止接触感染等。我国研制的灭活疫苗，在牧区试用有一定的预防效果。目前对新疆出血热治疗方法有限，早期应用利巴韦林有一定疗效，主要采取对症支持疗法。

知 识 链 接

出血热病毒的检测新方法

　　研究者研制了检测多种出血热病毒的方法，如针对五种出血热相关病毒，即扎伊尔型埃博拉病毒、苏丹型埃博拉病毒、马尔堡病毒、拉沙病毒和黄热病毒的一步法重组酶聚合酶等温扩增技术，可现场快速检测多种病原体；如针对黄热病、西尼罗热、登革热、基孔肯雅热、埃博拉出血热、马尔堡出血热、拉沙热等多种病毒的集合检测基因芯片，适用于直接检测核酸含量较低的样本的新型芯片方法。

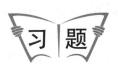

本章小结

　　常引起感染的虫媒病毒有流行性乙型脑炎病毒、登革病毒、森林脑炎病毒等。流行性乙型脑炎病毒由蚊子叮咬引起，主要引起10岁以内儿童的致病，大部分儿童引起流感样症状，少部分儿童引起中枢神经系统症状。登革病毒既是虫媒病毒，也是出血热病毒，由蚊子叮咬引起，引起普通型登革热和登革出血热/休克综合征型，前者似于重感冒，后者初期类似于前者，发展迅速，可引起出血、休克，病死率高。

　　引起出血热的病毒有汉坦病毒、克里米亚-刚果出血热病毒等。汉坦病毒主要传播途径是通过呼吸道、消化道或破损伤口感染，也可通过螨叮咬传播和垂直传播。汉坦病毒引起肾综合征出血热和肺综合征。克里米亚-刚果出血热病毒又称为新疆出血热病毒，蜱是主要传播媒介，以高热、出血、休克为主要特征，病死率高。

习 题

1. 什么是虫媒病毒？常见种类有哪些？
2. 简述流行性乙型脑炎的发病机制。
3. 简述汉坦病毒引起出血热的致病机制。
4. 简述流行性乙型脑炎的防治原则。

（赵英会）

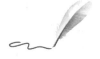

扫码"练一练"

第十三章　其他病毒

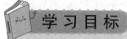

学习目标

1. **掌握**　人类疱疹病毒的生物学性状、致病性和免疫性。
2. **熟悉**　狂犬病病毒、人乳头瘤病毒的生物学特性、致病性、免疫性和鉴定要点。
3. **了解**　其他病毒的致病及防治措施。

扫码"学一学"

第一节　疱疹病毒

疱疹病毒是一群中等大小的双链 DNA 病毒，有 100 个以上成员，疱疹病毒感染的宿主范围广泛，可感染人类和其他脊椎动物。疱疹病毒主要侵犯外胚层来源的组织，包括皮肤、黏膜和神经组织。感染部位和引起的疾病多种多样，并有潜伏感染的趋势，严重威胁人类健康。

疱疹病毒的共同特点如下。

1. 病毒体呈球形，基因组由线性双链 DNA 组成。病毒体中含有 35 种以上的蛋白质。

2. 病毒感染宿主细胞，可引起多种感染类型。

（1）显性感染　原发感染疱疹病毒，少数人可因病毒大量增殖导致细胞破坏，而出现临床症状。

（2）潜伏感染　病毒感染机体细胞后可建立潜伏感染状态，感染细胞内能检测到病毒的基因组，但检测不到病毒的颗粒。当机体受到外界不利因素的影响时，病毒可从潜伏状态被激活，表现为无症状的排出病毒。若被激活的病毒大量复制则使机体产生明显的临床症状，呈疾病状态，称其为复发。

（3）先天感染　病毒经胎盘感染胎儿，可引起先天畸形，如巨细胞病毒。

（4）整合感染　病毒部分基因组可与宿主细胞 DNA 整合，导致细胞转化。这与某些疱疹病毒致癌机制有关，如 EB 病毒等。

一、单纯疱疹病毒

（一）生物学性状

单纯疱疹病毒（herpes simplex virus，HSV）具有典型疱疹病毒的形态特征。根据生物化学、生物学、流行病学等分为两个血清型，即 HSV-1 和 HSV-2。

（二）致病性与免疫性

人群中 HSV 感染非常普遍，患者和健康带毒者是传染源，主要通过直接密切接触和性接触传播，也可经呼吸道传播。HSV 经口腔、呼吸道、生殖道黏膜和破损皮肤等多种途径侵入机体，常见的临床表现是黏膜或皮肤局部集聚的疱疹，偶尔也可发生严重甚至致死的全身性疾病。典型的组织病理学变化是受感染细胞呈气球样变、核内包涵体和多核巨细胞的形成等。

1. 原发感染 6个月以内婴儿多从母体通过胎盘获得抗体，初次感染约90%无临床症状，多为隐性感染。HSV-1原发感染常发生于1~15岁，常见的有龈口炎，表现为口颊黏膜和齿龈处发生成群疱疹，破裂后，覆盖一层坏死组织。此外还可引起唇疱疹、湿疹样疱疹、疱疹性角膜炎、疱疹性脑炎等。HSV-2的原发感染主要引起生殖器疱疹，男性表现为阴茎的水泡性溃疡损伤，女性为宫颈、外阴、阴道的水泡性溃疡损伤，比较严重，局部剧痛，可伴有发热、全身不适及淋巴结炎。

2. 潜伏与再发感染 HSV原发感染产生免疫力后，将大部分病毒清除，部分病毒可沿神经髓鞘到达三叉神经节（HSV-1）和脊神经节（HSV-2）细胞中或周围星形神经胶质细胞内，以潜伏状态持续存在，与机体处于相对平衡，不引起临床症状。当机体发热、受寒、日晒、月经、情绪紧张，使用垂体或肾上腺皮质激素，遭受某些细菌或病毒感染时，潜伏的病毒被激活增殖，沿神经纤维索下行至感觉神经末梢，至附近表皮细胞内继续增殖，引起复发性局部疱疹。其特点是每次复发病变往往发生于同一部位。最常见在唇鼻间皮肤与黏膜交界处出现成群的小疱疹。疱疹性角膜炎、疱疹性宫颈炎等亦可反复发作。

3. 先天性及新生儿感染 HSV通过胎盘感染，影响胚胎细胞有丝分裂，易发生流产、造成胎儿畸形、智力低下等先天性疾病。早期抗感染治疗可减少死亡率，剖宫产是避免生殖道感染的有效方法。

4. 致癌关系 一些调查研究表明HSV-1和HSV-2可能分别与唇癌、外阴癌及子宫颈癌有关，特别是HSV-2作为宫颈癌的病因，曾受到人们重视。

（三）微生物学检查

1. 病毒分离和鉴定 采取患者唾液、脊髓液及口腔、宫颈、阴道分泌液，或角膜结膜刮取物等接种易感细胞中培养1~2天，如细胞出现肿胀、变圆、相互融合等病变，可作初步诊断。

2. 抗原抗体检测 同上标本，用免疫荧光、放射免疫等方法直接检测细胞内或分泌液中抗原，快速诊断HSV感染。

3. DNA检测 取病变组织或细胞，提取病毒DNA，与标记的HSV DNA探针进行杂交或应用PCR检测HSV-1或HSV-2的糖蛋白gB基因来判断是否为HSV的感染。这种方法已用于疑为HSV脑炎患者的诊断。

（四）防治原则

由于HSV有致癌可能性，减毒活疫苗和死疫苗不宜用于人体。孕妇产道HSV-2感染，分娩后可给新生儿注射丙种球蛋白作紧急预防。

二、水痘-带状疱疹病毒

水痘-带状疱疹病毒（varicella-zoster virus，VZV）可由同一种病毒引起两种不同的病症。在儿童初次感染引起水痘，而潜伏体内的病毒受到某些刺激后复发引起带状疱疹，多见于成年人和老年人。

（一）生物学性状

本病毒基本性状与HSV相似，只有一个血清型。一般动物和鸡胚对VZV不敏感，在人成纤维细胞或猴的多种细胞中增殖，并缓慢产生细胞病变，形成多核巨细胞。受感染细胞核内，可见嗜酸性包涵体。

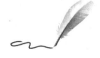

（二）致病性与免疫性

1. 水痘 是具有高度传染性的儿童常见病，好发于 2~6 岁，主要传染源是患者，病毒经呼吸道、口、咽、结膜、皮肤等处侵入人体。病毒先在局部淋巴结增殖，进入血液散布到各个内脏继续大量增殖。经 2~3 周潜伏期后，全身皮肤广泛发生丘疹、水疱疹和脓疱疹，皮疹分布主要是向心性，以躯干较多。水痘消失后不遗留瘢痕，病情一般较轻，但偶有并发间质性肺炎和感染后脑炎（0.1%）。细胞免疫缺陷、白血病、肾脏病或使用皮质激素、抗代谢药物的儿童，病情较严重。成人水痘症状较严重，常并发肺炎，死亡率较高。如孕妇患水痘除病情严重外，并可导致胎儿畸形、流产或死亡。

2. 带状疱疹 是中老年人或有免疫缺陷和免疫抑制患者常见的一种疾病，是由潜伏在体内的 VZV 被激活所致。由于儿童时期患过水痘痊愈，病毒潜伏在脊髓后根神经节或脑神经的感觉神经节中，当机体受到某些刺激，如发热、受冷、机械压迫、使用免疫抑制剂、X 线照射、白血病及肿瘤等细胞免疫功能损害或低下时，导致潜伏病毒激活，病毒沿感觉神经轴索下行到达该神经所支配的皮肤细胞内增殖，在皮肤上沿着感觉神经的通路发生串联的水疱疹，形似带状，故名带状疱疹，多发生于腰腹和面部。1~4 周内局部痛觉非常敏感，有剧痛，并发症有脑脊髓炎和眼结膜炎等。

患水痘后机体产生特异性体液免疫和细胞免疫，终身不再感染。但不能清除长期潜伏于神经节中的病毒，故不能阻止病毒被激活而发生带状疱疹。

（三）微生物学检查

水痘-带状疱疹的临床症状典型，一般不需作微生物学诊断。必要时可刮取疱疹基底部细胞涂片染色，检查嗜酸性核内包涵体和多核巨细胞，亦可用膜抗原单克隆抗体进行免疫荧光或免疫酶染色检查细胞内抗原。

（四）防治原则

水痘病毒减毒活疫苗预防水痘感染和传播有良好效果，经免疫的幼儿产生体液免疫和细胞免疫可维持数年，保护率较高。

三、巨细胞病毒

巨细胞病毒（CMV）曾称细胞包涵体病毒，由于感染的细胞肿大，并具有巨大的核内包涵体，而得名。

（一）生物学性状

CMV 具有典型的疱疹病毒形态，其 DNA 结构也与 HSV 相似。人巨细胞病毒（HCMV）只能感染人，体外培养只能在人成纤维细胞中增殖，且增殖缓慢，复制周期长，其特点是细胞肿大、变圆、核变大，核内出现周围绕有一轮"晕"的大型嗜酸性包涵体，宛如"猫头鹰眼"状。

（二）致病性与免疫性

CMV 在人群中感染非常广泛，我国成人感染率达 95% 以上，通常呈隐性感染，多数感染者无临床症状，但在一定条件下侵袭多个器官和系统可产生严重疾病。病毒可长期或间断地自唾液、乳汁、汗液、血液、尿液、精液、子宫分泌物等多处排出病毒。通常经口腔、生殖道、胎盘、输血或器官移植等多途径传播。

1. 先天性感染 妊娠母体 CMV 感染可通过胎盘侵袭胎儿引起先天性感染，少数造成早产、流产、死产或出生后死亡。

2. 儿童及成人感染 通过哺乳、接吻、性接触、输血等感染，通常为亚临床型，有的也能导致异嗜性抗体阴性单核细胞增多症。

3. 细胞转化与致癌潜能 经紫外线灭活的 CMV 可转化啮齿类动物胚胎成纤维细胞。在某些肿瘤如宫颈癌、结肠癌、前列腺癌、Kaposi 肉瘤中 CMV DN 检出率高，CMV 抗体滴度亦高于正常人。

感染后机体的细胞免疫功能对 CMV 感染的发生和发展起重要作用，细胞免疫缺陷者，可导致严重的和长期的 CMV 感染，并使机体的细胞免疫进一步受到抑制，如杀伤性 T 细胞活力下降，NK 细胞功能减低等。机体原发感染 CMV 后能产生特异性抗体和杀伤性 T 淋巴细胞，激活 NM 细胞。抗体有限 CMV 复制能力，对相同毒株再感染有一定抵抗力，但不能抵抗内源性潜伏病毒的活化，及 CMV 其他不同毒株的外源性感染。而通过特异性杀伤性 T 淋巴细胞和抗体依赖细胞毒性细胞能发挥最大的抗病毒作用。

（三）微生物学检查

唾液、尿液、子宫颈分泌液等标本离心沉淀，将脱落细胞用吉姆萨染色镜检，检查巨大细胞及核内和胞质内嗜酸性包涵体，可作初步诊断。

（四）防治原则

丙氧鸟苷有防止 CMV 扩散作用。近年国外研制两种 CMV 减毒活疫苗（AD169 和 Towne125），在高危人群中试用证明其安全性，能诱导产生抗体，并对肾移植引起的严重 CMV 疾病有一定保护作用，但关于如何排除疫苗的致癌潜能的问题仍未完全解决。

四、EB 病毒

EB 病毒（EBV）是 Epstein 和 Barr 于 1964 年在研究非洲儿童恶性淋巴瘤的病因时，从瘤细胞培养中发现的一种新病毒。电镜下其形态结构与疱疹病毒相似，但抗原性却不相同。EB 病毒属人类疱疹病毒 4 型，在自然界广泛分布，人群普遍易感。

（一）生物学性状

EB 病毒的形态与其他疱疹病毒相似。EBV 与宿主细胞的相互关系如下。

1. 增殖性感染 EBV 感染 B 细胞后，首先合成 EA 等病毒早期基因产物，接着是 DNA 复制、VCA 和 MA 合成，最后组合成完整的病毒颗粒而释放。此时细胞也随之发生溶解或死亡。

2. 非增殖性感染 ①潜伏感染：EBV 感染 B 细胞后，多数细胞中的病毒基因组处于潜伏状态；②恶性转化：受 EBV 感染和转化的 B 细胞，个别细胞可发生染色体易位等异常变化，最后导致这些细胞转化为恶性肿瘤细胞。

（二）致病性与免疫性

EB 病毒在人群中感染非常普遍，根据血清学调查，我国 3~5 岁儿童 EB 病毒 VCA-IgG 抗体阳性率达 90% 以上，幼儿感染后多数无明显症状，或引起轻症咽炎和上呼吸道感染。青年期发生原发感染，约有 50% 出现传染性单核细胞增多症。病毒主要通过唾液传播，也可经输血传染。由 EBV 感染引起或与 EBV 感染有关疾病主要有四种。

1. 传染性单核细胞增多症 传染性单核细胞增多症是一种急性淋巴组织增生性疾病。

多见于青春期初次感染 EBV 后发病。临床表现多样，但有三个典型症状为发热、咽炎和颈淋巴结肿大。随着疾病的发展，病毒可播散至其他淋巴结。肝脾肿大、肝功能异常，外周血单核细胞增多，并出现异型淋巴细胞。

2. 非洲儿童恶性淋巴瘤 多见于 5~12 岁儿童，发生于中非新几内亚和美洲温热带地区呈地方性流行。好发部位为颜面、腭部。所有患者血清含 EBV 抗体，其中 80% 以上滴度高于正常人。

3. 鼻咽癌 鼻咽癌是与 EBV 密切相关的一种常见上皮细胞恶性肿瘤。中老年人多见。国内外研究表明，EBV 与鼻咽癌密切相关，在大部分角化鳞状细胞癌和几乎未分化的鳞状细胞癌都有 EBV 的存在。

4. 淋巴增生性疾病 免疫缺陷患者易发生 EBV 感染诱发的淋巴增生疾病，并可致死。尤其艾滋病患者更易发生 EBV 感染的相关疾病。

（三）微生物学检查

EBV 分离培养困难，一般用血清学方法辅助诊断。在有条件的实验室可用核酸杂交和 PCR 等方法检测细胞内 EBV 基因组及其表达产物。

1. EBV 特异性抗体的检测 用免疫酶染色法或免疫荧光技术检出血清中 EBV IgG 抗体，可诊断为 EBV 近期感染。

2. 异嗜性抗体凝集试验 主要用于传染性单核细胞增多症的辅助诊断，但要结合其他临床表现和实验室检查结果进行综合分析。

3. 特异性抗原及 EBV 核酸检测 应用间接免疫荧光法检测细胞中病毒核抗原 EBNA。可用核酸杂交和 PCR 等方法检测细胞内 EB 病毒基因组和其表达产物（DNA、蛋白）的存在。

（四）防治原则

疫苗是预防 EBV 感染的最有效方法，重点使用在鼻咽癌高发区。无环鸟苷（ACV）和丙氧鸟苷（DHPG）可抑制 EBV 复制，有一定疗效。

第二节 狂犬病病毒

扫码"学一学"

案 例 讨 论

[案例] 李某，55 岁，农民，因肌肉高度紧张和唾液分泌过多而入院。他妻子说他最近出现发热和寒战，身体虚弱，拒绝进食，因不明原因脾气暴躁，难以自控。他是一个狂热的户外运动者和洞穴探险者。患者入院后不久，便有吞气症、恐水症和癫痫发作，神志清醒和幻觉交替。4 天后，患者死亡，常规血和脑脊液细菌培养均为阴性。大脑尸检表明有内基小体的存在。

[讨论]
根据上述病史、体征，该患者的临床诊断是什么？

狂犬病病毒是狂犬病的病原体，属弹状病毒科狂犬病病毒属，是一种嗜神经性病毒。

主要在犬、猫、狼、狐、蝙蝠、野鼠、牛、马、猪等野生动物和家畜中传播，人因被受感染动物咬伤而感染。1904 年 Negri 在狂犬脑中发现内基小体，作为诊断指标之一。

一、生物学特性

形似弹头状，核心含单股 RNA，有包膜。包膜表面有刺突，在 pH 6 温度 40℃ 时能凝集鹅红细胞。病毒在人或动物中枢神经细胞中增殖时，细胞质内可形成圆形或椭圆形的嗜酸性包涵体，称为内基小体，具有诊断价值。本病毒的抵抗力弱，50℃ 加热 60 分钟可被灭活；对干燥、紫外线敏感，易被酸、碱、甲醛、碘酒、乙醇等灭活，肥皂水、去污剂对其亦有灭活作用；但耐低温和甘油。

狂犬病毒只有 1 个血清型，但毒力易发生变异。从自然感染动物分离的病毒称为野毒株。若将野毒株连续在家兔脑内传代 50 次后，病毒对家兔的致病性减弱；潜伏期由 2~4 周缩短至 4~6 天，若再继续传代，潜伏期不再缩短，这种病毒称为固定毒株。用固定毒株制成的活疫苗，用于预防狂犬病。

二、致病性

传染源为患病的动物，我国主要为病犬，其次为病猫等。患病动物在发病前 5 天，唾液中含有大量的病毒。人被患病动物咬伤时，甚至破损的皮肤接触被病兽咬过的物品时，即可引起感染。病毒出损伤处侵入，在侵入部位的肌细胞中增殖，增殖至一定数量后通过神经肌突触进入周围神经，并上行至中枢神经系统。在脑组织中病毒迅速增殖，然后又沿神经扩散到唾液腺和皮脂腺、泪腺、心肌等其他组织。狂犬病的潜伏期长短不一，一般为 1~3 个月，最长的达 19 年。

患者早期症状为发热、头痛、乏力、伤口周围刺激痛和蚁走感、流涎、流泪等；继而进入潜伏期；然后出现兴奋性增强，吞咽或饮水时喉头肌痉挛，甚至闻水声或轻微刺激均可引起痉挛，故又称恐水症。发病 3~5 天后，患者转入麻痹、昏迷，最终因呼吸困难和循环衰竭而死亡。病死率几乎达 100%。

三、微生物学检查

1. 标本　唾液、脑脊液或死后脑组织。

2. 鉴定　①直接镜检：取脑组织切片镜检内基小体；②病毒分离：可用细胞或鸡胚培养，也可用动物接种分离病毒；③免疫荧光检测抗原：标本经荧光抗体染色后检查狂犬病病毒抗原，可快速、敏感、特异性地检测病毒；④分子生物学技术检测：RT-PCR 检测标本中的狂犬病病毒 DNA，此法敏感，特异性高，快速方便。

四、防治原则

1. 动物管理　捕杀病犬，加强家犬管理，家犬注射疫苗。

2. 伤口处理　人被咬伤后，立即用 20% 肥皂水反复清洗伤口，再涂 3% 碘酒，必要时用浓硝酸灼烧伤口。

3. 人工自动免疫　对被动物咬伤者，及早接种狂犬疫苗。疫苗接种也适用于兽医、动物管理员、实验室工作人员及探险工作者。

4. 人工被动免疫　对可疑的患者和严重咬伤者，可在使用疫苗前，注射抗狂犬病血清。成人剂量为40IU/kg，一半剂量做局部浸润注射，另一半肌内注射，但注射前应做皮试。

扫码"学一学"

第三节 人乳头瘤病毒

人类乳头瘤病毒（human papilloma virus，HPV）是一种嗜上皮性病毒，人类乳头状瘤病毒的宿主为人类故冠以"人（human）"之称。HPV在人类广泛传播，能引起人类皮肤和黏膜的多种良性乳头状瘤。HPV可引起人类良性的肿瘤和疣，名常以宿主名称命名。其中至少有10个类型与尖锐湿疣有关（如6、11、16、18及33型，最常见6、11型），而第11、6、18型，则是国外目前研究宫颈癌、外阴癌甚至阴茎癌的最热门的病毒因子，其长期感染与女性宫颈癌的发生有关。

一、生物学特性

呈球形，无包膜，病毒基因组是超螺旋双链环状DNA。根据病毒核苷酸序列的不同，现已发现HPV有100余型。

二、致病性与免疫性

HPV具有宿主和组织的特异性，只能感染人的皮肤和黏膜，主要引起皮肤和黏膜的增生性病变。病毒进入人体后，仅停留在感染部位的皮肤或黏膜中，不产生病毒血症。不同型别的HPV侵犯的部位和所致疾病不同，如寻常疣（俗称刺猴）主要由HPV1~4型引起，可发生于机体任何部位，以手部最常见；跖疣主要由HPV1、HPV3、HPV4型引起，是发生在足底部的寻常疣；扁平疣常由HPV3、HPV10型引起，多发生在青少年的颜面、手背及前臂等处；尖锐湿疣主要由HPV6、HPV11型感染泌尿生殖道引起，又称生殖器疣。人是唯一的天然宿主，可通过直接接触、性接触和母婴垂直传播等方式感染。发病率有逐年增高的趋势，近年的研究表明HPV16、HPV18型与宫颈癌的发生有关；HPV12、HPV32型与口腔癌的发病有关。HPV感染后机体可产生特异性抗体，但该抗体并没有保护作用。

三、微生物学检查

1. 标本　生殖道分泌物、疣体表面脱落细胞。

2. 鉴定　典型的疣或乳头瘤易于诊断，症状不明显时须通过组织学、电镜、免疫学及核酸检测等方面进行鉴定。

四、防治原则

国内已经在2017年引进（二价和四价）HPV疫苗（6、11、16和18型）用于9~25岁女性的接种，用于预防宫颈癌。（目前，已批准9价上市。）

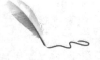

预防 HPV 感染的疫苗在国内上市了

人乳头状瘤病毒（HPV）感染是宫颈癌的主要病因。清除 HPV 感染和阻断由 HPV 感染所引发的宫颈癌前病变的进展尚缺乏理想的方法。目前，HPV 疫苗获批国内上市：葛兰素史克（GSK）宣布，HPV 疫苗（16 和 18 型）（商品名：希瑞适）获得中国国家食品药品监督管理总局的上市许可，成为国内首个获批的预防宫颈癌的 HPV 疫苗。据了解，希瑞适在中国注册用于 9～25 岁女性的接种，采用 3 剂免疫接种程序。

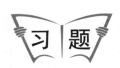

本章小结

人类疱疹病毒主要包括单纯疱疹病毒、人巨细胞病毒、EB 病毒，同属 DNA 病毒，易引起先天性感染、潜伏感染、细胞转化等。HSV-1 型主要引起口唇和角膜疱疹；HSV-2 型与生殖器疱疹和新生儿感染有关。水痘-带状疱疹病毒引起小儿水痘，可潜伏在成人的脑、脊髓后根神经节，一旦被激活，在皮肤上沿着感觉神经发生带状疱疹。EB 病毒与传染性单核细胞增多症、burkitt 淋巴瘤、鼻咽癌、霍奇金淋巴瘤相关。人巨细胞病毒是人类先天性病毒感染的常见病原。狂犬病病毒主要侵犯中枢神经细胞，引起狂犬病，病死率高。尖锐湿疣又称生殖器疣，是由 HPV 引起的一种性传播疾病。

习题

1. 简述与人类有关的疱疹病毒有哪些种类？
2. 简述 EB 病毒有关疾病。
3. 简述单纯疱疹病毒所致疾病。
4. 简述狂犬病发病过程及预防措施。

（欧　燕）　　扫码"练一练"

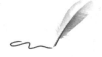

第三篇 真菌学

第十四章 真菌学概论和常见病原性真菌

第一节 真菌学概论

扫码"学一学"

真菌以腐生或寄生方式生存，以有性或无性方式繁殖。在自然界分布广泛且种类繁多、数量较大，目前已有1万个属、数十万种之多。其中绝大多数有益于人类，如酿酒、发酵、生产抗生素等。也有些真菌对人类有害，可引起人类感染性、中毒性及超敏反应性疾病。

近年来，由于抗生素、抗肿瘤药物、免疫抑制剂等不合理应用，器官移植、介入性治疗技术的发展，艾滋病、糖尿病、恶性肿瘤等引起机体免疫功能低下等，导致真菌发病率有明显上升趋势，已引起医学界的高度重视。目前真菌在生物界中的位置尚未统一，但真菌属真核细胞型微生物已为大家所公认。大多数学者认为真菌应作为一个独立真菌界，分为黏菌门和真菌门。

一、生物学性状

形态多种多样，小到肉眼不可见的新生隐球菌、白假丝酵母菌，大到肉眼可见的木耳、蘑菇等。真菌有典型的核结构和细胞器，按形态、结构分为单细胞真菌和多细胞真菌两大类。

（一）单细胞真菌

少数真菌为单细胞，呈圆形或卵圆形，如酵母菌、白假丝酵母菌和新型隐球菌等。

（二）多细胞真菌

多细胞真菌又称丝状真菌（霉菌），由菌丝和孢子组成。菌丝可形成孢子，孢子可繁殖为菌丝。此类真菌多寄生于皮肤与毛发，如皮肤癣菌。

1. 菌丝 在适宜环境中，真菌孢子以出芽方式繁殖，孢子长出嫩芽，称为芽管。芽管逐渐延长呈丝状，称为菌丝。菌丝可长出许多分支并交织成团形成菌丝体。一部分菌丝深入寄生的物体或培养基中吸收与合成养料，称为营养菌丝体。另一部分露出于表面生长，称为气中菌丝体。部分气中菌丝能产生具有不同形状、大小和颜色的孢子，称为生殖菌丝体。有的菌丝在一定的间距形成横隔，称为隔膜。它把菌丝分成一连串的细胞。隔膜中央有孔，可使细胞质自一个细胞流入另一个细胞。大多数菌丝在其内能形成横隔，将菌丝分隔成多个细胞，称为有隔菌丝。有些菌丝无横隔，称为无隔菌丝。菌丝有多种形态，真菌种类不同，形态有别，故菌丝形态有助于真菌菌种的鉴别。

2. 孢子　是真菌的繁殖结构，由生殖菌丝产生。一条菌丝上可长出多个孢子，在适宜的环境下，孢子又可发芽形成菌丝，并发育成菌丝体。孢子分有性孢子和无性孢子两大类。孢子也是真菌鉴定和分类的主要依据。

（1）无性孢子　指不经过两性细胞的配合而产生的孢子。病原性真菌大多数产生无性孢子。大体可以分为3种。

扫码"看一看"

1）叶状孢子：由菌丝细胞直接形成的生殖孢子，有3种类型。①芽生孢子：是通过细胞出芽方式形成的圆形或卵圆形的孢子。许多真菌，如白假丝酵母、小球类酵母、圆酵母等皆可产生芽生孢子；芽生孢子长到一定大小即与母细胞脱离，若不脱离而相互连接成链，则称为假菌丝。②关节孢子：由菌丝细胞分化出现隔膜且断裂成长方形的几个节段而成，胞壁也稍增厚，多出现于陈旧培养物中。③厚膜孢子：又称厚壁孢子，由菌丝顶端或中间部分变圆，胞质浓缩，胞壁加厚而形成的孢子。是真菌的一种休眠细胞，在适宜的条件下可再发芽繁殖。

2）分生孢子：是真菌常见的一种无性孢子。根据其形状、大小、结构、颜色以及著生情况作为分类、鉴定的依据。分生孢子生长在分生孢子梗（菌丝或其分支分化的一种特殊结构）的顶端或侧面，有大小之分。

3）孢子囊孢子：由菌丝末端形成一种囊状结构，即孢子囊，内有许多孢子，称为孢子囊孢子。孢子成熟后破囊散出，如毛霉。

（2）有性孢子　由细胞间配合（质配和核配）后产生的孢子，有接合孢子、子囊孢子及担子孢子。有性孢子绝大多数为非致病性真菌所具有。

真菌以出芽、形成菌丝、产生孢子、菌丝分支与断裂等多种方式进行繁殖。无性繁殖是真菌的主要繁殖方式，其特点是简单、快速、产生新个体多。①出芽：从细胞壁发芽，母细胞进行核分裂，一部分核进入子细胞后，在母细胞和子细胞之间产生横隔，成熟后从母体分离，常见于酵母菌和酵母样真菌。②裂殖：细胞分裂产生子细胞，多发生在单细胞的类型中，如裂殖酵母。③萌管：有的真菌孢子以萌管方式进行繁殖，萌管伸延后形成菌丝。④隔殖：有些分生孢子，是在分生孢子梗某一段形成隔膜，随之原生质浓缩而形成一个新的孢子，孢子可再独立繁殖。

（三）分离培养

大多数真菌营养要求不高，常用沙保弱培养基，生长良好，最适 pH 4~6，适宜温度为22~28℃，深部感染真菌以37℃为宜。需要较高湿度与氧气。多数病原性真菌生长缓慢，培养1~2周才形成典型菌落。深部真菌生长较快，1~4天就形成可见菌落。在沙保弱培养基上，不同种的真菌可形成以下3种不同类型的菌落。

1. 酵母型菌落　是单细胞真菌的菌落形式。菌落柔软而致密、光滑、湿润。显微镜下

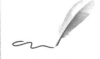

观察可见单细胞性的芽生孢子，无菌丝。隐球菌菌落属于此类。

2. 类酵母型菌落　亦称酵母样菌落，是单细胞真菌的菌落形式。菌落外观上和酵母型菌落相似，但显微镜下可看到出芽生殖时，子母细胞不立即分离而以狭小的面积相连，则称这种藕节状的细胞串为假菌丝。白假丝酵母菌菌落属此型。

3. 丝状型菌落　是多细胞真菌的菌落形式。由多细胞菌丝体所组成，由于菌丝一部分向空中生长，并形成孢子，从而使菌落呈絮状、绒毛状或粉末状，菌落正、背两面呈不同的颜色，颜色可随时间而改变。丝状菌落的形态和颜色常作为鉴定真菌的参考。

二、致病性与免疫性

（一）真菌的致病性

不同真菌可通过不同的方式致病，真菌性疾病包括以下5个方面。

1. 浅部致病菌　又称皮肤癣菌，这类真菌侵犯人体皮肤、毛发、指（趾）甲，引起癣病。真菌的增殖及其代谢产物刺激宿主，引起病理反应。其中手足癣是人类最多见的真菌病。

2. 深部致病菌　引起深部感染的真菌有两大类。①致病真菌：属外源性感染，多经呼吸道感染，正常宿主体内并不存在此类真菌。此类真菌多见于美洲，我国仅有组织胞浆菌、球孢子菌感染的个别病例报道。②条件致病真菌：是人体的正常菌群，正常情况下不致病，只有在人体免疫力下降，或长期使用广谱抗生素、化学治疗剂等条件下，才会致病。我国常见的这类真菌有白假丝酵母菌、新型隐球菌、黄曲霉菌和毛霉菌等。

3. 超敏反应性疾病　某些真菌本身并不致病，但其孢子或菌体成分具有抗原性，经呼吸道、消化道或经皮肤接触，可引起 I 型超敏反应，如曲霉菌、青霉菌、镰刀霉菌引起的过敏性鼻炎、支气管哮喘，还有一些不明原因的 II 型和 IV 型超敏反应。

4. 真菌性中毒　有些真菌可在粮食或饲料中生长，产生毒素，人、畜食后可导致急性或慢性中毒。如黄曲霉菌在花生米中生长产生黄曲霉毒素，人大量食用后引起中毒性肝炎，长期食用可引诱发肝癌。

（二）免疫性

免疫性与其他微生物感染后的免疫相似。主要有非特异性免疫和特异性免疫，非特异性免疫主要是皮肤屏障和正常菌群的拮抗作用；特异性免疫主要以细胞免疫为主，同时可诱发迟发型超敏反应。

三、微生物学检查及防治原则

（一）微生物学检查

1. 标本采集　浅部真菌感染可取病变部位的皮屑、毛发、指（趾）甲屑等标本检查。深部真菌感染可根据病情取痰、脑脊液等标本检查。

2. 检查方法　可直接镜检，观察真菌的形态特征。对霉菌性阴道炎患者，可直接检查阴道分泌物中的真菌菌丝和孢子，直接镜检不能确诊时可做分离培养，必要时做动物实验，以便准确地鉴定真菌。有的真菌也可用血清学方法来检测真菌抗原，如新型隐球菌感染，血清中有荚膜多糖抗原。

（二）防治原则

皮肤癣菌感染的预防，目前尚无特效的方法，主要是注意清洁卫生，避免与患者接触。预防足癣应常保持鞋袜干燥，透气性好，以消除皮肤癣菌增殖的条件。浅部真菌感染的治疗，局部可用市售的癣药水或药膏，但较难根治，易复发。

对深部真菌病的预防，主要应除去各种诱因，提高机体免疫力。尤其是细胞免疫功能低下的人或应用免疫抑制剂的患者，应注意防止并发真菌感染。治疗药物有两性霉素 B、5-氟胞嘧啶、克霉唑、益康唑等。但这些药物一般不良反应都较大，有效剂量与中毒剂量接近，实用性差。抗真菌新药酮康唑、伊曲康唑具有抗菌谱广，尤其对曲霉菌疗效好、不良反应小的特点。

第二节 常见病原性真菌

扫码"学一学"

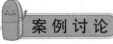

案例讨论

[案例] 患者，男，27 岁，剧烈头痛、发热 2 个月入院，目前出现恶心，说话含糊不清，颈项强直。脑脊液中含淋巴细胞和有荚膜酵母菌。既往患有 AIDS。

[讨论]

1. 根据上述病史、体征和实验室检查，该患者可能的诊断是什么？

2. 下一步该怎么预防和治疗？

一、浅部感染真菌

（一）皮肤癣菌

皮肤癣菌是寄生于皮肤角蛋白组织的浅部真菌，可引起皮肤癣，以手足癣最多见。皮肤癣菌有 40 多个种组成，分属于 3 个属，即表皮癣菌属、毛癣菌属和小孢子菌属。根据菌落的形态、颜色和所产生的大小分生孢子，可对其作初步鉴定。

1. 表皮癣菌属 本属只有 1 个种，即絮状表皮癣菌，对人类有致病作用，可侵犯人表皮、甲板，但不侵犯毛发。临床上可致体癣、足癣、手癣、股癣和甲癣等，多发生于热带地区。

本菌在沙保弱培养基上室温或 28℃生长较快，菌落开始如蜡状，继而出现粉末状，由白色变成黄绿色。镜检可见菌丝侧壁及顶端形成大分子孢子，呈棍棒状，壁薄，由 3~5 个细胞组成。无小分生孢子。菌丝较细、有分隔，偶见球拍状、结节状及螺旋状菌丝。

2. 毛癣菌属 本菌属有 20 余种，其中 13 种对人有致病性，可侵犯皮肤、毛发和指（趾）甲。毛癣菌属中的石膏样毛癣菌、红色毛癣菌，表皮癣菌属的絮状表皮癣菌是我国侵犯表皮和甲板的 3 种常见皮肤癣菌。

沙保弱培养基上不同的菌种菌落性状及色泽也各异，可呈颗粒状、粉末状、绒毛状等。颜色为白色、奶油色、黄色、红色、橙色、紫色等。镜下可见细长、薄壁、棒状、两端钝圆的大分生孢子以及侧生、散在或呈葡萄状的小分生孢子。

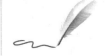

3. 小孢子菌属 本属有 15 个种，多半对人致病，如铁锈色小孢子菌、犬小孢子菌、石膏样小孢子菌等，主要侵犯皮肤及毛发。患处标本直接镜检可见孢子及菌丝。培养菌落呈粉末状或绒毛状，灰色、棕黄色或橘红色，表面粗糙。镜检可见梭形、壁厚的大分生孢子，菌丝侧支末端有卵圆形的小分生孢子。菌丝有隔，呈梳状、结节状或球拍状。

（二）角层癣菌

寄生于皮肤角层或毛干表面的致病真菌可谓之角层癣菌。此类癣菌又分两型，即角层型和毛发型。前者有花斑癣菌、红癣微细棒状杆菌、曼逊氏癣菌及威尼克氏癣菌；后一型有腋毛癣菌。由于角层癣菌是寄生于人体组织的表面，故一般不引起组织的炎症反应，即使有也极轻微。

二、深部感染真菌

（一）白假丝酵母菌

假丝酵母菌属中有 81 个种，其中 10 种有致病性。白假丝酵母菌是本属最常见的致病菌，可引起皮肤、黏膜和内脏的急性或慢性炎症，即白假丝酵母菌病。

1. 生物学性状 菌体呈圆形或卵圆形，直径 $3 \sim 6 \mu m$，革兰染色阳性，以出芽方式繁殖。在组织内易形成芽生孢子及假菌丝。培养后的白假丝酵母菌在假菌丝中间或顶端常有较大、壁薄的圆形或梨形细胞，可发展成为厚膜孢子，为本菌特征之一。

在普通琼脂、血琼脂及沙保弱培养基中培养时均生长良好。37℃培养 2~3 天后，出现灰白色或奶油色、表面光滑、带有浓厚酵母气味的典型的类酵母型菌落。培养稍久，菌落增大，颜色变深，质地变硬或有皱褶。血琼脂 37℃培养 10 天，可形成中等大小暗灰色菌落。在 1% 玉米粉琼脂培养基上可形成厚膜孢子及丰富的假菌丝。

扫码"看一看"

2. 致病性 白假丝酵母菌是机会致病菌，通常存在于人的皮肤及口腔、上呼吸道、阴道与肠道黏膜，当机体出现菌群失调或抵抗力下降时，可引起各种白假丝酵母菌病。

（1）皮肤、黏膜感染 皮肤白假丝酵母菌感染好发于皮肤潮湿、皱褶部位，可引起湿疹样皮肤白假丝酵母菌病、肛门周围瘙痒症及肛门周围湿疹和指间糜烂症等，易与湿疹混淆。黏膜感染则可见有鹅口疮、口角糜烂、外阴与阴道炎等，其中以鹅口疮最为多见。

（2）内脏感染 有肺炎、支气管炎、肠炎、膀胱炎和肾盂肾炎等，偶尔也可引起败血症。

（3）中枢神经系统感染 可有脑膜炎、脑膜脑炎、脑脓肿等。中枢神经系统白假丝酵母菌病多由原发病灶迁移而来。

3. 微生物学检查

（1）直接镜检 脓、痰标本可直接涂片，革兰染色后镜检。患部如为皮肤或指（趾）甲，取皮屑用 10%KOH 透明后镜检。可见圆形或卵形的菌体及芽生孢子，同时尚可观察到假菌丝。看到出芽的孢子与假菌丝，才能确认白假丝酵母菌感染。

（2）分离培养 可将标本接种于沙保弱培养基中分离培养，25℃经 1~4 天，在培养基表面形成乳白色（偶见淡黄色）酵母样菌落。镜检可见假菌丝及成群的卵圆形芽生孢子。

扫码"看一看"

（二）新生隐球菌

新生隐球菌属于隐球菌属。该属种类较多，在自然界分布广泛，鸽粪中大量存在，也存在于人的体表、口腔和粪便中。

1. 生物学性状　菌体为圆形的酵母样细胞，菌体外周有一层肥厚的胶质样荚膜，比菌体可大1~3倍。用墨汁负染色后镜检，可在黑色的背景中见到圆形或卵圆形的透亮菌体。本菌以芽生方式繁殖，常呈单芽，有时出现多芽，芽颈较细，但无假菌丝。

在沙保弱或血琼脂培养基上，25℃和37℃下均生长良好。数天后形成酵母型菌落，初为乳白色细小菌落，增大后表面黏稠、光滑，转变为橘黄色，最后变成棕褐色。在麦芽汁液体培养基中，25℃孵育3天后呈浑浊生长，可有少量沉淀或菌膜。

2. 致病性　荚膜多糖是重要的致病物质，有抑制吞噬、诱使动物免疫无反应性、降低机体抵抗力的作用。

可在土壤、鸟粪尤其是鸽粪中大量存在，也可存在于人的体表、口腔及粪便中，可侵犯人和动物引起隐球菌病。多数引起外源性感染，也可引起内源性感染。对人类而言，它是机会致病菌。人由呼吸道吸入后引起感染，初感染灶多为肺部。肺部感染一般预后良好，但从肺部可以播散至全身。播散病灶可发生在各个器官，最易侵犯的是中枢神经系统，可引起慢性脑膜炎。脑及脑膜的隐球菌病预后不良，如不治疗，常导致患者死亡。

3. 微生物学检查　直接镜检痰、脓液、离心沉淀后的脑脊髓液沉渣标本加墨汁做负染色镜检。见到圆形或卵圆形的有折光性的菌体，外周有一圈透明的肥厚荚膜即可确诊。

（三）卡氏肺孢子菌

肺孢子菌病是由卡氏肺孢子菌引起的呼吸系统机会感染。卡氏肺孢子菌又称卡氏肺孢子虫，寄生在肺泡内，其临床特征为发热、干咳、呼吸急促、呼吸困难和发绀等，症状呈进行性加剧，病死率高。卡氏肺孢子菌广泛存在于人和某些哺乳类动物肺组织内。隐性、亚临床或潜在性感染相当多见。血清流行病学调查显示多数健康儿童幼年曾与原虫接触，2/3以上可检到IgG抗体；与患者接触的医务人员中7%~15%抗体效价升高。患者和隐性感染者为本病传染源，主要通过空气飞沫传播。健康人感染后一般不发病，本病呈世界性分布。

知识链接

真菌与青霉素的发现

亚历山大·弗莱明由于一次幸运的过失而发现了青霉素。有一次他外出度假时，把实验室里在培养皿中正生长着细菌这件事给忘了。3周后当他回实验室时，注意到在一个培养皿中长了一个青绿色真菌斑，并且真菌斑周围的细菌都不生长。弗莱明此后的鉴定表明此类真菌可分泌抑菌物质并称之为青霉素，进一步发现了它可以杀死许多致命性细菌。

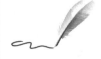

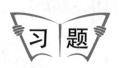

本章小结

　　真菌是一大类真核细胞型微生物。细胞核高度分化，有核膜和核仁，胞质内有完整的细胞器。不含叶绿素，不分化根、茎、叶。包括单细胞真菌、多细胞真菌。多细胞真菌由菌丝和孢子组成。常见的病原菌有皮肤癣菌、白假丝酵母菌、新型隐球菌等。

　　真菌对常用抗生素不敏感，治疗需要选抗真菌药物。皮肤癣菌感染的预防，目前尚无有效的方法，主要是注意清洁卫生，避免直接或间接与患者接触。

习题

1. 什么是真菌？按结构与组成分为几种类型？
2. 简述真菌的培养特性。
3. 试述真菌的致病机制。
4. 简述培养真菌常用的培养基及培养后的菌落特征。
5. 简述皮肤癣真菌的种类、感染部位、致病特点。
6. 简述白色念珠菌感染的微生物学检查方法及结果分析。

（欧　燕）

扫码"练一练"

第二部分

人体寄生虫学

扫码"学一学"

第十五章　人体寄生虫学绪论

人体寄生虫学又称医学寄生虫学，是研究与人体健康有关的寄生虫的形态、发育、繁殖规律及其与宿主和外界环境的相互关系的一门科学。它着重从病原学角度揭示寄生虫病的发病机制、诊断方法、流行规律和防治原理，以达到控制与消灭寄生虫病的目的。其内容包括医学蠕虫学、医学原虫学和医学节肢动物学三部分。

第一节　寄生虫的生物学

一、寄生现象

在漫长的生物进化过程中，生物与生物之间形成了各种错综复杂的关系，其中两种生物生活在一起的现象，称为共生。根据两种生物之间相互依赖的程度和利害关系，可将共生分为互利共生、共栖和寄生三种类型。

1. 互利共生　两种生物共同生活，双方互相依靠，彼此受益，称为互利共生。例如牛、马胃内纤毛虫能分解植物纤维素而获得营养，同时有助于牛、马对植物纤维的消化。

2. 共栖　两种生物共同生活，其中一方受益，另一方既不受益，也不受害，称为共栖，又称偏利共生。如存在于人体肠道内的结肠内阿米巴，以肠内容物为食，但不侵入肠黏膜。

3. 寄生　两种生物共同生活，其中一方受益，另一方受害，称为寄生。受益者称为寄生物，受害者称为宿主。营寄生生活的多细胞无脊椎动物和单细胞原生动物称为寄生虫。如钩虫寄生于人体小肠，吸取血液为营养，同时对人体造成损害，钩虫为寄生虫，人为宿主。

二、寄生虫的生活史

寄生虫完成一代生长、发育和繁殖的整个过程称为寄生虫的生活史。寄生虫种类繁多，其生活史简繁不一，根据寄生虫生活史过程是否必须转换不同种类的动物宿主，可分为直接型生活史和间接型生活史。①直接型生活史：寄生虫完成生活史无须转换不同种类的动物宿主，只需要1种宿主，如蛔虫、阴道毛滴虫只需经人体寄生。②间接型生活史：寄生虫完成生活史必须转换不同种类的动物宿主，即需要1种以上的动物宿主，如肝吸虫、疟原虫除在人体寄生外，还必须经其他动物体内发育增殖。通常将具有直接型生活史的蠕虫称为土源性蠕虫，将具有间接型生活史的蠕虫称为生物源性蠕虫。在寄生虫生活史中具有感染人体能力的发育阶段称为感染阶段。有些寄生虫生活史中仅有无性生殖，有的则仅有有性生殖；有些寄生虫需有性、无性两种生殖方式才能完成一代生活史，称为世代交替。

三、寄生虫与宿主的类别

（一）寄生虫的类别

寄生虫的种类繁多，按其与宿主的关系，可分为以下几种类别。

1. 专性寄生虫　寄生虫生活史中至少有一个发育阶段营寄生生活的寄生虫，如钩虫。

2. 兼性寄生虫　既可在外界营自生生活，又能在宿主体内营寄生生活的寄生虫，如粪类圆线虫。

3. 体内寄生虫　寄生于宿主体内器官、组织或细胞内的寄生虫，如蛔虫。

4. 体外寄生虫　寄生于宿主体表或吸血时接触宿主体表的寄生虫，如虱、蚊。

5. 偶然寄生虫　由于偶然机会侵入非适宜宿主体内寄生的寄生虫，如某些蝇蛆。

6. 机会性致病寄生虫　通常处于隐性感染状态，当宿主免疫功能低下时，虫体大量繁殖并致病，如弓形虫。

此外，按寄生部位归类，有肠道寄生虫、脉管寄生虫和组织寄生虫等；按生物学系统分类，寄生虫归属于动物界的线形动物门、扁形动物门、棘头动物门、肉足鞭毛门、顶复门、纤毛门、节肢动物门等 7 个门的 10 余个纲。

（二）宿主的类别

寄生虫生活史中需要一种或一种以上的宿主。按照宿主在寄生虫生活史中所起的作用，可将其分为以下类别。

1. 终宿主　寄生虫成虫或有性生殖阶段所寄生的宿主称终宿主。

2. 中间宿主　寄生虫的幼虫或无性生殖阶段所寄生的宿主称中间宿主。有的寄生虫完成生活史需两个中间宿主，则按其寄生顺序依次称第一、第二中间宿主。

3. 保虫宿主　有些寄生虫某相同发育阶段既可寄生于人，又可寄生于某些脊椎动物，后者在一定条件下可将其体内的寄生虫传播给人，这些脊椎动物称为保虫宿主。

4. 转续宿主　某些蠕虫的幼虫侵入非适宜宿主后不能发育至成虫，长期维持幼虫状态，当该幼虫有机会进入其适宜宿主体内时，则可发育为成虫，此种非适宜宿主称为转续宿主。

第二节　寄生虫与宿主的相互作用及寄生虫感染的特点

一、寄生虫与宿主的相互作用

（一）寄生虫对宿主的作用

1. 掠夺营养　寄生虫在宿主体内生长、发育和繁殖所需要的营养物质来自于宿主，如蛔虫以宿主小肠内半消化的食糜为养料。有些肠道寄生虫（如姜片虫）还可妨碍宿主吸收营养，加重宿主营养不良。

2. 机械性损伤　指寄生虫在入侵、移行和定居过程中，对宿主器官、组织或细胞的损伤。如蛔虫引起肠梗阻，寄生脑部猪囊虫压迫脑组织，疟原虫导致红细胞的破坏等。

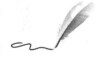

3. 毒性与免疫损伤　寄生虫的排泄物、分泌物和死亡虫体的分解物等对宿主均有毒性作用，或引起免疫病理损害。例如，溶组织内阿米巴分泌的蛋白水解酶能致肠壁溃疡或肝脓肿，血吸虫卵内毛蚴分泌物致周围宿主组织形成虫卵肉芽肿等。

（二）宿主对寄生虫的作用

宿主对寄生虫的作用主要表现为免疫应答。

1. 固有免疫　是宿主在长期进化过程中逐步形成的天然防御能力，表现为皮肤、黏膜和胎盘等的屏障作用，吞噬细胞的吞噬作用，体液因素（如胃酸、补体等）对虫体的杀灭作用等。

2. 适应性免疫　是寄生虫抗原刺激宿主免疫系统，诱发的特异性免疫应答。

（1）消除性免疫　指宿主能清除体内寄生虫，又能对同种寄生虫的再感染具有完全的抵抗力。如热带利什曼原虫引起的皮肤利什曼病患者痊愈后对同种病原体具有完全的免疫力。该种免疫在寄生虫感染中很少见。

（2）非消除性免疫　寄生虫感染后诱导宿主产生的免疫力不能完全清除体内已有的寄生虫，对同种寄生虫的再感染具有一定的免疫力。该种免疫在寄生虫感染中非常普遍。如疟疾患者发作停止后，体内仍有低密度疟原虫，此时人体对同种疟原虫再感染具有一定的抵抗力，这种免疫状态称为带虫免疫。再如人体对日本血吸虫所产生的免疫力，对体内活的成虫无明显杀伤效应，但可抵抗再次侵袭的童虫，这种免疫状态称为伴随免疫。

（3）超敏反应　为免疫应答的超常形式，可引起炎症反应和组织损伤。分为4型，即速发型超敏反应（Ⅰ型）、细胞毒型超敏反应（Ⅱ型）、免疫复合物型超敏反应（Ⅲ型）和迟发型超敏反应（Ⅳ型）。Ⅰ、Ⅱ、Ⅲ型由抗体介导，Ⅳ型主要由T细胞和巨噬细胞介导。

此外，在寄生虫与宿主长期相互适应的过程中，很多寄生虫能够逃避宿主的免疫攻击，这种现象称为免疫逃避。其主要机制有解剖位置的隔离、抗原变异、分子模拟与伪装及免疫抑制等。

二、寄生虫感染的特点

寄生虫感染是指寄生虫侵入人体并能在人体内继续存活、发育或繁殖的现象。人体感染寄生虫后，出现明显的临床症状或体征，这种寄生虫感染称寄生虫病。鉴于寄生虫与宿主的相互作用，寄生虫感染具有以下特点。

（一）带虫者、慢性感染和隐性感染

在大多数情况下，人体感染寄生虫后并不出现明显的临床症状和体征，但能传播病原体，成为寄生虫病的重要传染源，这些感染者称带虫者。慢性感染是寄生虫感染的另一重要特点，感染者出现一些症状后未经治疗或治疗不彻底，而逐渐转入慢性持续感染，往往同时伴有组织损伤和修复。隐性感染是指人体感染寄生虫后，既没有明显的临床表现，又不易用常规方法检出寄生虫的一种寄生现象。

（二）多寄生现象

多寄生现象是指人体同时感染两种或两种以上寄生虫的现象。该现象在寄生虫感染中很常见，不同种寄生虫可寄生在人体内同一部位（如一些线虫可同时寄生在肠道）或不同部位。

（三）异位寄生和幼虫移行症

异位寄生指有些寄生虫在常见的寄生部位以外的组织或器官内寄生的现象，常可引起异位损害。幼虫移行症指寄生于动物的某些蠕虫幼虫侵入非适宜宿主人体后，不能发育为成虫，而以幼虫状态在体内长期存活并移行，造成局部或全身性病变。

（四）嗜酸性粒细胞增多和 IgE 水平升高

许多寄生虫感染均伴有外周血及局部组织内嗜酸性粒细胞增多，其中以组织、血液内的寄生虫为明显，如日本血吸虫、卫氏并殖吸虫、丝虫、旋毛虫及引起内脏幼虫移行症的寄生虫，可作为蠕虫感染血象变化的重要指标。IgE 水平升高是蠕虫感染的另一特征，是虫体的变应原刺激肥大细胞导致 IgE 释放所致。

第三节　寄生虫病对人类的危害和我国寄生虫病的现状

世界范围内，寄生虫病一直是普遍存在的公共卫生问题。联合国开发计划署、世界银行和世界卫生组织联合倡议的热带病特别规划要求重点防治的十大热带病有：疟疾、血吸虫病、淋巴丝虫病、盘尾丝虫病、利什曼病、非洲锥虫病、美洲锥虫病、麻风病、结核病和登革热。在这 10 种主要热带病中，除麻风病、结核病和登革热外，其余 7 种均是寄生虫病。食源性寄生虫病和机会性致病寄生虫病的发病人数逐年增多。肠道寄生虫感染在亚洲、非洲、拉丁美洲的农业地区也十分严重。

我国在新中国成立初期将疟疾、血吸虫病、丝虫病、黑热病和钩虫病列为重点防治的五大寄生虫病，并取得了巨大的成就。1958 年基本消灭黑热病；2006 年全国实现了阻断丝虫病传播的目标；疟疾防治正向 2020 年在全国实现消除疟疾的目标迈进；血吸虫病的流行已得到基本控制；全国寄生虫病调查显示，钩虫平均感染率从 1988—1992 年的 17.66% 下降为 2001—2004 年的 6.12%。但寄生虫病防治形势仍不容乐观。

黑热病每年仍有新发病例；丝虫病传染源仍未能完全根除，并且传病蚊媒大量存在，后期的监测任务仍然十分艰巨；疟疾的蚊媒依然广泛存在，加上国际交往日益频繁和疟原虫抗药性的增加，其流行的威胁依然不容忽视；血吸虫病的流行区地形复杂、螺区分散、多种动物宿主的存在和人畜的频繁流动易引起疫情复燃；钩虫感染率仍然较高。

2001—2004 年全国寄生虫病调查显示土源性线虫感染率为 19.56%，仅相当于 20 世纪 60 年代日本和 80 年代韩国的土源性线虫感染水平；食源性寄生虫病如旋毛虫病、肝吸虫病、肺吸虫病、猪囊虫病等明显增多；包虫病在我国西部地区流行仍较严重；艾滋病、肿瘤、器官移植等患者的增加，使机会性致病寄生虫病如弓形虫病、隐孢子虫病等发病率增加；随着国际交往的日益频繁，一些国外流行的寄生虫病，如罗阿丝虫病、曼氏血吸虫病、埃及血吸虫病等在我国也有发现。

因此，在今后相当长时间内，寄生虫病在我国的流行仍会比较严重，防治任务还十分艰巨。

知识链接

新现和再现寄生虫病

新现寄生虫病是指新识别的和未知的寄生虫病，而再现寄生虫病是一些早已熟知，发病率已降至很低，但现在又重新流行的寄生虫病。随着人们生活习惯和社会环境的变化，新现和再现寄生虫病已成为重要的公共卫生问题，不仅会给人民健康带来严重威胁，而且可能给经济建设和国家安全带来重大影响。

第四节　寄生虫病的流行与防治原则

一、寄生虫病流行的环节

（一）传染源

指有寄生虫感染，并且其体内的寄生虫在生活史的某一发育阶段可以直接或间接进入另一宿主体内继续发育的人和动物，包括患者、带虫者和保虫宿主。如阴道毛滴虫感染者体内的滋养体通过性交可直接进入另一宿主体内继续发育；感染了日本血吸虫的人或牛排出的虫卵经在水中和钉螺体内发育后，可进入另一宿主体内继续发育。

（二）传播途径

指寄生虫从传染源排出，在外界或动物体内生存或发育为感染阶段后进入新宿主的全过程。常见的传播途径有以下几种。

1. 经水传播　某些寄生虫的感染阶段（虫卵、幼虫或包囊等）污染了水源，人可因饮水或接触疫水而感染。如饮用被猪带绦虫卵污染的水可感染猪囊尾蚴，接触含血吸虫尾蚴的水可感染血吸虫。

2. 经食物传播　食入感染期寄生虫污染的食物，或生食、半生食含有感染期寄生虫的动物肉而感染相应的寄生虫。如食入蛔虫感染期虫卵污染的食物可感染蛔虫，生食或半生食含肝吸虫囊蚴的淡水鱼可感染肝吸虫。

3. 经土壤传播　主要指土源性蠕虫的虫卵在土壤中发育为感染期虫卵或感染期幼虫，人因接触土壤而感染。如鞭虫卵在土壤中发育为感染期卵，经污染的手、食物或饮水而感染；钩虫卵在土壤中发育为感染期幼虫，经皮肤接触而感染。

4. 经空气传播　有的寄生虫的感染期卵可借助空气传播。如蛲虫卵可飘浮在空气中，随呼吸进入人体而感染。

5. 经节肢动物传播　某些寄生虫必须在节肢动物体内才能发育到感染阶段，如蚊传播疟疾；有些寄生虫，如溶组织内阿米巴成熟包囊可经蝇、蟑螂的机械性携带而传播。

6. 经人际接触传播　有些寄生虫可通过人际之间的直接或间接接触而传播。如阴道毛滴虫可通过性生活而传播，也可通过接触阴道毛滴虫污染的衣物而感染。

感染期寄生虫进入人体的途径称为感染途径，常见的感染途径有：①经口感染，如蛔虫；②经皮肤感染，如钩虫可直接经皮肤侵入人体，疟原虫可经蚊叮咬侵入人体；③经呼吸道感染，如蛲虫；④经胎盘感染，孕妇患某些寄生虫病导致胎儿感染，如弓形虫；⑤经输血感染，如疟原虫；⑥自身感染，如隐孢子虫。

（三）易感人群

指对某种寄生虫缺乏免疫力或免疫力低下而处于易感状态的人群。一般而言，人体对寄生虫普遍易感，而特定人群，如儿童、老年人及从非流行区进入流行区的人群易感性强。

二、影响寄生虫病流行的因素

（一）自然因素

包括温度、湿度、雨量、光照等气候因素和地理环境，通过影响寄生虫在外界环境的发育及其中间宿主或传播媒介的生态，而影响寄生虫病的流行。如温暖、潮湿的环境有利于土壤中蠕虫卵和幼虫的发育。

（二）生物因素

有些寄生虫在传播过程中还需要在中间宿主或节肢动物体内发育，这些中间宿主或节肢动物的存在与否，决定了这些寄生虫病能否流行。如血吸虫的中间宿主钉螺在我国地理分布不超过北纬 33.7°，因此我国北方地区无血吸虫病的流行。

（三）社会因素

包括政治、经济、科学、文化、教育、卫生、人口素质、生产方式、饮食习惯、风俗习惯、宗教信仰等。落后的经济文化必然伴有落后的生产和生活方式，以及不良的卫生习惯和卫生环境，因而就会造成许多寄生虫病的流行，反之亦然。

三、寄生虫病流行的特点

（一）地方性

寄生虫病的分布有明显的地方性。我国干寒的西北地带少有钩虫病；有钉螺存在的地区才有血吸虫病；包虫病主要流行于我国西北畜牧区。

（二）季节性

寄生虫病的流行有明显的季节性。如肠道寄生虫病在温暖、潮湿的季节感染率高；疟疾感染发生在蚊活动的季节；急性血吸虫病多发生在夏季，与农田生产或生活接触疫水有关。

（三）自然疫源性

在脊椎动物和人之间自然传播的寄生虫病，称为人兽共患寄生虫病，如旋毛虫病、肺吸虫病、血吸虫病等。人兽共患寄生虫病具有明显的自然疫源性，即在原始森林或荒漠地区，这类病可在脊椎动物之间相互传播，无须人的参与，当人进入该地区后，脊椎动物体内的寄生虫可通过一定的途径传播给人。

四、寄生虫病的防治原则

寄生虫病防治必须针对寄生虫的生活史、传播规律和流行特征，采取综合性措施。

（一）控制传染源

治疗患者和带虫者，查治和处理保虫宿主，并加强寄生虫病监测。

（二）切断传播途径

加强粪便和水源管理，控制和消灭中间宿主及传播媒介，搞好环境卫生和个人卫生，改变不良的饮食习惯。

（三）保护易感人群

开展卫生宣传教育，改善生产和生活条件，建立良好的卫生习惯，加强集体和个人防护。

本章小结

　　寄生虫指营寄生生活的多细胞的无脊椎动物和单细胞的原生动物。生活史是指寄生虫完成一代生长、发育和繁殖的整个过程，可分为直接型生活史和间接型生活史。寄生虫可分为专性寄生虫、兼性寄生虫、体内寄生虫、体外寄生虫、偶然寄生虫和机会性致病寄生虫。宿主可分为终宿主、中间宿主、保虫宿主和转续宿主。寄生虫对宿主的作用主要表现为掠夺营养、机械性损伤、毒性与免疫损伤。寄生虫感染的特点主要有带虫者、慢性感染、隐性感染、多寄生现象、异位寄生、幼虫移行症、嗜酸性粒细胞增多和 IgE 水平升高。寄生虫病流行的环节包括传染源、传播途径和易感人群，寄生虫病流行受自然因素、生物因素和社会因素的影响，具有地方性、季节性和自然疫源性的特点，寄生虫病防治原则为控制传染源、切断传播途径和保护易感人群的综合措施。

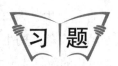

习题

1. 寄生虫和宿主各有哪些类别？分别是什么含义？
2. 寄生虫生活史有几种类型？各举例说明。
3. 寄生虫对宿主的损害有哪几方面？各举例说明。
4. 试述影响寄生虫病流行的因素。
5. 寄生虫病的流行环节和防治原则是什么？

扫码"练一练"

（李士根）

第四篇　医学蠕虫学

蠕虫是一类借助肌肉收缩做蠕形运动的无脊椎动物。寄生于人体并致病的蠕虫称为医学蠕虫，由蠕虫感染引起的疾病称为蠕虫病。蠕虫包括线形动物门的线虫、扁形动物门的吸虫和绦虫及棘头动物门的棘头虫。按寄生部位可分为寄生于消化系统的蠕虫和寄生于脉管或组织的蠕虫。

第十六章　寄生于消化系统的蠕虫

学习目标

1. **掌握**　消化系统蠕虫与致病或诊断有关的形态特征；与感染、致病、诊断或传播等有关的生活史过程；感染途径与方式。
2. **熟悉**　消化系统蠕虫所致疾病的主要临床表现、诊断方法、流行因素和防治原则。
3. **了解**　消化系统蠕虫的致病机制和分布情况。

寄生于消化系统的蠕虫是指成虫阶段在人体消化道或消化腺内寄生的蠕虫，常见的有蛔虫、鞭虫、蛲虫、钩虫、肝吸虫、姜片虫、猪带绦虫和牛带绦虫等。旋毛虫成虫也在人体消化道寄生，但主要以幼虫寄生在肌肉组织中致病，故列在第十七章（寄生于脉管或组织的蠕虫）介绍。

第一节　似蚓蛔线虫

似蚓蛔线虫简称蛔虫，是最常见的人体消化道寄生虫，引起蛔虫病。

一、形态

（一）成虫

长圆柱形，似蚯蚓，头尾两端略细。活时呈粉红色，死后呈灰白色。体表有细横纹，两侧有明显的侧线。虫体顶端为口孔，外围有"品"字形排列的 3 个唇瓣。雌虫长 20～35cm，生殖系统为双管型（2 套生殖系统）。雄虫长 15～31cm，生殖系统为单管型（1 套生殖系统），尾端向腹面弯曲，末端有一对镰刀状的交合刺（图 16-1）。

（二）虫卵

有受精卵和未受精卵之分。受精卵呈宽椭圆形，大小为（45～75）μm×（35～50）μm。卵壳外常有一层由子宫分泌物形成的凹凸不平的蛋白质膜，被宿主胆汁染成棕黄色。卵壳厚而无色透明，卵内含有 1 个大而圆的卵细胞，其两端与卵壳间可见新月形

扫码"学一学"

扫码"看一看"

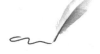

空隙。未受精卵呈长椭圆形，大小为（88~94）μm×（39~44）μm，卵壳与蛋白质膜均较受精卵薄，卵内充满大小不等的折光颗粒。蛋白质膜均可脱落，成为无色透明的脱蛋白膜蛔虫卵（图16-1）。

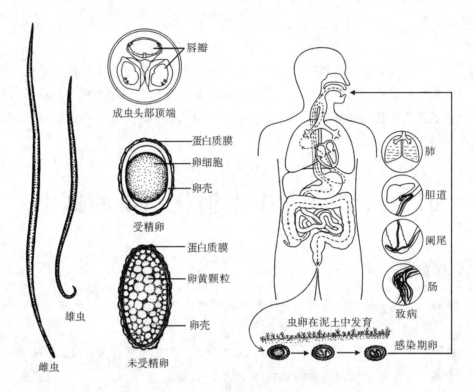

图16-1　蛔虫形态和生活史

二、生活史

成虫寄生于人体小肠中，以宿主半消化食物为营养。雌、雄虫交配后，每条雌虫平均每天可产卵24万个，产出的多为受精卵。虫卵可随粪便排出体外，未受精卵不发育。受精蛔虫卵在潮湿、阴暗、氧气充足和适宜温度（21~30℃）的外界环境中，约经2周发育，卵内的细胞发育为幼虫，再经1周，卵内幼虫蜕皮1次，成为感染期卵。人因误食被感染期卵污染的食物或水而感染，卵内幼虫在小肠孵出，侵入肠黏膜和黏膜下层，钻入静脉或淋巴管，经肝、右心到达肺，穿破肺泡毛细血管进入肺泡，经第2、3次蜕皮后，沿支气管、气管逆行至咽部，随吞咽动作进入消化道，在小肠内经第4次蜕皮后发育为童虫，再经数周发育为成虫（图16-1）。自人体感染到雌虫产卵需60~75天。成虫寿命一般为1年左右。

三、致病

（一）幼虫致病

大量幼虫在肺部移行时，可使细支气管上皮细胞脱落、肺部点状出血，引起蛔蚴性肺炎、支气管哮喘或嗜酸性粒细胞增多症。患者可有咳嗽、血痰、胸闷、哮喘、荨麻疹或发热等。多数在发病后4~14天自愈。幼虫也可侵入脑、肝等器官，引起异位损害。

（二）成虫致病

1. 掠夺营养和损伤肠黏膜　蛔虫在小肠内寄生，不仅夺取宿主营养，还损伤肠黏膜，影响消化和吸收。患者常有食欲不振、恶心、呕吐、间歇性脐周疼痛、营养不良等。重度感染的儿童可出现发育障碍。

2. 超敏反应　成虫及其代谢产物和分泌物含有毒性物质，可被吸收入血引起全身反应，如头痛、失眠、磨牙等症状，重者甚至引起中毒性脑病。成虫的变应原物质能引起荨麻疹、皮肤瘙痒、结膜炎等过敏症状。

3. 并发症　蛔虫有钻孔习性，当宿主发热、食入大量辛辣食物或不适当驱虫治疗时，蛔虫可钻入开口于肠壁的各种管道，引起胆道蛔虫症、蛔虫性胰腺炎、蛔虫性阑尾炎、蛔虫性肠穿孔等。大量虫体扭结成团也可致肠梗阻。此外，蛔虫还可上窜阻塞气管、支气管等，造成窒息。

四、实验诊断

病原学诊断主要依据从粪便中查到虫卵或虫体。常用粪便直接涂片法，必要时可用饱和盐水浮聚法或沉淀法提高检出率。若只有雄虫寄生或雌虫未发育成熟可予试验性驱虫法。

五、流行与防治

蛔虫病呈世界性分布，主要流行于温暖、潮湿和卫生条件差的热带和亚热带地区，具有农村高于城市、儿童高于成人的特点。2006—2009 年 22 个土源性线虫病监测点共调查 90957 人，蛔虫的感染率是 9.0%。

蛔虫感染广泛的原因主要为：①生活史简单；②雌虫产卵量大；③用未经处理的人粪施肥和随地大便，使虫卵污染环境；④虫卵对外界环境抵抗力强，在荫蔽的土壤中或蔬菜上，可活数月至数年，食用醋、酱油、腌菜、泡菜的盐水、福尔马林、盐酸等不会影响卵内幼虫的发育；⑤个人不良卫生行为。

人是唯一的传染源，防治蛔虫感染应采取综合措施。①控制传染源：对患者和带虫者用阿苯达唑、甲苯达唑或伊维菌素等驱虫治疗。蛔虫引起的急腹症主要行外科手术治疗。②切断传播途径：对粪便进行无害化处理，消灭苍蝇和蟑螂，防止虫卵污染食物和水源。③保护易感人群：加强卫生宣传，注意个人卫生和饮食卫生。

第二节　毛首鞭形线虫

毛首鞭形线虫简称鞭虫，可致鞭虫病。

一、形态

（一）成虫

虫体前 3/5 细长，后 2/5 粗如鞭柄，形似马鞭。雌虫长 35～50mm，尾端钝圆而直。雄虫长 30～45mm，尾端向腹面呈螺旋状卷曲，末端有一根交合刺。两性成虫的生殖系统均为单管型（图 16-2）。

（二）虫卵

虫卵呈纺锤形，黄褐色，大小为（50～54）μm×（22～23）μm。卵壳厚，两端各具一

扫码"看一看"

扫码"学一学"

扫码"看一看"

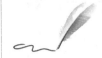

透明的塞状突起，又称盖塞。卵自人体排出时，内有 1 个尚未分裂的卵细胞（图 16-2）。

二、生活史

成虫主要寄生于人体盲肠，以血液或组织液为食。雌、雄虫交配产卵，卵随粪便排出体外，在适宜温度和湿度下，约经 3 周发育为含有幼虫的感染期卵；被人误食后，在消化液作用下，幼虫自透明的盖塞处逸出，侵入肠黏膜发育；约经 10 天后返回肠腔，再移行至盲肠发育为成虫（图 16-2）。自食入感染期卵至发育成熟，约需 1~3 个月。成虫寿命 3~5 年。

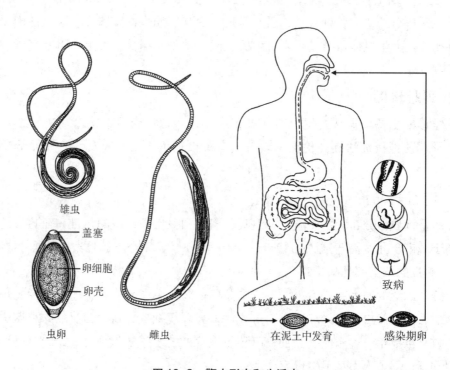

图 16-2　鞭虫形态和生活史

三、致病

成虫以纤细的前端钻入肠黏膜及黏膜下层，破坏组织，可致肠壁组织充血、水肿、出血等慢性炎症反应，甚至引起细胞增生，肠壁增厚，形成肉芽肿病变。

轻度感染者多无明显症状；严重感染者可出现头晕、食欲不振、恶心、呕吐、腹痛、腹泻、大便潜血，甚至黏液血便和贫血征象。儿童重度感染可致直肠脱垂，常见于营养不良及并发肠道细菌感染的病例。

四、实验诊断

以粪便检获虫卵为诊断依据，一般用生理盐水直接涂片法。必要时可用沉淀集卵法或饱和盐水漂浮法提高检出率。若需确定感染程度，可用改良加藤法作粪便虫卵计数。对于疑似本病而反复粪检阴性者，可行纤维结肠镜检查。

五、流行与防治

鞭虫的分布和流行与蛔虫基本相同。但鞭虫卵对干燥、低温的抵抗力不如蛔虫卵，故鞭虫的感染率比蛔虫低。2006—2009 年 22 个土源性线虫病监测点共调查 90957 人，鞭虫的感染率是 5.9%。云南省勐海县鞭虫的感染率最高，为 59.8%。

防治原则与蛔虫相同。

第三节　蠕形住肠线虫

蠕形住肠线虫简称蛲虫，引起蛲虫病。

一、形态

（一）成虫

细小，乳白色。体前端角皮膨大形成头翼，咽管末端膨大呈球形，称咽管球。雌虫长 8~13mm，尾端直而尖细。雄虫微小，长 2~5mm，尾端向腹面卷曲，有一根交合刺（图 16-3）。

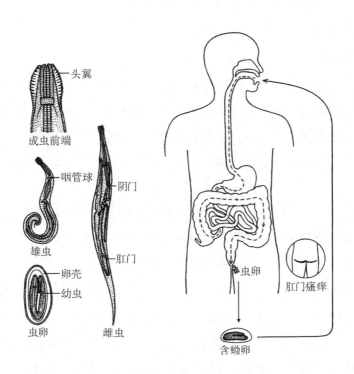

图 16-3　蛲虫形态和生活史

（二）虫卵

无色透明，大小为（50~60）μm×（20~30）μm。卵壳厚，长椭圆形，左右不对称，一侧扁平，另一侧隆起，形似柿核。新产的虫卵已含一蝌蚪期胚胎（图 16-3）。

二、生活史

成虫寄生在人体的回肠末端、盲肠、阑尾、结肠和直肠，以肠内容物、组织或血液为食。雌雄虫交配后，雄虫死亡；雌虫子宫内充满虫卵后随肠内容物下移至直肠。当宿主夜间熟睡后，肛门括约肌松弛，部分雌虫可自肛门爬出，受外界温度、湿度及氧气的刺激，在肛门周围和会阴部大量产卵，平均每条雌虫产卵万余个。雌虫产卵后大多干瘪死亡，仅少数能再返回肠腔，也可误入阴道、尿道等部位引起异位损害。

黏附于肛门周围和会阴皮肤上的虫卵，因温度（34~36℃）和相对湿度（90%~100%）适宜，氧气充足，卵内胚胎约经6小时发育为幼虫并蜕皮1次，成为感染期卵；通过污染手、食物、玩具或空气尘埃等进入人体，在十二指肠内孵出幼虫，幼虫沿小肠下行，途中蜕皮2次，至结肠再蜕皮1次发育为成虫（图16-3）。自食入感染期卵至雌虫产卵需2~6周，雌虫寿命1个月左右。

三、致病

蛲虫病的主要症状是肛门和会阴部皮肤瘙痒和炎症，与雌虫在此处移行、产卵有关。患儿常有烦躁不安、失眠、食欲减退、消瘦、夜间磨牙和夜惊等症状。用手搔抓皮肤若破溃后极易引起继发感染。长期反复感染，会影响儿童身心健康。蛲虫虽不是组织内寄生虫，但有异位寄生现象，涉及部位广，会造成严重后果。雌虫可侵入阑尾、泌尿生殖系统，引起蛲虫性阑尾炎、阴道炎、输卵管炎等；若虫体经患者的生殖道侵入腹腔或盆腔，可引起该处的炎症和肉芽肿损害，常被误诊为肿瘤或结核病等。

四、实验诊断

儿童或成人有肛周瘙痒而未发现其他病因时，应考虑蛲虫感染。

1. 检查虫卵 粪便中发现虫卵的阳性率很低（<5%）。根据雌虫夜间肛周产卵的特点，可用透明胶纸法或棉签拭子法于清晨排便或洗澡前在肛周收集虫卵镜检。透明胶纸法简单易行，适于普查，只要保持不干，在冰箱内保存数月仍能辨别虫卵形态。若为阴性，应连续检查2~3天。

2. 检查成虫 患儿入睡1~3小时后检视肛门，在手电筒照射下，观察肛门皱襞及会阴，常可检获白色线头状雌虫，连续多次检查发现成虫的阳性率较高。或在粪便中（常为腹泻时）发现成虫，根据其形态特征亦可确诊。

五、流行与防治

蛲虫呈世界性分布，流行病学上具有儿童机构和家庭聚集性的分布特点。国内感染也较普遍，一般城市高于农村，儿童高于成人。人是唯一的传染源。感染方式主要是经肛门-手-口直接感染或间接感染。蛲虫卵比重轻，可随尘埃飞扬，故亦可经鼻吸入感染。

本病易治难防，防治原则为治疗与预防同时进行，个人防治与集体防治同步进行。注意卫生，防止相互感染。饭前便后要洗手，纠正吸吮手指的不良习惯。患儿不穿开裆裤、避免用手直接搔抓肛门，要勤洗澡、内裤用开水烫洗。定期晾晒被褥和消毒玩具。定期对集体机构的儿童进行群体检查治疗，甲苯达唑、阿苯达唑、噻嘧啶等均有较好的效果。外用药如蛲虫膏等，涂于肛门周围有止痒和杀虫作用。

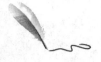

第四节　十二指肠钩口线虫和美洲板口线虫

扫码"学一学"

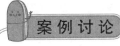
案例讨论

[案例] 患者，女，40岁，农民。间歇性黑便11个月，近15天加重，其间偶有黄色或红色稀便。患者有长期赤足旱地劳作史。查体：神志清，重度贫血貌。T 36.7℃，P 90次/分钟，BP 100/65mmHg，心肺无异常，腹部平软，脐周轻度压痛，肝脾未触及。实验室检查：RBC $3.3×10^{12}$/L，Hb 55g/L，WBC $6.2×10^9$/L，N 62%，L 20%，E 18%；粪便潜血试验强阳性，直接涂片法未见虫卵；胃镜检查见十二指肠球部充血、黏膜水肿和散在出血点，十二指肠球部与降部交界处见3条长约1cm、肉红色虫体附着。

[讨论]

1. 根据上述病史、症状、体征和实验室检查，该患者可能的诊断是什么？

2. 为进一步确诊可采取哪些病原学检查方法？

寄生于人体的钩虫主要有十二指肠钩口线虫和美洲板口线虫，分别简称十二指肠钩虫和美洲钩虫，引起钩虫病，是严重危害我国人民健康的五大寄生虫病之一。

一、形态

（一）成虫

圆柱形，长约1cm，半透明，肉红色，死后呈灰白色。前端较细，微向背侧仰曲；顶端有发达的角质口囊，其腹侧前缘有钩齿或板齿。钩虫体内有头腺和排泄腺各一对，分别分泌抗凝素和蛋白酶，能抑制宿主的血液凝固，利于成虫吸血。另有3个咽管腺，主要分泌乙酰胆碱酯酶，干扰神经介质的传递作用，降低宿主肠壁蠕动，利于虫体附着。雌虫较大，末端呈圆锥形，生殖系统为双管型。雄虫末端膨大形成膜质交合伞，内有肌肉性指状辐肋支持，其形状是鉴定虫种的重要依据，交合伞内还有两根细长的交合刺，生殖系统为单管型（图16-4）。两种钩虫成虫形态鉴别要点见表16-1。

扫码"看一看"

表16-1　寄生人体两种钩虫成虫的鉴别要点

鉴别要点		十二指肠钩虫	美洲钩虫
大小(mm)	♀	(10~13)×0.6	(9~11)×0.4
	♂	(8~11)×(0.4~0.5)	(7~9)×0.3
体形		头端与尾端均向背面弯曲，呈"C"形	头端向背面弯曲，尾端向腹面弯曲，呈"S"形
口囊腹齿		2对钩齿	1对半月形板齿
交合伞形状		圆形	扇形
背辐肋		远端分2支，每支再分3小支	基部分2支，每支再分2小支
交合刺		两刺呈长鬃状，末端分开	一刺末端呈钩状，被包裹于另一刺的凹槽内
阴门		体中部略后	体中部略前
尾刺		有	无

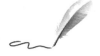

(二) 虫卵

两种钩虫卵在形态上不易区分。虫卵呈椭圆形，卵壳薄，无色透明，大小为（57~76）μm×（36~40）μm，卵内含2~8个卵细胞，卵壳和卵细胞之间有明显的空隙。若患者便秘或粪便放置过久，卵内细胞不断分裂，可见到多细胞卵，甚至含幼虫卵（图16-4）。

二、生活史

两种钩虫生活史基本相同，不需要中间宿主，包括外界环境中的发育和人体内的发育两个过程。

成虫寄生在人体的小肠上段，借口囊内钩齿或板齿咬附在肠黏膜上，以宿主的血液、组织液及脱落的肠上皮细胞为食。雌、雄虫交配，雌虫产卵。虫卵随宿主粪便排出体外后，在温暖（25~30℃）、潮湿、阴暗、含氧充足的疏松土壤中，卵内细胞不断分裂发育，经1~2天，杆状蚴自卵内孵出，以土壤中细菌及有机物为食，经7~8天发育，蜕皮2次，发育为丝状蚴，即感染期幼虫。丝状蚴对外界抵抗力较强，生活在土壤表层不食能动，具有向上爬行和趋温的习性。

当丝状蚴与人体皮肤接触并受体温刺激后，其活动能力增强，经毛囊、汗腺或皮肤破损处钻入皮下；逗留24小时后进入小静脉或淋巴管，经右心至肺，穿过微血管进入肺泡，借助宿主呼吸道上皮细胞纤毛的运动，沿支气管、气管逆行至咽。一部分幼虫可随宿主痰液被吐出，大部分幼虫随宿主的吞咽活动，经食管、胃到达小肠，在小肠内迅速发育，经蜕皮2次发育为成虫（图16-4）。自丝状蚴钻入皮肤至成虫交配产卵需5~7周。

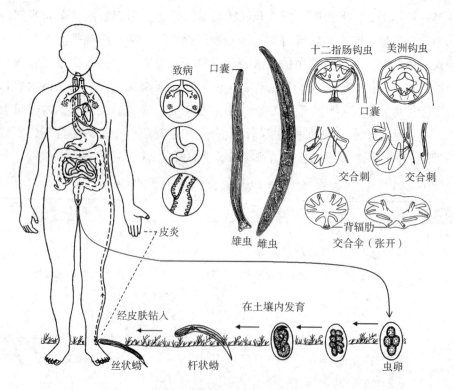

图16-4　钩虫形态和生活史

经皮肤感染是钩虫侵入宿主的主要方式，也存在经口感染的可能性。被吞食而未被胃酸杀死的感染期蚴，有可能直接在小肠内发育为成虫。自口腔或食道黏膜侵入血管的丝状蚴，仍需像经皮肤感染那样在宿主体内移行。此外，还发现幼虫可通过胎盘进入胎儿体内或经母乳感染婴幼儿。另外，人若生食牛、羊、猪等转续宿主的肉类也可能受感染。

三、致病

钩虫致病程度与感染虫种、数量及人体的健康状况、免疫力有关。

（一）幼虫致病

1. 钩蚴性皮炎　丝状蚴侵入皮肤后，数分钟至 1 小时内即可引起钩蚴性皮炎，俗称"粪毒"。其表现为局部有烧灼样、针刺状或发痒感，继而出现斑疹或丘疹，1~2 日内出现红肿并形成水疱；搔破后常继发感染，形成脓疱，1 周左右结痂痊愈。皮疹多见于足趾、手指间皮肤较薄嫩处或足背部及其他皮肤暴露处。

2. 呼吸道症状　感染后 3~5 天幼虫移行至肺，穿破微血管，引起肺部出血及炎细胞浸润。患者可有咳嗽、痰中带血、畏寒、发热等症状。重者有咽喉部痒痛、声音嘶哑、剧烈干咳和哮喘。症状严重程度与同期进入肺部的虫数有关。由于为一过性肺炎，经 10 余日可自愈，病程长者可达 1~2 个月。

（二）成虫致病

1. 消化道症状　钩虫咬附肠黏膜造成散在性出血及小溃疡，病变深达黏膜下层及肌层，可引起消化道出血。患者早期表现为食欲亢进、乏力、上腹部不适及隐痛，后期常因贫血、胃酸降低而致食欲减退、恶心、呕吐、腹泻或便秘交替出现等。少数患者可出现异嗜症，喜食生米、泥土、碎纸、破布等，似与铁的耗损有关。

2. 贫血　钩虫吸血时，并分泌抗凝素，使伤口不断渗血，其渗血量与虫体吸血量大致相当；虫体有更换咬附部位的习性，使伤口增加，原伤口在凝血前仍可继续渗血；虫体吸血后血液迅速经其消化道排出，形成"唧筒"样作用。由于长期慢性失血，铁和蛋白质不断耗损，未得到有效补偿，而造成血红蛋白的合成速度比红细胞新生速度慢，呈低色素小细胞性贫血。患者有皮肤蜡黄、黏膜苍白、眩晕、乏力、劳动力下降等表现，严重时有心悸、气短、面部及下肢水肿等贫血性心脏病表现。

扫码"看一看"

3. 婴儿钩虫病　大多见于 1 岁以内的婴儿，几乎均为十二指肠钩虫感染。临床表现为急性便血性腹泻、大便呈黑色或柏油状，常伴有消化道功能紊乱、面色苍白、精神萎靡等。

两种钩虫的致病比较而言，十二指肠钩蚴引起皮炎较多，成虫导致的贫血亦较严重，同时还是引起婴儿钩虫病的主要虫种。因此，十二指肠钩虫较美洲钩虫对人体的危害更大。

四、实验诊断

从粪便中检出钩虫卵或培养出钩蚴是确诊的依据。常用的方法有：①粪便直接涂片法：简便，但检出率低；②饱和盐水浮聚法：首选方法，检出率可提高 5~6 倍；③钩蚴培养法：

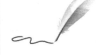

检出率高，可鉴定虫种，但用时长，需要5~7天培养；④改良加藤法：能定量检测感染度和疗效考核。

对于临床疑似本病而反复粪检虫卵阴性者，可行胃镜检查。在流行区若有咳嗽、哮喘等症状者，可作痰液检查，如查出钩蚴即可明确诊断。

五、流行与防治

钩虫感染几乎遍及全球，以热带、亚热带为甚。在我国流行也很广泛，除青海、黑龙江、吉林三省外，其他省、市、自治区均有钩虫流行，但主要流行在温暖、潮湿的地区。绝大部分地区系两种钩虫混合感染，但北方以十二指肠钩虫为主，南方则以美洲钩虫为主。2006—2009年22个土源性线虫病监测点共调查90957人，钩虫的感染率是7.6%。福建省襄城县钩虫病的感染率最高，为36.9%。

本病常见于春夏之交，人赤手光足下田劳动，接触含钩蚴的泥土后皮炎的发生率达88%~100%，感染地点多为香蕉园、蔬菜园、甘蔗地、红薯地或矿井等。母亲在田间劳动时将婴儿放在疫土上，或将尿布晾在地上且未经晾干便使用，均有可能造成感染。

钩虫病的防治需采取综合防治措施，我国自2006年以来采用"四改一驱虫"（改厕、改水、改造环境、改善行为和驱虫）开展防治工作，效果显著。具体防治措施有：①查病治病：对患者和带虫者用阿苯达唑、甲苯达唑或噻嘧啶等驱虫治疗。贫血者，补充铁剂、蛋白质等。对于钩蚴性皮炎，左旋咪唑涂剂可止痒消肿；亦可采用皮肤透热疗法，杀死皮下组织内移行的幼虫。②管理粪便：对粪便应采取无害化处理，是切断传播途径的重要措施。推广无害化卫生厕所，采用粪尿混合贮存，经密封沼气池杀灭虫卵后，再用于旱地施肥。③个人防护：改良种植和施肥方法，穿鞋袜下地耕作，或涂抹药膏，以减少感染机会。

第五节　华支睾吸虫

华支睾吸虫是中华分支睾吸虫的简称，成虫主要寄生于终宿主肝胆管内，俗称肝吸虫，引起华支睾吸虫病，也称肝吸虫病。

一、形态

（一）成虫

虫体狭长，前端较窄，后端钝圆，背腹扁平，葵花籽状。活体呈肉红色，固定后呈灰白色。大小为（10~25）mm×（3~5）mm。口吸盘略大于腹吸盘，后者位于虫体前1/5处。消化道包括口、咽、食管和左右两肠支，末端为盲端。雌雄同体。两个分支状的睾丸，前后排列于虫体后1/3处。1个分叶状卵巢，位于睾丸之前。子宫内充满虫卵，位于卵巢和腹吸盘之间，开口于腹吸盘前缘的生殖腔。卵黄腺呈滤泡状，分布于虫体两侧（图16-5）。

（二）虫卵

呈黄褐色，形似芝麻，平均大小为29μm×17μm，是最小的人体蠕虫卵。虫卵一端较窄，有明显的卵盖，其周缘卵壳增厚隆起形成肩峰；另一端可见小疣状突起。卵内含成熟

扫码"学一学"

的毛蚴（图16-5）。

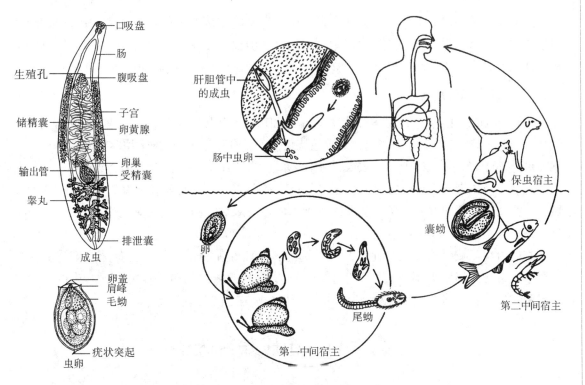

图 16-5　华支睾吸虫形态和生活史

二、生活史

　　成虫寄生于终宿主肝胆管内，虫卵随胆汁落入肠腔，随粪便排出体外。虫卵进入水中，若被第一中间宿主淡水螺（豆螺、沼螺、涵螺）吞食，在螺消化道孵出毛蚴，穿过肠壁，经过胞蚴、雷蚴的发育和增殖阶段，产生大量的尾蚴。成熟的尾蚴从螺体逸出，在水中游动，如遇到第二中间宿主淡水鱼、虾，尾蚴侵入其体内发育成囊蚴。终宿主（人）或保虫宿主（犬、猫等食肉哺乳动物）因食入含活囊蚴的淡水鱼、虾而感染。囊蚴在小肠消化液作用下，囊壁被软化，幼虫脱囊发育为童虫。童虫逆胆汁流动的方向移行，经胆总管至肝胆管；也可经血管或穿过肠壁经腹腔进入肝胆管内。自食入囊蚴到粪便中出现虫卵约需1个月（图16-5）。成虫的寿命一般可达20~30年。

三、致病

　　病变主要发生在肝的次级胆管。成虫在肝胆管内破坏胆道上皮及黏膜下血管。虫体代谢产物的刺激和机械性阻塞作用可引起局部病变，表现为胆管壁上皮细胞脱落增生，管壁因结缔组织增生而变厚，管腔变窄，甚至堵塞，引起胆汁淤滞，胆管出现局限性扩张，严重者出现梗阻性黄疸。如合并细菌感染，可引起胆管炎和胆管肝炎等。慢性感染可有大量纤维组织增生，周围肝实质明显萎缩。虫卵、死亡虫体碎片、脱落的胆管上皮细胞等可形成胆石核心，引起胆石症。华支睾吸虫并可致胆管癌。

　　临床表现因虫体的多少，病程长短及患者的机体反应而异。轻度感染或感染的初期病变并不明显。中度感染者可有消化不良、腹泻、乏力、消瘦、肝区痛、肝肿大等。重度感染者晚期可有肝硬化、腹水，甚至死亡。儿童严重感染者可引起发育障碍。

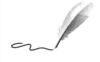

四、实验诊断

检获虫卵是确诊的主要依据。肝吸虫卵小，直接涂片法易漏检，故多采用沉淀集卵法或改良加藤厚涂片法。十二指肠引流术检出率高，但操作复杂，患者有一定的痛苦。肠检胶囊法痛苦较小。通过纤维胃镜抽取胆汁，或胆囊摘除手术时留取胆汁检查，检出率高。

五、流行与防治

华支睾吸虫病主要分布于亚洲，特别是东亚和东南亚。我国除西北少数地方未见报道外，其余25个省、市、自治区，以及台湾、香港特别行政区均有流行。全国平均感染率为0.365%，感染率较高的省份是广东、广西、安徽、海南及东北三省等，估计全国有1000万人感染。

患者、带虫者或受感染的保虫宿主等传染源的存在，淡水螺和淡水鱼虾生活在同一水域中，是造成传播的重要因素。若人或动物粪便污染水域，而当地又有吃生的或半生的鱼虾习惯，本病就可能在人群中流行。

查病治病，减少传染源，吡喹酮为首选药。合理处理粪便，禁止在鱼塘周围建厕所，定期治理鱼塘或药物灭螺。做好卫生宣教，不吃生的或未熟的鱼、虾是防治本病的关键。不混用切生熟食的菜刀、砧板及器皿。也不用生鱼喂猫、犬等动物。

第六节　布氏姜片吸虫

布氏姜片吸虫简称姜片虫，引起姜片虫病。

成虫长椭圆形，肉红色，肥厚，背腹扁平，固定后灰白色，形似姜片。平均大小为47.5mm×14mm×2.5mm，为大型吸虫。腹吸盘靠近口吸盘后方，漏斗状，肌肉发达，较口吸盘大4~5倍。雌雄同体（图16-6）。

虫卵椭圆形，平均大小为135μm×82.5μm，是最大的寄生蠕虫卵。淡黄色，卵壳薄而均匀，一端有不明显的卵盖。卵内含一个卵细胞和20~40个卵黄细胞（图16-6）。

成虫寄生在人、家猪、野猪等的小肠，以肠腔内半消化食物为食。卵随粪便排出入水，在适宜温度下经3~7周发育孵出毛蚴；毛蚴侵入中间宿主扁卷螺的淋巴间隙中，经胞蚴、母雷蚴、子雷蚴的无性生殖发育为许多尾蚴，需1~2个月；成熟的尾蚴从螺体逸出，在水生植物如水红菱、荸荠、茭白亦或水面上形成囊蚴；囊蚴被终宿主误食，在小肠消化液作用下，后尾蚴脱出并吸附于小肠黏膜经1~3月发育为成虫（图16-6）。

姜片虫虫体较大，吸盘发达，被吸附肠黏膜可发生炎症、出血、水肿、坏死、脱落以至溃疡。感染虫数较多时可有营养不良和消化功能紊乱，白蛋白减少，各种维生素缺乏，腹泻与便秘交替出现，甚至肠梗阻。

粪检虫卵是确诊姜片虫病的依据。虫卵大而易识别，连续查3张涂片，即可查出绝大多数患者。粪便浓集法可提高检出率。若发现由粪便排出或呕吐出的虫体，亦可确诊。

姜片吸虫病主要流行于东南亚地区。国内除东北和西北地区外，其余18个省、市、自治区均有报道，人群感染率为0.169%。多分布于广种水生植物的湖沼地区。本病是人畜共患寄生虫病，猪是重要的保虫宿主。防治原则包括加强粪便管理，不用新鲜人粪或猪粪施肥。开展健康教育，不生食未经洗刷或未经沸水烫过的水生植物；不喝生水；勿用生水和生的青饲料喂猪。患者、带虫者和猪是本病的传染源，吡喹酮是首选的治疗药物。

扫码"学一学"

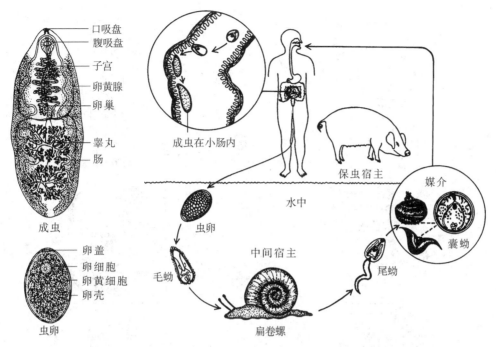

图 16-6 布氏姜片吸虫形态和生活史

第七节 链状带绦虫

链状带绦虫也称猪带绦虫、猪肉绦虫或有钩绦虫。成虫寄生在人体小肠内，引起猪带绦虫病。幼虫寄生于人的皮下、肌肉、脑、眼等处，引起囊尾蚴病或称囊虫病。

一、形态

（一）成虫

乳白色，扁长如带，长 2~4m，薄而透明，前端较细，向后渐扁阔。成虫分头节、颈部和链体三部分。头节近似球形，直径 0.6~1mm，有 4 个吸盘，顶端有顶突，其上有 25~50 个小钩，呈内外两圈相间排列（图 16-7）。颈部纤细，长 5~10mm，直径约为头节的一半，具有生发功能，能够不断生长出节片。链体较长，由 700~1000 个节片组成，分为幼节、成节和孕节三种。幼节细小，短而宽，生殖器官未发育成熟。成节较大，近方形，每一成节具雌、雄生殖器官各一套；睾丸呈滤泡状，约 150~200 个，散布于节片的两侧；输精管向一侧横走，经阴茎囊开口于节片边缘的生殖腔；阴道在输精管的后方进入生殖腔；卵巢在节片后 1/3 的中央，分左右两叶和中央小叶；卵黄腺位于卵巢之后。末端的孕节最大，孕节中仅见充满虫卵的子宫，子宫向两侧呈不规则的树枝状分支，每侧 7~13 支，每一孕节含虫卵 3~5 万个（图 16-7）。

（二）虫卵

卵壳很薄，无色透明，易破碎脱落，脱壳虫卵称为不完整虫卵，呈球形或近似球形，直径 31~43μm，胚膜较厚，棕黄色，在光镜下呈放射状条纹，胚膜内是具有 3 对小钩的六钩蚴（图 16-7）。

扫码"学一学"

扫码"看一看"

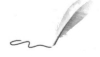

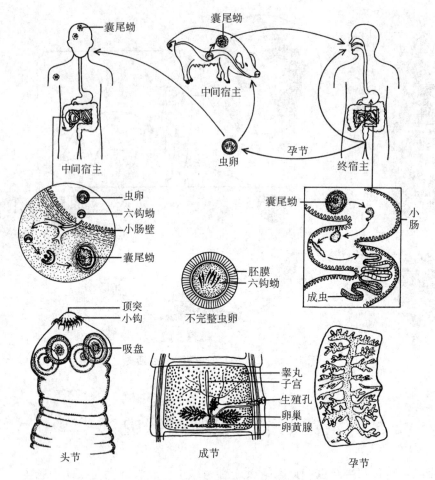

图 16-7　链状带绦虫形态和生活史

（三）幼虫

即猪囊尾蚴，俗称囊虫，为乳白色半透明的囊状物，大小为（8~10）mm×5mm，囊内充满透明的囊液。囊壁分两层，外为皮层，内为间质层，间质层有一处向囊内增厚形成白点，为向内翻卷收缩的头节，其结构与成虫头节相似。

二、生活史

成虫寄生在人的小肠上段，以吸盘和小钩附着于肠壁。孕节自链体脱落随粪便排出体外。脱落的孕节由于自身的活动力或受挤压破裂而使虫卵散出。当虫卵或孕节被猪或野猪等中间宿主吞食后，虫卵在小肠内经消化液作用 24~72 小时，胚膜破裂，六钩蚴逸出，并借助小钩和分泌物的作用，钻入肠壁血管或淋巴管，随血液循环或淋巴循环到达中间宿主的全身各处，主要是运动较多的肌肉如股、肩、心、舌、颈等处，经 60~70 天发育为囊尾蚴。含囊尾蚴的猪肉俗称"米猪肉"、"豆猪肉"或"米糁肉"。当人食入生的或未煮熟的含囊尾蚴的猪肉后，囊尾蚴在小肠经消化液作用，头节翻出，吸附于肠壁，经 2~3 个月发育为成虫。成虫在人体的寿命可达 25 年以上（图 16-7）。

当人误食虫卵或孕节后，六钩蚴可在人体内发育为囊尾蚴，从而引起囊尾蚴病。

三、致病

（一）成虫致病

寄生在人体的成虫多为 1 条，个别可有多条。成虫寄生在人体小肠内，其头节上的吸盘、顶突、小钩及体壁上的微毛可对肠黏膜造成损伤，引起肠黏膜炎症反应，致宿主消化、吸收功能障碍。虫体排出的代谢产物或死亡虫体裂解产物等可诱发超敏反应。一般患者临床症状轻微，以粪便中发现节片而求医。少数患者有上腹或全腹隐痛、消化不良、腹泻、体重减轻等症状。偶有肠穿孔或肠梗阻。

（二）幼虫致病

囊尾蚴可通过机械性作用破坏局部组织、压迫周围器官、阻塞管腔等，虫体释放的毒素可产生毒性作用，对人体的危害较成虫大。危害程度因囊尾蚴寄生的部位和数量而不同。囊尾蚴病依其主要寄生部位分为三类。

1. 皮下及肌肉囊尾蚴病 最常见。囊尾蚴在皮下、黏膜下或肌肉组织中形成圆形或椭圆形的结节，数目可由一个至数千个不等，硬似软骨，与皮下组织无粘连、无压痛。结节以躯干和头部较多，四肢较少，常分批出现，并可自行逐渐消失。感染轻时无症状，寄生数量多时，可自觉肌肉酸痛无力、发胀、麻木或呈假性肌肥大症等。

2. 脑囊尾蚴病 危害最大。虫体压迫脑组织，引起的临床症状复杂多样，有的可无症状，有的可引起猝死。癫痫发作、颅内压增高和精神症状是脑囊尾蚴病的三大主要症状。其中以癫痫发作最为常见。表现为头痛、头晕、呕吐、听力障碍、失语、偏瘫、痴呆等。

3. 眼囊尾蚴病 囊尾蚴可寄生在眼的任何部位，以玻璃体和视网膜下多见。常单眼发病。症状轻者表现为视力障碍，眼底镜检查可见虫体蠕动。囊尾蚴可在眼内存活 1~2 年，虫体活时患者尚能忍受，若囊尾蚴死亡，虫体的分解物可产生强烈刺激，导致玻璃体浑浊、视网膜脱离、视神经萎缩，并发白内障，继发青光眼等，最终导致眼球萎缩而失明。

四、实验诊断

1. 猪带绦虫病的诊断 询问有无生食或半生食"米猪肉"、有无节片排出史。可用生理盐水直接涂片法和饱和盐水浮聚法查找虫卵，但不能确定虫种，只有检出孕节方可确定。必要时还可试验性驱虫，收集患者的全部粪便，用水淘洗检查头节和孕节，将检获的头节或孕节置于两张载玻片之间轻压，置于显微镜下观察头节上的吸盘和顶突小钩或孕节内的子宫分支及数目可以确定虫种和明确疗效。

2. 囊尾蚴病的诊断 囊尾蚴病的诊断一般较困难，询问有无绦虫病史有一定意义。可通过手术摘除皮下或浅表部位的囊尾蚴结节。眼底镜可发现眼部活动的囊尾蚴。X 线、B 超、CT 和 MRI 等影像学检查可查见脑和深部组织的囊尾蚴。免疫学检测具有重要的辅助诊断价值。常用的诊断方法有：间接血凝试验、酶联免疫吸附试验、斑点酶联免疫吸附试验等。

五、流行与防治

猪带绦虫在全世界均有分布，主要流行于欧洲、非洲、中南美洲和亚洲。我国散在分布于 30 个省、市、自治区。主要流行区有云南、黑龙江、吉林、山东、河北、河南等。患者以青壮年为主，男性多于女性，农村多于城市。

造成本病流行的主要因素有：①不良的饮食习惯，在流行区，当地居民有生食或半生食猪肉的习惯，在非流行区居民感染多因食入未煮熟的含有活囊尾蚴的猪肉包子、饺子、熏肉

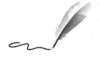

或腌肉，或切生食与熟食的刀和砧板没有分开而致感染。②猪的饲养方式不当，猪散养或猪圈与厕所连接。③用新鲜的人粪施肥，虫卵或孕节污染环境，并且虫卵在外界的抵抗力强。

人体感染囊尾蚴病的方式有 3 种：①自体内重复感染：患者体内已有成虫寄生，当患者恶心、呕吐时，肠道的逆蠕动将孕节或虫卵反流入胃所致。②自体外重复感染：误食自己排出的虫卵而感染。③异体感染：误食他人排出的虫卵污染的食物、饮水等而感染。

预防和控制猪带绦虫的感染和流行应采取综合性措施。①治疗患者：猪带绦虫病常用中药槟榔-南瓜子合剂驱虫，疗效高，不良反应小，服药后，应留 24 小时粪便，仔细检查有无头节，确保疗效，若未见头节，应加强随访，若 3~4 个月未再发现节片和虫卵可视为治愈。其他驱虫药物如氯硝柳胺（灭绦灵）、吡喹酮、阿苯达唑、甲苯达唑等都有很好的疗效。治疗囊尾蚴病可用手术摘除为主，特别对于眼囊尾蚴病是唯一合理的方法。不宜实施手术的部位可用吡喹酮、阿苯达唑驱虫，对于脑囊尾蚴病，必须住院治疗。②加强卫生宣传教育：饭前便后要洗手，不食生的和未煮熟的猪肉。③加强厕所及猪圈管理：猪提倡圈养，猪圈和厕所要分开。④严格肉类检疫：加强肉类和肉制品的卫生检疫和管理。

扫码"学一学"

第八节　肥胖带绦虫

肥胖带绦虫又称牛带绦虫、牛肉绦虫或无钩绦虫。成虫寄生在人体小肠内，引起牛带绦虫病。

牛带绦虫形态与猪带绦虫相似，但二者的大小和结构略有差异，主要区别见表 16-1 和图 16-8。两种带绦虫虫卵的形态在光镜下难于区别，统称为带绦虫卵。

扫码"看一看"

表 16-1　猪带绦虫和牛带绦虫的形态区别

鉴别要点	猪带绦虫	牛带绦虫
虫体长	2~4m	4~8m
节片	700~1000 节，较薄、略透明	1000~2000 节，较厚，不透明
头节	球形，直径约 1mm，有顶突和两圈小钩	略呈方形，直径 1.5~2.0mm，无顶突和小钩
成节	卵巢分左右两叶和中央小叶	卵巢分左右两叶
孕节	子宫分支不整齐，每侧有 7~13 支	子宫分支较整齐，每侧有 15~30 支
囊尾蚴	头节有顶突和小钩，可寄生人体	头节无顶突和小钩，不寄生人体

成虫寄生在人的小肠上段，以头节固着于肠壁，孕节脱落链体，随宿主粪便排出体外或主动从肛门逸出。脱落的孕节仍然具有很强的活动力，虫卵散出污染外界环境。虫卵或孕节被中间宿主牛等吞食后，卵内的六钩蚴在中间宿主的小肠内孵出，钻入肠壁，随血液循环至中间宿主的全身各处，经 60~70 天发育为牛囊尾蚴。人因生食或半生食含有牛囊尾蚴的牛肉，囊尾蚴在小肠内经消化液的作用，其头节翻出并吸附于肠壁，经 8~10 周发育为成虫。成虫寿命可达 20~30 年以上（图 16-8）。

牛带绦虫对人体的危害不及猪带绦虫。人体内寄生的成虫多为 1 条。患者一般无明显症状，偶有腹部不适、消化不良、腹痛、腹泻、体重减轻等症状。由于脱落的孕节活动力很强，可主动从肛门逸出。偶可导致阑尾炎或肠梗阻。

询问生食牛肉史和排出节片史对牛带绦虫病的诊断非常重要，患者常自带节片前来就医。孕节的检查方法与猪带绦虫相似。虫卵检查可用棉签拭子法或透明胶纸法，阳性率较高，但无法确定虫种。也可用试验性驱虫，即可作出诊断，又可判断疗效。

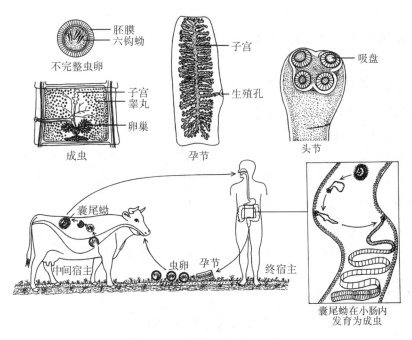

图 16-8　牛带绦虫形态和生活史

　　牛带绦虫呈世界性分布，在牧区或有生食或半生食牛肉习惯的地区和民族流行广泛。我国以新疆、内蒙古、西藏、云南、宁夏、四川的藏族地区、广西的苗族地区、贵州的苗族和侗族地区、台湾的雅美族和泰雅族地区有地方性流行。患者以青壮年为主，一般男性稍多于女性。牛带绦虫呈地方性流行的因素与居民不良饮食习惯，以及患者和带虫者的粪便污染牧场和水源有关。

　　牛带绦虫病的防治同猪带绦虫病。

第九节　猪巨吻棘头虫

　　猪巨吻棘头虫是一种主要寄生在猪肠道内的大型寄生虫，偶尔可寄生于人体，引起巨吻棘头虫病。

　　成虫活体时背腹略扁，固定后为圆柱形。虫体呈乳白色或淡红色，体表有明显的横纹。虫体分吻突、颈部和躯干三部分。吻突呈类球形，可伸缩，其周围有 5~6 排尖锐透明的吻钩。颈部短，呈圆柱形。雄虫体长 5~10cm，尾端有一钟形交合伞；雌虫长 20~65cm，尾端钝圆。

扫码"学一学"

　　猪和野猪是猪巨吻棘头虫的终宿主，偶尔寄生于人、猫、犬体内。甲虫是主要的中间宿主。其生活史阶段包括虫卵、棘头蚴、棘头体、感染性棘头体和成虫。成虫寄生在终宿主小肠内，虫卵随粪便排出，散落在土壤中，可存活数月至数年。当虫卵被甲虫的幼虫吞食后，棘头蚴逸出穿破甲虫肠壁进入血腔，经棘头体发育至感染性棘头体。终宿主因吞食含感染性棘头体的甲虫而感染，经 1~3 个月发育为成虫。

　　人因误食含活感染期棘头体的甲虫而感染。人不是本虫的适宜宿主，故在人体内极少发育成熟和产卵。

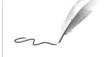

猪巨吻棘头虫多在人体回肠中、下段寄生，一般为1~3条，多达21条。棘头虫以吻突倒钩钩附于肠壁，使肠黏膜出血、坏死，形成溃疡。同时虫体分泌的毒素可影响消化功能。本病对人体主要危害是引起外科并发症，如肠穿孔、腹膜炎等，可危及生命。

诊断本病首先需询问病史，了解是否食入甲虫类，再结合患者临床表现，作诊断性驱虫或经急腹症手术发现虫体是确诊的依据。免疫学检查，如采用虫卵抗原做皮试，对诊断本病有一定的价值。

人体猪巨吻棘头虫病例国外报道甚少，国内共报道360多例。猪为主要的传染源。中间宿主以大牙锯天牛、曲牙锯天牛和棕色腮金龟为主。人感染主要因生食或半生食含活感染期棘头体的甲虫类。患者多为儿童和青少年。

预防本病主要是做好宣传教育，不捕食甲虫等昆虫；加强猪的饲养管理；治疗早期感染者可服用阿苯达唑和甲苯达唑；出现并发症者，应及时手术治疗。

知识拓展

如何选择驱虫药服用时间

驱虫药服用时间要视虫种和药物的不同而定。驱线虫药左旋咪唑和噻嘧啶可引起眩晕、头痛和胃肠道不适等，宜在睡前顿服；广谱驱蠕虫药阿苯咪唑不良反应较轻，一般多在餐间服用；广谱驱吸虫和绦虫药吡喹酮有消化系统的不良反应，宜选择饭后或餐间服用；驱绦虫药鹤草酚或槟榔、南瓜子，需在早晨空腹服用，能使药物充分与虫体接触，麻痹或杀死虫体。

本章小结

蛔虫、鞭虫、蛲虫、钩虫均为直接发育型的肠道线虫，除蛲虫主要在肛周产卵外，其余均在肠道产卵。蛔虫卵、鞭虫卵随粪便排出，在土壤中发育为感染期虫卵，蛲虫卵在肛周发育为感染期虫卵，均经口感染人体；钩虫卵随粪便排出，在土壤中发育为丝状蚴，经皮肤感染人体。肝吸虫、姜片虫、猪带绦虫和牛带绦虫均为间接发育型蠕虫，虫卵或孕节随粪便排出，在中间宿主体内或媒介植物表面发育为感染阶段，均经口食入而感染。猪巨吻棘头虫成虫寄生于猪的小肠，偶尔寄生人体，人因误食含有感染性棘头体的甲虫而受到感染。

蛔虫成虫引起肠炎、营养不良、超敏反应、胆道蛔虫症、肠梗阻等；鞭虫以带虫者多见，儿童重度感染可致直肠脱垂；蛲虫成虫和虫卵引起肛周瘙痒和异位寄生以致泌尿、生殖道等炎症；钩虫成虫引起慢性缺铁性贫血、肠炎和幼虫所致皮炎、肺炎；肝吸虫病以消化系统症状为主，晚期可致肝硬化、腹水、胆管癌；猪带绦虫以不同部位的囊尾蚴病危害为重；姜片虫病、猪带绦虫病和牛带绦虫病均以消化道症状为主。人不是猪巨吻棘头虫的适宜宿主，人体感染后引起以肠道炎症为主的棘头虫病。

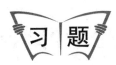

1. 蛔虫可引起哪些常见的并发症？
2. 简述蛲虫的感染方式，其中哪种较常见？
3. 钩虫病患者最严重的症状是什么？如何引起的？
4. 简述华支睾吸虫病的主要临床表现及常用治疗药物。
5. 猪带绦虫与牛带绦虫对人体的危害有何不同？为什么？

（戴婷婷　宋秋玲　李士根）

扫码"练一练"

第十七章 寄生于脉管或组织的蠕虫

学习目标

1. **掌握** 旋毛虫、卫氏并殖吸虫、日本血吸虫、细粒棘球绦虫与致病或诊断有关的形态特征及其生活史。

2. **熟悉** 旋毛虫、卫氏并殖吸虫、日本血吸虫、细粒棘球绦虫所致疾病的主要临床表现和诊断方法。

3. **了解** 丝虫、斯氏并殖吸虫、多房棘球绦虫、曼氏迭宫绦虫的形态、生活史、致病和流行状况。

寄生于脉管或组织的蠕虫是指以成虫或幼虫阶段在人体脉管或组织内寄生的蠕虫，常见的有丝虫、旋毛形线虫、卫氏并殖吸虫、斯氏并殖吸虫、日本血吸虫、细粒棘球绦虫、多房棘球绦虫和曼氏迭宫绦虫等。

第一节 丝 虫

扫码"学一学"

丝虫是由节肢动物传播的一类生物源性线虫。已知寄生于人体的丝虫有 8 种：班氏吴策线虫（班氏丝虫）、马来布鲁线虫（马来丝虫）、帝汶布鲁线虫（帝汶丝虫）、旋盘尾线虫（盘尾丝虫）、罗阿罗阿线虫（罗阿丝虫）、链尾唇棘线虫（链尾丝虫）、常现唇棘线虫（常现丝虫）和奥氏曼森线虫（奥氏丝虫）。其中，班氏丝虫和马来丝虫引起的淋巴丝虫病和盘尾丝虫所致的"河盲症"属于世界十大热带病，对人类危害最严重。在我国仅有班氏丝虫和马来丝虫，近年因一带一路及国际交流增加等因素，偶有回国人员感染罗阿丝虫和常现丝虫，本节重点阐述班氏丝虫和马来丝虫。

一、形态

（一）成虫

两种丝虫形态相似，班氏丝虫略大于马来丝虫。虫体乳白色，细长如丝线，雌虫明显大于雄虫。雌虫子宫粗大，生殖方式为卵胎生，近阴门处的子宫内含微丝蚴，尾端钝圆，略向腹面弯曲，生殖系统为双管型。雄虫尾端向腹面卷曲达 2~3 圈，生殖系统为单管型。

（二）微丝蚴

微丝蚴细长，头端钝圆，尾端尖细，外被鞘膜。体内有很多圆形的体核，头端无核区为头间隙，在虫体前 1/5 处的无核区为神经环。尾逐渐变细，尾端有无尾核因虫种而异（图 17-1）。班氏微丝蚴和马来微丝蚴的主要形态区别见表 17-1。

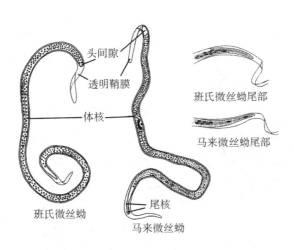

扫码"看一看"

图 17-1　班氏微丝蚴和马来微丝蚴

表 17-1　班氏微丝蚴和马来微丝蚴形态鉴别点

鉴别点	班氏微丝蚴	马来微丝蚴
大小（μm）	(224~296) × (5.3~7.0)	(117~230) × (5~6)
体态	弯曲自然，柔和	僵直，大弯上有小弯
头间隙（长：宽）	较短〔(1：1)～(1：2)〕	较长（2：1）
体核	排列整齐，清晰可数	排列密集，互相重叠，不易分清
尾核	无	2 个

二、生活史

两种丝虫的生活史相似，均需在蚊体内和人体内发育。

当蚊叮吸含微丝蚴的人血时，微丝蚴随血液进入蚊胃，经 1~7 小时，脱去鞘膜，穿过胃壁经血腔侵入胸肌，在胸肌内经 2~4 天的发育形成腊肠期幼虫。之后蜕皮 2 次，发育为丝状蚴。丝状蚴离开胸肌大多数到达喙，当蚊再吸血时，丝状蚴经皮肤侵入人体。一般认为，丝状蚴可迅速侵入附近的淋巴管，再移行至大淋巴管及淋巴结，幼虫在此蜕皮 2 次发育为成虫。雌、雄虫以淋巴液为食，交配后，雌虫产出微丝蚴，微丝蚴大多数随淋巴液进入血循环。自丝状蚴侵入人体后 3 个月可在淋巴组织中查到成虫。

班氏丝虫可寄生于浅部和深部淋巴系统，主要见于下肢、阴囊、精索、腹股沟、腹腔、肾盂等处；马来丝虫多寄生于上、下肢浅部淋巴系统。异位寄生以班氏丝虫多见，如眼前房、乳房、肺、脾、心包等处。

微丝蚴一般白天滞留在肺毛细血管内，夜晚则出现在外周血液，这种微丝蚴在人体外周血液中夜多昼少的现象称夜现周期性。两种微丝蚴在外周血液中出现的高峰时间略有不同，班氏微丝蚴为晚上 10 时至次晨 2 时；马来微丝蚴为晚上 8 时至次晨 4 时（图 17-2）。

三、致病

丝虫病的发生和发展取决于多种因素，与感染的虫种、数量、寄生部位、有无继发感染及宿主的反应性等因素有关。微丝蚴、丝状蚴、成虫均可致病，以成虫为主。丝虫病的

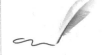

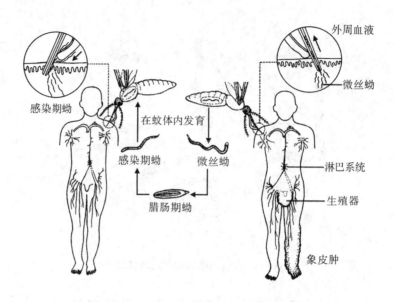

图 17-2　班氏丝虫和马来丝虫生活史

临床表现大致可分为三种类型。

（一）微丝蚴血症

一般无临床症状，或仅有发热及淋巴管炎，血中可查到微丝蚴，如不治疗可持续 10 年以上。

（二）急性期过敏和炎症反应

虫体的代谢物、子宫分泌物、幼虫蜕皮液、虫体崩解物等均可刺激机体产生局部或全身反应。早期在淋巴管可出现内膜肿胀、内皮细胞增生，随之管壁及周围组织发生炎症细胞浸润，导致淋巴管壁增厚、瓣膜功能受损。临床症状表现为急性淋巴管炎、淋巴结炎及丹毒样皮炎（皮肤浅表微细淋巴管发炎）等。同时患者常伴有畏寒、发热、头痛、关节酸痛等全身症状，即丝虫热。班氏丝虫成虫还可引起精索炎、附睾炎或睾丸炎。

（三）慢性期阻塞性病变

淋巴系统阻塞是引起慢性期阻塞性病变的重要原因，受阻部位以下的淋巴管内压力增高，造成淋巴管曲张甚至破裂，淋巴液流入周围组织。由于阻塞部位不同，患者的临床表现各异。

1. 象皮肿　可能是由于丝虫寄生，导致淋巴回流受阻，淋巴滞留于皮肤和皮下组织。因淋巴液内含蛋白较多，刺激纤维组织增生，使局部皮肤及皮下组织增厚、变粗、变硬，形似象皮故称象皮肿。象皮肿的产生使局部血液循环发生障碍，皮肤抵抗力降低，易引起细菌感染，导致局部炎症和慢性溃疡，这些病变又可加重象皮肿的发展。两种丝虫病均可发生上、下肢象皮肿。生殖系统象皮肿则仅见于班氏丝虫病。

2. 睾丸鞘膜积液　由班氏丝虫所致。因精索和睾丸的淋巴管阻塞，使淋巴液流入鞘膜腔内，引起睾丸鞘膜积液，穿刺液中可见微丝蚴。

3. 乳糜尿　由班氏丝虫所致。因阻塞部位在主动脉前淋巴结或肠干淋巴结，导致从小肠吸收的乳糜液经侧支流入肾淋巴管，致使肾乳头黏膜薄弱处溃破，乳糜液即可流入肾盂，混于尿中排出。若肾毛细血管破裂，可出现血性乳糜尿。

四、实验诊断

（一）病原学诊断

从血液中查找微丝蚴是诊断丝虫病的主要方法。常用厚血膜法鉴别虫种；新鲜血滴法观察微丝蚴的活动情况；浓集法取静脉血，溶血后离心沉淀取沉渣染色镜检。对于夜间取血不方便者，可采用乙胺嗪白天诱出法。微丝蚴亦可见于各种体液和尿液，故可于乳糜尿、鞘膜积液、胸腔积液、腹水等查到微丝蚴。对淋巴结肿大或乳房等部位有可疑结节的患者，可取结节镜检成虫或微丝蚴。

（二）免疫学诊断

检测血清中丝虫抗原或抗体，可用作辅助诊断。常用方法有皮内试验、间接荧光抗体试验、免疫酶染色试验、ELISA 及斑点 ELISA。

五、流行与防治

淋巴丝虫病是世界十大热带病之一，也是我国五大寄生虫病之一。班氏丝虫呈世界性分布，主要流行于热带和亚热带；马来丝虫仅限于亚洲，主要流行于东南亚。外周血中有微丝蚴的患者和带虫者都是丝虫病的传染源。班氏丝虫的主要传播媒介为淡色库蚊和致倦库蚊；马来丝虫的主要媒介为中华按蚊和嗜人按蚊。在我国东南沿海地带及岛屿，东乡伊蚊是两种丝虫的传播媒介。

在丝虫病防治工作中，普查普治和防蚊灭蚊是两项主要措施。在已达基本消灭丝虫病的地区，应将防治工作重点转入监测管理阶段。及早发现患者和带虫者，及时治愈。治疗药物主要是海群生，又名枸橼酸乙胺嗪，对两种丝虫均有杀灭作用。

（张伟琴 李 薇）

第二节 旋毛形线虫

旋毛形线虫简称旋毛虫，其成虫和幼虫分别寄生于同一宿主的小肠和骨骼肌细胞内，引起旋毛虫病，该病为人兽共患寄生虫病。

一、形态

（一）成虫

细小呈线状，乳白色，头端较细，尾端较粗。咽管占体长的 $1/3 \sim 1/2$，其后段背面有一杆状体，由一列圆盘状杆细胞组成。两性成虫的生殖器官均为单管型。雄虫大小为 $(1.4 \sim 1.6)$ mm $\times$ $(0.04 \sim 0.05)$ mm，尾端有 2 叶钟状交配附器。雌虫大小为 $(3.0 \sim 4.0)$ mm $\times 0.06$mm，子宫较长，中段含虫卵，后段则含幼虫，越接近阴门的幼虫越成熟（图 17-3）。

（二）幼虫

自阴门产出的幼虫，大小约为 $124\mu m \times 6\mu m$。在宿主的骨骼肌内发育成熟的幼虫蜷曲于梭形囊包中，称幼虫囊包，大小为 $(0.25 \sim 0.5)$ mm $\times$ $(0.21 \sim 0.42)$ mm，1 个囊包内通常含 $1 \sim 2$ 条幼虫，多时可达 $6 \sim 7$ 条；囊包壁内层厚而外层较薄，由成肌细胞退变以及结缔组织增生所形成（图 17-3）。

扫码"学一学"

扫码"看一看"

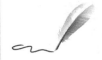

二、生活史

成虫主要寄生于宿主的十二指肠和空肠上段，幼虫寄生在同一宿主的骨骼肌细胞内，形成幼虫囊包。无外界生活史阶段，要完成生活史必须转换宿主。

宿主食入含有活幼虫囊包的动物肉类及其制品而导致感染，幼虫囊包在十二指肠和空肠上段消化液的作用下，数小时内幼虫自囊包内逸出，并钻入肠黏膜中，经过一段时间发育再返回肠腔，在感染后48小时内，幼虫经4次蜕皮发育为成虫。感染后5天内，生殖系统发育成熟。雌、雄虫交配，雌虫子宫内的虫卵发育为幼虫，于感染后5~7天将细长的头端至阴门插入肠黏膜内开始产蚴，产蚴期可持续4~16周或更长。

产于肠黏膜内的新生幼虫绝大多数侵入淋巴管或小静脉，并随淋巴和血液循环到达全身，但只有侵入骨骼肌细胞内的幼虫才能继续发育，约经20天后形成囊包。囊包主要集中在活动频繁、血液供应丰富的膈肌、胸肌和腓肠肌等处。囊包若无机会侵入新的宿主，多在半年后钙化，囊内幼虫随之死亡，少数钙化囊包内的幼虫可存活数年，最长可达31年之久（图17-3）。

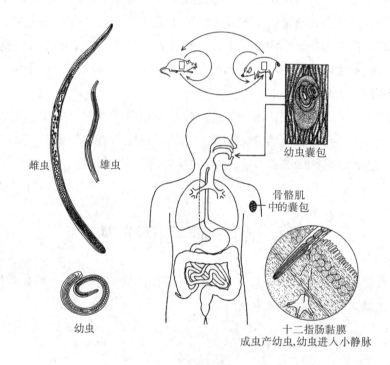

雌虫　雄虫

幼虫

幼虫囊包

骨骼肌中的囊包

十二指肠黏膜
成虫产幼虫,幼虫进入小静脉

图17-3　旋毛形线虫形态和生活史

三、致病

由成虫寄居肠道及幼虫侵入骨骼肌细胞引起，其严重程度与食入囊包的数量、幼虫的活力、侵犯部位以及人体对旋毛虫的免疫力等因素有关。旋毛虫致病过程可分为3个连续的时期。

（一）侵入期（肠型期）

幼虫在小肠内脱囊并钻入肠黏膜发育为成虫及产幼的过程为侵入期，此期历时约1周。因主要病变部位在小肠，故又称肠型期。成虫以肠绒毛为食，虫体的排泄-分泌物以及产出的大量幼虫对肠壁组织的刺激，可引起十二指肠和空肠黏膜广泛炎症，局部充血、水肿，甚至出血和溃疡。患者可出现恶心、呕吐、腹痛、腹泻等急性胃肠道症状，同时可伴有厌食、乏力、畏寒及低热等全身症状。此期极易误诊为急性胃肠炎。

（二）幼虫移行期（肌型期）

新生幼虫随淋巴、血液循环到达各器官及侵入骨骼肌细胞内发育，导致血管炎和肌炎的过程为幼虫移行期。因病变部位主要在肌肉，故又称肌型期。幼虫在移行过程中产生大量毒性代谢产物，侵入骨骼肌时使肌纤维遭受严重破坏、肌间质水肿及炎性细胞浸润，可引起全身性血管炎和肌炎。患者可出现发热、水肿，体温多在38~40℃，水肿以眼睑、面部最为常见，可扩展到四肢甚至全身。此期最突出的症状是全身肌肉酸痛、压痛，尤以腓肠肌最为明显，其次为肱二头肌、肱三头肌。部分患者还可出现吞咽困难、语言障碍、呼吸疼痛，甚至还可出现心肌炎、肝功能损害、肾功能损害等。若累及中枢神经系统，可导致非化脓性脑膜脑炎和颅内高压。此期可持续2~4周。

（三）囊包形成期（恢复期）

为受损肌细胞的修复过程。随着滞留在肌内的幼虫长大并蜷曲，其周围的肌细胞逐渐膨大呈纺锤状，形成梭形肌腔包绕幼虫，可使急性炎症逐渐消退，囊包内幼虫最终钙化，患者全身症状减轻或消失，但肌痛仍可持续数月。重症患者可因恶病质或毒血症、心肌炎而死亡。

四、实验诊断

旋毛虫病的临床症状比较复杂，诊断应结合病史及流行病学特点。在患者肌肉中检获幼虫囊包即可确诊。对患者所食剩余肉类作镜检或动物接种，也有助于诊断。对早期或轻度感染者，采用免疫学方法检测患者血清中的特异性抗体或循环抗原，可作为诊断该病的重要辅助手段。常用的免疫学诊断方法有间接荧光抗体试验、酶联免疫吸附试验等。

五、流行与防治

旋毛虫病呈世界性分布。我国自1964年西藏首次报道人体病例至今，云南、西藏、四川、广西、湖北、江西、山西、吉林、辽宁、黑龙江、北京、天津、河北、内蒙古等地先后发生数百起旋毛虫病暴发流行。我国人体旋毛虫病的流行区主要有3个区域：①云南、西藏、广西、四川；②湖北、河南；③辽宁、吉林、黑龙江。死亡病例主要分布在西南地区。

旋毛虫病是一种食源性寄生虫病，除人外，还有猪、鼠等150多种哺乳动物可以感染。人和哺乳动物经口食入幼虫囊包是感染旋毛虫病的主要途径。幼虫囊包的抵抗力较强，耐低温，一般熏、烤、腌制和暴晒等方式不能杀死幼虫。

预防本病的关键在于大力进行卫生宣教，改变不良饮食习惯，不生食或半生食猪肉及其他动物肉类和制品；加工生、熟食品的刀和砧板分开；认真贯彻肉类食品卫生检疫制度；提倡肉猪圈养，加强卫生和饲料管理，以防猪的感染；开展爱国卫生运动，消灭鼠类。治疗旋毛虫病的首选药物为阿苯达唑，该药不仅能驱除早期脱囊幼虫和成虫、抑制雌虫产幼虫，而且还能杀死移行期和骨骼肌内的幼虫。

（张伟琴　郭艳梅）

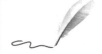

扫码"学一学"

第三节　并殖吸虫

并殖吸虫成虫主要寄生于人及哺乳动物的肺脏，故又称肺吸虫。我国对人体致病的主要有卫氏并殖吸虫和斯氏并殖吸虫。

一、卫氏并殖吸虫

案例讨论

[案例] 患者，女，23岁，因不明原因出现低热、咳嗽、咯血、食欲减退1月余。入院检查：T 38.2℃，左肺底闻及固定湿啰音。血常规嗜酸性粒细胞增高，痰查抗酸杆菌阴性，胸片示双侧少量胸腔积液。追问病史，患者曾多次生食溪蟹。考虑肺吸虫病，进一步完善免疫学检查：肺吸虫皮内试验、ELISA阳性。痰检、粪检肺吸虫卵阳性。诊断为肺吸虫病，经吡喹酮治疗，痊愈出院。

[讨论]

1. 该患者确诊的依据有哪些？

2. 肺吸虫病的主要临床表现有哪些？

卫氏并殖吸虫是人体并殖吸虫病的重要虫种之一，主要寄生于人和多种食肉类哺乳动物的肺脏。

（一）形态

1. 成虫　虫体肥厚，背面稍隆起，腹面扁平。活体红褐色，因伸缩活动体形多变。固定标本呈椭圆形、灰白色，长7.5~12mm，宽4~6mm，厚3.5~5.0mm。全身布满小尖刀形体棘。口吸盘位于虫体前端，腹吸盘位于体中横线之前，口、腹吸盘大小相似。卵巢分叶，与盘曲成团的子宫左右并列于腹吸盘之后。两个睾丸分支如指状，左右并列于虫体后1/3处（图17-4）。

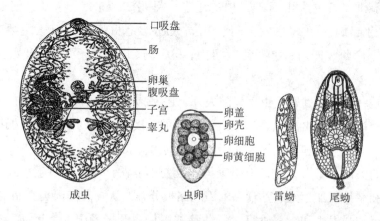

图 17-4　卫氏并殖吸虫形态

扫码"看一看"

2. 虫卵　椭圆形，左右多不对称，金黄色，大小为（80~118）μm×（48~60）μm。最宽处近卵盖一端，卵盖大，略倾斜，但也有缺卵盖者。卵壳厚薄不均，卵盖相对端的卵壳明显增厚。卵内含 1 个卵细胞和 10 多个卵黄细胞（图 17-4）。

（二）生活史

卫氏并殖吸虫终宿主包括人和多种食肉类哺乳动物。第一中间宿主为川卷螺，第二中间宿主为淡水蟹和蝲蛄。

成虫主要寄生于肺脏，所形成的虫囊往往与支气管相通，产出的虫卵经气管随痰或被咽下随粪便排出。虫卵入水后，在 25~30℃ 的条件下约经 3 周孵出毛蚴，如遇到第一中间宿主川卷螺，则主动侵入其体内，经胞蚴、母雷蚴、子雷蚴的发育和无性繁殖，形成尾蚴。成熟的尾蚴自螺体逸出后，主动侵入或被吞入第二中间宿主体内发育为囊蚴。终宿主因生食或半生食含活囊蚴的淡水蟹或蝲蛄而感染。

囊蚴在终宿主的小肠上段经消化液作用 0.5~1 小时后，囊内后尾蚴脱囊而出，并发育为童虫。童虫穿过肠壁进入腹腔，徘徊于腹腔各脏器与腹壁之间。经过 1~3 周的移行窜扰后，穿过膈肌经胸腔入肺，最后寄居于肺组织内形成虫囊，囊内一般含两条虫体。有些童虫亦可侵入肺外的组织器官如皮下、肝脏、脑等部位，引起异位寄生。自囊蚴进入宿主到成虫产卵，需 2~3 个月，成虫的寿命一般为 5~6 年，个别可达 20 年之久（图 17-5）。

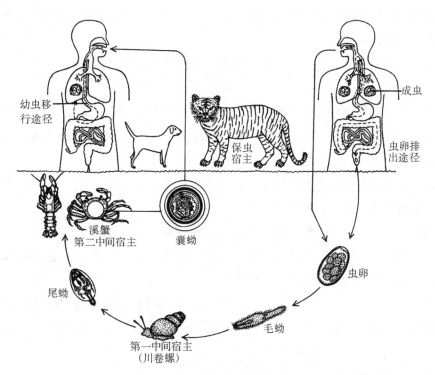

图 17-5 卫氏并殖吸虫生活史

（三）致病

1. 致病机制 主要是童虫或成虫的机械性损伤及其代谢产物等引起的免疫病理反应。童虫穿过肠壁引起局部出血或脓性窦道；在腹腔移行引起浑浊或血性腹水；在肝脏表面移行或穿过肝组织可引起局部出血、坏死；进入胸腔引起胸膜炎及胸腔积液。童虫侵入肺脏发育为成虫寄生，引起组织破坏出血、炎性细胞浸润形成脓肿；囊壁因肉芽组织增生而变厚形成囊肿；随着虫体死亡或转移，囊内容物逐渐被吸收或随痰液排出，继而肉芽组织填充囊腔，最后纤维化形成瘢痕。

2. 临床表现 常累及全身多个器官，临床表现较复杂。根据病情及病变部位可分为急性和慢性卫氏并殖吸虫病。前者在感染后数天至 1 个月左右出现症状，患者表现为食欲不振、乏力、低热、皮疹等。重度感染者，数小时内即可出现症状，患者可出现高热、胸闷、胸痛、咳嗽、气急等呼吸系统症状，或伴有腹痛、腹泻等症状，白细胞、嗜酸性粒细胞升高明显。慢性卫氏并殖吸虫病根据损伤部位可分为胸肺型、腹型、肝型、脑脊髓型、皮肤型及亚临床型等。胸肺型患者最常见，主要以咳嗽、胸痛、痰中带血或咳铁锈色痰为主，痰中可见大量虫卵，胸部 X 线显示肺部有明显改变，易被误诊为肺结核或肺炎。腹型患者可表现为全腹或右下腹痛伴腹泻、便血等，易被误诊为急性阑尾炎。肝型患者可表现为肝区疼痛、肝脏肿大伴肝功能受损等。脑脊髓型患者可出现阵发性剧烈头痛、癔症发作、癫痫、瘫痪等。有的患者可有多种类型损害。

（四）实验诊断

1. 病原学检查 痰液或粪便中找到虫卵或摘除的皮下包块中找到虫体即可确诊。采用痰液直接涂片法或收集患者 24 小时痰液，用 10% NaOH 溶液消化后，离心沉淀镜检查虫卵。

2. 免疫学检查 皮内试验常用于普查初筛。酶联免疫吸附试验敏感性高、特异性强，是目前最常用的辅助性检测技术。

3. X 线、CT 及 MR 等检查 适用于胸肺型及脑脊髓型患者。

（五）流行与防治

卫氏并殖吸虫病在世界上的分布以亚洲最多，并以我国为主。我国除西藏、新疆、内蒙古、青海、宁夏外，其余 27 个省市区都有报道。国内东北三省属蝲蛄型疫区，其余均属溪蟹型疫区。

传染源有患者、带虫者和保虫宿主。保虫宿主种类繁多，包括犬、猫和野生食肉类动物等。常见的转续宿主有猪、鼠、鸡、鸟等。

人体感染是因生食或半生食含活囊蚴的淡水蟹或蝲蛄及转续宿主的肉类。疫区居民食生蟹、腌蟹、醉蟹、烤蝲蛄、蝲蛄酱等均可食入活囊蚴。此外，食物、器皿受到活囊蚴的污染或直接饮用含活囊蚴的生水也可导致感染。

健康教育是预防本病最重要的措施。不生食或半生食淡水蟹、蝲蛄及转续宿主的肉类；加强粪便和水源管理、不随地吐痰；不用生蟹、蝲蛄喂家畜。治疗患者和带虫者，首选药物为吡喹酮。

二、斯氏并殖吸虫

斯氏并殖吸虫由陈心陶首次报道，是中国独有虫种。

成虫呈梭形，前宽后窄，尾端较尖，大小为（11.0~18.5）mm×（3.5~6.0）mm，最宽处在腹吸盘稍后水平。腹吸盘位于虫体前约 1/3 处，略大于口吸盘。珊瑚状分支的卵巢与盘曲的子宫并列于腹吸盘后。2 个分支状睾丸左右并列于虫体中、后 1/3 交界处。其虫卵与卫氏并殖吸虫虫卵相似，但略小（图 17-6）。

生活史与卫氏并殖吸虫相似。终宿主是果子狸、猫、犬等哺乳动物，第一中间宿主为拟钉螺等小型螺类，第二中间宿主为溪蟹或石蟹，转续宿主为蛙、鸟、鸡等。人因生食或

扫码"学一学"

半生食含活囊蚴的淡水蟹或含童虫的转续宿主而感染，人不是本虫适宜宿主，童虫可徘徊于组织器官之间，少见发育成熟并产卵者（图17-6）。

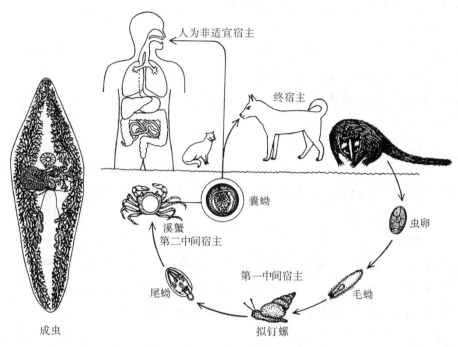

图17-6　斯氏并殖吸虫形态和生活史

童虫在人体内移行窜扰，可引起皮肤幼虫移行症或内脏幼虫移行症。前者主要表现为游走性皮下包块或结节，常见于腹部、胸背部，亦可出见于头颈、四肢、腹股沟等处。后者因幼虫侵犯部位不同而异，可侵入腹腔、肝脏、胸膜、心包等部位引起相应的症状和体征。本病误诊率高，应注意与肺结核、肺炎、肝炎、脑膜脑炎等鉴别。

痰液及粪便一般查不到虫卵，皮下结节活检童虫是确诊的依据。X线、B超、CT及免疫学检查具有辅助诊断价值。血象检查嗜酸性粒细胞增高明显。

此虫国外未见报道。国内已发现分布于甘肃、山西、陕西、河南、四川、重庆、云南、贵州、湖北、湖南、浙江、江西、福建、广东、广西等15个省、市、自治区。其流行因素及防治原则与卫氏并殖吸虫病相似。

（张伟琴　戴婷婷）

第四节　日本血吸虫

日本血吸虫亦称日本裂体吸虫，引起日本血吸虫病。除日本血吸虫外，寄生于人体的血吸虫还有埃及血吸虫、曼氏血吸虫、间插血吸虫、湄公血吸虫和马来血吸虫。我国仅有日本血吸虫病的流行。

一、形态

（一）成虫

雌雄异体，呈长圆柱形，口、腹吸盘位于虫体前端。雄虫粗短、乳白色，大小为（10~20）mm×（0.5~0.55）mm，背腹扁平，自腹吸盘后虫体两侧向腹面卷曲，形成抱雌

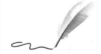

扫码"学一学"

沟，睾丸多为 7 个，呈串珠状排列于腹吸盘后虫体的背侧。雌虫前细后粗、灰褐色，大小为（12~28）mm×（0.1~0.3）mm，口、腹吸盘不及雄虫明显，常居于抱雌沟内，与雄虫合抱，卵巢位于虫体中部，椭圆形（图 17-7）。

（二）虫卵

椭圆形，淡黄色，成熟虫卵大小约为 89μm×67μm。卵壳厚薄均匀，无卵盖，卵壳一侧亚侧位有一小棘，常被宿主组织残留物所掩盖。卵内含一成熟毛蚴，毛蚴与卵壳间常有大小不等的圆形或椭圆形油滴状分泌物，含可溶性虫卵抗原（SEA），可经卵壳上的微孔释出（图 17-7）。

（三）毛蚴

呈梨形或长椭圆形，平均大小约为 99μm×35μm，具有分泌功能。周身被有纤毛，前端有一锥形的顶突。体内前部中央有一袋状顶腺，两侧有长梨形的侧腺，均开口于顶突。（图 17-7）。

（四）尾蚴

属叉尾型尾蚴，长 280~360μm，由体部及尾部组成。尾部又分为尾干和尾叉。体部前端为特化的头器，在头器中央有一个大的单细胞头腺。口吸盘位于体前端正腹面，腹吸盘位于体部后 1/3 处。腹吸盘周围有 5 对左右对称排列的钻腺（图 17-7）。

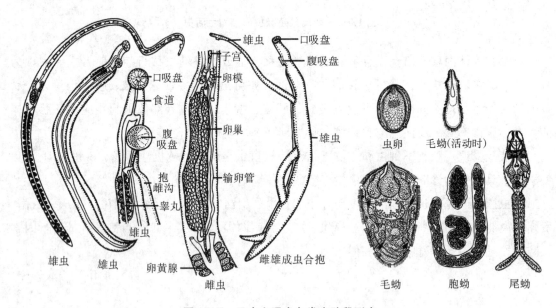

图 17-7　日本血吸虫各发育阶段形态

二、生活史

成虫寄生于人及多种哺乳动物的门脉-肠系膜静脉系统，借吸盘吸附于血管壁，合抱的成虫可逆血流移行至肠黏膜下层静脉末梢内产卵。虫卵一部分沉积于肠壁，一部分随血流沉积于肝脏，呈念珠状排列。初产虫卵在组织内约经 11 天发育为成熟虫卵，由于成熟卵内毛蚴分泌的 SEA 通过卵壳上的微孔释出，使虫卵周围的肠黏膜组织发炎坏死。在肠蠕动、血管内压和腹内压增加的情况下，约 7.7% 的虫卵可随破溃组织落入肠腔，随宿主粪便排出体外。不能排出的虫卵约经 10~11 天后死亡。

排出的虫卵必须入水,在适宜条件下,卵内毛蚴孵出。当遇到中间宿主钉螺,侵入其体内经母胞蚴、子胞蚴的无性繁殖,形成尾蚴逸出螺体,逸出后的尾蚴聚集于水面,当接触到终宿主皮肤时,于数秒内钻入皮肤,脱去尾部,发育为童虫。童虫在宿主皮下组织内作短暂停留后,即进入血管或淋巴管,随血流经右心到肺,再由左心进入体循环,到达肝门静脉发育至性器官初步分化后,进行雌雄合抱,再移行至肠系膜下静脉及直肠静脉发育成熟、寄居、交配、产卵。自尾蚴侵入至发育成熟产卵约需 24 天。成虫寄生于人体的平均寿命约为 4.5 年,最长可达 40 余年(图 17-8)。

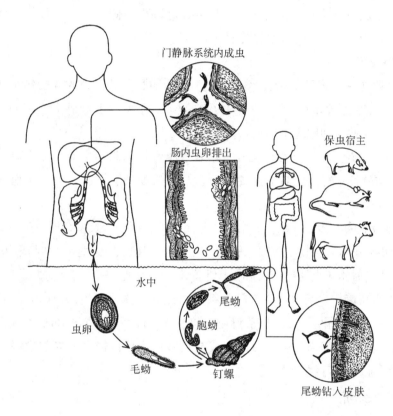

图 17-8 日本血吸虫生活史

三、致病

(一)致病机制

尾蚴、童虫、成虫和虫卵以及其排泄-分泌物和死亡后的崩解物均可诱导宿主产生一系列免疫应答和病理变化,虫卵是最主要的致病阶段。

1. 尾蚴所致损害 尾蚴经皮肤侵入宿主,可引起尾蚴性皮炎。表现为入侵部位出现小丘疹和瘙痒,初次接触尾蚴者皮疹反应不明显,重复接触后反应逐渐加重,严重者可伴有全身水肿及多形红斑。

2. 童虫所致损害 童虫在宿主体内移行时,所经过的器官,尤其是肺脏可出现血管炎、毛细血管栓塞、破裂,局部细胞浸润和点状出血。

3. 成虫所致损害 成虫借助口、腹吸盘附着于血管壁而移动,可引起静脉内膜炎和静脉周围炎。其排泄-分泌物在宿主体内可形成免疫复合物,引起Ⅲ型超敏反应。

4. 虫卵所致损害 虫卵主要沉积在宿主的肝脏和结肠壁等组织内,引起的肉芽肿和纤

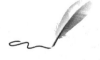

维化是血吸虫病的主要病变。在组织中沉积的虫卵发育成熟后，卵内毛蚴分泌 SEA 可经卵壳微孔缓慢释放，通过抗原提呈细胞吞噬处理，并呈递给辅助性 T 细胞，致敏的 T 细胞再次受到相同抗原刺激后产生各种淋巴因子，引起淋巴细胞、巨噬细胞、嗜酸性粒细胞、中性粒细胞及浆细胞聚集于虫卵周围，形成虫卵肉芽肿。

卵内毛蚴死亡后，逐渐停止释放 SEA，虫卵破裂或钙化，肉芽肿纤维化，逐渐形成瘢痕组织。重度感染时，门静脉周围出现广泛的纤维化，围绕在门静脉周围长而白色的纤维束从不同角度插入肝内，称为干线型肝纤维化，是晚期血吸虫病的特征性病理改变。由于窦前静脉的广泛阻塞，导致门脉高压，出现肝、脾肿大，侧支循环开放，腹壁、食管及胃底静脉曲张，上消化道出血与腹水等症状。

（二）临床表现

1. 急性血吸虫病 多见于初次感染或慢性患者再次大量感染的青壮年和儿童。感染多发生于夏秋季，常在接触疫水后 1~2 个月出现畏寒、发热、肝脾肿大、腹痛、腹泻、黏液血便、咳嗽及嗜酸性粒细胞增多等症状。

2. 慢性血吸虫病 多见于小量反复感染者或急性期症状消失而未痊愈者。部分患者无明显临床症状与体征；部分患者有腹痛、腹泻、黏液血便、肝脾肿大、贫血、消瘦和嗜酸性粒细胞增多。

3. 晚期血吸虫病 指肝纤维化后出现门脉高压综合征、生长发育严重障碍或结肠壁增厚等症状的血吸虫病患者。根据主要临床表现，可分为巨脾型、腹水型、结肠增殖型及侏儒型。晚期血吸虫病患者常由于上消化道出血、肝性昏迷及结肠息肉癌变等严重并发症而死亡。

4. 异位血吸虫病 血吸虫成虫在门脉系统以外的静脉内寄生，产卵于门脉系统以外的组织器官，或因肝纤维化引起门-腔静脉吻合支扩大，肠系膜静脉内的虫卵被血流带到其他器官组织，也可形成虫卵肉芽肿，由此造成的损害称为异位损害或异位血吸虫病。常见异位损害的部位在肺和脑等组织器官。

四、实验诊断

（一）病原学诊断

从粪便或组织中检获血吸虫卵或孵出毛蚴，是确诊血吸虫病的依据。①直接涂片法：简便，但检出率低。仅适用于重度感染及急性感染者。②尼龙袋集卵法：利用尼龙袋网筛的孔径之差浓集粪便中的虫卵，是普查时常用的方法。③毛蚴孵化法：利用虫卵在适宜条件的水体中短时间可孵出毛蚴而设计的诊断方法。④定量透明厚涂片法：可用作虫卵计数，测定人体内血吸虫感染度和评估防治效果。⑤直肠黏膜活组织检查：慢性或晚期血吸虫患者粪检不易查获虫卵，可用该法直接检查肠黏膜组织内的虫卵。

（二）免疫学与分子生物学诊断

常用的免疫学诊断方法有皮内试验、环卵沉淀试验、间接红细胞凝集试验、酶联免疫吸附试验、单克隆抗体斑点 ELISA、双抗体夹心 ELISA、快速 ELISA 等。分子生物学诊断包括聚合酶链反应（PCR）、反转录-PCR 和 DNA 探针等。

五、流行与防治

（一）地理分布与流行概况

日本血吸虫病流行于亚洲的中国、日本、菲律宾、印度尼西亚等。曾流行于我国长江流域及其以南的湖南、湖北、江西、安徽、江苏、云南、四川、浙江、广东、广西、上海、福建等12个省、市、自治区。截止2014年底，有上海、广东、广西、福建、浙江达到传播阻断标准；四川、云南、江苏、湖北已达到了传播控制标准；安徽、江西和湖南尚处在疫情控制阶段。

（二）流行环节

1. 传染源 患者、保虫宿主（如牛、犬、猪等家畜和鼠等野生动物）。

2. 传播途径 在传播的各个环节中，含虫卵的粪便污染水源、钉螺的存在以及接触疫水（含有尾蚴的水体），是三个重要的环节。人体接触疫水的方式可分为生产接触和生活接触两类。根据流行病学特点和钉螺孳生地理环境，我国血吸虫病流行区划分为3个类型，即水网型、湖沼型和山丘型。

3. 易感人群 不论种族、性别、年龄均易感。流行区通常以青壮年感染率最高。

（三）防治

目前我国血吸虫病防治须因地制宜、综合治理、科学防治。积极治疗患者和病畜，吡喹酮是首选药物。加强粪便管理，防止虫卵入水；灭螺是控制传播的重要手段，世界卫生组织推荐的唯一灭螺药物为氯硝柳胺。教育居民加强个人防护，养成良好的生产和生活习惯，以防止血吸虫的感染。

> **知识拓展**
>
> **七律二首·送瘟神**
>
> 读六月三十日《人民日报》，余江县消灭了血吸虫。浮想联翩，夜不能寐。微风拂煦，旭日临窗，遥望南天，欣然命笔。
>
> 其一：绿水青山枉自多，华佗无奈小虫何！千村薜荔人遗矢，万户萧疏鬼唱歌。坐地日行八万里，巡天遥看一千河。牛郎欲问瘟神事，一样悲欢逐逝波。
>
> 其二：春风杨柳万千条，六亿神州尽舜尧。红雨随心翻作浪，青山着意化为桥。天连五岭银锄落，地动三河铁臂摇。借问瘟君欲何往，纸船明烛照天烧。

（张伟琴）

第五节　细粒棘球绦虫

细粒棘球绦虫又称包生绦虫。成虫寄生在犬科食肉动物的小肠，幼虫（棘球蚴或称包虫）寄生于人和多种食草类家畜及其他动物的组织器官内，引起棘球蚴病（包虫病）。

一、形态

（一）成虫

是绦虫中最短小的虫种之一，长2~7mm。头节略呈梨形，有4个吸盘和1个顶突。顶突上有两圈小钩，内含小钩28~48个，呈放射状排列。颈部具有生发细胞，能生长出节片。链体只有幼节、成节和孕节各一节，偶或多一节。成节内有发育成熟的雌雄生殖器官，生

扫码"学一学"

扫码"看一看"

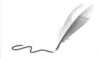

殖孔位于节片一侧的中部偏后。孕节最长，其生殖孔更靠后，子宫具有不规则的分支和侧囊，内含虫卵200~800个（图17-9）。

（二）虫卵

形态与猪、牛带绦虫卵基本相同，在光镜下难以区别（图17-9）。

（三）幼虫

即棘球蚴，为圆形囊状体，随寄生时间长短、寄生部位和宿主不同，直径可由不足1厘米至数十厘米。棘球蚴由囊壁和囊内容物组成。囊壁分两层，外层为角皮层，无细胞结构，乳白色半透明，似粉皮状，直径约1mm，较脆，易破裂。内层为生发层又称胚层，厚约20μm，可向囊内生长出许多原头蚴、生发囊和子囊。囊内充满无色透明的囊液。原头蚴呈圆形或椭圆形，大小约170μm×122μm，为向内翻转收缩的头节，其4个吸盘和顶突内陷，具有数十个小钩，结构与成虫头节相似。生发囊也称育囊，由生发层的有核细胞发育而来，直径约1mm，在小囊壁上生成数量不等的原头蚴，多者可达30~40个。子囊可由母囊（棘球蚴囊）的生发层直接长出，也可由原头蚴或生发囊进一步发育而成。子囊的结构和母囊相似，囊内也可生长原头蚴、生发囊及与子囊结构相似的孙囊。有的母囊内无原头蚴、生发囊和子囊，称不育囊。原头蚴、生发囊和子囊可从生发层上脱落，悬浮在囊液中，称为棘球蚴砂或囊砂（图17-8）。

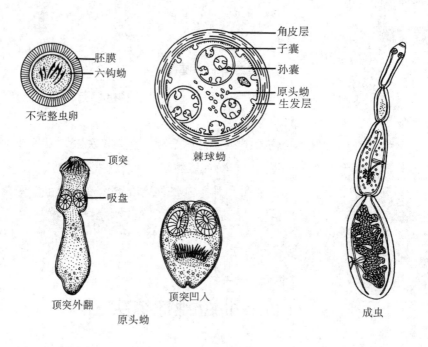

图 17-9 细粒棘球绦虫形态

二、生活史

成虫寄生在犬、狼、豺等食肉动物的小肠上段，孕节或虫卵随宿主粪便排出，污染动物皮毛和周围环境。当牛、羊、马、骆驼和人等中间宿主吞食虫卵或孕节后，六钩蚴在其小肠内孵出，钻入肠壁，经血液循环至肝、肺等器官，经3~5个月发育为棘球蚴。棘球蚴囊内可有数千、数万，甚至数百万个原头蚴。原头蚴在中间宿主体内播散可形成新的棘球蚴。含棘球蚴的动物内脏被犬、狼等终宿主吞食后，其所含的每一个原头蚴在小肠内都可发育为一条成虫。故犬、狼肠内寄生的成虫可达数千至上万条。从感染至发育成熟排出虫卵和孕节约需 8 周。大多数成虫寿命为 5~6 个月（图 17-10）。

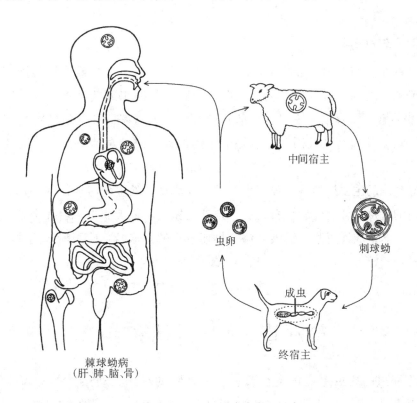

图 17-10 细粒棘球绦虫生活史

三、致病

棘球蚴可寄生在人体的肝、肺，也可寄生于腹腔、脑、骨、皮下肌肉等部位，对人体的危害以机械性损伤为主，其严重程度取决于所寄生的部位、体积、数量和寄生时间。原发性感染的棘球蚴多为单个，继发性感染常为多个，并可累及几个器官。棘球蚴在人体生长缓慢，往往在感染后 5~20 年才出现症状。临床表现极其复杂，常见症状有：①包块：寄生位置表浅的棘球蚴可在体表形成包块，触之坚韧，压之有弹性，叩诊时可有棘球蚴震颤。②局部压迫和刺激症状：随寄生部位不同可出现肝肿大、肝区疼痛、坠胀感、阻塞性黄疸；呼吸急促、胸痛、咳嗽；骨折、颅内压增高及一系列神经系统症状等。③毒性和过敏反应：有食欲减退、体重减轻、消瘦、贫血、发育障碍和恶病质等，以及荨麻疹、哮喘、血管神经性水肿等过敏反应症状，若囊液进入血液循环可引起严重的过敏性休克，甚至死亡。④继发性感染：由于运动、外力打击或挤压等导致棘球蚴囊破裂，可引起继发性感染。如肝棘球蚴囊破裂可进入胆道，出现胆绞痛、寒战、高热、黄疸等，破入腹腔可致急性弥漫性腹膜炎；肺棘球蚴破裂至支气管，可咳出小的生发囊、子囊和角皮碎片；棘球蚴囊破裂其内囊液及棘球蚴砂流出，引起多发性棘球蚴病。

四、实验诊断

询问病史，了解患者是否来自流行区，是否与犬、羊等动物及其皮毛有接触史等有助于诊断，但确诊该病仍以病原学检查为主，即手术取出棘球蚴，或从患者痰、胸膜积液、腹水和尿液等检获棘球蚴碎片、小钩或原头蚴。一般禁止以穿刺作为诊断措施，以免形成继发性感染及过敏性休克。血清学试验是重要的辅助诊断方法。如 ELISA、对流免疫电泳等。X 线、B 超、CT、MRI 及放射性核素扫描等对棘球蚴病的诊断也有一定的帮助。

五、流行与防治

细粒棘球绦虫分布遍及世界各大洲牧区。我国是世界上流行最严重的国家之一，主要流行区有新疆、青海、甘肃、宁夏、西藏、内蒙古和四川等 7 个省和自治区。造成棘球蚴病流行的因素主要有以下三点：虫卵污染环境、人与家畜和环境的密切接触、病畜内脏处理不当等。非流行区人因偶然接触受感染的犬，或接触到来自流行区的动物皮毛而受感染。

预防棘球蚴病的主要措施是加强卫生宣教，养成良好的卫生习惯；依法加强对屠宰场和个体屠宰户的检疫，合理处理病畜内脏；定期为家犬、牧犬驱虫。治疗患者一般以外科手术治疗为主，术中应注意避免囊液外溢。早期较小的棘球蚴可使用阿苯达唑、吡喹酮或甲苯达唑等药物治疗。

（宋秋玲）

扫码"学一学"

第六节　多房棘球绦虫

多房棘球绦虫的成虫主要寄生在狐、犬等动物的小肠，幼虫称多房棘球蚴或泡球蚴，寄生在啮齿类或食虫类动物的组织内，也可寄生于人体的组织器官，引起泡球蚴病。

多房棘球绦虫的形态和生活史与细粒棘球绦虫相似，虫卵与细粒棘球绦虫卵在光镜下难于区别。两者形态区别见表 17-2 和图 17-11 所示。

表 17-2　多房棘球绦虫和细粒棘球绦虫的形态区别

鉴别要点	细粒棘球绦虫	多房棘球绦虫
虫体长	2~7mm	1.2~3.7mm
节片	3~4 节	4~5 节
头节	顶突伸缩力强，28~48 个小钩	顶突小，13~34 个小钩
成节	睾丸 45~65 个，均匀分布于生殖孔前后	睾丸 26~36 个，分布于生殖孔后方
孕节	子宫具有不规则分支和侧囊	子宫无侧囊
幼虫	称棘球蚴，单房性，内含囊液和原头蚴、生发囊、子囊、孙囊，外有纤维组织包绕	称泡球蚴，多房性，内含囊液和原头蚴或含胶状物而无原头蚴。与周围组织间无被膜分隔

多房棘球绦虫主要的终宿主为狐，其次是犬、狼、猫等，中间宿主为黄鼠、田鼠、沙鼠和人等。成虫寄生在终宿主的小肠内，虫卵和孕节随终宿主粪便排出，被中间宿主食入，在中间宿主体内发育为泡球蚴，当体内含泡球蚴的鼠或动物内脏被终宿主吞食后，经 45 天，原头蚴在终宿主小肠内发育为成虫并排出孕节和虫卵。由于人是该虫非适宜中间宿主，人体内的泡球蚴囊内只含胶冻状物而无原头蚴（图 17-11）。

泡球蚴病比棘球蚴病更严重，病死率更高。原发病灶几乎 100% 在肝脏。泡球蚴对人体的致病作用有：直接侵蚀、机械压迫和毒性损害。临床表现主要有肝区疼痛、压迫、坠胀感、腹痛、黄疸、门静脉高压及食欲减退、消化不良等，晚期患者甚至有恶病质现象。本病症状类似肝癌，但其病程可达 1~5 年或更长。

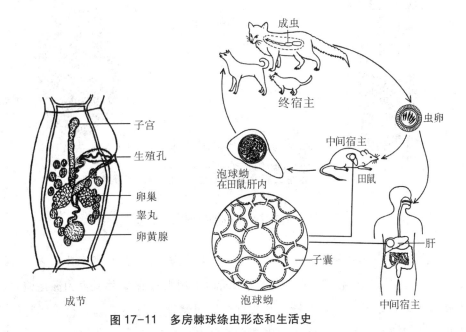

图 17-11　多房棘球绦虫形态和生活史

诊断此病首先应询问病史，了解患者是否来自流行区，是否有与狐狸、犬或其皮毛接触史，体检时发现肝脏肿大，特别是触诊时发现肿块质地坚硬又有结节感时更应高度警惕。由于泡球蚴周围缺乏纤维组织被膜，虫体抗原很容易进入血流，故免疫学诊断效果较好。诊断中应注意与肝癌、肝硬化、肝脓肿等疾病鉴别。

多房棘球绦虫的分布要比细粒棘球绦虫局限，我国主要分布于宁夏、新疆、青海、甘肃和四川等省区。泡球蚴病的防治基本同棘球蚴病。

（宋秋玲）

第七节　曼氏迭宫绦虫

扫码"学一学"

曼氏迭宫绦虫，又称孟氏裂头绦虫。成虫寄生于猫、犬等动物的小肠内，偶寄生于人。其幼虫裂头蚴常寄生于人体组织器官，引起严重的曼氏裂头蚴病。

成虫白色，带状，长 60~100cm，宽 0.5~0.6cm。头节细小，呈指状，其背、腹面各有一纵行吸槽。颈部细长，链体节片约 1000 节。成节和孕节的形态基本相似，每节有雌、雄生殖器官各一套。睾丸滤泡状，散布于节片两侧。卵巢分两叶，位于节片后部。子宫位于节片中央，螺旋盘曲呈发髻状（图 17-12）。

虫卵呈橄榄形，两端稍尖，浅灰褐色，大小为（52~76）μm×（31~44）μm，卵壳较薄，一端有卵盖，内含一个卵细胞和若干个卵黄细胞（图 17-12）。

裂头蚴呈长带状，乳白色，虫体不分节，但具有不规则横皱褶，大小约 300mm×0.7mm，头端膨大，无吸槽，中央有一明显凹陷，其头节与成虫相似，末端钝圆，活动时伸缩能力强。

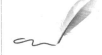

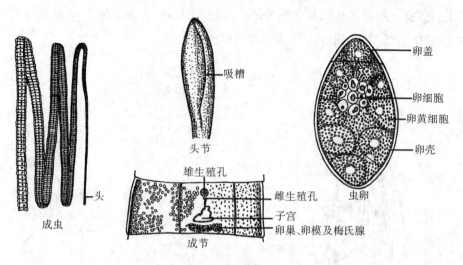

图 17-12　曼氏迭宫绦虫形态

　　成虫寄生在猫、犬等食肉动物的小肠。虫卵随宿主粪便排出体外入水，在适宜温度下经 2~5 周发育为钩球蚴。钩球蚴被第一中间宿主剑水蚤吞食后发育为原尾蚴。含原尾蚴的剑水蚤被蝌蚪吞食后，随着蝌蚪发育成蛙，原尾蚴发育成裂头蚴。裂头蚴常迁移到蛙的肌肉寄生。当受染的蛙被蛇、鸟类或猪等非适宜宿主吞食后，裂头蚴不能在肠腔发育为成虫，而是穿过肠壁，移居至腹腔、肌肉或皮下等处继续生存，蛇、鸟、猪即成为其转续宿主。当猫、犬等终宿主吞食带有裂头蚴的第二中间宿主蛙或转续宿主后，裂头蚴在其肠腔发育为成虫（图 17-13）。

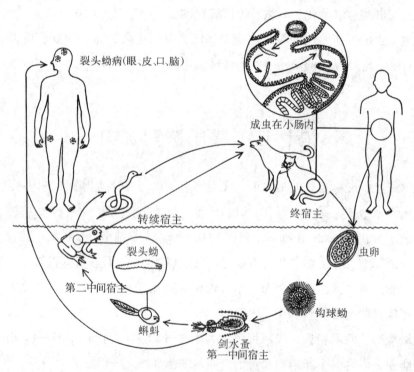

图 17-13　曼氏迭宫绦虫生活史

　　人误食受感染的剑水蚤或通过局部敷贴生蛙肉或生食、半生食蛙、蛇、猪肉等途径导致裂头蚴感染，偶尔侵入肠道发育为成虫。

曼氏迭宫绦虫的成虫致病力不强。裂头蚴的危害较大，其严重性因裂头蚴移行和寄生部位不同而异。常见的寄生部位有眼睑、四肢、躯体、皮下、口腔颌面部和内脏等。被寄生部位发生嗜酸性肉芽肿囊包，直径 1~6cm，囊内可有 1~10 条不等的裂头蚴。患者会出现局部肿胀、游走性皮下包块等症状。曼氏迭宫绦虫病可用粪检虫卵或孕节确诊。曼氏裂头蚴病则主要通过手术从局部检出虫体确诊。询问病史有一定的参考价值。CT、MRI 等影像技术及免疫学检测有助于诊断。

曼氏迭宫绦虫分布很广，但成虫感染人体并不多见，我国报告仅有 20 余例。曼氏裂头蚴病我国已有近千例报告，来自 23 个省、市、自治区。预防本病主要做好宣传教育，不用生蛙肉敷贴伤口，不食生或半生的蛙、蛇及其他肉类，不饮生水。成虫感染可用阿苯达唑、吡喹酮等驱虫。裂头蚴病主要靠手术摘除，术中务必将虫体尤其是头部取尽，方能根治。

（宋秋玲）

本章小结

班氏丝虫和马来丝虫寄生于淋巴系统，引起淋巴丝虫病；卫氏并殖吸虫成虫寄生于人和多种食肉类动物的肺脏，引起人兽共患的卫氏并殖吸虫病；日本血吸虫成虫寄生在门脉-肠系膜静脉系统，产出的虫卵沉积于肝脏和肠壁组织内形成虫卵肉芽肿而导致血吸虫病。

旋毛虫、斯氏并殖吸虫、细粒棘球绦虫、多房棘球绦虫和曼氏迭宫绦虫的幼虫（或童虫）主要寄生在组织器官或皮下，因虫体移行窜扰或挤压造成机械性损伤，其排泄-分泌物等可产生毒性和免疫损伤。

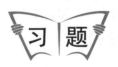

习题

1. 丝虫引起的慢性阻塞性病变有哪几种？

2. 旋毛虫成虫寄生于人体的十二指肠和空肠上段，为什么不用粪便检查作为诊断依据？

3. 简述日本血吸虫病的病原学诊断方法。

4. 简述细粒棘球绦虫的生活史和所致疾病的临床表现。

（张伟琴）

扫码"练一练"

第五篇　医学原虫学

原虫为单细胞真核动物，与人体有关的原虫称为医学原虫，约40余种。

原虫由细胞膜、细胞质和细胞核组成。细胞膜又称表膜或质膜，参与原虫摄食、排泄、运动、侵袭以及逃避宿主免疫效应等生物学功能。细胞质由基质、细胞器和内含物组成。有些原虫的基质有内、外质之分。外质呈透明凝胶状，具有运动、摄食、排泄、感觉和保护等功能；内质为溶胶状。内质中细胞器包括：①膜质细胞器，如线粒体、溶酶体和动基体等，参与能量合成。②运动细胞器，如伪足、鞭毛和纤毛等，参与原虫的运动，也是原虫分类的重要依据。③营养细胞器，如胞口、胞咽、胞肛等，参与摄食和排出废物。内质中内含物，如食物泡、糖原、拟染色体等，特殊的内含物可作为虫种鉴定的标志。细胞核由核膜、核质、核仁和染色质构成。根据核的构造不同分为泡状核和实质核。泡状核染色质稀少，呈颗粒状，分布于核质或核膜内缘，只含1个核仁，多数寄生性原虫为此核型；实质核的核大而不规则，染色质丰富，常具有1个以上核仁，如纤毛虫。

根据医学原虫的传播方式不同将其生活史分为三种类型：①人际传播型，完成生活史只需一种宿主，借接触方式或中间媒介传播，如阴道毛滴虫。②循环传播型，完成生活史需要一种以上的脊椎动物作为终宿主和中间宿主，如刚地弓形虫。③虫媒传播型，此类原虫需在媒介节肢动物体内才能发育、繁殖至感染阶段，经节肢动物叮咬吸血将病原体传播给人或其他动物，如疟原虫。

原虫的生殖方式有无性生殖和有性生殖两种。无性生殖包括二分裂、多分裂和出芽生殖。有性生殖包括接合生殖和配子生殖。

原虫按生物分类可分为四个纲：①叶足纲，以伪足为运动细胞器，如溶组织内阿米巴。②动鞭纲，以鞭毛为运动细胞器，如阴道毛滴虫。③孢子纲，此类原虫无显著运动细胞器，如疟原虫。④动基裂纲，以纤毛为运动细胞器，如结肠小袋纤毛虫。按寄生部位可分为寄生于腔道的原虫和寄生于脉管或组织的原虫。

第十八章　寄生于腔道的原虫

 学习目标

1. **掌握**　溶组织内阿米巴和阴道毛滴虫的形态、生活史、致病及病原学检查方法。

2. **熟悉**　溶组织内阿米巴和阴道毛滴虫的防治原则；蓝氏贾第鞭毛虫的形态、生活史、致病、病原学检查方法及防治原则。

3. **了解**　溶组织内阿米巴、蓝氏贾第鞭毛虫、阴道毛滴虫的流行特征；非致病性阿米巴的种类及形态特征；隐孢子虫和结肠小袋纤毛虫的形态与致病。

寄生于腔道的原虫是指在人体消化道、泌尿生殖道等腔道内寄生的原虫，常见的有寄生于消化道的溶组织内阿米巴、蓝氏贾第鞭毛虫、隐孢子虫、迪斯帕内阿米巴、齿龈内阿米巴、结肠内阿米巴等，以及寄生于泌尿生殖道的阴道毛滴虫等。

第一节　溶组织内阿米巴

案例讨论

[案例]　患者，男，28岁，旅游爱好者。因腹痛、腹泻3个月，加重2周来诊。患者于3个月前出现腹痛、腹泻，伴有腹胀、恶心。近2周来病情加重，腹泻5~10次/日，稀便，有时带脓血，伴有发热、乏力、食欲不振，自服黄连素未见好转。体格检查：T 38.2℃，神志清楚，腹部平坦，肝脾未及，右下腹轻度压痛，心肺（－）。实验室检查：RBC $4.8×10^{12}$/L，Hb 120g/L，WBC $7.2×10^{9}$/L，N 0.81，L 0.18。粪便检查：稀便，生理盐水涂片法查见溶组织内阿米巴滋养体。

[讨论]

1. 该患者所患何病？诊断依据是什么？

2. 对该患者应如何治疗？

溶组织内阿米巴，主要寄生于人体结肠，引起肠阿米巴病，并可侵入肠外器官引起肠外阿米巴病。

一、形态

（一）滋养体

大小为12~60μm，形态多变。外质透明，运动时外质伸出单一定向的伪足。内质富含颗粒，从急性阿米巴肠炎患者粪便或肝脓肿穿刺物中分离的滋养体中常可见被吞噬的红细胞或白细胞。经铁苏木素染色后可见一泡状核，呈球形，直径4~7μm。核膜较薄，内缘可见排列整齐、大小一致的核周染色质粒。核仁小，常位于中央。核仁与核膜间可见纤细的丝状结构（图18-1）。

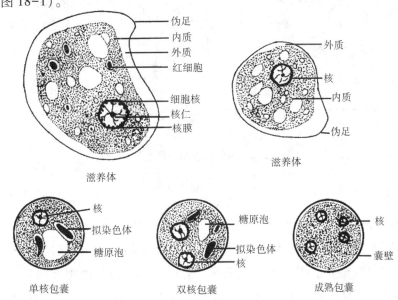

图18-1　溶组织内阿米巴滋养体和包囊

扫码"学一学"

（二）包囊

圆球形，直径 10~20μm，核结构与滋养体相似。未成熟包囊有 1~2 个核，胞质内常可见糖原泡及短棒状的拟染色体，拟染色体的形态具有虫种鉴别意义。成熟包囊有 4 个核，糖原泡和拟染色体随着包囊的成熟而逐渐消失（图 18-1）。

二、生活史

人是溶组织内阿米巴的适宜宿主，猫、狗、鼠、猴等偶尔也可作为其宿主。感染阶段为四核包囊，人食入或饮入被包囊污染的食物或水后，在回肠末端或结肠，由于虫体运动及肠道内酶的作用，虫体脱囊而出并迅速经三次胞质分裂和一次核分裂形成 8 个滋养体，滋养体在结肠上段摄食并以二分裂方式增殖。虫体在肠腔内随肠蠕动下移，因肠内环境变化，如肠内容物水分和营养物质减少，滋养体逐渐缩小、变圆，形成包囊前期，随后胞质分泌囊壁，并经两次有丝分裂形成四核包囊，随粪便排出体外（图 18-2）。

滋养体具有侵袭性，可侵入肠黏膜，吞噬红细胞及组织细胞，破坏肠壁，引起肠壁溃疡，也可侵入血管随血流到达其他器官，如肝、肺、脑、泌尿生殖道等，引起肠外阿米巴病。随坏死组织脱落入肠腔的滋养体随粪便排出体外，滋养体在外界环境中存活时间较短，即使被宿主吞食也会被胃酸杀死，故无传播作用。

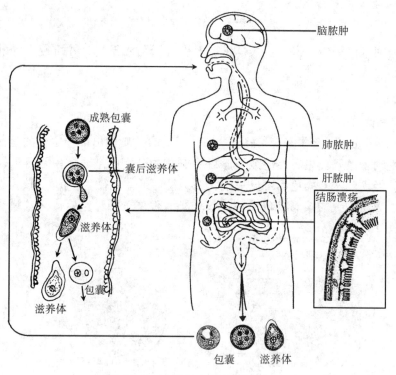

图 18-2　溶组织内阿米巴生活史

三、致病

（一）致病机制

溶组织内阿米巴的致病与虫体侵袭力、肠内菌群的协同作用及宿主免疫状态等有关，其中虫体侵袭力起着至关重要的作用。滋养体能表达具有破坏细胞外间质、溶解宿主组织及抵抗宿主补体溶解作用的致病因子，常见的致病因子有三种。①半乳糖/乙酰氨基半乳糖可抑制性凝集素：可与结肠上皮细胞、中性粒细胞、红细胞等靶细胞表面的受体结合，介导滋养体吸附于这些细胞表面，还有溶解细胞及抗补体的作用。②阿米巴穿孔素：使靶细胞形成离子通道，导致靶细胞结构的破坏。③半胱氨酸蛋白酶：可使靶细胞溶解，亦可降解补体 C3 为 C3a，从而抵抗补体介导的抗炎反应，并可降解血清型和分泌型 IgA。

（二）病理变化

溶组织内阿米巴滋养体可引起肠阿米巴病和肠外阿米巴病。肠阿米巴病好发于盲肠、乙状结肠及升结肠。典型的病理变化是形成口小底大的"烧瓶样"溃疡，溃疡间黏膜正常或稍有充血、水肿，一般仅累及黏膜层，重症病例相邻溃疡间可相互融合，表面黏膜大片脱落，甚至可累及肠壁肌层。慢性病例黏膜增生可形成阿米巴肿。肠外阿米巴病多发生于肝、肺和脑等器官，引起无菌性、液化性坏死，形成阿米巴肝脓肿、肺脓肿及脑脓肿等。

（三）临床表现

阿米巴病的潜伏期为 2~26 天，以 2 周左右多见。

1. 肠阿米巴病　分为急性期和慢性期。

（1）急性期　症状从轻度、间歇性腹泻到暴发性、致死性的腹泻不等。表现为腹痛、腹泻，稀便、黏液便或黏液血便，量中等，伴有腥臭味，多伴有腹胀、腹部不适等。急性暴发性痢疾起病急骤、病情危重，表现为发热、低血压、大量黏液血便、广泛性腹痛、剧烈的里急后重，恶心、呕吐等。

（2）慢性期　表现为长期间歇性腹泻、腹痛、胃肠胀气和体重下降。有些患者可出现阿米巴肿或团块状损害。

2. 肠外阿米巴病　包括阿米巴肝脓肿、肺脓肿、脑脓肿和皮肤阿米巴病等，其中以阿米巴肝脓肿为多见。

（1）阿米巴肝脓肿　好发于肝右叶，表现为发热、肝区疼痛、肝脏肿大，可伴有恶心、呕吐、腹胀等，脓肿穿刺可见酱褐色脓液。

（2）阿米巴肺脓肿　好发于右肺下叶，多继发于肝脓肿。表现为发热、咳嗽、胸痛、咳巧克力色痰。

（3）阿米巴脑脓肿　多数患者合并有肝脓肿。表现为头痛、头晕、恶心、呕吐及精神异常等。

（4）皮肤阿米巴病　常由直肠病灶播散至会阴部所致，引起阴茎、阴道、甚至子宫的病变。

四、实验诊断

（一）病原学检查

1. 生理盐水涂片法　对患者新鲜黏液便或脓血便，可进行生理盐水涂片法检查，可见活动的滋养体以及周围粘集成团的红细胞和少量白细胞，滋养体内可见被吞噬的红细胞。因滋养体在外界极易死亡，故标本必须新鲜，快速检测；注意保温，取材容器应洁净，无化学药品及尿液污染。脓肿穿刺液亦可作涂片镜检，穿刺时应注意滋养体多在脓肿壁上。

2. 碘液涂片染色法　慢性腹泻患者及成形粪便以检查包囊为主，常用碘液涂片染色法。

3. 体外培养法　常用 Robinson 培养基，对亚急性或慢性病例检出率较高。

（二）免疫学和分子生物学诊断

免疫学诊断常用方法有酶联免疫吸附试验（ELISA）、琼脂扩散试验（AGD）、间接荧光抗体试验（IFA）等。PCR 技术等分子生物学方法具有准确、敏感、特异的优点，可以区别溶组织内阿米巴和其他阿米巴原虫。

五、流行与防治

阿米巴病呈世界性分布，多见于热带、亚热带地区。我国阿米巴病主要分布于西北、华北、西南等地区，农村感染率高于城市。传染源为粪便中持续排包囊的患者及无症状带虫者。包囊在外界环境中具有较强的抵抗力，且可安全地通过蝇和蟑螂的消化道仍具有感染性，但对干燥、高温的抵抗力较弱，在 50℃ 时很快死亡。感染途径主要是经口感染，食入被成熟包囊污染的食物及水均能造成感染。蝇及蟑螂等昆虫可机械性地携带包囊，也起一定的传播作用。任何人群对阿米巴均有易感性，但新生儿、孕妇、免疫功能低下者、营养不良或长期使用肾上腺皮质激素的患者更易感染。艾滋病患者及男同性恋者也是阿米巴病的高发人群，故阿米巴病在欧、美、日等国家被列入性传播疾病。

防治阿米巴病要采取综合措施：①查治患者和带虫者，治疗患者首选药物为甲硝唑（灭滴灵），也可用替硝唑、奥硝唑等。包囊携带者用巴龙霉素或喹碘方治疗。中药大蒜素、白头翁等也有一定疗效。②加强粪便管理，消灭蝇及蟑螂等传播媒介。③开展卫生宣传教育，防止病从口入。

知识拓展

溶组织内阿米巴的抗肿瘤作用

溶组织内阿米巴滋养体能表达半乳糖/乙酰氨基半乳糖可抑制性凝集素、阿米巴穿孔素和半胱氨酸蛋白酶。这些致病因子通过吸附、凝集等接触依赖的方式杀伤宿主细胞。研究表明溶组织内阿米巴不仅能杀伤正常组织细胞，也能吞噬、杀灭口腔黏膜癌等肿瘤细胞，因此未来利用溶组织内阿米巴治疗恶性肿瘤，值得进一步研究探讨。

第二节　其他消化道阿米巴

在人体消化道内还寄生一些非致病性阿米巴，这些原虫一般不具有致病性，但当严重感染以及宿主防御功能减弱或合并细菌感染时，也可能引起临床症状。

一、迪斯帕内阿米巴

迪斯帕内阿米巴与溶组织内阿米巴形态、生活史相似，曾被认为是溶组织内阿米巴生活史中的"肠腔型滋养体"。近年来发现两者一些生物学特性，如生化构成、免疫原性、基因和致病性均有不同。全世界约有 5 亿人感染阿米巴，其中大部分为迪斯帕内阿米巴感染。目前可通过同工酶分析、免疫学方法和 PCR 分析进行鉴别。

扫码"学一学"

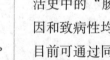

二、结肠内阿米巴

结肠内阿米巴寄生于人体结肠，常与溶组织内阿米巴混合感染。滋养体直径 15～50μm，胞质内含有颗粒、空泡和食物泡，无红细胞。核仁大，略偏位，核周染色质粒大小不等、排列不均。包囊直径 10～35μm，核数目为 1～8 个，八核包囊为成熟包囊。未成熟包囊内含有糖原泡和稻草束状的拟染色体。生活史与溶组织内阿米巴相似，但不侵入组织，感染者无临床症状。

三、哈门内阿米巴

哈门内阿米巴的形态、生活史与溶组织内阿米巴相似。滋养体直径约 4～12μm，不吞噬红细胞。包囊直径 4～10μm，常以小于 10μm 为界，与溶组织内阿米巴区别。本虫对人体无致病性。

四、齿龈内阿米巴

齿龈内阿米巴寄生于人体口腔齿龈部。生活史只有滋养体期。滋养体直径 5～15μm，内外质分明，运动活泼，食物泡内含有细菌、白细胞，偶见红细胞。核仁居中或略偏位。本虫与牙周炎等口腔疾病密切相关，我国平均感染率为 47.25%，滋养体以直接接触传播为主，也可经飞沫传播。

第三节　蓝氏贾第鞭毛虫

扫码"学一学"

蓝氏贾第鞭毛虫简称贾第虫，主要寄生于人体小肠，引起以腹泻和消化不良等症状为主的蓝氏贾第鞭毛虫病，简称贾第虫病。本虫在旅游者中较流行，其引起的腹泻又称旅游者腹泻。

一、形态

（一）滋养体

呈纵切为半的倒置梨形，长 9～21μm，宽 5～15μm，厚 2～4μm。两侧对称，前端宽钝，后端尖细，腹面扁平，背面隆起。腹面前半部凹陷形成吸盘。吸盘背侧有 1 对细胞核。虫体有前侧、后侧、腹和尾鞭毛各 1 对，均由位于两核间靠前端的毛基体发出。以往曾认为贾第虫有 1 对沿中线由前向后连接尾鞭毛的"轴柱"，但目前认为此结构实际是尾鞭毛从毛基体发出后，从前向后延伸过程中的体内部分，1 对呈爪锤状的中体与该部分的 1/2 处相交（图 18-3）。

（二）包囊

呈椭圆形，长 8～14μm，宽 7～10μm，囊壁较厚，与虫体间有明显的空隙。未成熟包囊含 2 个核，成熟包囊具 4 个核。胞质内可见中体和鞭毛的早期结构（图 18-3）。

二、生活史

人或动物摄入被四核包囊污染的食物或饮水而感染，在十二指肠脱囊转变为 2 个滋养体。滋养体主要寄生于十二指肠或小肠上段，靠吸盘吸附于小肠绒毛表面，以二分裂方式繁殖。在肠内环境不利时，滋养体分泌囊壁形成包囊随粪便排出体外。

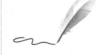

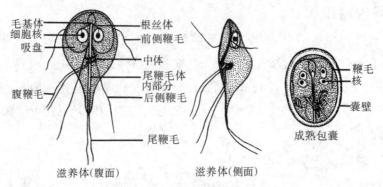

图18-3 蓝氏贾第鞭毛虫滋养体和包囊

三、致病

（一）致病机制

贾第虫的致病机制目前尚不十分清楚，可能与以下因素有关。①虫株致病力：不同虫株的致病力不同，如GS株的致病力较强，而ISR株的致病力较弱。②宿主免疫力：体内丙种球蛋白或IgA缺乏者不仅对贾第虫易感，感染后还可导致较为严重的临床表现。③二糖酶缺乏：贾第虫病患者体内二糖酶均有不同程度的缺乏。实验动物显示，当宿主二糖酶不足时，滋养体可直接损伤小鼠的肠黏膜细胞。④其他：滋养体对肠黏膜的机械性损伤；虫体的分泌物、排泄物对肠黏膜的化学刺激；大量虫体对小肠黏膜的覆盖以及虫体与宿主竞争营养等均可影响小肠黏膜的吸收功能，导致乳糖、脂肪、蛋白质及维生素 B_{12} 吸收不良。

（二）临床表现

人体感染贾第虫后多为无症状带虫者，有症状者主要表现为急、慢性腹泻及吸收不良。潜伏期平均为1~2周，最长者可达45天。

1. 急性期 初起表现为恶心、厌食、上腹部及全身不适，可伴有寒战、低热。此后出现突发性腹泻，呈恶臭水样便，无脓血，常伴有上中腹部痉挛性疼痛和胃肠胀气等。急性期一般持续几天。

2. 亚急性或慢性期 表现为间歇性恶臭味稀便、软便或粥样便，伴腹胀、腹部痉挛性疼痛，或有恶心、厌食、嗳气、体重减轻等。

儿童感染贾第虫后可因腹泻导致营养不良、生长发育障碍等。虫体偶可侵入胆道系统，引起胆囊炎或胆管炎。

四、实验诊断

（一）病原学检查

1. 粪便检查 急性期患者粪便呈水样或糊状，取新鲜粪便做生理盐水涂片镜检滋养体。亚急性或慢性期患者多为成形粪便，用碘液涂片染色、醛-醚沉淀或硫酸锌浮聚等方法检测包囊。由于包囊的排出具有间歇性，应隔日检查一次，连查3次。

2. 十二指肠液检查 取十二指肠引流液直接涂片镜检滋养体。也可用肠检胶囊法：嘱患者禁食后吞下一个装有尼龙线的胶囊，线的游离端留在口外，3~4小时后到达十二指肠或空肠，将尼龙线缓缓拉出，取线上的黏附物镜检滋养体。

3. 小肠组织活检 用纤维内镜钳取黏膜组织，先压片镜检，再经固定后用吉姆萨染色镜检滋养体，但此法不易被患者接受，故很少使用。

（二）免疫学和分子生物学诊断

ELISA、间接荧光抗体试验（IFA）、对流免疫电泳试验（CIE）等免疫学方法以及 DNA 探针技术、PCR 技术等分子生物学方法可用于贾第虫病的辅助诊断。

五、流行与防治

贾第虫病呈世界性分布，多见于温带和热带地区，不仅流行于发展中国家，也流行于发达国家。我国各地人群感染率不等，农村高于城市，儿童较成人高。传染源为粪便中含有包囊的人和动物。保虫宿主包括野生动物（如河狸、美洲驼等）、家养动物（如牛、羊、猪、兔、猫、犬等）。包囊对外界环境有较强的抵抗力。感染方式主要是经口摄入被包囊污染的水或食物而感染，水源传播是重要途径。此外，也可通过人-人接触途径及粪-口途径传播。人群对本虫普遍易感，儿童、年老体弱者、免疫功能低下者及男性同性恋者尤其易感。

防治贾第虫病要加强人和动物的粪便管理；注意个人卫生和饮食卫生；共用的儿童玩具应定期消毒；艾滋病患者及其他免疫功能低下者，应采取防止贾第虫感染的措施。常用治疗药物有甲硝唑（灭滴灵）、呋喃唑酮（痢特灵）、替硝唑等，孕妇感染可用巴龙霉素治疗。

第四节　阴道毛滴虫

扫码"学一学"

阴道毛滴虫寄生于人体阴道和泌尿道，主要引起滴虫性阴道炎和尿道炎。本虫以性传播为主。

一、形态与生活史

生活史仅有滋养体期。活体无色透明，有折光性，体态多变，运动活泼。固定染色后呈梨形，体长 7~23μm，前端有 1 个椭圆形泡状核，核上缘有 5 颗排列成环状的毛基体，由此发出 4 根前鞭毛和 1 根后鞭毛。体外侧前 1/2 处有一波动膜，其外缘与向后延伸的后鞭毛相连。1 根轴柱，纤细透明，由前向后纵贯虫体并伸出体外（图 18-4）。

滋养体主要寄生于女性阴道，以阴道后穹窿多见，偶可侵入尿道、膀胱、子宫等部位。男性感染者主要寄生于尿道、前列腺，也可累及睾丸、附睾及包皮下组织。虫体以纵二分裂法繁殖，滋养体既是感染阶段，又是致病阶段，通过直接或间接接触方式传播。

二、致病

阴道毛滴虫的致病与宿主生理状态及虫株致病力有关。正常情况下，健康女性阴道内有乳酸杆菌，能酵解阴道上皮细胞内糖原产生乳酸，使阴道保持酸性环境（pH 3.8~4.4），可抑制虫体及其他细菌的繁殖，此为阴道的自净作用。当泌尿生殖系统功能

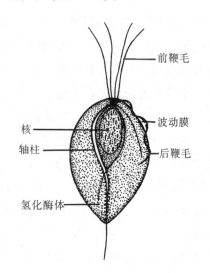

图 18-4　阴道毛滴虫形态

（图中标注：前鞭毛、波动膜、后鞭毛、核、轴柱、氢化酶体）

失调时，如妊娠、月经后，阴道 pH 接近中性，有利于滴虫及细菌的生长、繁殖。而滴虫寄生阴道时，消耗糖原，妨碍乳酸杆菌的酵解，使阴道 pH 变为中性或碱性，造成滴虫的大量

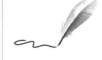

繁殖，并促进继发性细菌感染，加重炎症反应。

阴道毛滴虫有接触依赖性细胞病变效应，通过接触并黏附于靶细胞发挥杀伤作用。多数女性感染后无临床症状或症状不明显。有症状者常主诉外阴瘙痒或烧灼感，白带增多，灰黄色泡沫状，或呈乳白色液状，有异味。若伴有细菌感染时，白带呈脓液状或粉红状。当滴虫侵犯尿道时可有尿频、尿急和尿痛等症状。男性感染者一般无症状，可引起尿痛、夜尿增多，前列腺肿大及触痛和附睾炎等。

三、实验诊断

取阴道后穹窿分泌物、尿液沉淀物或前列腺液，生理盐水涂片或涂片染色镜检，查到滋养体为确诊依据。也可用培养法，将上述样本加入肝浸液培养基内，37℃孵育48小时后镜检。也可用 ELISA、直接荧光抗体试验（DFA）和乳胶凝集试验（LAT）等免疫学方法以及 PCR 技术、DNA 探针等分子生物学方法。

四、流行与防治

阴道毛滴虫呈世界性分布，我国流行较广泛，以 16～35 岁女性感染率最高。传染源为患者和带虫者。传播途径包括直接传播和间接传播。前者主要通过性传播，是主要的传播方式；后者主要通过使用公共浴池、公用毛巾、坐式马桶等而感染。

防治阴道毛滴虫感染要积极治疗患者及带虫者，夫妻双方应同时治疗。首选药物为甲硝唑，局部治疗可用滴维净或 1∶5000 高锰酸钾液冲洗阴道。要注意个人卫生和经期卫生。不使用公用毛巾，采用蹲式厕所等。

第五节　隐孢子虫

隐孢子虫广泛存在于多种动物体内，对人体造成感染的主要是微小隐孢子虫，引起以腹泻为主要临床表现的隐孢子虫病，是一种人兽共患原虫病。

一、形态与生活史

卵囊呈圆形或椭圆形，直径4～6μm。成熟卵囊内含有4个裸露的子孢子和1个残留体。子孢子呈月牙形，有1个细胞核。残余体由颗粒状物和1个空泡组成。经改良抗酸染色后，卵囊呈玫瑰红色，背景为蓝绿色，对比性很强。

生活史过程分为裂体增殖、配子生殖和孢子增殖三个阶段。成熟卵囊随宿主粪便排出后被人及动物吞食，在消化液的作用下，囊内的子孢子在小肠内脱囊而出，侵入肠上皮细胞，在胞膜与胞质间形成纳虫空泡。虫体在纳虫空泡内进行裂体增殖，先发育为滋养体，滋养体经三次核分裂发育为Ⅰ型裂殖体，释出 8 个裂殖子。裂殖子侵入其他肠上皮细胞，一部分重复上述裂体增殖，再次形成Ⅰ型裂殖体；另一部分发育为第二代滋养体，第二代滋养体经两次核分裂发育为Ⅱ型裂殖体，释出 4 个裂殖子，此裂殖子侵入肠上皮发育为雌、雄配子体，开始配子生殖阶段。雌配子体发育为雌配子，雄配子体产生 16 个雄配子，雌雄配子结合形成合子，进一步发育为卵囊，进入孢子增殖阶段。卵囊分薄壁和厚壁两种，薄壁卵囊内的子孢子脱出后，再侵入肠上皮细胞，继续无性繁殖，导致宿主自身体内重复感染。厚壁卵囊在宿主细胞内或肠腔内孢子化形成子孢子。孢子化的厚壁卵囊随宿主粪便排出体外即可感染新宿主。完成生活史需 5～11 天（图 18-5）。

扫码"学一学"

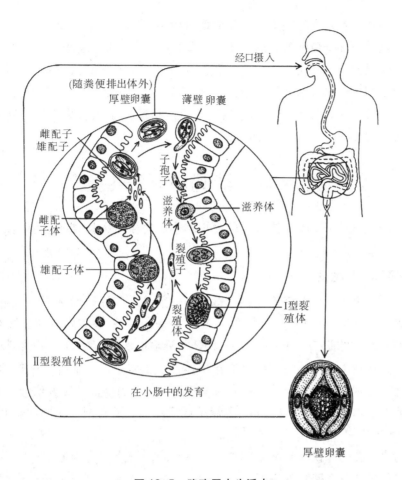

图 18-5 隐孢子虫生活史

二、致病与实验诊断

虫体寄生于小肠黏膜，使黏膜组织受损，影响肠道的吸收功能，特别是脂肪和糖类的吸收减少。此外，肠黏膜表面积的减少使得多种黏膜酶（如乳糖酶等）明显减少，导致患者腹泻。潜伏期一般为 3~8 天，病情严重程度及病程长短与宿主免疫力有关。免疫功能正常者感染后症状较轻，表现为自限性腹泻，大便呈水样或糊状，无脓血，日排便 2~20 余次，可伴有腹胀、腹部痉挛性疼痛、恶心、发热、食欲减退等。病程一般持续 1~2 周，但症状消失后数周内粪便中仍可排出卵囊。少数患者可迁延 1~2 个月或转为慢性。免疫功能低下者感染后症状严重，表现为持续性霍乱样水泻，每日数次至数十次，量多可达数十升，常伴有水、电解质紊乱和酸中毒，甚至出现肠外器官的病变，如肺和胆道系统的感染。隐孢子虫感染是 AIDS 患者并发腹泻而死亡的原因之一。

诊断隐孢子虫病可取腹泻患者的粪便进行直接涂片染色，检出卵囊即可确诊。有时患者的呕吐物和痰液也可作为取材标本。检查方法包括金胺-酚染色法、改良抗酸染色法、金胺-酚改良抗酸染色法等。间接荧光抗体试验（IFA）、ELISA 和酶联免疫印记技术等免疫学方法可用于隐孢子虫病的辅助诊断和流行病学调查。

三、流行与防治

隐孢子虫呈世界性分布，目前已有 90 多个国家有报道，发展中国家感染率通常高于发达国家。传染源有患者（包括恢复期患者）、无症状带虫者和保虫宿主，后者包括牛、羊、犬、猫等多种动物。食入含有隐孢子虫卵囊的食物或水是主要的传播方式。人对隐孢子虫普遍易感，婴幼儿、接受免疫抑制剂治疗的患者及免疫功能低下者更易感染本虫。

预防要加强粪便管理，注意个人卫生和饮食卫生，免疫功能低下者要避免与患者及病畜接触。治疗隐孢子虫病目前尚无特效药。螺旋霉素、巴龙霉素、阿奇霉素及大蒜素有一定疗效。硝唑尼特是一种新型药物，亦具有一定的抗隐孢子虫感染作用。用牛转移因子、牛乳球蛋白进行免疫治疗也可获得疗效。

第六节　结肠小袋纤毛虫

结肠小袋纤毛虫是寄生于人体最大的原虫。主要寄生于人体结肠，引起结肠小袋纤毛虫痢疾。

一、形态与生活史

结肠小袋纤毛虫生活史有滋养体和包囊两个时期。滋养体呈椭圆形，无色透明或淡灰略带绿色，大小为（30～200）μm×（25～120）μm。虫体外被表膜，周身被有许多纤毛。滋养体前端有一凹陷的胞口，下接漏斗状胞咽。颗粒状食物借胞口纤毛的摆动进入虫体，形成食物泡，食物残渣经虫体后端的胞肛排出体外。虫体中、后部各有一伸缩泡，有调节渗透压的功能。苏木素染色后可见一肾形的大核和一圆形的小核，后者位于前者的凹陷处。包囊呈圆形或卵圆形，直径40～60μm，色淡黄或淡绿，囊壁有两层，厚而透明，染色后可见胞核（图18-6）。

包囊随污染的食物和饮水被宿主吞食后，在小肠内脱囊转变为滋养体。滋养体至结肠内定居以横二分裂进行繁殖，并进行接合生殖，在一定条件下可侵犯肠壁组织。由于肠内理化环境发生变化，虫体转变为包囊，随宿主粪便排出体外。滋养体若随粪便排出，在外界也可形成包囊。人体内的滋养体较少形成包囊。

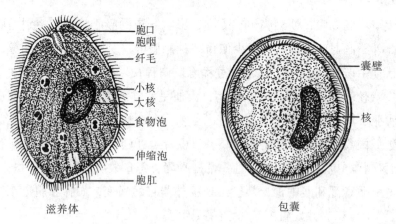

图18-6　结肠小袋纤毛虫滋养体和包囊

二、致病与实验诊断

滋养体在结肠内大量繁殖，虫体分泌透明质酸酶并借纤毛的运动侵犯肠黏膜甚至黏膜下层组织，引起肠壁炎症及溃疡。严重者可出现肠黏膜大面积的破坏和脱落。临床上分无症状型、急性型和慢性型。多数感染者仅表现为带虫者状态。急性型患者起病急，表现为腹痛、腹泻、黏液血便，伴有里急后重，有的可出现脱水、营养不良及消瘦。慢性型患者表现为阵发性腹痛或腹部不适，周期性腹泻，大便呈粥样或水样，常有黏液，无脓血。滋养体偶可侵入肠外组织，如肝、肺或泌尿生殖道等，引起异位病变。

诊断多采用粪便直接涂片法检查滋养体或包囊，必要时可用乙状结肠镜进行活组织检查或用阿米巴培养基进行培养。

三、流行与防治

结肠小袋纤毛虫呈世界性分布，以热带、亚热带地区较多。目前认为人体结肠环境不适合该虫，故较少感染人体，仅呈散在发生。传染源为患者、带虫者及保虫宿主。动物宿主以猪最为多见，猪被认为是本病最重要的传染源。人主要因吞食被包囊污染的食物或饮水而感染。

预防应加强人粪及猪粪的管理，加强卫生宣传教育，注意个人卫生和饮食卫生。治疗可用甲硝唑或黄连素等。

本章小结

原虫为单细胞真核动物，根据运动细胞器的有无和类型将医学原虫分为叶足纲、动鞭纲、孢子纲和动基裂纲。寄生于人体腔道内的原虫种类较多，属于叶足纲的有溶组织内阿米巴和其他非致病性阿米巴。溶组织内阿米巴主要寄生于人体结肠，生活史有滋养体和包囊两个时期，四核包囊为感染阶段，滋养体为致病阶段，可引起肠阿米巴病和肠外阿米巴病。非致病性阿米巴在特殊情况下也会导致疾病。蓝氏贾第鞭毛虫和阴道毛滴虫均属动鞭纲，前者主要寄生于人体小肠，感染阶段和致病阶段均与溶组织内阿米巴相同，引起的症状以腹泻和消化不良为主。后者生活史只有滋养体期，寄生于女性阴道、尿道以及男性尿道和前列腺，引起相应部位的炎症。隐孢子虫属于孢子纲，是重要的机会性致病原虫，主要寄生于小肠，引起腹泻，隐孢子虫感染是 AIDS 患者并发腹泻而死亡的原因之一。结肠小袋纤毛虫属于动基裂纲，寄生于结肠，引起结肠小袋纤毛虫痢疾。

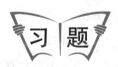

习｜题

1. 急性阿米巴肠炎的病理改变是什么？
2. 急性肠阿米巴病的临床表现和病原学诊断方法有哪些？
3. 简述蓝氏贾第鞭毛虫感染引起的临床症状。
4. 简述滴虫性阴道炎的临床表现。
5. 隐孢子虫病的病原学诊断方法和防治措施是什么？

（全　芯）

扫码"练一练"

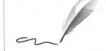

第十九章　寄生于脉管或组织的原虫

学习目标

1. **掌握**　疟原虫、刚地弓形虫与诊断有关的形态特点、生活史及主要致病。
2. **熟悉**　疟疾、弓形虫病病原学诊断及防治原则。
3. **了解**　疟疾、弓形虫病的流行；杜氏利什曼原虫的形态、生活史、致病、实验室诊断、流行及防治。

　　寄生于脉管或组织的原虫是指在人体脉管或组织、细胞内寄生的原虫，常见的有耐格里属阿米巴、棘阿米巴属阿米巴、利什曼原虫、锥虫、蠊缨滴虫、疟原虫、弓形虫和巴贝虫等。本章主要介绍杜氏利什曼原虫、疟原虫和弓形虫。

第一节　杜氏利什曼原虫

　　寄生人体的利什曼原虫主要有：①杜氏利什曼原虫，引起内脏利什曼病；②巴西利什曼原虫，引起黏膜皮肤利什曼病；③热带利什曼原虫和墨西哥利什曼原虫，引起皮肤利什曼病。在我国杜氏利什曼原虫是主要的致病虫种。

一、形态与生活史

　　生活史包括前鞭毛体和无鞭毛体两个时期。前鞭毛体呈梭形，大小（14.3～20）μm×（1.5～1.8）μm。经吉姆萨或瑞特染色后，胞质蓝色，胞核红色，位于虫体中部，核前有一动基体，动基体前有一基体，基体发出一鞭毛游离于虫体外。无鞭毛体呈卵圆形，大小（2.9～5.7）μm×（1.8～4.0）μm。经吉姆萨或瑞特染色后，胞质淡蓝色或淡红色，内有一大而圆的呈红色或淡紫色的核（图19-1）。

　　当感染有前鞭毛体的雌性白蛉叮咬人时，前鞭毛体随其唾液入人体，部分被中性粒细胞吞噬消灭，部分入巨噬细胞后虫体变圆，失去鞭毛的体外部分，发育为无鞭毛体，并在巨噬细胞内不断增殖，最终导致巨噬细胞破裂，虫体感染新的巨噬细胞重复上述增殖过程。雌性白蛉叮咬患者或受染的动物时，血液或皮肤内含无鞭毛体的巨噬细胞入白蛉胃内，经24小时发育为早期前鞭毛体，第3～4天出现成熟前鞭毛体，并通过二分裂方式不断繁殖，随虫体发育不断向蛉前胃、食管、咽部移动，一周后有感染力的前鞭毛体聚集在蛉口腔和喙内，随白蛉吸血入人体发育（图19-1）。

二、致病

　　1. 内脏利什曼病　患者常起病缓慢，有长期不规则发热，但是全身中毒症状不明显；无鞭毛体在巨噬细胞内增殖，导致巨噬细胞大量破坏、增生，患者出现脾、肝、淋巴结肿

扫码"学一学"

扫码"看一看"

大，以脾肿大最常见；脾功能亢进，导致红细胞、白细胞、血小板大量破坏，加之免疫性溶血，患者出现全血细胞性贫血；肝脏受损，白蛋白合成减少，肾脏损伤导致尿中白蛋白排出增加，患者常出现血清白蛋白/球蛋白比例倒置；晚期常因全血细胞减少、免疫功能受损，易并发多种感染性疾病。晚期患者面颊常有色素沉着，故俗称"黑热病"。

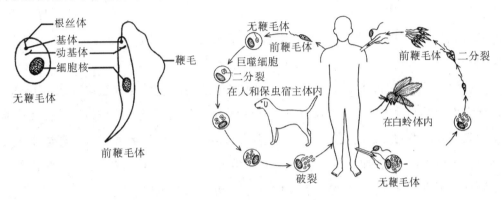

图 19-1　杜氏利什曼原虫形态及生活史

2. 皮肤型黑热病　多与内脏利什曼病并存，也可在内脏利什曼病消失多年后出现。主要病变为皮肤结节，结节呈肉芽肿或暗色丘疹状，常见于面部及颈部，有的酷似瘤型麻风。

3. 淋巴结型黑热病　患者无黑热病病史，病变局限于淋巴结，表现为全身多处淋巴结肿大，活检淋巴结可查见原虫。患者一般状况大多良好，多数可以自愈。

三、实验诊断

病原学检查：可用骨髓、淋巴结或脾脏穿刺检查，以骨髓穿刺最常用。穿刺物可做以下检查：①直接涂片、染色、镜检，查无鞭毛体；②接种于 NNN 培养基培养，1 周后查前鞭毛体；③接种于易感动物（如金地鼠），1~2 个月后取肝、脾组织查无鞭毛体。另外，可活检皮肤结节涂片染色镜检查无鞭毛体。

通过酶联免疫吸附试验、间接荧光抗体试验、斑点试验等方法检测患者循环抗原或抗体，可用于黑热病的辅助诊断。近年来，通过 PCR 法及 DNA 探针技术检测原虫核酸，及用原虫重组抗原制备的 Dipstick 试纸条，均已用于临床诊断。

四、流行与防治

据 WHO 统计，利什曼病约在全球 88 个国家和地区流行。黑热病曾在我国广泛流行，新中国成立后经有效防治取得显著成果。但近年来，在甘肃、四川、陕西、山西、新疆和内蒙古等地出现黑热病的散发病例，内蒙古和新疆有其自然疫源地。

依据传染源不同，黑热病分为 3 种类型：①人源型，分布于平原地区，传播媒介是家栖型中华白蛉和新疆长管白蛉。患者是主要传染源。此型已被控制。②犬源型，分布于东北、华北、西北的丘陵地带，传播媒介是近野栖型中华白蛉。病犬是主要传染源。此型是我国近年来主要的流行类型。③自然疫源型，分布于新疆和内蒙古的某些荒漠地区，传播媒介为野生白蛉。感染的野生动物是主要传染源。

流行区应采用查治患者、捕杀病犬和消灭白蛉的综合性防治措施。治疗患者常用药物有葡萄糖酸锑钠、喷他脒、灭特复星等。

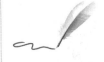

第二节 疟 原 虫

疟原虫种类多，可寄生于哺乳类、鸟类、爬行类等动物体内，有严格的宿主特异性。寄生于人体的疟原虫主要有间日疟原虫、恶性疟原虫、三日疟原虫和卵形疟原虫 4 种，我国以间日疟原虫、恶性疟原虫为主，三日疟原虫少见，卵形疟原虫罕见。

疟原虫是疟疾的病原体，疟疾是一种古老的疾病。1880 年，法国军医 Larveran 在恶性疟患者血液中发现了疟原虫；1897 年英国军医 Ross 证实通过雌性按蚊叮咬传播疟原虫，并阐明其在蚊体内的发育过程。两人分别获得 1907 年和 1902 年诺贝尔生理学或医学奖。中国科学家屠呦呦带领她的团队，于 20 世纪 70 年代末创制出新型抗疟药，挽救了全球特别是发展中国家数百万人的生命，获 2015 年诺贝尔生理学或医学奖。

一、形态

疟原虫在人体内有肝细胞内的发育和红细胞内的发育阶段，但与致病和诊断有关的主要是红细胞内发育阶段。经吉姆萨或瑞特染色，红细胞内疟原虫胞核紫红色，胞质蓝色，胞质内可见棕褐色或棕黄色的疟色素。包括以下阶段。

1. 滋养体 分早期滋养体和晚期滋养体。早期滋养体又叫环状体，胞核小，胞质少，虫体呈环状。环状体摄食发育，虫体长大，胞核增大，胞质增多、伸出伪足，发育为晚期滋养体，又称大滋养体，其胞质内可见散在的疟色素。间日疟原虫和卵形疟原虫寄生的红细胞胀大、颜色变浅，出现红色薛氏点，恶性疟原虫寄生的红细胞出现紫褐色茂氏点，三日疟原虫寄生红细胞出现齐氏点。

2. 裂殖体 分未成熟裂殖体和成熟裂殖体。大滋养体发育成熟后，胞核开始分裂，即成为未成熟裂殖体，此期疟原虫胞质不分裂。经 3~5 次胞核分裂后，胞质也随之分裂，部分胞质包绕细胞核成为裂殖子，发育为成熟裂殖体，其中的疟色素集中成团。

3. 配子体 经几次裂体增殖后，部分裂殖子进入红细胞，发育长大，细胞质增多而无伪足，细胞核增大而不分裂，发育为雌、雄配子体。

四种疟原虫结构基本相似，又有不同，各期形态比较见图 19-2。

二、生活史

寄生于人体的疟原虫生活史基本相同，包括在人肝细胞、红细胞内的裂体增殖和配子体的形成及在蚊体内的配子生殖和孢子增殖。

（一）人体内的发育

1. 肝细胞内发育 又称为红外期发育，当唾液腺中含有成熟子孢子的雌性按蚊叮咬人时，子孢子随蚊唾液入人体，部分被巨噬细胞吞噬，部分入肝细胞进行裂体增殖，形成大量裂殖子，胀破肝细胞释放裂殖子，部分被巨噬细胞吞噬，部分入红细胞发育。红外期时间因虫种而异，为 6 天~2 周。间日疟原虫和卵形疟原虫具有遗传学上两种不同类型的子孢

扫码"看一看"

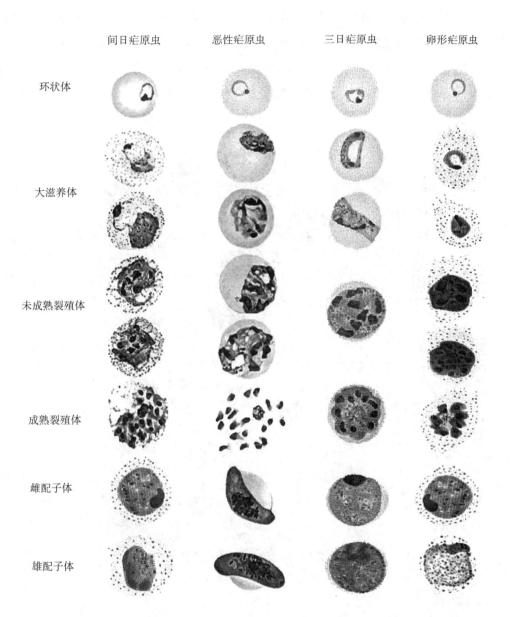

	间日疟原虫	恶性疟原虫	三日疟原虫	卵形疟原虫
环状体				
大滋养体				
未成熟裂殖体				
成熟裂殖体				
雌配子体				
雄配子体				

图 19-2　四种寄生人体的疟原虫形态

子：速发型子孢子和迟发型子孢子。前者入肝细胞后迅速发育为裂殖体，后者经一段休眠期（数月至年余）后发育为裂殖体。

2. 红细胞内发育　红外期裂殖子入红细胞后发育为环状体，经大滋养体、未成熟裂殖体，发育为成熟裂殖体。胀破红细胞裂殖子释放入血，部分被巨噬细胞吞噬，部分入新的红细胞重复裂体增殖过程。间日疟原虫和卵形疟原虫完成红内期裂体增殖需 48 小时，恶性疟原虫需 36~48 小时，三日疟原虫需 72 小时。经几次红内期裂体增殖后部分裂殖子入新的红细胞发育为雌、雄配子体。

（二）按蚊体内的发育

雌性按蚊刺吸疟疾患者或带虫者血液时，红细胞内各期疟原虫随血入蚊胃内，除雌、雄配子体继续发育外，其余各期均被消化吸收。蚊胃内雌配子体发育为雌配子，

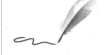

雄配子体发育为雄配子。雌、雄配子受精结合为合子，合子发育为动合子，穿过蚊胃上皮细胞或其间隙，在蚊胃弹性纤维膜下发育为卵囊。卵囊内胞质、胞核不断分裂进行孢子增殖，形成成千上万个子孢子。子孢子随卵囊破裂释出或由囊壁钻出，经蚊血腔入蚊唾液腺内发育为成熟子孢子，受染的按蚊再叮咬人时，子孢子可入人体发育（图19-3）。

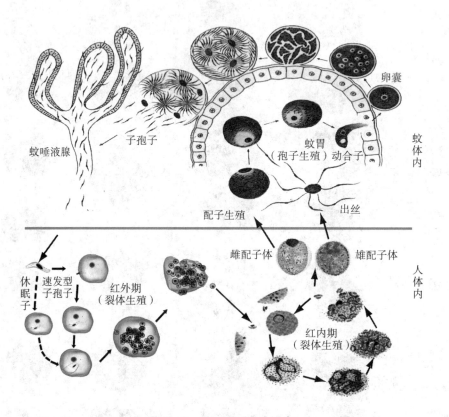

图19-3　间日疟原虫生活史

三、致病

（一）潜伏期

指从疟原虫侵入人体到出现疟疾首次发作的时间，包含红外期发育时间和红内期发育、增殖达到一定数量的时间。其时间长短因虫种、虫株、感染方式、机体免疫力、是否服用药物不同而异。

（二）疟疾发作

典型发作包括周期性寒战、高热、出汗退热3个连续阶段。发作的基础是红内期裂体增殖。红细胞内裂殖体胀破红细胞，大量裂殖子、疟原虫代谢产物、红细胞碎片入血，部分被吞噬细胞吞噬并刺激吞噬细胞释放内源性致热源，其与疟原虫代谢产物共同作用于下丘脑体温调节中枢引起发热。

发作具有周期性，且发作周期与红细胞内裂体增殖一致。间日疟和卵形疟隔日发作一次，恶性疟隔36~48小时发作一次，三日疟隔2日发作一次。若感染不同批次虫体、机体产生免疫力、不规则服用抗疟药物，发作可无周期性。

（三）疟疾再燃与复发

疟疾初发停止后，无再感染，因机体免疫力下降或疟原虫抗原变异，由体内少量红内期疟原虫重新增殖出现的疟疾发作，称为疟疾再燃。疟疾初发停止后，红内期原虫被彻底消灭，无再感染，经数周甚至年余，又出现疟疾发作，称为疟疾复发。关于复发的机制目前还不明确，多数学者认为是由肝细胞内迟发型子孢子结束休眠并裂体增殖引起的疟疾发作。间日疟和卵形疟有再燃和复发，恶性疟和三日疟只有再燃。

（四）贫血

疟疾发作数次后，患者可出现贫血症状。贫血程度与虫种、发作次数、机体免疫力、病程等有关。引起贫血的原因有：①红内期疟原虫直接破坏红细胞；②脾功能亢进吞噬大量正常红细胞，且含铁血红素沉积于吞噬细胞内影响重吸收，加重贫血；③骨髓中红细胞生成障碍；④免疫病理性损害。

（五）脾肿大

早期脾肿大是由于脾充血、单核吞噬细胞增生引起，经抗疟治疗可恢复正常大小。慢性患者因纤维结缔组织增生而脾包膜增厚，组织纤维化，虽经抗疟根治也不能恢复正常大小。

（六）重症疟疾

多见于疟区儿童或非疟区流动人口、旅游者等无免疫力人群。临床上常分为脑型、超高热型，病情凶险，死亡率高。脑型疟多由恶性疟原虫引起，间日疟原虫引起的脑型疟也有报道，临床表现以中枢神经系统症状为主。

四、实验诊断

（一）病原学诊断

1. 血膜涂片染色镜检法　取患者外周血，做薄、厚血膜涂片，经吉姆萨或瑞特染色，镜检查找红细胞内期疟原虫。薄血膜涂片中疟原虫形态完整典型，易鉴定虫种，但易漏诊；厚血膜涂片中虫体集中，易检出，但难鉴别。故常同时做薄、厚血膜涂片。间日疟在发作后数小时至10小时左右采血，恶性疟在发作开始时采血检出率高。

2. 荧光染色法　血膜涂片用荧光染料染色，荧光显微镜下查找红细胞内期疟原虫，检出率高。

（二）血清学诊断

通过酶联免疫吸附试验、间接血凝试验、间接荧光抗体试验等方法，检测患者的循环抗原或抗体。主要用于疟疾的辅助诊断、流行病学调查及血源的筛选。

（三）分子生物学诊断

PCR技术和DNA探针技术用于疟疾的诊断，有特异性好、敏感性高的特点。

五、流行

（一）流行概况

疟疾呈世界性分布，是严重危害人类健康的疾病之一。间日疟主要分布于温带地区，其次是热带、亚热带地区，分布最广；恶性疟分布于热带、亚热带地区；三日疟主分布于非洲撒哈拉沙漠以南地区，呈点状分布；卵形疟主分布于非洲西海岸小范围区域。据WHO估计，全球有32亿人受其威胁，2015年疟疾发病2.14亿例，死亡

43.8万例。

疟疾也是严重危害我国人民健康与生命安全、影响社会发展的重要寄生虫病。新中国成立后，我国的疟疾防治工作成效显著，除少数边境地区疫情仍不稳定外，全国绝大多数地区已无本地感染的病例，主要为输入性疟疾病例。2010年我国已制定并启动了国家消除疟疾行动，计划到2020年全国实现消除目标。

（二）流行基本环节

1. 传染源　外周血中有配子体的疟疾患者或带虫者是主要的传染源。另外，输血可以感染献血者体内的红内期疟原虫，母体内疟原虫可经胎盘传播给胎儿。

2. 传播媒介　我国主要有中华按蚊、嗜人按蚊、大劣按蚊和微小按蚊。

3. 易感染群　除某些遗传因素人群对某种疟原虫不易感及高疟区婴儿从母体获得抵抗力外，人群普遍易感。免疫低下人群及儿童更易感。

（三）影响流行因素

温度、湿度、雨量、植被、地形等自然因素通过影响按蚊的孳生、生长发育、生存吸血而影响疟疾流行。社会经济水平、人群文化素质、人口流动、生活习惯、卫生条件、医疗保健等社会因素也影响疟疾的流行和防治。当前，受全球气候变暖、经济开发、人口流动等因素的影响，各地输入性疟疾病例逐渐增多，出现疫情上升的趋势。

六、防治

（一）治疗

对现症患者、复发者、带虫者进行积极治疗。针对不同时期选用不同抗疟药物，如氯喹、伯氨喹、青蒿素等，重症疟疾首选青蒿素类药物。抗疟治疗必须遵循早发现、早治疗、安全有效、合理规范、服完全疗程的原则。

（二）预防

1. 防蚊灭蚊　采用物理防治、化学防治、环境防治等综合性措施灭蚊，防止蚊虫叮咬。

2. 预防性服药　疟区人群可群体预防性服用抗疟药。非疟区无免疫力人群进入疟区，也应服用抗疟药。

3. 疫苗　正在研制的有抗子孢子疫苗、抗红内期疫苗、抗红外期疫苗、传播阻断疫苗、多价疫苗等，有些已进入临床试验阶段。

知识链接

输入性疟疾

当前，疟疾仍是世界上最常见、危害最严重的寄生虫病。虽然我国疟疾防治工作已取得显著成就，但近年来，由于我国有大量劳务人员进入非洲等高疟区，感染疟原虫导致我国输入性疟疾病例呈逐年上升趋势，且呈现出群发性和突发性特点。因此全国各地应做好出入境人员疟疾防控工作，提高全国边境口岸疟疾快速检测确诊技术，加强对疟疾疫区入境人员的筛查及宣传教育工作，有效防止输入性疟疾在我国的播散。

扫码"学一学"

第三节　刚地弓形虫

案例讨论

[案例]　患儿，男，1天，孕34周因母亲羊水早破娩出。出生体重1650g。入院体检：早产儿貌，头围30cm，反应好，全身皮肤无黄染，双下肢肌张力正常。母亲有3胎流产史，有与家猫密切接触史。入院后检查：CT显示大脑皮层实质内、脑室旁有多发性钙化灶；血清特异性抗体检测显示，患儿某原虫IgM和IgG抗体阳性，母亲IgG抗体阳性、IgM抗体阴性。

[讨论]

1. 根据上述病史、体征和实验室检查，该患儿可能的诊断是什么？

2. 为明确诊断，应做哪些检查？

3. 如何预防本病？

刚地弓形虫简称弓形虫、弓形体或弓浆虫，广泛寄生于人和多种动物体内，引起人兽共患的弓形虫病，是一种重要的机会性致病原虫。

一、形态

生活史过程中有滋养体、包囊、裂殖体、配子体和卵囊5个时期。与传播和致病有关的时期有滋养体、包囊、卵囊。

（一）滋养体和包囊

滋养体包括速殖子和缓殖子。急性期中间宿主有核细胞内寄生的滋养体，叫速殖子。有核细胞内速殖子不断增殖，形成数个至20多个由宿主细胞膜包绕的虫体集合称为假包囊。速殖子呈香蕉形或新月状，前端较尖，后端较钝圆，一边扁平，另一边较膨隆，大小（4~7）μm×（2~4）μm。经吉姆萨或瑞特染色后，胞质呈蓝色，胞核呈紫红色，核位于虫体后半部。慢性期或隐性感染时，中间宿主组织中形成圆形或椭圆形的包囊，包囊直径5~100μm，具有一层由虫体分泌的富有弹性的坚韧囊壁，囊内含数个至数百个滋养体，囊内滋养体称缓殖子。缓殖子形态与速殖子相似，但虫体较小，核稍偏后。

（二）卵囊

圆形或卵圆形，直径10~12μm，有两层透明光滑的囊壁。刚从终宿主猫粪排出的卵囊内充满小颗粒，适宜条件下，迅速发育为成熟卵囊，内含2个孢子囊，每个孢子囊含4个子孢子（图19-4）。

扫码"看一看"

二、生活史

生活史过程中需无性世代和有性世代交替进行。有性生殖仅发生于猫科动物的小肠上皮细胞内，称为肠内期，猫科动物为其终宿主。无性生殖发生于人和其他动物的有核细胞内，称为肠外期，人和其他动物为其中间宿主。弓形虫的中间宿主极其广泛，包括哺乳类、

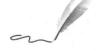

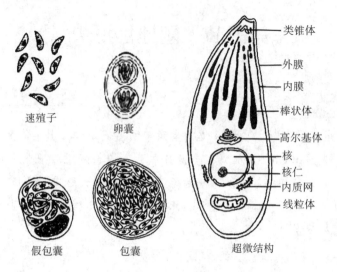

类锥体
外膜
内膜
棒状体
高尔基体
核
核仁
内质网
线粒体

速殖子　　　卵囊

假包囊　　　包囊　　　超微结构

图 19-4　刚地弓形虫形态

鸟类、爬行类、鱼类等动物。弓形虫对所寄生细胞也几乎无选择性，可寄生于除红细胞以外的所有的有核细胞。

（一）中间宿主体内的发育过程

猫科动物粪便中的卵囊、动物组织中的包囊或假包囊，被中间宿主，如人、猪、牛、羊、犬等食入后，在小肠内子孢子、缓殖子或速殖子逸出，即侵入肠壁，经淋巴或血液入单核-吞噬细胞系统的细胞内发育增殖，并经单核-吞噬细胞系统扩散至全身组织器官中寄生，如脑、淋巴结、心、肺、肝、肌肉等。细胞内虫体不断增殖，形成假包囊，增殖到一定程度致细胞破裂，速殖子重新感染新的有核细胞，反复增殖。在免疫功能正常宿主，速殖子侵入有核细胞后，虫体增殖速度减慢，转化为缓殖子，并分泌成囊物质包裹虫体，形成包囊。包囊在中间宿主体内可存活数月、数年、甚至伴随中间宿主终身。当机体免疫功能低下、受损或长期服用免疫抑制剂时，包囊可破裂释放出缓殖子，感染新的有核细胞并转化为速殖子，发育增殖形成假包囊。

（二）终宿主体内的发育过程

猫科动物粪便中的卵囊、动物组织中的包囊或假包囊，被猫科动物吞入后，在小肠内子孢子、缓殖子或速殖子逸出，并侵入小肠上皮细胞（主要在回肠），经 3~7 天发育为裂殖体，成熟后释放裂殖子，感染新的肠上皮细胞并不断裂体增殖。经几次裂体增殖后，部分裂殖子入肠上皮细胞发育为雌、雄配子体，并继续发育为雌、雄配子，受精成为合子，发育为卵囊。卵囊破肠上皮细胞入肠腔，随粪排出。适宜条件下，经 2~4 天发育为成熟卵囊（图 19-5）。

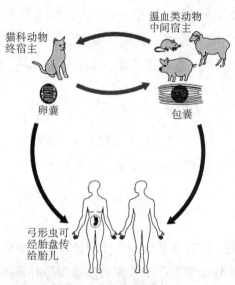

温血类动物
中间宿主

猫科动物
终宿主

卵囊

包囊

弓形虫可经胎盘传给胎儿

图 19-5　刚地弓形虫生活史

三、致病

致病作用与虫株毒力和宿主免疫状态密切相关。

(一) 致病机制

弓形虫分为强毒株和弱毒株，强毒株可引起急性感染，弱毒株可引起慢性或隐性感染。速殖子是弓形虫急性感染的主要致病阶段，引起组织以单核细胞浸润为主的炎性反应、水肿和坏死。缓殖子是慢性感染的主要致病阶段，随包囊的发育，可挤压周围组织，致功能障碍；包囊破裂后释放出缓殖子，诱发机体产生迟发型超敏反应，形成肉芽肿，纤维化、钙化等病变；部分缓殖子也可感染新的有核细胞形成新的包囊。人感染弓形虫后，在免疫功能正常的情况下多表现为隐性感染；但当免疫功能受损或低下时，如 AIDS 患者、恶性肿瘤患者、器官移植后长期应用免疫抑制剂治疗者，虫体增殖速度加快，致病力增强，患者出现明显病理损害，甚至死亡。

(二) 临床表现

1. 先天性弓形虫病　常见于孕妇妊娠期间初次感染弓形虫，虫体经胎盘感染胎儿。妊娠早期 3 个月内感染，胎儿危害严重，可致流产、早产、死产，脑积水、小脑畸形、脊柱裂等。妊娠中、后期受染，胎儿多数出生时表现为隐性感染，出生数月或数年后，有的甚至成年后才出现症状。临床表现为以中枢神经系统受损为主的症状，如脑积水、大脑钙化灶、小脑畸形、精神发育障碍等；其次表现为弓形虫眼病，如视网膜脉络膜炎、视力障碍等；此外还伴发热、皮疹、呕吐、腹泻、肝脾大、黄疸等全身症状。

2. 获得性弓形虫病　因感染部位、机体免疫状态不同而临床表现不同。免疫功能正常的宿主常为隐性感染，而在免疫低下或受损的人群，隐性感染可转为急性或亚急性感染，出现严重的后果。最常见的临床表现：淋巴结肿大，多见于颌下或颈后，可伴全身症状；也可侵犯脑、眼，引起脑炎、脑膜脑炎、大脑钙化灶，视网膜脉络膜炎、视力下降、斜视、视力障碍等症状。

四、实验诊断

(一) 病原学检测

1. 涂片染色法　取急性期患者羊水、腹水、胸腔积液、脑脊液、骨髓等标本离心沉淀后直接涂片，或取淋巴结、肝、脾、脑组织等活检标本涂片染色后，镜检查找弓形虫滋养体。此方法简单，但阳性率低。

2. 动物接种分离法或细胞培养法　将标本接种于小鼠腹腔，1 周后取腹腔液，染色查滋养体，阴性则至少盲传三代。也可将标本接种于体外培养的单层有核细胞，镜检查假包囊及滋养体。此法阳性率高，是当前常用的病原学检测法。

(二) 血清学检测

是目前弓形虫病广泛采用的重要辅助诊断手段。可采用染色试验、间接血凝试验、间接免疫荧光抗体试验、酶联免疫吸附试验等方法，检测患者血清中 IgM、IgG 类抗体。IgM 类抗体的检测适用于早期诊断。

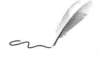

近年来，PCR 和 DNA 探针技术以其特异、灵敏、适用早期诊断的特点，现已广泛试用于临床弓形虫病的检测。

五、流行

弓形虫病呈全球性分布。人群感染普遍。弓形虫感染普遍的原因有：①生活史中多个阶段有感染性；②中间宿主广泛；③可在终宿主之间、中间宿主之间、中间宿主与终宿主之间传播；④卵囊排出量大，持续时间长，而且抵抗力强；⑤中间宿主体内包囊生存时间长。

感染动物是弓形虫病的主要传染源，其中猫和猫科动物是重要传染源。受染孕妇体内弓形虫可经胎盘垂直传播给胎儿。经水平传播引起获得性感染。如经口食入未煮熟的含弓形虫包囊的肉制品、乳制品、蛋品或被卵囊污染的食物、水源而感染；经破损皮肤黏膜感染；经输血、器官移植感染；节肢动物携带卵囊也有一定的传播意义。人群对弓形虫普遍易感。胎儿、婴幼儿、免疫功能低下或缺陷人群尤其易感。

六、防治

弓形虫病的预防极其重要，可采取以下措施：①加强卫生宣传教育，提高防病意识，改变不良饮食习惯；②加强家禽、家畜、可疑动物的监测和隔离，严格肉类及其制品的卫生检疫；③教育育龄期妇女，尤其孕妇，避免与猫、猫粪、生肉类接触；④孕妇定期做弓形虫常规检测。

乙胺嘧啶、磺胺类药物对增殖期弓形虫有抑制作用，联合应用可提高疗效。孕妇首选用螺旋霉素，适当配用免疫增强剂可提高疗效。

本章小结

杜氏利什曼原虫、疟原虫、弓形虫均属单细胞动物。杜氏利什曼原虫寄生于人体巨噬细胞内，生活史有无鞭毛体和前鞭毛体两个时期，通过白蛉叮咬传播，引起黑热病。寄生于人体的 4 种疟原虫生活史基本相同，包括人肝细胞、红细胞内的裂体增殖和配子体的形成，及蚊体内的配子生殖和孢子增殖，通过按蚊叮咬传播，引起疟疾；疟疾发作的基础是红细胞内的疟原虫裂体增殖，疟疾患者常有脾肿大、贫血等临床表现，在无免疫力人群可引起重症疟疾。弓形虫生活史中与传播和致病有关的阶段是滋养体、包囊和卵囊，弓形虫可寄生于人和多种动物体内，引起人兽共患的弓形虫病，弓形虫病通常表现为隐性感染，但先天性感染和免疫低下人群的获得性感染常可导致严重后果。

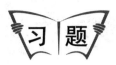

1. 简述黑热病患者贫血的特点及其机制。

2. 疟疾引起贫血的原因有哪些？

3. 简述疟疾致病机制及其发作的周期性。

4. 人感染弓形虫的方式有哪些？

（周秀芝）

扫码"练一练"

第六篇　医学节肢动物学

第二十章　医学节肢动物学概论和常见医学节肢动物

第一节　医学节肢动物学概论

扫码"学一学"

扫码"看一看"

　　医学节肢动物是与医学有关的节肢动物，分属于节肢动物门的 5 个纲：昆虫纲、蛛形纲、甲壳纲、倍足纲和唇足纲，其中最重要的是昆虫纲和蛛形纲。医学节肢动物学是研究医学节肢动物的形态、分类、生活史、生态、习性、地理分布、致病或传病以及防治方法的科学。

　　医学节肢动物共同特征是虫体左右对称，躯体和附肢均分节，体表有外骨骼，循环系统为开放式，雌雄异体，发育中大多经历蜕皮和变态。变态是指节肢动物从卵发育到成虫所经历的外部形态、内部结构、生理功能、生活习性及行为的一系列变化，分为完全变态和不完全变态。完全变态是指节肢动物发育过程经历蛹期的变态，蛹期前幼虫的外部形态、生活习性与成虫有明显差别，如蚊；不完全变态指节肢动物发育过程不需要经过蛹期的变态，成虫前期若虫的形态特征及生活习性与成虫差别不明显，仅表现为体积小，性器官未发育或未发育成熟，如虱。

　　医学节肢动物的危害包括直接危害和间接危害。骚扰、螫刺、吸血、毒害、寄生、致超敏反应等为直接危害。其传播病原体而引起疾病为间接危害。间接危害引起的疾病称为虫媒病。医学节肢动物传播病原体的方式可以分为机械性传播和生物性传播。机械性传播是指医学节肢动物只对病原体起着携带、输送的作用。如蝇传播霍乱、伤寒、痢疾等疾病病原体的方式。生物性传播是指病原体在医学节肢动物体内必须经历发育和（或）繁殖后才能传播。如蚊传播丝虫、登革热病毒等的方式。

　　根据医学节肢动物的危害方式，医学节肢动物可分为病媒节肢动物和病原节肢动物。

病媒节肢动物是指可以传播病原体引起虫媒病，并可产生直接危害的节肢动物，简称为虫媒。病原节肢动物是指没有明确证据显示其与疾病的传播有关，主要通过直接危害方式危害人类健康的节肢动物。

医学节肢动物的防治需采取综合防治措施，其方法包括环境防治、物理防治、化学防治、生物防治、遗传防治和法规防治等。

第二节　病媒节肢动物

常见的病媒节肢动物有蚊、蝇、白蛉、蚤、虱、蜱、恙螨等。

一、蚊

蚊是最重要的医学昆虫类群，种类很多，分布很广，与疾病密切相关的蚊类为按蚊属、库蚊属和伊蚊属。

（一）形态

成蚊长 1.6~12.6mm，分头、胸、腹 3 部分。头部似半球形，有复眼、口器、触角和触须等。口器名喙，1 根，为刺吸式口器，细长的针状结构由 1 个上内唇、1 个舌、1 对上颚和 1 对下颚共同组成，包藏在鞘状下唇内，雄蚊的上、下颚退化或几乎消失。触角 1 对，每根分 15 节，第 3 节以后各节成为鞭节，具有轮毛。雌蚊的轮毛短而稀，雄蚊的轮毛长而密。雌蚊每一鞭节上还有一类短毛，对二氧化碳和湿度敏感，是其寻觅吸血对象的化学感受器。触须 1 对，两性按蚊的触须均与喙等长，雄蚊的触须末端膨大；库蚊、伊蚊的雌蚊触须很短，不足喙的一半；库蚊的雄蚊触须长于喙，伊蚊的雄蚊触须与喙等长。胸部分为前胸、中胸和后胸。每胸节各有足 1 对，中胸有翅 1 对，后胸有 1 对平衡棒。中胸、后胸各有气门 1 对。按蚊翅上有黑白斑，伊蚊和库蚊翅上无黑白斑。伊蚊足上有黑白环纹，库蚊和按蚊足上无黑白环纹。腹部分 11 节，最末端 3 节变为外生殖器。雌蚊腹部末端有尾须 1 对；雄蚊为钳状的抱器，构造复杂，是鉴别蚊种的重要依据。

（二）生活史

蚊的发育为完全变态，经卵、幼虫、蛹和成虫 4 期。卵入水，2~3 天后幼虫孵出，经 4 次蜕皮变成蛹，再经 2~3 天后羽化成蚊。成蚊经 1~2 天发育，交配、吸血、产卵（图 20-1）。在适宜条件下，完成一世代需 9~15 天，一年可繁殖 7~8 代。

（三）生态

雄蚊吸食植物汁液及花蜜。雌蚊吸血，其卵巢才能发育、产卵。蚊对宿主的选择性因蚊种不同而不同，如大劣按蚊偏嗜人血，中华按蚊偏嗜家畜血。同一蚊种吸血性可因地域不同而不同，如海南岛的微小按蚊偏嗜人血，大陆的微小按蚊偏嗜家畜血。一般吸

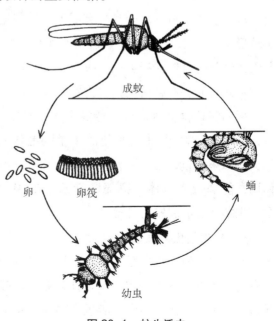

图 20-1　蚊生活史

血活动在夜晚进行，伊蚊多在白天寻觅宿主吸血。雌蚊吸血后寻找阴暗、潮湿、不通风的场所栖息，如蚊帐内、天花板、草丛等。

（四）与疾病的关系

蚊主要传播疟疾、丝虫病、流行性乙型脑炎和登革热。疟疾的传播媒介是中华按蚊、嗜人按蚊、微小按蚊和大劣按蚊；班氏丝虫病的主要传播媒介是淡色库蚊和致倦库蚊，次要媒介是中华按蚊；马来丝虫病的传播媒介是中华按蚊和嗜人按蚊；流行性乙型脑炎的传播媒介是三带喙库蚊、致倦库蚊、淡色库蚊、白纹伊蚊等；登革热的主要传播媒介是白纹伊蚊和埃及伊蚊。

（五）防治

目前防治多采用联合环境治理、物理防治、化学防治、生物防治、法规防治和个人防护的综合治理的办法。由于杀虫剂污染环境和破坏生态，所以蚊防治应当合理使用杀虫剂。

知识拓展

外号蚊子的曼森

帕特里克·曼森爵士（1844—1922），苏格兰内科医生，被称为"热带医学之父"。他第一个提出蚊子携带着能够引起疟疾的寄生虫。1871 年，他成为中国一个传教士医院的院长。他在中国鼓浪屿研究发现蚊子是疾病传播的载体，1878 年将其发表在中国海关医学报告上。1887 年，他创办了一所医学院校（后来的香港大学）。他有一个学生叫孙中山，1889 年协助创办了伦敦热带医学院。

二、蝇

蝇是最常见的医学昆虫之一，全世界已知有 34 000 余种，既可传播疾病，又可导致蝇蛆病。

（一）形态

成虫长 4~14mm。全身被有鬃毛。头部近半球形，有 1 对复眼、3 个单眼和 1 对触角等。非吸血蝇类的口器为舐吸式。吸血蝇类的口器为刺吸式。前、后胸退化，中胸特别发达。中胸背板两侧有膜质翅 1 对。足多毛，跗节分 5 节，末端有 1 对爪、1 对爪垫和 1 个刚毛状爪间突。爪垫密布纤毛，可分泌黏液，具有黏附作用，能携带病原体。腹部圆筒形，末端尖圆，末端几节形成外生殖器。

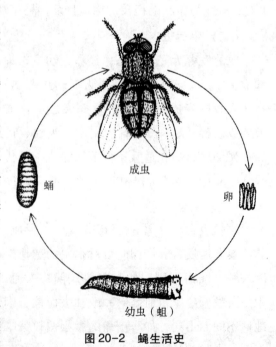

图 20-2　蝇生活史

（二）生活史与生态

蝇的发育为完全变态（图 20-2）。蝇的幼虫有自生和寄生两类。成蝇的食性复杂，刺吸式口器的蝇类以血液为食，舐吸式口器的蝇类多为杂食性，口器退化的蝇类则不能取食。取

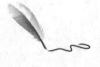

食时边食、边吐、边排便。

（三）与疾病的关系和防治

蝇类机械性传播肠道蠕虫病、肠道原虫病、肝炎、痢疾、霍乱、伤寒、副伤寒、脊髓灰质炎、炭疽、结核病、细菌性皮炎、雅司病、沙眼和结膜炎、脊髓灰质炎、螺旋体病以及皮肤利什曼病等。舌蝇（采采蝇）生物性传播锥虫病（睡眠病）。一些蝇可以引起皮肤、眼、鼻、耳、咽和口腔、胃肠道、泌尿生殖道、创伤等部位的蝇蛆病。

目前防治的方法多采用综合治理的方法。环境治理和物理防治联合可以收到较好的效果。

三、白蛉

成虫长 1.5~4.0mm，多灰褐色，全身密被细毛。复眼黑而大。触角细长，分 16 节。口器粗短，为刺吸式。胸背呈驼背状隆起。翅狭长，末端尖，被有细毛，停息时两翅成 V 字形竖立。足细多毛（图 20-3）。

发育为完全变态，经卵、幼虫、蛹和成虫4 期。成蛉羽化后不久即可交配、吸血（仅雌蛉吸血）、产卵。白蛉做跳跃式短距离飞翔，

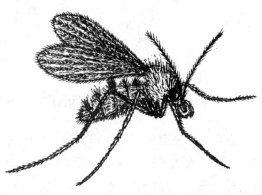

图 20-3 白蛉成虫形态

活动范围多在直径 30m 内，其活动开始于黄昏，止于黎明前。白蛉在我国可以传播杜氏利什曼原虫，引起内脏利什曼病。成蛉是白蛉防治的主要对象。环境治理和个人防护十分重要。

四、蚤

成虫两侧扁平，体长约 3mm 左右，体棕黄至深褐色，体表有鬃，头小呈三角形。刺吸式口器。触角分 3 节，末节膨大。胸部分成 3 节，无翅，足 3 对，长而发达。腹部由 10 节组成，雄蚤 8、9腹节和雌蚤 7~9 腹节特化为外生殖器，第 10 腹节为肛节。

发育为完全变态（图 20-4）。完成一世代需要 3~8 周。蚤的宿主包括哺乳类和鸟类。雌雄蚤均吸血。蚤生物性传播鼠疫、鼠型斑疹伤寒、犬复孔绦虫病、缩小膜壳绦虫病和微小膜壳绦虫病。部分蚤可以寄生于人体皮下引起潜蚤病。防治多采用环境治理、化学防治和个人防护联合防治的措施。

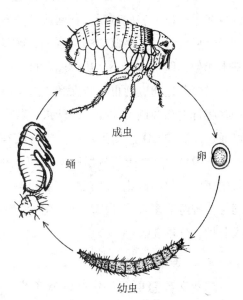

图 20-4 蚤生活史

五、虱

寄生人体的虱有人虱和耻阴虱，人虱分为人体虱和人头虱。人虱成虫背腹扁平，体狭长，灰白色，雌虫体长为 2.5~4.2mm，雄虫稍小。头部略呈菱形，触角向头两侧伸出，眼位于触角后方。口器为刺吸式。胸部 3 节融合，无翅及翅痕，有足 3 对。各足末端有胫突

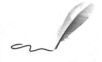

和爪形成攫握器。雌虱腹部末端呈 W 形,雄虱腹部末端呈 V 字形。人头虱和人体虱形态相似,人头虱体略小、体色稍深。耻阴虱体形似蟹。雌大雄小,体长为 1.5~2.0mm。胸部宽短、中、后足胫节和爪比前足粗大。腹部宽短,第 3~5 节融合,其上 3 对气门排成斜列,第 5~8 节侧缘均有锥形突起,上有刚毛(图 20-5)。

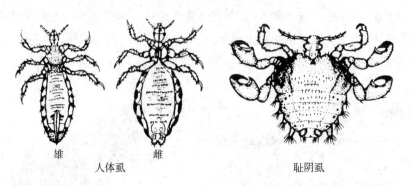

雄　　　　　　　雌
人体虱　　　　　　　　　　耻阴虱

图 20-5　人体虱和耻阴成虫形态

发育为不完全变态,经卵、若虫和成虫 3 期。人虱完成生活史需 16~25 天,耻阴虱需 34~41 天。人头虱寄生在人头发部分,产卵于发根。人体虱寄生在贴身衣裤上,产卵于衣裤褶皱纤维上。耻阴虱主要寄生在阴部及肛周的毛上。虱可以直接造成局部皮肤瘙痒和丘疹;传播流行性斑疹伤寒、战壕热和虱媒回归热。注意个人卫生是防治虱的主要方法。

六、蜱

与人类关系密切的蜱主要为硬蜱和软蜱。虫体椭圆形,未吸血时腹面扁平,背面稍隆起,成虫体长 2~13mm;吸血后胀大如赤豆或蓖麻子大小,体长达 20~50mm。体色多呈黄棕色或黑褐色。表皮革质,背面或具壳质化盾板,虫体分颚体(假头)和躯体两部分。硬蜱雄性盾板大,几乎遮盖整个背面,雌性盾板小,遮盖背面前部。软蜱的形态结构和硬蜱基本相似,但颚体较小,从背面不可见,躯体背面无盾板,雌、雄区别不明显。

发育经过卵、幼虫、若虫和成虫 4 期(图 20-6)。蜱的宿主包括陆生哺乳动物、鸟类、一些爬行类和两栖类动物。蜱幼虫、若虫和成虫均吸血。蜱嗅觉敏锐,与宿主相距 15m 时,可通过汗臭和 CO_2 感知到宿主。蜱叮咬宿主皮肤可以造成宿主局部组织充血、水肿,分泌神经毒素导致宿主上行性肌麻痹(即蜱瘫痪),重者可致呼吸衰竭而死亡。传播森林脑炎、莱姆病、新疆出血热、北亚蜱媒斑疹热、Q 热、人埃里克体病、蜱媒回归热以及细菌性疾病等。蜱防治多采用环境治理、化学防治和个人防护联合防治的措施。其中环境治理和个人防护十分重要。

七、恙螨

恙螨又称恙虫,仅幼虫营寄生生活。幼虫形态是目前恙螨分类依据。幼虫多呈椭圆形,初孵出时体长仅 0.2mm,饱食后可达 0.5~1.0mm。体色呈红、橙、淡黄或乳白色。躯体背面前端有盾板,腹面前半有 3 对足,后半有肛门。恙螨发育经卵、前幼虫、幼虫、若蛹、若虫、成蛹和成虫等 7 个期(图 20-7)。在人体常寄生在腰、腋窝、腹股沟、阴部等处。恙螨可引起恙螨性皮炎,传播恙虫病、肾综合征出血热。恙螨防治多采用环境治理、化学防治和个人防护联合防治的措施,其中环境治理和个人防护十分重要。

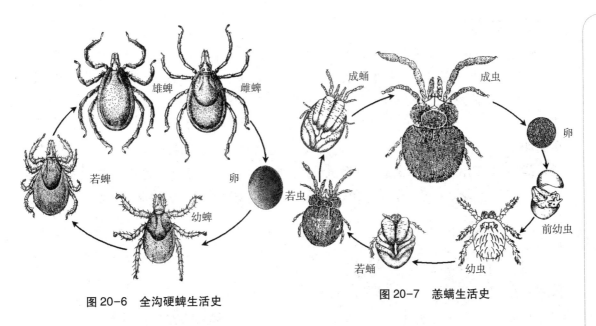

图 20-6　全沟硬蜱生活史　　　　图 20-7　恙螨生活史

扫码"学一学"

第三节　病原节肢动物

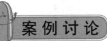案例讨论

[案例] 张某，男，11 岁。因鼻塞、鼻痒、流清涕、打喷嚏伴哮喘就诊，上述症状反复发作 3 年余。查体：鼻黏膜苍白，下鼻甲肿大。曾应用抗生素、抗过敏药、中药治疗，效果不明显。变应原皮试：户尘螨、屋尘（+++）。

[讨论]

1. 本病应诊断为哪种寄生虫病？依据是什么？

2. 本病的最佳治疗方法是什么？

3. 本病还能使患者产生哪些病变？

常见的病原节肢动物有人疥螨、蠕形螨、尘螨等。

一、人疥螨

成虫体近圆形，背面隆起，乳白色，雌螨体长 0.3~0.5mm，雄螨略小。颚体短小。躯体背面有横形的波状横纹和成列的鳞片状皮棘。腹面有 4 对足，前 2 对足末端均有具长柄的爪垫，称吸垫，雌虫的后 2 对足的末端有长刚毛 1 根，而雄虫的第 3 对足末端有长刚毛 1 根，第 4 对足的末端为吸垫。发育包括卵、幼虫、前若虫、后若虫、成虫 5 期（图 20-8）。多寄生于人体皮肤薄嫩处，以角质层组织和淋巴液为食，并在皮下开凿形成蜿蜒隧道。疥螨具有热趋向性。雌虫在交配后活动活跃，最容易感染新的宿主。人疥螨引起疥疮，奇痒难忍。继发细菌感染可引起毛囊炎、脓疮、疖肿、湿疹样病变等。实验诊断以从隧道中查获疥螨确诊。治疗药物有硫磺软膏、苯甲酸苄酯擦剂等。防治措施为加强卫生宣传教育，注意个人卫生，避免与患者接触或使用他们的衣物。患者衣物和公用被褥、床单、枕巾、浴巾等物，用蒸汽或煮沸消毒处理。

二、蠕形螨

寄生人体的蠕形螨有毛囊蠕形螨和皮脂蠕形螨。成虫体细长，0.1~0.4mm，蠕虫状，颚体宽短，躯体分为足体和末体。毛囊蠕形螨末体约为虫体长度的2/3~3/4，末端钝圆；皮脂蠕形螨末体约为虫体长度的1/2，末端略尖（图20-9）。蠕形螨发育包括卵、幼虫、前若虫、若虫、成虫5期。毛囊蠕形螨寄生在毛囊中，皮质蠕形螨寄生在皮脂腺或毛囊中。多在夜间爬出，在宿主皮肤表面求偶。蠕形螨可引起毛囊炎、脂溢性皮炎、痤疮、酒糟鼻等疾病。实验诊断常用透明胶纸法或直接刮拭法查获虫体确诊。预防措施以个人防护为主。治疗可口服甲硝唑、伊维菌素等，亦可外用甲硝唑霜、10%硫磺软膏、100%苯甲酸苄酯乳剂等。

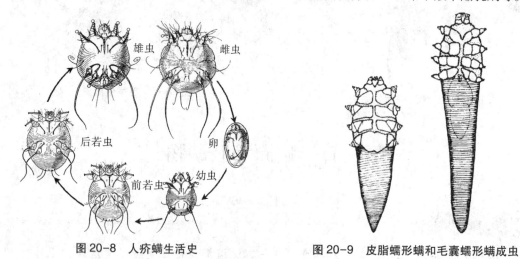

图 20-8　人疥螨生活史　　　　　图 20-9　皮脂蠕形螨和毛囊蠕形螨成虫

三、尘螨

常见的种类有屋尘螨、粉尘螨和埋内欧尘螨（图20-10）。成虫椭圆形，体长0.17~0.50mm，螯肢钳状，体表有肋状皮纹和少量刚毛。背面前端有狭长盾板，雄虫体背后部还

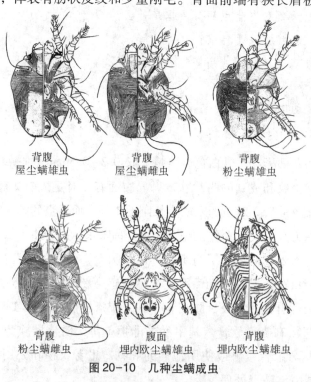

背腹　　　　　　背腹　　　　　　背腹
屋尘螨雄虫　　　屋尘螨雌虫　　　粉尘螨雄虫

背腹　　　　　　腹面　　　　　　背腹
粉尘螨雌虫　　　埋内欧尘螨雄虫　　埋内欧尘螨雄虫

图 20-10　几种尘螨成虫

有后盾板。足4对。外生殖器位于腹正中。肛门靠近后端。发育包括卵、幼虫、第一若虫、第三若虫、成虫5期（无第二期若虫期）。尘螨大多营自生生活。广泛孳生于温暖潮湿的场所，以面粉、花粉、真菌孢子等粉末性物质为食。一般春秋季大量繁殖。尘螨及其代谢物可以引起螨性哮喘、过敏性鼻炎、慢性荨麻疹和特应性湿疹。常用的免疫学诊断方法为皮肤挑刺实验。防治以环境治理和个人防护为主。灭螨可用尼帕净、虫螨磷等杀螨剂。患者可用尘螨浸液进行脱敏治疗。

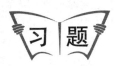

本章小结

医学节肢动物是与医学有关的节肢动物，最重要的是昆虫纲和蛛形纲。其发育中大多经历蜕皮和变态。变态分为完全变态和不完全变态。其危害包括直接危害和间接危害。传播病原体引起疾病的医学节肢动物是病媒节肢动物，简称为虫媒。常见的虫媒有蚊、蝇、白蛉、蚤、虱、蜱和恙螨等。以骚扰、吸血、螫刺、毒害、寄生、致超敏反应等直接危害人类健康的医学节肢动物称为病原节肢动物。常见的有人疥螨、蠕形螨和尘螨等。

习题

1. 简述医学节肢动物对人体的危害。
2. 简述什么是生物性传播，并举例说明。
3. 简述什么是病媒节肢动物，并举例说明。
4. 简述什么是病原节肢动物，并举例说明。

（范志刚）

扫码"练一练"

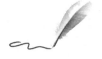

第三部分
医学免疫学

扫码"学一学"

第二十一章　医学免疫学绪论

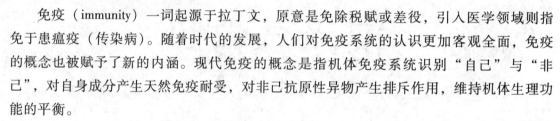

学习目标

1. **掌握**　免疫的概念；免疫系统的功能。
2. **熟悉**　医学免疫学的概念。
3. **了解**　免疫学的发展简史。

第一节　免疫的概念与功能

扫码"看一看"

一、免疫与医学免疫学

免疫（immunity）一词起源于拉丁文，原意是免除税赋或差役，引入医学领域则指免于患瘟疫（传染病）。随着时代的发展，人们对免疫系统的认识更加客观全面，免疫的概念也被赋予了新的内涵。现代免疫的概念是指机体免疫系统识别"自己"与"非己"，对自身成分产生天然免疫耐受，对非己抗原性异物产生排斥作用，维持机体生理功能的平衡。

医学免疫学主要以人体免疫系统为研究对象，包括免疫系统的组织与结构，免疫系统对抗原的识别及应答，免疫系统对抗原的排斥效应及其机制，免疫耐受、维持、破坏及其机制等。此外，医学免疫学还探讨免疫功能异常所致的病理过程及其机制，以及免疫学理论、方法和技术在疾病预防、诊断和治疗中的应用等。

二、免疫的功能

免疫系统具有重要的生物学功能，但对机体具有双重影响。正常情况下，免疫功能维持机体内环境的稳定，具有保护作用；异常情况下，可能导致某些病理过程的发生与发展。免疫系统主要有以下三大生物学功能。

1. 免疫防御（immunological defence）　主要指机体识别与排除病原微生物等抗原异物的能力。免疫防御功能发生异常可能对机体造成不利影响，表现为：若应答过强或持续时间过长，则在清除致病微生物的同时，也可能造成组织损伤和功能异常，如发生超敏反应；应答过低或不应答，可发生免疫缺陷病。

2. 免疫自稳（immunological homeostasis）　免疫系统通过复杂的调节过程，维持免疫系统的相对稳定。该机制发生异常时，可能使机体对"自己"或"非己"抗原的识别和应答出现紊乱，从而破坏自身免疫耐受，导致自身免疫病的发生。

3. 免疫监视（immunological surveillance）　指机体识别和清除体内突变细胞或病毒感染细胞的功能。免疫监视功能低下可导致恶性肿瘤或持续病毒感染。

第二节 免疫学发展简史

免疫学的发展根据其特点可分为经验免疫学时期、科学免疫学时期和现代免疫学时期。

一、经验免疫学时期

人类对免疫的认识是从与传染病斗争的过程开始的。早在南宋（公元11世纪）我国就有吸入天花痂粉预防天花的传说，到了明代，已有接种"人痘"预防天花的正式记载，至17世纪"人痘"预防天花的方法传入朝鲜、日本、俄国、东南亚及欧洲等国家和地区，并在英国得到了应用和发展，为以后牛痘疫苗的发明提供了宝贵的经验。18世纪末，英国医生 Edward Jenner 发明了牛痘苗预防天花，为预防医学开辟了新途径。

二、科学免疫学时期

牛痘苗的发明虽然为人类最终战胜天花做出不朽的贡献，但人类尚未认识天花和牛痘的病原体，这一时期仍然停留在原始的经验时期。自19世纪中叶，随着显微镜的发展及应用，多种病原菌被发现，微生物学的发展推动了抗感染免疫的发展。随着病原菌致病的概念被确认后，人们进而认识到病原体感染恢复后患者能获得免疫力的现象。法国微生物学家和化学家 Louis Pasteur 发现鸡霍乱杆菌的陈旧培养物能预防鸡霍乱的感染，他通过理化和生物学的方法，成功制备了狂犬病灭活及减毒疫苗，开创了人工主动免疫方法，极大地促进了疫苗的发展和使用。在此时期，人们对免疫的认识已不仅限于单纯观察人体现象，而是通过科学实验观察发生的免疫现象并探讨其规律。此阶段取得的进展主要包括：Metchnikoff 发现吞噬细胞的吞噬作用，进而提出细胞免疫理论；Behring 用白喉抗毒素血清成功救治一名患白喉的儿童，开创了免疫血清疗法即人工被动免疫的先河，同时提出了体液免疫理论；1895年比利时医生 Bordet 发现了补体，并将其用于血清学诊断中；法国生理学家 Richet 在过继血清疗法和过敏反应研究中做出了重要贡献；澳大利亚免疫学家 Burnet 还提出了免疫学发展史上最为重要的克隆选择学说。

三、现代免疫学时期

20世纪50年代后期，随着各学科的飞速发展，免疫学进入现代免疫学阶段。1971年第一次国际免疫学会议，将免疫学与微生物学分开，从此免疫学作为一门独立学科得到了长足发展。免疫学研究深入基因水平和分子水平，此时期大量的免疫分子和基因被克隆，主要进展有1975年 Kohler 和 Milstein 建立单克隆抗体技术，标志现代免疫学时期的开始。1978年日本学者 Tonegawa 应用基因重排技术，发现抗体多样性产生的机制及遗传学基础。

此后，人们从整体、器官、细胞、分子和基因水平探讨免疫系统的结构和功能，在免疫学基本理论和实践应用领域开展广泛深入而系统的研究，并不断取得突破性进展，对生物学和医学发展产生深刻的影响。至今，免疫学已成为覆盖面极广的前沿学科，是现代生物医学的支柱学科之一。

知 识 链 接

征服天花的 Jenner

　　Edward Jenner 是一位英国乡村医生，被称为免疫学之父。在他青年时期，天花瘟疫在欧洲蔓延。为了医治患者，他每天都忙得精疲力竭。通过细心观察和了解，Jenner 发现挤奶工人很少患天花，同时发现凡是得过天花的人就不会再得天花。Jenner 经过反复思索：应该是得过天花，人就产生了对天花的抵抗力。他想用事实证明自己的想法。1796 年 5 月的一天，Jenner 将一名挤奶工手上起的牛痘疱疮里的淡黄色液体抽出，接种到一个小男孩的手臂上。不久，种痘的地方长出痘疱，接着痘疱结痂脱落。一个月后，Jenner 在这个男孩手臂上再接种人类的天花痘浆，竟没有出现任何天花病症。Jenner 通过人体试验证实可以用牛痘预防天花，并且较人痘更为安全可靠。随后该方法逐渐被世人接受并推广，最终在 1979 年使得天花在全世界范围内被消灭。

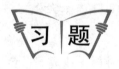

本章小结

　　免疫是机体免疫系统识别"自己"和"非己"，对自身成分产生天然免疫耐受，对非己抗原性异物产生排斥作用，维持机体生理功能的平衡。免疫系统的生物学功能主要有免疫防御、免疫自稳和免疫监视。医学免疫学是以人体免疫系统为研究对象，研究其内在结构，功能机制，免疫应答效应和免疫相关疾病的发病机制，以及利用其基本原理和技术进行免疫诊断、预防和治疗。根据免疫学的发展进程及特点，可将其发展过程分为三个阶段，即经验免疫学时期、科学免疫学时期和现代免疫学时期。

习 题

1. 简述免疫的概念及生物学功能。
2. 简述免疫学发展的阶段及各个阶段代表性的成就。

（孙连海）

扫码"练一练"

第二十二章　免疫系统

学习目标

　　1. **掌握**　免疫系统的组成和基本功能；中枢免疫器官、外周免疫器官和免疫细胞的种类和功能；T、B细胞的主要表面分子、亚群及其功能。

　　2. **熟悉**　淋巴结和脾脏的结构；自然杀伤细胞的生物学功能；细胞因子的概念、共同特性和分类。

　　3. **了解**　淋巴细胞归巢与再循环；细胞因子的生物学功能。

　　免疫系统（immune system）是机体执行免疫功能的组织系统，是机体对抗原刺激产生免疫应答、发挥体液免疫和细胞免疫的物质基础，由免疫器官（组织）、免疫细胞和免疫分子组成（表22-1）。

表22-1　免疫系统的组成

名称	组成成分
免疫器官	中枢免疫器官：骨髓、胸腺
	外周免疫器官：淋巴结、脾、黏膜相关的淋巴组织、皮肤相关的淋巴组织
免疫细胞	造血干细胞、T淋巴细胞、B淋巴细胞、吞噬细胞、巨噬细胞、树突状细胞、粒细胞、自然杀伤细胞等
免疫分子	分泌型：抗体、补体、细胞因子等
	膜型：TCR、BCR、CD分子、MHC分子、黏附分子、细胞因子受体等

第一节　免疫器官

　　免疫器官按其功能不同分为中枢免疫器官和外周免疫器官两大类，两者通过血液循环及淋巴循环互相连接，执行机体的免疫功能。

一、中枢免疫器官

　　中枢免疫器官是各类免疫细胞发生、增殖、分化、发育和成熟的场所，同时对外周免疫器官的发育和机体的免疫功能发挥调节作用。人类和其他哺乳动物的中枢免疫器官包括骨髓和胸腺。鸟类的腔上囊相当于哺乳类的骨髓。

（一）骨髓

　　骨髓是各类血细胞和免疫细胞的发源地，是B淋巴细胞分化、发育和成熟的场所。

　　骨髓位于骨髓腔内，分为红骨髓和黄骨髓。红骨髓造血功能活跃，由脂肪细胞、基质细胞、造血细胞和血窦组成。基质细胞及其分泌的多种细胞因子共同构成骨髓中的造血诱导微环境。骨髓中的多能造血干细胞（HSC）在骨髓微环境中首先分化成髓样干细胞和淋巴样干细胞。髓样干细胞再分化成熟为粒细胞、单核细胞、红细胞、血小板。一部分淋巴

扫码"学一学"

扫码"看一看"

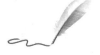

扫码"看一看"

样干细胞在骨髓中继续分化为 B 淋巴细胞和自然杀伤细胞（NK 细胞）；另一部分则经血流进入胸腺，发育为成熟的 T 淋巴细胞。

骨髓主要有三方面功能：①各类血细胞和免疫细胞发生的场所；②B 细胞和 NK 细胞分化成熟的场所；③发生再次免疫应答和产生抗体的主要部位。

（二）胸腺

胸腺是 T 细胞分化、发育和成熟的场所。胸腺位于纵隔前、胸骨后、心脏上方，分左、右两叶，其表面有结缔组织形成包膜，伸入胸腺实质形成无数小梁，将胸腺实质分成若干小叶。胸腺实质的外层为皮质层，深层为髓质层。构成胸腺的细胞包括胸腺细胞和胸腺基质细胞两类，前者绝大多数为处于不同发育阶段的未成熟 T 细胞，后者则包括胸腺上皮细胞、巨噬细胞、树突状细胞及成纤维细胞等。胸腺基质细胞及其分泌的胸腺激素和细胞因子等构成了决定 T 细胞分化、增殖和选择性发育的微环境。此外，胸腺还参与外周成熟 T 细胞的调节。

胸腺有三个方面的功能：①T 细胞分化、发育和成熟的场所。来自骨髓的淋巴祖细胞在胸腺微环境内首先分化发育为体积较大的胸腺细胞，即 CD4$^+$CD8$^+$双阳性前 T 细胞；接着，双阳性前 T 细胞与胸腺皮质上皮细胞表面 MHC Ⅰ 类或 Ⅱ 类分子低亲和力结合相互作用，可分化为 CD4$^+$或 CD8$^+$单阳性未成熟 T 细胞（即阳性选择过程）；之后，单阳性 T 细胞中，与胸腺树突状细胞、巨噬细胞编码抗原肽-MHC Ⅰ/Ⅱ 类分子低亲和力结合的细胞可分化为成熟的 CD4$^+$或 CD8$^+$单阳性 T 细胞（即阴性选择过程）；最后，单阳性 T 细胞离开胸腺，进入血液循环发育成为成熟的 CD4$^+$或 CD8$^+$初始 T 细胞；②对胸腺细胞的分化、发育和外周免疫器官、免疫细胞均有一定的调节作用；③自身耐受的建立与维持。

> **知识链接**
>
> **胸腺微环境**
>
> 胸腺上皮细胞是胸腺微环境最重要组成部分，这些细胞参与胸腺细胞的分化。胸腺基质细胞能产生多种细胞因子，这些细胞因子通过与胸腺细胞表面相应受体结合，调节胸腺细胞的发育和细胞间的相互作用。胸腺上皮细胞分泌的胸腺肽类分子具有促进胸腺细胞增殖、分化和发育等功能。细胞外基质也是胸腺微环境的重要组成部分，包括多种胶原蛋白、网状纤维蛋白、葡萄糖胺聚糖等，它们可促进上皮细胞与胸腺细胞接触，促进胸腺细胞在胸腺内移行和成熟。

扫码"看一看"

二、外周免疫器官和组织

外周免疫器官是免疫细胞定居和发生免疫应答的场所，包括淋巴结、脾脏及其他淋巴组织。

1. 淋巴结　淋巴结由纤维被膜包裹，分为皮质和髓质。皮质分为靠近被膜的浅皮质区和靠近髓质的深皮质区。浅皮质区是 B 细胞主要存在的部位，深皮质区是 T 细胞主要存在的部位。髓质区由髓索和髓窦组成。髓索含有大量 B 细胞、浆细胞、一定量的 T 细胞和巨噬细胞等；髓窦富含巨噬细胞（图22-1）。淋巴结沿着淋巴管道广泛分布于全身，是 T 细胞、B 细胞定居和接受抗原刺激后产生特异性免疫应答的重要场所。其中，T 细胞约占淋巴结淋巴细胞数量的 75%，B 细胞约占 25%。同时，淋巴结具有过滤抗原性异物的作用。

2. 脾脏　脾脏是人体最大的外周免疫器官，介于动脉和静脉之间，是血源性抗原发生免疫应答的主要部位。脾表面为结缔组织被膜，被膜向脾内延伸形成脾小梁，将脾分隔成若干小叶。脾的实质部分由白髓和红髓构成。白髓是淋巴细胞密集区域，由围绕中央动脉分布的中央动脉周围淋巴鞘、脾小结和边缘区组成。中央动

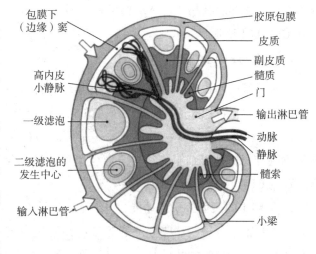

图 22-1　淋巴结的结构

脉周围淋巴鞘内富含 T 细胞、少量树突状细胞（dendritic cell，DC）和巨噬细胞，为 T 细胞居住区。脾小结位于中央动脉周围淋巴鞘旁侧，内含大量的 B 细胞、少量滤泡状树突状细胞和巨噬细胞，为 B 细胞居住区。边缘区是血液和淋巴液进出的通道。红髓由脾索和脾血窦组成。脾索中主要含 B 细胞、浆细胞、巨噬细胞和 DC。脾索之间是脾血窦，其内充满血液，脾血窦汇入小梁静脉，再于脾门汇合为脾静脉出脾。脾脏是各类免疫细胞定居的场所，其中 B 细胞约占脾内淋巴细胞总数的 60%，T 细胞约占 40%。同时，脾脏具有造血、储血、过滤血液的作用，也是对抗原物质发生免疫应答的部位。脾还可以合成一些重要的生物活性物质，如补体成分、细胞因子等生物活性物质。

3. 黏膜相关淋巴组织　又称黏膜免疫系统，主要指呼吸道、肠道及泌尿生殖道黏膜固有层和上皮细胞下散在的无被膜淋巴组织，以及某些带有生发中心、器官化的淋巴组织如扁桃体、肠系膜淋巴结、肠集合淋巴结、阑尾及黏膜下的分散淋巴小结和弥散淋巴组织。淋巴小结内含增殖分化的 T 细胞和 B 细胞，黏膜下 B 细胞可产生分泌型 IgA（SIgA）类抗体，故黏膜免疫系统被视为执行局部特异免疫功能的重要部位。

三、淋巴细胞归巢与再循环

淋巴细胞归巢是指 T、B 等淋巴细胞离开中枢免疫器官后，经血液循环定向迁移并寄居于外周免疫器官或组织某些特定区域的过程。淋巴细胞再循环是指定居在外周免疫器官的淋巴细胞，由输出淋巴管经淋巴、胸导管或右淋巴导管等进入血液循环；再经血液循环进入外周免疫器官，穿过高内皮微静脉，重新分布于全身淋巴器官和组织的反复循环的过程。其生物学意义：①可使体内淋巴细胞在外周免疫器官和组织中的分布更趋合理；②可增加淋巴细胞与抗原和抗原提呈细胞接触识别的机会，有利于免疫应答的产生；③可使全身免疫器官和组织形成一个有机的整体，并将免疫信息传递至全身各处的淋巴细胞和其他免疫细胞。因此，淋巴细胞再循环是维持机体正常免疫应答并发挥免疫功能的重要前提条件。

第二节　免疫细胞

免疫细胞泛指所有参与免疫应答或与免疫应答有关的细胞及其前体细胞，主要包括 T

扫码"学一学"

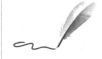

淋巴细胞、B 淋巴细胞、自然杀伤细胞、吞噬细胞、树突状细胞、嗜酸性粒细胞、肥大细胞和嗜碱性粒细胞等。

一、T 淋巴细胞

来自骨髓的始祖 T 细胞，在胸腺中分化发育成熟，故称为胸腺依赖性淋巴细胞，简称 T 细胞。T 细胞介导细胞免疫应答，并对抗原诱导的体液免疫应答起重要的辅助和调节作用。T 细胞在外周免疫器官识别抗原提呈细胞所提呈的特异性抗原而被激活，分化为效应性 T 细胞和记忆性 T 细胞，参与适应性免疫应答和免疫记忆。T 细胞在外周血中占淋巴细胞总数的 65% ~ 80%。

1. T 细胞的表面分子及功能 T 细胞的表面有许多重要的膜分子，主要包括表面抗原、表面受体和黏附分子。这些分子是 T 细胞识别抗原与其他免疫细胞相互作用以及接受信号刺激并产生免疫应答的物质基础，也是鉴别和分离 T 细胞的重要依据。

（1）T 细胞受体和 CD3 复合物 所有 T 细胞表面均具有能特异性识别抗原的膜分子称为 T 细胞受体（T cell receptor, TCR）。TCR 不能直接识别可溶性抗原，只能识别抗原提呈细胞（APC）提呈的 MHC 分子-抗原肽复合物，不同于 B 细胞识别抗原的作用。CD3 与 TCR 以非共价键结合为 TCR-CD3 复合物。CD3 主要功能是稳定 TCR 结构并传递 TCR 特异性识别抗原信号，促进 T 细胞活化。

（2）CD4 分子和 CD8 分子 CD4 分子是 MHC-Ⅱ类分子受体，CD8 分子是 MHC-Ⅰ类分子受体。CD4 分子和 CD8 分子的主要功能是辅助 TCR 识别抗原和参与 T 细胞活化信号的转导。CD4 分子还是人类免疫缺陷病毒（HIV）壳膜蛋白 gp120 的受体。

（3）CD28 表达于 T 细胞表面的黏附分子，也是最重要的共刺激分子，与 APC 表面的相应配体 B7-1（CD80）或 B7-2（CD86）结合，为 T 细胞提供进一步活化所必需的协同刺激信号（也称第二信号）。

（4）CD2 也称淋巴细胞功能相关抗原-2（LFA-2）或绵羊红细胞（SRBC）受体。人 CD2 分子的配体是 LFA-3（CD58）。CD2 与 APC 表面 LFA-3 结合，能增强 T 细胞与 APC 间的黏附，为 T 细胞活化提供协同刺激信号。CD2 也是人类 T 细胞特有的重要标志之一，在一定实验条件下，T 细胞与周围绵羊红细胞结合形成花环状，称为 E 花环试验，常用于检测外周血 T 细胞的数量，可间接反映机体的免疫功能。

（5）CD40L 即 CD40 配体，是表达于活化的 CD4⁺T 细胞和部分 CD8⁺T 细胞表面的协同刺激分子，能与 B 细胞表面 CD40 分子结合。

（6）丝裂原受体 丝裂原是指能非特异性刺激细胞发生有丝分裂的物质。T 细胞膜上有刀豆蛋白 A（Con-A）、植物血凝素（PHA）和美洲商陆（PWM）等丝裂原受体。临床上常用 PHA 刺激人外周血 T 细胞，以观察 T 细胞转变为淋巴母细胞的增殖程度，称为淋巴细胞转化试验，作为体外检测细胞免疫功能的指标。

（7）其他膜分子 T 细胞表面还存在细胞因子受体（CKR）、激素受体、MHC 分子等。

2. T 细胞亚群及其功能 T 细胞依据其表面分子和功能的不同可划分为若干亚群。根据所处活化阶段不同，可分为初始 T 细胞、效应 T 细胞和记忆 T 细胞；根据 TCR 类型，T 细胞分为 TCRαβT 细胞和 TCRγδT 细胞，分别简称 αβT 细胞和 γδT 细胞；根据是否表达 CD4 或 CD8 分子，T 细胞可分为 CD4⁺ T 细胞和 CD8⁺T 细胞。

（1）αβT 细胞和 γδT 细胞 TCRαβT 细胞主要参与特异性免疫应答，占成熟 T 细胞的 90%~95%，其中约 65% 为 CD4⁺ T 细胞，30% 为 CD8⁺ T 细胞。γδT 细胞仅占 5%~10%，且不受 MHC 限制，主要参与非特异性免疫应答。

（2）CD4⁺ T 细胞和 CD8⁺T 细胞 CD4⁺T 细胞是 MHC Ⅱ 类分子限制性 T 细胞，主要为辅助性 T 细胞（Th）。Th 根据其产生淋巴因子的种类及对各种细胞因子的反应性和介导的免疫效应不同，又可分为 Th1 和 Th2 两个亚群。Th1 细胞主要分泌 IL-2、IFN-γ、TNF-β 等细胞因子，参与细胞免疫和迟发型超敏反应炎症的形成，具有抗病毒和胞内寄生菌作用；Th2 细胞主要分泌 IL-4、IL-5、IL-6 和 IL-10 等细胞因子，能促进 B 细胞的增殖和分化，促进抗体的产生和类别转换。CD8⁺ T 细胞是 MHC Ⅰ 类分子限制性 T 细胞，能识别带有抗原肽-MHC Ⅰ 类分子复合物的靶细胞，并释放胞内酶，特异性杀伤靶细胞。

二、B 淋巴细胞

B 淋巴细胞是由哺乳动物骨髓中始祖 B 细胞分化发育成熟的细胞，故称为骨髓依赖性淋巴细胞简称 B 细胞。B 细胞的主要功能是产生抗体、介导体液免疫应答、提呈抗原等。B 细胞在外周血中占淋巴细胞总数的 8%~15%。

1. B 细胞的表面标志

（1）B 细胞抗原受体（B cell receptor，BCR）和 BCR 复合物 BCR 是镶嵌于细胞膜表面的膜表面免疫球蛋白（SmIg），能特异性识别抗原，是 B 细胞的特征性表面标志。SmIg 的类别随 B 细胞的发育阶段而异，未成熟的 B 细胞仅表达 SmIgM，成熟的 B 细胞同时表达 SmIgM 和 SmIgD。

（2）CD40 是 B 细胞表面的协同刺激分子受体，配体为 T 细胞表面 CD40L。

（3）IgG Fc 受体 B 细胞表面的 IgG Fc 受体可与免疫复合物中的 IgG Fc 段结合，有利于 B 细胞捕获和结合抗原，并促进 B 细胞活化和抗体产生。另外，B 细胞表面的补体受体（CR）与相应配体结合后，可促进 B 细胞活化。

（4）丝裂原受体 B 细胞表面有脂多糖受体（LPS-R）、葡萄球菌 A 蛋白受体（SPA-R）和 T 细胞共有的美洲商陆受体（PWM-R）等丝裂原受体。

（5）细胞因子受体 B 细胞表达多种细胞因子受体，如 IL-1R、IL-2R、IL-4R、IL-5R 等。细胞因子通过与 B 细胞表面的相应受体结合而发挥调节作用。

2. B 细胞亚群及功能 根据是否表达 CD5 分子，可将人 B 细胞分为 B1（CD5⁺）和 B2（CD5⁻）细胞。B1 细胞主要产生 IgM 类的低亲和力抗体，无免疫记忆，参与非特异性免疫，特别是参与对多种细菌（尤其体腔内）的抗感染免疫作用。B2 细胞即通常所称的 B 细胞，是参与体液免疫应答的主要细胞，另外还具有提呈抗原和免疫调节功能。

三、自然杀伤细胞

自然杀伤细胞（natural killer cell，NK 细胞）是不同于 T、B 细胞的第三类淋巴细胞，主要来源于骨髓淋巴样干细胞，在骨髓微环境发育成熟。NK 细胞主要分布于外周血和脾脏，在淋巴结以及其他组织内也有少量 NK 细胞存在。人外周血 NK 细胞约占淋巴细胞总数的 5%~10%。NK 细胞为原始杀伤细胞，表面不表达特异性抗原识别受体，杀伤靶细胞无须抗原预先致敏，也不受 MHC 限制，即可直接杀伤瘤细胞和病毒等感染的细胞，故称自然杀伤细胞。NK 细胞胞质内含许多大的嗜苯胺颗粒，又称大颗粒淋巴细胞。活化的 NK 细胞可产生 IL-1、IFN-γ 和 TNF 等细胞因子，这些细胞因子能对免疫功能进行调节，所以 NK 细胞也是重要的免疫调节细胞。此外，NK 细胞还参与移植排斥反应、自身免疫病和超敏反应的发生。

NK 细胞杀伤靶细胞的主要机制详见第二十七章相关内容。

四、吞噬细胞

吞噬细胞是一类存在于血液、体液或组织中，能吞噬、杀死和消化病原生物等抗原性异物的白细胞。主要包括两类：一类是小吞噬细胞，主要是血液中的中性粒细胞；另一类是大吞噬细胞，包括血液中的单核细胞和组织中的巨噬细胞。

1. 中性粒细胞　中性粒细胞占血液白细胞总数的 60%～70%，是白细胞中数量最多的一种。胞内含有丰富的溶酶体、过氧化物酶、酸性磷酸酶等，能吞噬和清除病原微生物，是重要的炎症细胞。中性粒细胞表面具有 IgG Fc 受体、补体受体，介导免疫调理作用。中性粒细胞具有很强的趋化作用和吞噬功能，病原体在局部引发感染时，可迅速穿越血管内皮细胞进入感染部位，对入侵的病原体发挥吞噬杀伤和清除作用。

2. 单核-巨噬细胞　单核-巨噬细胞是指血液中的单核细胞和组织中的巨噬细胞（Mφ），均具有很强的吞噬能力。单核细胞占血液中白细胞总数的 3%～8%，胞质富含溶酶体颗粒。单核细胞具有较强的变形运动和吞噬能力，进入表皮棘层可分化为朗格汉斯细胞，进入组织器官可分化为巨噬细胞。巨噬细胞是白细胞中体积最大的细胞，胞质内有许多吞噬泡、线粒体、粗面内质网和溶酶体颗粒结构。颗粒内含有过氧化物酶、酸性磷酸酶、非特异性酯酶和溶菌酶，与 Mφ的吞噬杀伤功能有关。巨噬细胞在机体的各种组织中几乎都有分布，部分定居于组织器官中成为组织特异性的巨噬细胞并被赋予特定的名称。游走巨噬细胞广泛分布于结缔组织中，具有很强的变形运动和吞噬杀伤、清除病原体等抗原性异物的能力。

Mφ表面表达多种与吞噬、识别以及 ADCC 等免疫功能相关的重要受体，如 IgG Fc 受体（FcγR）、C3bR、细胞因子受体等，还有较多与抗原提呈有关的 MHC I 类和 II 类分子。

体内 Mφ一般处于静止状态。病原体或细胞因子等可激活 Mφ，并使 Mφ功能明显增强。其主要免疫学功能详见第二十七章相关内容。

五、树突状细胞

树突状细胞（DC）主要由骨髓样前体细胞和淋巴样前体细胞分化而成，其细胞膜向外伸展出许多树状突起，可通过胞饮作用摄取抗原异物，或通过其树突捕获和滞留抗原异物。体内 DC 的数量较少，但分布很广，成熟的 DC 其吞噬或吞饮能力很弱，但高表达的 MHC I、II类分子及协同刺激分子，使其抗原提呈能力远强于 Mφ、B 细胞等其他抗原提呈细胞。DC 还参与 T、B 细胞的发育、分化和激活过程，另外，DC 可分泌多种细胞因子调节免疫功能。其具体免疫学功能详见第二十七章相关内容。

六、嗜酸性粒细胞

嗜酸性粒细胞胞内的嗜酸性颗粒含有碱性蛋白、阳离子蛋白、过氧化物酶、组胺酶、芳基硫酸酶和磷酸酯酶等，对肥大细胞释放的活性介质有灭活作用，与 I 型超敏反应的负反馈调节有关。嗜酸性粒细胞具有趋化作用和一定的吞噬杀菌能力，在抗寄生虫免疫中具有重要作用。

七、肥大细胞和嗜碱性粒细胞

肥大细胞和嗜碱性粒细胞两者胞内均含有嗜碱性颗粒，其中有大量肝素和组胺以及各种酶。肥大细胞主要分布于皮肤、呼吸道、消化道黏膜下结缔组织和血管周围组织中。肥大细胞表面具有高亲和力 IgE Fc 受体。当 IgE Fc 受体结合 IgE 后，肥大细胞处于致敏状态，当与变应原结合后，可被激活，通过脱颗粒而释放或合成一系列生物活性介质，引发 I 型超敏反应。嗜碱性粒细胞也是 I 型超敏反应主要参与细胞。

另外，血小板和红细胞等，均可作为免疫细胞，在免疫应答中发挥不同的作用。

第三节　细胞因子

扫码"学一学"

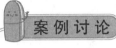

[案例] 患者，男，33 岁。因感全身乏力、萎靡、食欲缺乏，并伴有恶心、呕吐、头晕、失眠，肝区不适，巩膜、皮肤出现黄染入院。患者自述 5 年前体检 HBsAg 阳性，未做任何治疗。体格检查：肝肿大、压痛。实验室检查：谷丙转氨酶升高，诊断为乙型肝炎。住院后经用拉米夫定等抗病毒及护肝药物治疗 2 个月未显好转；因患者病情迁延不愈，在原用药基础上使用干扰素抗病毒治疗，4 个月后，患者明显好转，使用干扰素抗病毒治疗 6 个月后，患者血清谷丙转氨酶转为正常，HBsAg 转阴性。

[讨论]
1. 为什么干扰素能治疗乙型肝炎？
2. 简述干扰素的作用特点。

细胞因子（cytokine，CK）是一类由活化的免疫细胞或非免疫细胞分泌，具有高活性、多功能的小分子蛋白质（分子量约 8~80kD）。它们在免疫细胞分化发育、免疫应答、免疫调节、炎症反应、造血功能中具有重要作用，并在超敏反应、免疫缺陷病和自身免疫病等病理过程中发挥重要作用。近年来用某些重组细胞因子治疗肿瘤、自身免疫病、免疫缺陷病等，具有广阔的临床应用前景。

一、细胞因子的共同特性

细胞因子种类繁多，来源和生物学作用各异，但有其共同的特性。

1. 多源性　一种细胞因子可由多种细胞产生，一种细胞可产生多种细胞因子，而且诱导细胞因子产生的因素也多种多样。

2. 多效性和重叠性　一种细胞因子可对多种靶细胞发生作用，产生多种不同的生物学效应，这种性质称为多效性；几种不同的细胞因子也可对同一种靶细胞发生作用，产生相同或相似的生物学效应，这种性质称为重叠性。

3. 高效性和速效性　细胞因子具有微量、高效特点，一般极微量的水平（pmol 水平）即有明显的生物学作用。细胞因子对激发因素的反应非常迅速，细胞因子并非预先合成储存于细胞内，但其基因的转录、分子合成与释放非常快捷。

4. 协同性和拮抗性　一种细胞因子可增强另一种细胞因子的生物学作用；不同细胞因

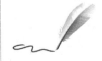

子对同一种靶细胞功能的影响可相互抑制。

5. 自分泌和旁分泌 一种细胞产生的细胞因子作用于其本身，称为自分泌；若作用于邻近细胞，称为旁分泌。多数细胞因子以自分泌和旁分泌形式发挥效应，并多在局部发挥效应。

6. 多样性和网络性 众多细胞因子在机体内存在，相互促进或相互抑制，形成十分复杂的调节网络（图 22-2），并显示功能的多样性，表现为诱导或抑制另一种细胞因子的产生；调节同一种细胞因子受体的表达；与激素、神经肽、神经递质共同组成细胞间信息分子系统，调节体内细胞因子平衡和功能；介导和调节免疫应答、炎症反应，促进细胞增殖、分化成熟，刺激造血等多种功能。

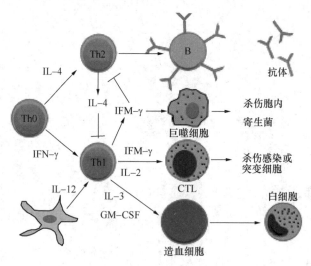

图 22-2 细胞因子作用的网络性

二、细胞因子的种类和主要生物学活性

细胞因子的种类繁多，功能各异。目前比较常用的方法是根据细胞因子的结构和主要生物学功能，将其分为六类，即白细胞介素、干扰素、肿瘤坏死因子、集落刺激因子、生长因子和趋化性细胞因子。

1. 白细胞介素（IL） 是一组由淋巴细胞、单核/巨噬细胞等免疫细胞和其他非免疫细胞产生的能介导白细胞或白细胞和其他细胞间相互作用的细胞因子。主要生物学功能是介导细胞间相互作用，参与免疫调节、造血、炎症等过程。目前已命名的有 38 种。

2. 干扰素（IFN） 干扰素是宿主细胞在病毒或干扰素诱生剂刺激下产生的一种糖蛋白。因其具有干扰病毒感染和复制的能力而得名。根据其理化性质及结构不同，分为 IFN-α、IFN-β 和 IFN-γ 三种类型。其中，IFN-α 和 IFN-β 又称为 I 型干扰素，能干扰并抑制病毒的复制和扩散，同时有助于增强 CTL 杀伤靶细胞的作用；IFN-γ 又称为 II 型干扰素，主要生物学功能是发挥免疫调节作用，可增强巨噬细胞、NK 细胞和 CTL 的活性，上调 MHC 分子的表达，促进 Th1 细胞分化和抑制 Th2 细胞分化，也有抗病毒、抗肿瘤作用。

3. 肿瘤坏死因子（TNF） 是一种能使肿瘤组织发生出血坏死的细胞因子。依其来源和结构，可分为 TNF-α 和 TNF-β 两种。TNF-α 由单核-巨噬细胞产生，TNF-β 由活化的 T 细胞产生。两种 TNF 有相似而广泛的生物学活性，如抗肿瘤、介导炎症反应、免疫调节作用、抗病毒、参与致热和形成恶病质等。

4. 集落刺激因子（CSF）　是一类可选择性刺激不同的造血细胞系或不同分化阶段细胞在半固体培养基中形成细胞集落的细胞因子。根据它们的作用范围，分别命名为粒细胞 CSF（G-CSF）、巨噬细胞 CSF（M-CSF）、粒细胞/巨噬细胞 CSF（GM-CSF）和多能集落刺激因子（multi-CSF，又称 IL-3）。它们均可对不同发育阶段的造血干细胞起到促进增殖分化的作用，是血细胞发育、分化必不可少的刺激因子。

5. 生长因子（GF）　指一类可促进相应细胞生长和分化的细胞因子。种类较多，常见的有转化生长因子（TGF-β）、血小板衍生生长因子（PDGF）、血管内皮细胞生长因子（VEGF）、表皮生长因子（EGF）、成纤维细胞生长因子（FGF）、神经生长因子（NGF）和胰岛素生长因子（IGF-Ⅱ）等。

6. 趋化性细胞因子　也称趋化因子，是一类对不同靶细胞具有趋化作用的细胞因子家族，已发现 50 多个成员。

三、细胞因子的生物学作用

1. 介导天然免疫和炎症反应　细胞因子在机体抗病毒、抗细菌感染的天然免疫中发挥重要作用。例如，IFN 可诱导细胞产生抗病毒蛋白，抑制病毒在体内复制；TNF 可直接杀死肿瘤细胞；IFN、IL-2、IL-12、IL-15 可促进 NK 细胞增殖与细胞毒作用；IFN-γ、IL-1、TNF 等可激活巨噬细胞，增强其吞噬与杀伤功能。

IL-1、IL-6、IFN-γ、TNF-α 和趋化因子等被称为促炎症因子，它们直接或间接参与炎症反应的整个过程，有利于机体抑制和排除病原微生物，同时介导病理性损伤。例如，IL-1、IL-6 和 TNF 为内源性致热原，主要通过诱导 IL-8 等趋化因子的产生介导炎症反应，此外，它们介导炎症细胞的浸润、活化和释放炎症介质；IL-8 和 MCP-1 分别是粒细胞和单核细胞的趋化因子；IL-16 对 CD4+T 细胞、单核细胞和嗜酸性粒细胞有趋化作用。

2. 参与免疫细胞的分化和发育　从造血干细胞分化发育为成熟免疫细胞的各个阶段都有细胞因子的参与。例如，CSF 刺激造血干细胞分化为不同谱系血细胞；GM-CSF、M-CSF 和 G-CSF 刺激粒细胞及单核-巨噬细胞的增殖分化；IL-7 可刺激前 T、B 细胞增殖分化等。这些细胞因子构成了调控造血细胞发育分化的网络，若某些细胞因子缺陷，可引起相应细胞生长障碍，导致疾病的发生。

3. 参与免疫应答和免疫调节　在免疫应答的全过程，不同种类的细胞因子在不同环节分别发挥重要作用。例如，IFN-γ 可诱导 APC 表达 MHC Ⅱ类分子，促进抗原提呈作用；IL-10 可抑制 APC 表达 MHC Ⅱ类分子和协同刺激分子，从而抑制抗原提呈。此外，细胞因子通过直接或间接诱导/抑制细胞凋亡，调节免疫应答，如 TNF、IFN-γ 促进活化的 T 细胞表达 Fas，诱导 T 细胞活化后的凋亡，TNF 也可直接介导细胞的凋亡，调节免疫应答；而 IL-2、IL-7 则促进 T 细胞增殖，抑制其凋亡。

4. 参与全身的神经-内分泌-免疫网络调控　细胞因子与神经肽、神经递质、激素均是神经-内分泌-免疫系统网络的关键信息分子，参与对机体整体生理功能的调节。细胞因子可促进或抑制神经细胞分化、成熟、再生、移行以及神经递质、内分泌激素的释放；反之，神经系统和内分泌系统也可抑制或促进细胞因子的合成和分泌。

四、细胞因子与临床

细胞因子在生理状态下，对机体发挥适当的免疫调节作用；某些病理过程中则伴有细胞因子异常表达，并直接影响疾病的发生、发展和预后。

1. 细胞因子异常与临床疾病的发生　细胞因子及其受体的异常表达常与临床某些疾病发生密切相关。如慢性肝炎急性期或活动期患者的 TNF、IL-6 水平显著升高，表明这两种细胞因子是造成肝脏损伤的重要炎症介质；急性排斥反应时，血清 IL-1、IL-6、IL-2、TNF-α 等细胞因子水平升高。

2. 细胞因子与临床疾病的治疗　细胞因子与多种疾病的发生、发展密切相关，故可应用细胞因子或其拮抗剂治疗这些疾病。细胞因子相关的疗法主要包括：细胞因子补充疗法，主要用于抗肿瘤、抗病毒感染及刺激造血的治疗；细胞因子拮抗疗法，主要用于某些自身免疫病、炎症和移植排斥反应等与细胞因子异常分泌有关的疾病治疗。

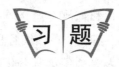

本章小结

免疫系统由免疫器官、免疫细胞和免疫分子组成。免疫器官包括中枢免疫器官和外周免疫器官。中枢免疫器官骨髓和胸腺分别是 B 细胞和 T 细胞分化、发育和成熟的场所。淋巴再循环是淋巴细胞在全身各处通过血液和淋巴液不断循环的过程，它对于免疫应答发生的启动和效应至关重要。T 细胞通过 TCR 识别抗原介导细胞免疫应答，B 细胞通过产生抗体介导体液免疫应答。细胞因子是细胞产生的低分子量糖蛋白，具有调节固有免疫和适应性免疫、促进血细胞生成、细胞生长及参与组织修复等多种功能。

习　题

1. 人体的免疫器官有哪些？简述其结构和功能。
2. 简述 T 细胞的主要表面标记及其意义。
3. 简述 B 细胞的主要表面标记及其意义。
4. APC 与 Th 细胞是如何相互作用的？
5. 细胞因子有哪些共同特性、种类和生物学作用？

（孙连海）

扫码"练一练"

第二十三章　抗　原

扫码"学一学"

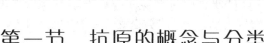　学习目标

1. **掌握**　抗原、抗原特异性、抗原决定簇的概念，抗原的分类。
2. **熟悉**　医学上重要的抗原物质，佐剂的概念。
3. **了解**　免疫佐剂的种类和作用。

第一节　抗原的概念与分类

案例讨论

[案例]　患者，男，39岁，工人。入院前4个月被木片击伤左眼，当时即失明，在当地保守治疗。入院前出现双眼红痛伴右眼视力下降。入院时双眼结膜充血，角膜透明，左眼陈旧伤口可见虹膜前粘连，左右眼角膜后沉着物虹膜广泛后粘连，瞳孔变形，虹膜及晶状体表面有渗出膜形成。

[讨论]

1. 根据上述病史、体征，该患者仅左眼受伤，为什么会累及右眼？
2. 左眼受伤后，如何治疗才能预防累及右眼？

一、抗原的概念及特性

抗原（antigen，Ag）是指能与T、B淋巴细胞表面特异性抗原受体（TCR或BCR）结合，激活T/B细胞，使其增殖、分化、产生效应T淋巴细胞或抗体，并与之特异性结合，从而发挥免疫效应的物质。

抗原具有两种基本特性：①免疫原性：指抗原能刺激机体免疫系统发生免疫应答，诱导产生相应抗体或效应淋巴细胞的能力；②免疫反应性（抗原性）：指抗原能与其所诱生的抗体、效应淋巴细胞在体内或体外发生特异性结合，产生免疫反应的能力。

二、抗原的特异性和交叉反应

（一）抗原的特异性

抗原的特异性指抗原刺激机体产生免疫应答及其与应答产物发生反应所显示的专一性。特异性是免疫应答最根本的特点，也是免疫学诊断和免疫学防治的理论依据。抗原的特异性既表现在免疫原性上，也表现在免疫反应性上，即抗原既能刺激机体产生特异性抗体或致敏淋巴细胞，也能与它们发生特异性结合。

抗原的特异性是由抗原分子表面的抗原决定簇决定的。抗原决定簇是指抗原分子表面的特殊化学基团，一般由5~7个氨基酸、单糖或核苷酸组成，又称抗原表位。抗原借其决

扫码"看一看"

定簇与相应的淋巴细胞表面的受体结合而激活淋巴细胞，引起免疫应答；抗原也依靠其决定簇与相应抗体或致敏淋巴细胞发生特异性结合。抗原决定簇分布在抗原分子的表面，一个抗原分子可具有一种或多种不同的抗原决定簇，其特异性由抗原决定簇的种类、性质、数目和空间构象决定。

（二）交叉反应

天然抗原表面常带有多种抗原表位，一般而言每种表位都能刺激机体产生一种特异性抗体，因此天然抗原能使机体产生多种抗体。有时两种不同的抗原之间可存在某些相同或相似的抗原表位，称为共同抗原。亲缘关系很近的生物间存在的共同抗原又称为类属抗原；无种属关系的生物间存在的共同抗原称为异嗜性抗原。

某些抗原诱生的特异性抗体或活化淋巴细胞，不仅可与自身抗原决定簇特异性结合，还可与具有共同抗原表位的抗原反应，称为交叉反应。交叉反应不仅在两种抗原决定簇构型完全相同时发生，也可在两种抗原决定簇构型相似时发生，即一种决定簇的相应抗体也可与构型相似的另一决定簇发生交叉反应。由于两者不能完全吻合，只能引起微弱的交叉反应。

临床上，由于某些细菌与人体组织细胞有共同抗原成分，可引起机体产生针对自身组织的免疫反应，造成病理损伤，如链球菌感染引起的风湿性疾病。细菌与细菌之间也可存在共同抗原成分，在血清学诊断中出现交叉反应，易造成诊断上的混乱，但有时也可利用异嗜性抗原来辅助诊断某些疾病，如外斐反应。

三、抗原的分类

天然的抗原物质种类繁多且无统一的分类标准，一般有以下几种分类方法。

（一）根据抗原的特性分类

1. 完全抗原　同时具有免疫原性和免疫反应性的物质，一些复杂的有机分子如细菌、病毒、异种血清和大多数蛋白质等。

2. 不完全抗原（或半抗原）　只具有免疫反应性而不具有免疫原性的物质。半抗原多为简单的小分子物质，如多糖、脂类和某些药物等。当半抗原与大分子蛋白质（载体）结合后可获得免疫原性，即成为完全抗原。

（二）根据抗原诱导的免疫应答分类

根据抗原诱导的免疫应答不同，分为胸腺依赖抗原（thymus dependent antigen，TD-Ag）和胸腺非依赖抗原（thymus independent antigen，TI-Ag）。

1. 胸腺依赖抗原　指需要 T 细胞辅助才能激活 B 细胞产生抗体的抗原，又称 T 细胞依赖抗原。绝大多数蛋白质抗原为 TD-Ag，如病原微生物、血细胞、血清蛋白等。TD-Ag 的相对分子量较大、结构复杂、表面抗原决定簇种类多，但每一种抗原决定簇的数量不多且分布不均匀。它们既能引起体液免疫应答（主要产生 IgG 类抗体），也能引起细胞免疫应答和回忆反应。先天性胸腺缺陷和后天性 T 细胞功能缺陷的个体，TD-Ag 诱导其产生抗体的能力明显低下。

2. 胸腺非依赖抗原　与 TD-Ag 不同，该类抗原不需要 T 细胞辅助即可直接激活 B 细胞产生抗体。少数抗原为 TI-Ag，如细菌的脂多糖、荚膜多糖、聚合鞭毛素等。它们只能引起体液免疫应答（只产生 IgM 类抗体），不能引起细胞免疫应答和回忆反应。TD-Ag 与 TI-

Ag 的区别见表 23-1。

表 23-1　TD-Ag 与 TI-Ag 的区别

	TD-Ag	TI-Ag
化学特性	多为蛋白质	多为某些多糖类
T 细胞辅助	必须	无须
抗体类型	多种，主要为 IgG	IgM
免疫应答	体液免疫和细胞免疫	体液免疫
免疫记忆	有	无

（三）根据抗原的来源分类

1. 外源性抗原　包括各种天然抗原（异种抗原、同种异型抗原等）、人工合成抗原（化学合成抗原、基因工程抗原等）。

2. 内源性抗原　包括自身隐蔽抗原、变性的自身成分、肿瘤抗原、病毒感染细胞合成抗原等。

（四）其他分类

根据抗原的性状可分为颗粒性抗原和可溶性抗原；根据抗原的化学性质可分为蛋白质抗原、多肽抗原、脂蛋白抗原、多糖抗原和核酸抗原；根据抗原与机体的亲缘关系分为异种抗原、同种异型抗原和自身抗原。

四、医学上重要的抗原物质

（一）异种抗原

1. 病原微生物及其代谢产物　细菌、病毒等病原微生物虽然结构简单，但其化学组成相当复杂，含有多种蛋白质、多糖、类脂等，所以每种微生物都具有多种抗原成分，如某些细菌具有菌体抗原、荚膜抗原、鞭毛抗原及菌毛抗原等。病原微生物一旦侵入机体，它们的相应抗原就能刺激机体的免疫系统，引起免疫应答，因此利用免疫学原理可对传染病进行诊断、预防和治疗。

细菌的外毒素大多是某些细菌在生长代谢过程中合成分泌到菌体外的物质，多为蛋白质，免疫原性强，能刺激机体产生抗毒素。外毒素毒性强，但经 0.3% ~ 0.4% 甲醛处理后，可失去毒性而仍然保留免疫原性，称为类毒素。常作为预防用的类毒素有白喉类毒素、破伤风类毒素等。

2. 动物的免疫血清　临床上用于防治某些疾病的抗毒素，通常是用类毒素免疫动物后，从动物血清中获得的。这种来源于动物的抗毒素注入机体可发挥两种作用：一方面可作为一种抗体中和相应外毒素，起到防治疾病的作用；另一方面，它又是一种具有免疫原性的异种蛋白质，可以刺激机体产生抗动物血清的抗体，引起超敏反应。

3. 异嗜性抗原　异嗜性抗原是一类与种属特异性无关的存在于人、动物、植物和微生物之间的性质相同的抗原。某些病原微生物与人体组织之间存在异嗜性抗原，是引起免疫性疾病的原因之一。如溶血性链球菌的 M 蛋白与人体的心肌组织有异嗜性抗原存在，因此感染该菌可引起风湿性心肌炎；大肠埃希菌 O14 的脂多糖与人结肠黏膜有异嗜性抗原，这与溃疡性结肠炎的发病有关。

此外，异嗜性抗原的存在也可辅助诊断某些疾病，如利用立克次体与变形杆菌某些菌

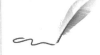

株间的异嗜性抗原建立的外斐反应，EB病毒所致的传染性单核细胞增多症的患者血清中出现能凝集绵羊红细胞的异嗜性抗体等，均有助于这些疾病的诊断。

（二）同种异型抗原

由于遗传基因的差异，在同种生物不同个体间存在着不同的抗原成分，称为同种异型抗原。如人类红细胞的血型抗原，根据红细胞表面血型抗原的不同，可将人类的血型分为许多系统，其中最重要的是ABO血型系统和Rh血型系统，如ABO血型不合的个体间相互输血，可引起严重的输血反应；母亲为Rh阴性，胎儿为Rh阳性，可引起流产或新生儿溶血。

组织相容性抗原也是同种异型抗原，分布于机体各个组织的有核细胞表面，除同卵双生者外，不同个体的组织相容性抗原不全相同，因此器官移植时可引起移植排斥反应。

（三）自身抗原

1. 隐蔽的自身抗原　有些自身物质在正常情况下与血流和免疫系统隔绝，称为隐蔽的自身抗原。当外伤、感染或手术不慎等原因，使其进入血流成为自身抗原，则引起自身免疫性疾病。如甲状腺球蛋白释放引起变态反应性甲状腺炎；眼葡萄膜色素释放引起交感性眼炎；精子释放引起男性不育症等。

2. 修饰的自身抗原　正常情况下机体对自身物质不产生免疫应答，但在病原微生物感染、电离辐射或化学药物等影响下，自身成分的分子结构可发生改变，可刺激机体引起自身免疫病。如有的患者服用氨基比林或甲基多巴后，粒细胞或红细胞抗原发生改变，从而引起粒细胞缺乏症或自身溶血性贫血。

（四）肿瘤抗原

肿瘤抗原是细胞在癌变过程中出现的新抗原物质的总称，一般分为两大类。

1. 肿瘤特异性抗原（tumor specific antigen，TSA）　只存在于某种肿瘤细胞表面的特有抗原。宿主免疫系统可将TSA识别为非己抗原，而对其产生免疫应答。目前应用单克隆抗体已在人类黑色素瘤、结肠癌和乳腺癌等肿瘤细胞表面检测到此类抗原。

2. 肿瘤相关抗原（tumor associated antigen，TAA）　非肿瘤细胞所特有，但在细胞癌变过程中体内含量明显增多。分为两类：①与肿瘤相关的病毒抗原：如鼻咽癌与EB病毒抗原有关，宫颈癌与人类单纯疱疹病毒有关，患者血清中常能查到较高滴度的相关病毒抗体。②与肿瘤有关的胚胎性抗原：有些肿瘤细胞能产生胚胎期合成的大分子物质，其种类较多，临床上最有意义的是甲胎蛋白（alpha fetoprotein，AFP），它原是胎儿肝细胞合成的一种糖蛋白，胚胎第6周出现，第14~16周达高峰，出生后至成人的血清中AFP含量极微，低于20ng/ml，而在原发性肝癌患者血清中高达300ng/ml。目前AFP检测已广泛用于原发性肝癌的诊断和普查。

（五）其他抗原

除上述抗原外，还有许多与医学有关的抗原，如植物花粉，它是引起哮喘的主要抗原；半抗原药物（如磺胺、青霉素等）进入机体后能与体内蛋白质结合成为完全抗原而获得免疫原性，可引起超敏反应。

抗原概念的由来

1897 年，Kraus 观察到细菌毒素与免疫动物血清混合时能出现沉淀反应。随后，一些科学家先后发现了免疫血清可以中和毒素的毒性作用以及引起细菌溶解、凝集等现象。免疫血清中的反应物统称为抗体（antibody），而刺激机体产生抗体的物质称为抗原（antigen，Ag）。Antigen 一词源于希腊文的 anti（抗）和 gene（产生、成为）。Roitt 巧妙地将 antigen 解释为 generates antibody（产生抗体）这两个字的前缀组成。

第二节　决定抗原免疫原性的条件

一、异物性

异物性是指抗原与所刺激机体的自身物质的差异，也是决定免疫原性的首要条件。非己的异种物质或异体物质，例如病原微生物及动物血清对人体都是良好抗原，生物种族亲缘关系越远，同种异体遗传基因差异越大，免疫原性越强。另外，在某些异常情况下自身成分也可成为抗原物质。如感染、烧伤、电离辐射、药物、外伤、手术等因素影响下，导致自身组织细胞结构的改变或某些隐蔽性的自身成分的释放，也可被免疫系统视为"异己"物质，引起免疫系统对自身物质进行排斥，产生自身免疫性疾病。由此，免疫学认为：凡是在胚胎期不曾与免疫细胞接触过的物质，都可视为异物。

二、一定的理化性状

（一）化学组成

抗原物质应具有一定的化学组成。多数大分子蛋白质是良好的抗原，当蛋白质分子中含有大量芳香族氨基酸尤其是酪氨酸时，其免疫原性更强；复杂的多糖才具有免疫原性，如血型抗原、细菌的荚膜多糖、内毒素的脂多糖等；核酸及脂类的免疫原性均很差，若与蛋白质结合，其免疫原性则明显增强。

（二）分子大小及其结构

抗原的分子量一般较大，通常在 10.0kDa 以上，小于 4.0kDa 者一般不具有免疫原性。免疫原性的强弱还与其结构复杂性密切相关。如胰岛素分子量为 5.7kDa，因其结构复杂而具有免疫原性；明胶的分子量虽高达 100.0kDa，但结构简单，缺乏芳香族氨基酸，故其免疫原性很弱。因此，分子大小不是决定免疫原性的唯一因素，但是一般情况下，抗原的分子量越大，其免疫原性也越强。具有环状结构的蛋白质其免疫原性比直链强。

（三）立体构象与易接近性

抗原分子中一些特殊化学基团的立体构象是决定抗原分子与免疫细胞表面的抗原受体结合，引起免疫应答的关键，若抗原分子的构象发生改变，就可导致其免疫原性改变或丧失；而易接近性是指抗原分子的特殊化学基团与免疫细胞表面相应的抗原受体相互接触的难易程度，如酪氨酸存在于抗原分子表面时免疫原性强，若存在于分子内部，则免疫原性消失（图 23-1）。

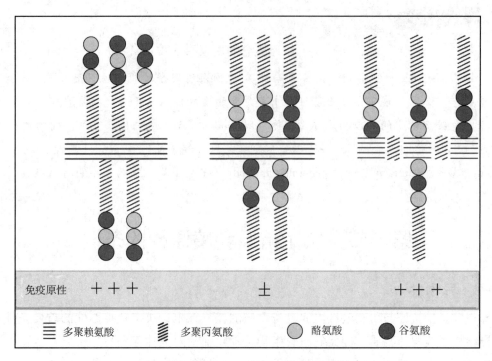

| 免疫原性 | ＋＋＋ | ± | ＋＋＋ |

| ☰ 多聚赖氨酸 | ⫽ 多聚丙氨酸 | ◯ 酪氨酸 | ● 谷氨酸 |

图 23-1　化学基团的位置与免疫原性的关系

（四）物理状态

抗原的物理状态对免疫原性也有一定影响，通常聚合状态的蛋白质较其单体免疫原性强，颗粒性抗原较可溶性抗原免疫原性强。

三、宿主因素与免疫方式

决定某一物质是否有免疫原性，除与上述条件相关外，还受机体的遗传、年龄、生理状态、个体差异等多种因素的影响，此外抗原进入机体的方式和途径也与免疫原性的强弱有关。

第三节　超抗原与佐剂

一、超抗原

（一）超抗原的概念

超抗原是一类特殊的抗原性物质，极低剂量水平（1~10ng/ml）即能活化大量（2%~10%）T 细胞或 B 细胞，并诱导强烈免疫应答，而普通蛋白质抗原只能激活机体总 T 细胞库中万分之一的 T 细胞（图 23-2）。

（二）超抗原的分类

超抗原分为外源性和内源性两类，外源性超抗原如金黄色葡萄球菌肠毒素 A-E；内源性超抗原如 A 组链球菌 M 蛋白、逆转录病毒（如人类免疫缺陷病毒）等。

超抗原与普通蛋白质抗原不同，它不需要抗原提呈细胞处理即可直接激活 T 细胞，不受 MHC 的限制，也无严格的抗原特异性。

（三）超抗原与临床疾病

超抗原可参与机体的多种生理和病理反应，与微生物等来源的毒素所致疾病、肿瘤免疫及自身免疫病等的发生有密切关系。

1. 毒性及诱导炎症反应 由于超抗原多为病原微生物的代谢产物，可大量激活 T 细胞并诱导促炎细胞因子产生，如 IL-2、IFN-γ、TNF-β、CSF 等从而引起休克、多器官衰竭等严重临床表现。

2. 自身免疫病 超抗原可激活体内可能存在的自身反应性 T 细胞，从而导致自身免疫病。

3. 免疫抑制 受超抗原刺激而过度增殖的大量 T 细胞，可被清除或功能上出现超限抑制，从而导致微生物感染后的免疫抑制。

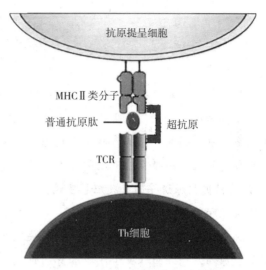

图 23-2　超抗原激活 T 细胞示意图

4. 抗肿瘤 超抗原可直接激活 CTL 及其他 T 细胞亚群，通过促进胞毒效应或分泌多种细胞因子而杀伤肿瘤细胞，故有可能成为新一代肿瘤效应分子。

二、佐剂

（一）佐剂的概念

免疫佐剂是一类同抗原一起或预先注入机体，能增强机体对该抗原的免疫应答或改变其免疫应答类型的非特异性免疫增强性物质。

（二）佐剂的种类

佐剂尚无统一的分类方法，一般可分为以下几类。

1. 无机佐剂 如氢氧化铝、明矾、磷酸铝等。

2. 有机佐剂 如微生物及其代谢产物。主要有分枝杆菌（结核杆菌、耻垢杆菌）、短小棒状杆菌、百日咳杆菌、革兰阴性菌的内毒素（脂多糖）等。

3. 人工合成佐剂 人工合成的双链多聚核苷酸，如多聚肌苷酸-胞苷酸（poly I-C），多聚腺苷酸-尿苷酸（poly A-U）等。

4. 油剂 矿物油，如福氏佐剂是目前在动物实验中最常用的佐剂，作用较强，但在注射局部易形成肉芽肿和持久性溃疡，因而不适于人体使用。

近年来，人工合成一种卡介苗细胞壁中的有效佐剂成分——胞壁酰二肽，对生物学降解作用有抵抗力，易溶于水，可口服，无不良反应。由于胞壁酰二肽可增强机体的免疫机能，故可提高疫苗接种的效果。

（三）佐剂的作用机制

佐剂的作用机制尚不完全清楚，可能与以下因素有关：改变抗原的物理性状，增加抗原在体内存留时间，从而更有效刺激免疫系统，引起免疫应答；促进单核-巨噬细胞对抗原的吞噬、处理和提呈能力，引发炎症反应；刺激淋巴细胞的增殖和分化，从而增强和扩大免疫应答能力。

本章小结

　　抗原是指能与 T、B 淋巴细胞表面特异性抗原受体（TCR 或 BCR）结合，激活 T/B 细胞，使其增殖、分化、产生效应淋巴细胞或抗体，并与之特异性结合，从而发挥免疫效应的物质。抗原的两个基本特性是免疫原性和免疫反应性。天然的抗原物质种类繁多且无统一的分类标准，一般有以下几种分类方法：①根据抗原的特性，分为完全抗原和不完全抗原；②根据抗原诱导的免疫应答不同，分为 TD-Ag 和 TI-Ag；③根据抗原的来源，分为外源性抗原和内源性抗原。

　　决定抗原特异性的结构基础是抗原决定簇。某种物质是否能成为抗原，对机体是否具有免疫原性，一方面取决于抗原本身的性质，包括异物性及一定的理化性状；另一方面取决于机体对抗原刺激的反应性和抗原的免疫方法等。超抗原是一类极微量即可活化多克隆 T 细胞，产生很强的免疫应答的物质。佐剂属于非特异性免疫增强剂，当其与抗原同时使用或预先注入机体，可增加机体对该抗原的免疫应答能力或改变免疫应答类型。

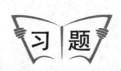

习　题

1. 简述抗原的概念及基本特性。
2. 比较 T 细胞表位和 B 细胞表位。
3. 常见的抗原分类方法。
4. 医学上重要的抗原有哪些？
5. 影响抗原免疫原性的因素有哪些？
6. 抗原的交叉反应有何医学意义？

（燕　杰）

扫码"练一练"

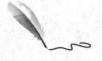

第二十四章 抗　体

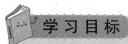

1. **掌握**　抗体和免疫球蛋白的概念，抗体的结构及功能，各类抗体的特性及功能。
2. **熟悉**　抗体的生物学活性。
3. **了解**　抗体的制备。

抗体（antibody，Ab）是指体液中 B 淋巴细胞受抗原刺激后，活化、增殖、分化为浆细胞，由浆细胞合成并分泌的能与相应抗原发生特异性结合的免疫球蛋白。

免疫球蛋白（immunoglobulin，Ig）为具有抗体活性的球蛋白或化学结构与抗体相似的球蛋白。既包括了抗体又包括了不具抗体活性的异常免疫球蛋白，如骨髓瘤患者及巨球蛋白血症患者血清中的免疫球蛋白。因此，所有的抗体均属于免疫球蛋白，但免疫球蛋白不一定都是抗体。

▶ **知识链接**

抗体与免疫球蛋白的关系

血清电泳时，球蛋白分为 α、β、γ 三区，抗体活性主要存在于 γ 区，因此过去曾将有抗体活性的球蛋白称为丙种（γ）球蛋白。后来研究证明，抗体并不都在 γ区，而且位于 γ 区的球蛋白，也不一定都具有抗体活性。1968 年世界卫生组织专门会议决定将具有抗体活性的球蛋白和化学结构与抗体相似的球蛋白统称为免疫球蛋白。Ig 既包括了抗体球蛋白，又包括了不具备抗体活性的异常免疫球蛋白，如骨髓瘤、巨球蛋白血症、冷球蛋白血症等患者血清中存在的异常免疫球蛋白以及"正常人"天然存在的免疫球蛋白亚单位等。因而，免疫球蛋白是化学结构上的概念，抗体则是生物学功能上的概念。可以说，所有抗体都是免疫球蛋白，但并非所有免疫球蛋白都是抗体。

第一节　抗体的结构

一、抗体的基本结构

抗体的基本结构为四肽链构成的单体，链间经二硫键连接，呈"Y"型。其中两条较长的多肽链，称为重链（H 链），两条较短的多肽链，称为轻链（L 链）（图 24-1）。

每条多肽链都有氨基端（N 端）和羧基端（C 端）。在四肽链 N 端，L 链的 1/2 和 H 链的 1/4 区域，此区氨基酸的种类和排列顺序随抗体特异性的不同变化较大，称为可变区（V区）；在四肽链 C 端，L 链的 1/2 和 H 链的 3/4，氨基酸的种类和排列顺序变化不大，称为

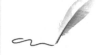

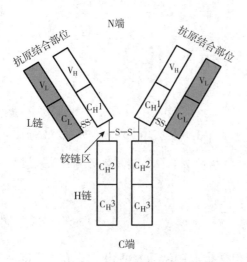

图 24-1　抗体的基本结构

恒定区（C 区）。

铰链区位于两条 H 链的恒定区之间，由十几个氨基酸残基组成，富含脯氨酸，具有弹性、易于伸展、弯曲，也易被酶解。铰链区的灵活性有利于抗体的 V 区与不同距离的抗原结合，也易使补体结合位点暴露，有利于启动补体的活化。

二、抗体的功能区

抗体的每条肽链均可通过折叠，并由链内二硫键连接形成若干个球形区成为功能区或结构域，每个功能区约含 110 个氨基酸残基。轻链有两个功能区，即 VL 及 CL；重链有 VH、CH1、CH2、CH3 四个功能区，有的类别重链还有一个 CH4，共五个功能区。

各功能区的功能均不相同，分别是：①VL、VH 为抗原特异性结合部位；②CH1 和 CL 上具有同种异型的遗传标记；③CH2 为补体结合位点，也是母体的 IgG 通过胎盘进入胎儿体内的部位；④CH3 能与表面具有 Fc 受体的吞噬细胞、单核细胞、NK 细胞等结合，介导产生不同的生物学效应；⑤IgE 的 CH4 可结合于肥大细胞和嗜碱性粒细胞表面，与 I 型超敏反应的发生有关。

三、抗体的水解片段

抗体的肽链某些部分易被蛋白酶水解，木瓜蛋白酶和胃蛋白酶是最常用的蛋白水解酶（图 24-2）。

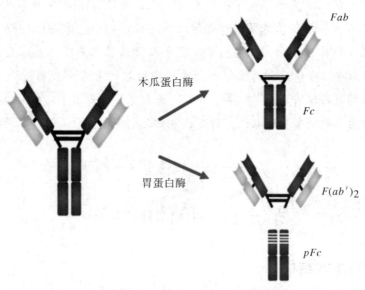

图 24-2　抗体分子水解片段示意图

木瓜蛋白酶可将 IgG 分子重链铰链区链间二硫键的近氨基端切断，使抗体分子被水解为三个片段，即两个抗原结合片段 Fab 和一个可结晶片段 Fc，每个 Fab 段含有一条完整的 L 链和 H 链的一部分，能与一个抗原决定簇结合，为单价。Fc 段含有二条重链的剩余部分，不能结合抗原，但具有活化补体等其他生物学活性。

用胃蛋白酶水解 IgG 分子，可将其铰链区二硫键的近羧基端切断，得到一个具有双价抗体活性的 F（ab'）$_2$，后被继续水解为若干无生物学活性的 pFc' 小片段。

用酶水解抗体分子，不仅是研究抗体结构与功能的重要方法之一，也在制备免疫制剂和医疗实践中具有很重要的实际意义。如取材于马血清的白喉或破伤风抗毒素经胃蛋白酶消化后精制提纯的制剂，因去掉了具有免疫原性的部分重链的 Fc 段，使其过敏原性降低，减少超敏反应的发生。

四、抗体的其他成分

1. 连接链（J 链） 连接链是由浆细胞合成的多肽链，主要功能是将两个或两个以上的抗体单体连接在一起。IgM 经 J 链通过二硫键将五个单体相互连接成五聚体，IgA 经 J 链通过二硫键将两个单体相互连接成二聚体，IgG、IgD 与 IgE 为单体，不含 J 链。

2. 分泌片（secretory piece，SP） 分泌片是由黏膜上皮细胞合成的多肽。IgA 与 J 链在浆细胞内合成并连接，在穿越黏膜上皮细胞过程中与分泌片结合，形成分泌型 IgA（SIgA）。分泌片的作用是介导 SIgA 向黏膜上皮外主动输送，并保护 SIgA 使之不易受黏膜环境中各种蛋白酶的破坏，延长其半衰期（图 24-3）。

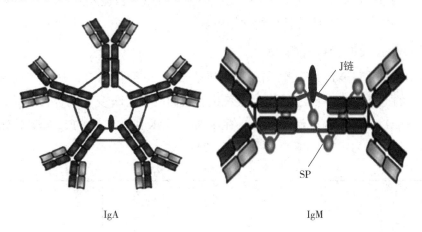

图 24-3 抗体分子的 J 链和分泌片

五、抗体的类型

根据抗体重链 C 区抗原性的不同，可将重链分为 5 种：γ、α、μ、δ、ε，与此对应的抗体分别为 IgG、IgA、IgM、IgD 与 IgE。这五类抗体重链间恒定区内的氨基酸组成约有 60% 的不同，其含糖量也存在明显差异。在同一类抗体中，根据其重链抗原性和二硫键的数目和位置不同，又可分为不同的亚类，各亚类间恒定区内氨基酸组成约有 10% 的差异。

根据抗体轻链 C 区抗原性的不同，可将其分为 κ 和 λ 两型。同一型抗体中，根据其轻链 C 区 N 端氨基酸序列的差异，又可分为亚型：如 λ 链 190 位氨基酸为亮氨酸时，称为 OZ（+）；为精氨酸时，称为 OZ（-）。

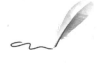

第二节 抗体的功能

抗体的功能与其分子结构密切相关，是由抗体的各功能区的特点所决定的。与抗原特异性结合主要由可变区完成，与抗原结合后激发的效应功能及其他一些功能则由恒定区完成。

一、特异性结合抗原

特异性识别和结合抗原是抗体的主要功能，并由此发挥免疫反应。特异性主要由抗原决定簇和抗体的抗原结合部位（V 区）的互补结构决定，互补程度越高，所具有的特异性越强。

抗体与抗原特异性结合在体内导致生理或病理效应，如可结合病原微生物及其产物，具有中和毒素、阻断病原入侵等免疫防御功能，但抗体本身并不能清除病原微生物。在体外进行各种抗原抗体结合反应，有利于抗原或抗体的检测和功能判断。

二、激活补体

当抗体与相应抗原结合成复合物后，发生变构，使原来被掩盖的 CH2 上补体结合点暴露，从而激活补体，发挥补体各种生物学作用。

三、与细胞表面 Fc 受体结合

不同类别的抗体可通过其 Fc 段与不同细胞表面的 Fc 受体结合，从而产生不同的免疫效应。如 IgE 的 Fc 段与肥大细胞或嗜碱性粒细胞表面的 IgE Fc 受体结合，可导致 I 型超敏反应的发生；IgG 的 Fc 段与中性粒细胞、吞噬细胞、NK 细胞表面的 IgG Fc 受体结合后可分别产生调理作用、ADCC 作用等（图 24-4，24-5）。

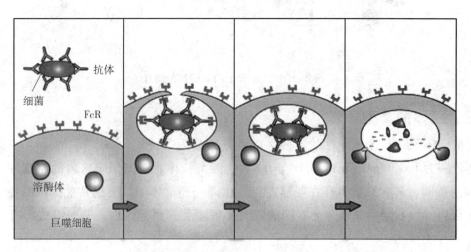

抗体与细菌表面的相应抗原表位特异性结合　　被调理的细菌结合到巨噬细胞的FcR上并被吞噬　　形成吞噬体　　形成吞噬溶酶体来杀伤细菌

图 24-4 抗体介导的调理作用

四、通过胎盘和黏膜

IgG 能借助 Fc 段主动通过胎盘进入胎儿血循环，形成新生儿的天然被动免疫，对新生儿抗感染起着重要作用。IgA 可通过泪水、乳汁、消化道和呼吸道黏膜上皮细胞向外分泌，分布于黏膜表面，对防止体表微生物感染和发挥局部免疫具有重要意义。

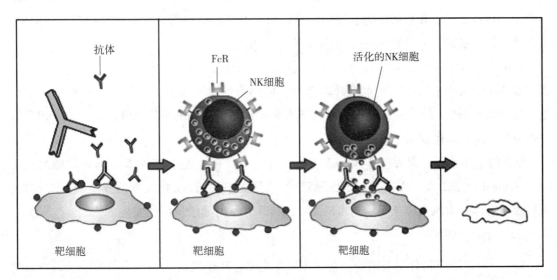

抗体与靶细胞表面相应的抗原决定簇发生特异性结合

NK细胞通过其表面FcR和与靶细胞连接在一起的抗体Fc段结合

活化的NK细胞可以释放穿孔素、颗粒酶等细胞毒性物质，来杀伤靶细胞

靶细胞凋亡

图 24-5　NK 细胞介导的 ADCC 作用

五、免疫调节

抗体可变区具有的独特型表位可诱导抗独特型抗体产生，从而组成独特型的网络调节，这是抗体参与的免疫调节机制之一。

第三节　各类抗体的特性与功能

在五类抗体中，IgM 和 IgG 是执行免疫应答的主要抗体分子，下面分别介绍五类抗体分子的特性及其作用。

一、IgG

IgG 是血清中抗体的主要成分，占血清抗体总量的75%。多以单体形式存在，根据铰链区二硫链的位置、数目及铰链区长短不同可分为四个亚类，即 IgG1、IgG2、IgG3、IgG4。IgG 主要由脾脏和淋巴结中的浆细胞合成，出生后 3 个月开始合成，5 岁时达正常人水平。

IgG 是唯一能通过胎盘的抗体，对防止新生儿感染起重要作用。IgG 在血清中分解缓慢，半衰期约为 23 天。故临床上使用丙种球蛋白（主要含 IgG）做人工被动免疫时，以每隔 2~3 周注射 1 次为宜。

IgG 是抗感染的主要抗体，大多数抗菌抗体、抗毒素和抗病毒抗体多属于 IgG 类抗体。某些自身抗体如抗甲状腺球蛋白抗体、抗核抗体，以及引起 II、III 型超敏反应的抗体也多为 IgG。IgG 还可固定和激活补体，发挥免疫效应，IgG Fc 段与具有 IgG Fc 受体的细胞结合可产生各种生物学作用，如促进吞噬细胞的吞噬作用、促进 NK 细胞等对靶细胞的杀伤作用等。

二、IgM

脾脏是 IgM 的主要合成部位，IgM 是分子量最大的一种抗体，又称巨球蛋白。IgM 在细胞膜上为单体形式，在血清中为五聚体形式，由于不易通过血管壁，故主要存在于血液中，占血清抗体总量的 5%~10% 左右，半衰期短，约为 5 天。

IgM 是个体发育中最早合成和分泌的抗体，在胚胎后期已能合成，由于其不能通过胎盘，故临床上常把脐血中 IgM 水平升高作为宫内感染的诊断依据。免疫应答过程中最早产生的抗体也是 IgM，故检查特异性 IgM 抗体水平可用于传染病的早期诊断，血清中若出现特异性 IgM，则表示有近期感染的可能。

IgM 的凝集作用、促吞噬作用、杀菌作用均比 IgG 强，但中和病毒或毒素的能力低于 IgG。因 IgM 分子量大，主要存在于血循环中，对防止菌血症、败血症的发生起重要作用。天然血型抗体、类风湿因子等均为 IgM，可参与 Ⅱ、Ⅲ 型超敏反应的发生。

三、IgA

IgA 分为血清型和分泌型两种。血清型 IgA 主要存在于血清中，多为单体分子，占血清抗体总量的 10%~15%，主要由肠系膜淋巴组织的浆细胞产生，在血清中起一定的免疫作用。分泌型 IgA（SIgA）主要存在于外分泌液（如初乳、唾液、汗液、泪液、胃肠液、支气管分泌液等）中，主要为二聚体。IgA 主要由呼吸道、胃肠道、泌尿生殖道等处黏膜固有层中浆细胞合成，在浆细胞内已形成二聚体，当二聚体 IgA 进入黏膜上皮细胞时，与该细胞合成的分泌片结合形成完整的 SIgA，随分泌液分泌至胞外，分布于黏膜表面。出生 4~6 个月后，开始合成 IgA，至 12 岁左右达成人水平。

SIgA 是人体分泌液和黏膜免疫中的主要抗体，是呼吸道、胃肠道、泌尿生殖道、乳汁以及泪液等分泌液中最丰富的抗体，通过阻抑黏附、裂解细菌、免疫排除作用对机体防止局部微生物感染具有十分重要的意义，在黏膜表面也有中和毒素的作用。新生儿可从母亲分泌的初乳中获得 SIgA，对其抵御呼吸道和消化道感染起到了很重要的作用。近年来在预防接种过程中，采用的主动免疫途径（如口服或喷雾）接种疫苗，不仅能使机体产生 IgG，也能使黏膜局部产生 SIgA，从而有效地预防病原微生物的入侵。

四、IgD

正常血清中 IgD 含量极低，约为抗体总量的 0.3%。以单体形式存在，有一个相对较长的铰链区，对蛋白水解酶十分敏感，故其半衰期很短，仅为 3 天，在个体发育的任何时间均可产生。

血清中 IgD 的功能尚不明确，但 B 细胞膜上的 IgD 是 B 细胞成熟的重要表面标志，成熟的 B 细胞膜上带有 SmIgD，是 B 细胞被抗原激活过程中的抗原受体。

五、IgE

IgE 是正常人血清中含量最少的一种抗体，仅占血清抗体总量的 0.002%。IgE 是由呼吸道和消化道黏膜固有层的浆细胞产生的，这些部位也正是变应原入侵和发生过敏反应的场所。IgE 是亲细胞抗体，IgE 的 Fc 段易与组织中肥大细胞和血液中嗜碱性粒细胞上的 IgE Fc 受体结合，参与 Ⅰ 型超敏反应。

此外，肠道寄生虫患者的血液及肠黏液中的 IgE 也升高，可能与宿主抗寄生虫的感染有关。

第四节　人工制备的抗体

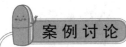

案例讨论

[案例] 患者，女，9 岁。发热、咳嗽、声音嘶哑伴喉痛 4 天。体格检查：体温 38.8℃，面色苍白，咽后壁、腭弓、腭垂等处有灰白色的膜状物，用灭菌棉拭子不易擦掉，心律不齐，128 次/分，取咽喉部标本染色镜检，发现呈棒状且有异染颗粒的细菌，临床初步诊断为白喉杆菌感染。针对该患者，应采取特异性抗血清治疗。

[讨论]

治疗该患者的特异性抗血清中所含的有效成分是什么？

抗体是一类非常重要的生物活性物质，在疾病的诊断、预防和治疗过程中发挥着重要的作用，人类对抗体的需求非常大，需要利用各种方法制备、获得抗体。人工制备的抗体，因制备的方法不同可分为多克隆抗体、单克隆抗体及基因工程抗体。

一、多克隆抗体

通常是由抗原性物质免疫动物后所获得的动物免疫血清。天然抗原性物质往往由多种抗原分子或多种抗原决定簇所组成，因此免疫动物后，可刺激多种具有相应抗原识别受体的 B 细胞克隆增殖，由这些 B 细胞克隆产生的多种抗体释放于血清中，即多克隆抗体（polyclonal antibody，PcAb 或 pAb）。

利用纯化的抗原免疫动物后，诱导动物多个 B 细胞克隆产生针对该抗原决定簇的抗体混合物，恢复期患者血清或免疫接种人群血清也可获得多克隆抗体，这是人工制备抗体最早采用的方法，优点是来源广泛、制备容易、免疫作用全面，缺点是特异性差，易出现交叉反应。

二、单克隆抗体

单克隆抗体（monoclonal antibody，McAb）是由单一克隆 B 细胞杂交瘤细胞产生的，只识别一种抗原表位的具有高度特异性的抗体（图 24-6）。1975 年 Kohler 和 Milstein 建立了体外细胞融合技术，即用抗原免疫小鼠的脾细胞（富含 B 细胞）与小鼠的骨髓瘤细胞融合而形成杂交瘤细胞。这种杂交瘤细胞继承了两个亲代细胞的特点，既保存了骨髓瘤细胞无限增殖的能力，又具有免疫 B 细胞可合成和分泌特异性抗体的能力。每个杂交瘤细胞由一个 B 细胞与一个骨髓瘤细胞融合而成，而每个 B 细胞克隆仅识别一种抗原表位，故经筛选和克隆化的杂交瘤细胞仅能合成和分泌单一抗原表位的特异性抗体。单克隆抗体的优点是结构均一、高度特异、纯度高、产量高、交叉反应少、可长期保存，缺点是对技术有一定的要求，而且抗原通过化学处理后容易丢失表位。

由于 McAb 具有上述优点，已被广泛应用于科研工作及临床实验中，如疾病的被动免疫治疗及生物靶向药物的制备等。包括各种病原体的检测和分型，肿瘤抗原、免疫细胞的分化抗原及受体、激素、神经递质等物质的测定，或用特异的 McAb 连接抗肿瘤药物制成靶向药物以提高疗效。

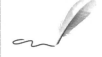

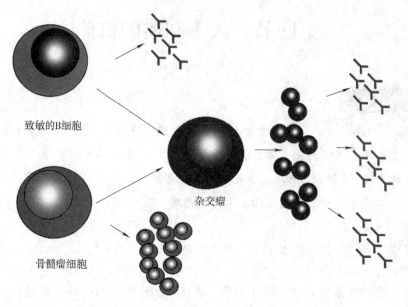

图 24-6　单克隆抗体的制备示意图

三、基因工程抗体

基因工程抗体的原理是借助 DNA 重组和蛋白质工程技术，在基因水平上对编码抗体分子的基因进行切割、拼接或修饰，构成新型的抗体分子。基因工程抗体保留了天然抗体的特异性和主要生物学活性，去除或减少了无关结构，去除了鼠源抗体对人的刺激，并可赋予抗体分子新的生物学活性，具有更广泛的应用前景。目前，已获表达产物的基因工程抗体有以下几种。

1. 嵌合抗体　将鼠抗体的 VH、VL 基因分别与人 CH、CL 基因重组，制造人-鼠嵌合抗体。嵌合抗体的 V 区来源于小鼠，C 区来源于人。它的特异性及亲和力不变，但减少了其中的鼠源性抗原成分。

2. 重构型抗体　又称改型抗体，是将鼠抗体的可变区基因嵌入人抗体 Fab 区的编码基因中。此重构抗体与嵌合抗体相比，鼠源性抗原成分进一步减少。

3. 单链抗体　将编码抗体轻链可变区（VL）的基因片段与编码抗体重链可变区（VH）的基因片段连接起来，用以表达抗体可变区多肽片段（VL~VH），因其以单链形式存在，故称单链抗体。该抗体具有与抗原特异性结合的功能，且分子小、异源性蛋白的免疫原性弱，还具有进入实体瘤内部、适用于肿瘤治疗等优点；其缺点是缺乏与 Fc 有关的生物学活性。

4. 双特异性抗体　又称双功能抗体，即抗体分子中的两个抗原结合部位可分别结合两种不同的抗原表位。一个结合在靶细胞表面抗原上，另一个可与效应物（药物、效应细胞等）结合，从而将效应物直接导向靶组织细胞，并在局部聚集发挥作用。

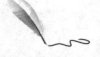

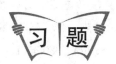

本章小结

　　抗体是指体液中 B 淋巴细胞受抗原刺激后，活化、增殖、分化为浆细胞，由浆细胞合成并分泌的能与相应抗原发生特异性结合的免疫球蛋白。抗体的基本结构为两条重链和两条轻链构成的四肽链结构，分为可变区、恒定区和铰链区。抗体的功能与其结构有关，识别并特异性结合抗原是 V 区的主要功能，而 C 区则通过激活补体、结合 Fc 受体（调理作用、ADCC 作用和参与 I 型超敏反应等）和穿过胎盘等发挥作用。

　　抗体分为五类，分别是 IgG、IgM、IgA、IgD 和 IgE，这五类抗体有着不同的特性和功能。IgG 含量最高，是唯一能通过胎盘的抗体，也是再次体液免疫应答产生的主要抗体；IgM 产生最早且分子量最大，是初次体液免疫应答中最早出现的抗体；SIgA 在黏膜免疫中发挥主要作用；IgD 是成熟 B 细胞的重要表面标志；IgE 可介导 I 型超敏反应和寄生虫感染。

　　人工制备抗体的方法主要有多克隆抗体、单克隆抗体及基因工程抗体技术等。

习题

1. 试述抗体与免疫球蛋白的概念及两者的关系。
2. 简述免疫球蛋白的基本结构与生物学功能。
3. 比较各类免疫球蛋白的特性及其功能。
4. 试述常见的人工制备的抗体类型及其特点。

（燕　杰）

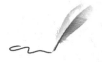

扫码"练一练"

扫码"学一学"

第二十五章　补体系统

学习目标

1. **掌握** 补体系统的概念、特点、激活途径特点及生物学作用。
2. **熟悉** 补体系统的命名特点及与疾病的相关性。
3. **了解** 补体系统活化的调节。

第一节　概　述

案例讨论

[案例] 患者，张某，女，17 岁，主述"乏力，发热 3 个月，伴面部红斑 1 个月"。患者 3 个月前无明显诱因出现乏力，发热，体温 37~38℃，日光照射后出现皮疹。

实验室检查：血清 IgG 25.3g/L↑，IgA 3380mg/L↑，IgM 2960mg/L↑，C3 0.53g/L↓，C4 0.08g/L↓，RF<20IU/ml，ANA（+）（1：3200）、均质型颗粒型，抗 dsDNA（+）1：10，抗 Sm（+++），抗 RNP（+++），该患者被诊断为 SLE。

[讨论]

该患者低补体血症的原因是什么？

一、补体的发现与命名

19 世纪末，Bordet 发现如将新鲜免疫血清加热 56℃ 30 分钟可丧失溶菌能力。他认为在新鲜免疫血清内存在一种对热不稳定的物质，具有辅助和补充特异性抗体介导的溶菌作用，称之为补体（complement，C）。目前已知补体是由 30 多种可溶性蛋白、膜结合蛋白和补体受体组成的多分子系统，称为补体系统。补体存在于正常人和动物的新鲜血清、组织液和细胞膜表面，化学成分是一组具有酶活性的蛋白质。在体内，补体系统各成分以酶原形式存在于血清中，只有被激活后才具有溶菌、溶细胞等免疫活性。

1968 年 WHO 命名委员会对补体系统进行了统一命名。参与经典激活途径的固有成分按其被发现的先后分别命名为 C1、C2…C9；参与旁路激活途径的成分以英文大写字母表示，如 B 因子、D 因子等；补体调节蛋白多以其功能进行命名，如 C1 抑制物（C1INH）、C4 结合蛋白（C4bp）、促衰变因子（DAF）等；补体活化后的裂解片段在该成分符号后面附加小写英文字母表示，如 C3a、C3b 等；通常 a 为小片段，b 为大片段；具有酶活性的成分或复合物在其符号序数上划一横线表示，如 $\overline{C1}$、$\overline{C3bBb}$ 等；灭活的补体成分，在其符号前面加英文字母 i 表示，如 iC3b。

二、补体系统的组成

（一）补体固有成分

补体固有成分存在于体液中，参与补体激活过程的补体成分，包括：①经典激活途径的 C1、C4、C2；②甘露聚糖结合凝集素（mannan-binding lectin，MBL）激活途径的 MBL 和 MBL 相关的丝氨酸蛋白酶（MBL-associated serine protease，MASP）；③旁路激活途径的 B 因子、D 因子、P 因子；④共同末端通路的 C3、C5~C9。

（二）补体调节蛋白

补体调节蛋白以可溶性或膜结合形式存在，参与调节补体活化或效应的发挥，前者包括 C1INH、C4bp、I 因子、H 因子、S 蛋白等，后者包括 DAF、膜辅助蛋白等。

（三）补体受体（CR）

补体受体存在于细胞膜表面，通过与补体活性片段结合而介导生物学效应，如 CR1~CR5、C3aR、C5aR 等。

三、补体的理化性质

补体成分大多是 β 球蛋白，少数几种属 α 或 γ 球蛋白，分子量为 25~390 kDa。补体主要由肝细胞、巨噬细胞、肠黏膜上皮细胞和脾脏细胞产生，约占血清蛋白总量的 10%。

补体性质不稳定，易受各种理化因素影响，如紫外线照射、机械振荡等均可破坏补体活性。补体对热敏感，加热 56℃ 30 分钟可被灭活，室温下很快失活，0~10℃ 下活性能保持 3~4 天，故补体活性检测标本应尽快测定或保存在 -20℃ 以下。

第二节　补体系统的激活途径与调节

补体系统各成分通常多以非活性状态存在于血浆之中，当受到一定因素被激活物质活化之后，才表现出各种生物学活性。补体的激活途径目前发现的有三种，即经典途径、MBL 途径和旁路途径。

一、经典途径

IgG（IgG1~IgG3）或 IgM 类抗体与相应抗原形成的免疫复合物（immune complex，IC），是经典途径的主要激活物。其激活过程可分为识别、活化和膜攻击三个阶段。

（一）识别阶段

识别阶段是 C1 识别 IC 中抗体的补体结合点后形成 C1 酯酶的阶段。C1 是由 1 个 C1q 分子、2 个 C1r 分子和 2 个 C1s 分子组成的大分子复合物（图 25-1）。当 C1q 分子中 2 个以上的球形结构与抗体同时结合后，即可引起 C1q 构型改变，从而导致与之相连的 C1r 和 C1s 相继活化，活化的 C1s（$\overline{C1s}$）即为 C1 酯酶，可依次裂解 C4 和 C2。1 个 IgM 分子与抗原结合后即可激活 C1；而 IgG 则至少需要 2 个以上紧密相邻的 IgG 分子与抗原结合后才可激活 C1。

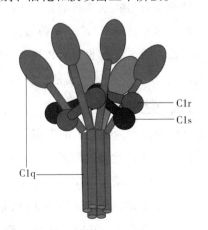

C1r
C1s
C1q

图 25-1　C1 分子结构示意图

扫码"看一看"

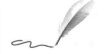

（二）活化阶段

活化阶段，首先是 $\overline{C1s}$ 将 C4 裂解成 C4a 和 C4b。大片段 C4b 与靶细胞膜或 IC 结合。在 Mg^{2+} 存在的情况下，C2 与细胞膜上的 C4b 结合，继而被 $\overline{C1s}$ 裂解为 C2a 和 C2b，C2a 与 C4b 结合于靶细胞表面，形成 $\overline{C4b2a}$，即经典途径的 C3 转化酶。C3 转化酶裂解 C3 成为 C3a 和 C3b。C3b 与细胞膜上的 $\overline{C4b2a}$ 结合形成 $\overline{C4b2a3b}$，即经典途径的 C5 转化酶（图 25-2）。补体裂解过程中生成的其他片段 C4a、C2b 和 C3a 均释放到液相环境中，发挥各自的生物学活性。

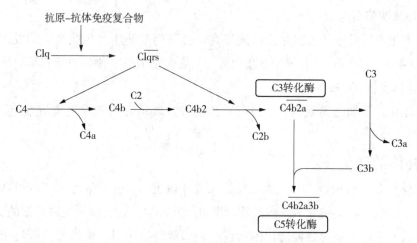

图 25-2　补体经典途径示意图

（三）膜攻击阶段

膜攻击阶段形成膜攻击复合物（membrane attack complex，MAC），最终裂解靶细胞。激活补体的三条途径在此阶段的反应过程完全相同。C5 转化酶裂解 C5 为 C5a 和 C5b，前者释放入液相，后者仍结合在细胞表面，依次与 C6、C7 结合形成 C5b67 复合物，嵌入细胞膜脂质双层中，继而与 C8 结合，形成 C5b678 复合物。该复合物可与 12~15 个 C9 分子结合形成 C5b~9 复合物，即膜攻击复合物，在细胞膜上形成管状跨膜孔道，能使水和电解质通过，而蛋白质不能逸出，最终可因胞内渗透压改变，而导致细胞膨胀破裂。

二、MBL 途径

补体活化的 MBL 途径与经典途径的过程基本类似，但其激活起始于炎症期产生的 MBL 等急性期蛋白与病原体的结合。MBL 的结构与 C1q 类似，可识别和结合病原微生物表面的甘露糖、岩藻糖和 N-乙酰葡糖胺等糖结构，发生构象改变，激活与之相连的 MBL 相关的丝氨酸蛋白酶。活化的 MASP 具有与活化的 $\overline{C1s}$ 类似的生物学活性，可水解 C4 和 C2 分子，继而形成 C3 转化酶，其后的反应过程与经典途径相同（图 25-3）。

三、旁路途径

某些细菌的内毒素、酵母多糖、葡聚糖、凝聚的 IgA 和 IgG4 等可直接激活旁路途径。

（一）C3 转化酶的形成

经典途径中或在生理条件下自发水解产生的 C3b，在 Mg^{2+} 存在下与 B 因子结合形成 C3bB。血清中的活性 D 因子可将 C3bB 中的 B 因子裂解为 Ba 和 Bb，Ba 游离至液相中，Bb 仍与 C3b 结合形成 $\overline{C3bBb}$，即旁路激活途径的 C3 转化酶，可裂解 C3。$\overline{C3bBb}$ 极不稳定，血清中的 P 因子可与 $\overline{C3bBb}$ 结合成 $\overline{C3bBbP}$，使其稳定。

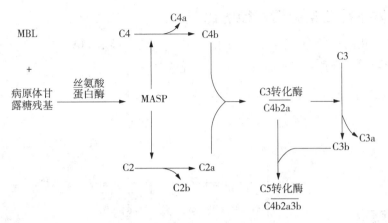

图 25-3 补体 MBL 激活途径示意图

> **知识链接**
>
> ### MBL 途径激活物——急性反应蛋白
>
> 在急性炎症患者血清中出现的可以结合肺炎球菌细胞壁 C-多糖的蛋白质，命名为 C-反应蛋白（C-reactive protein，CRP）。CRP 由肝细胞所合成，具有激活补体的作用。正常情况下，CRP 含量极少，在急性创伤和感染时其血液浓度急剧升高。CRP 是临床上最常用的疾病急性期反应指标。血浆中 CRP 浓度在急性心肌梗死、创伤、感染、炎症、外科手术、肿瘤浸润等情况下迅速显著地增高，可达正常水平的 2000 倍。

（二）C5 转化酶的形成

若存在激活物，C3b 和 C3bBb（或 C3bBbP）可结合在激活物表面，不易被 I 因子和 H 因子灭活。结合在激活物表面的 C3bBb（或 C3bBbP）可使 C3 大量裂解，产生更多的 C3b。C3b 与 C3bBb 结合成 C3bBb3b（或 C3bnBb），此即旁路途径的 C5 转化酶，可使 C5 裂解为 C5a 和 C5b，后续的反应过程与经典途径相同。同时，激活过程中产生的大量 C3b 还可再与 B 因子结合，形成更多的 C3 转化酶，从而构成一个反馈性放大机制（图 25-4）。

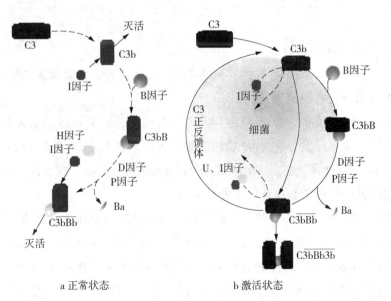

图 25-4 补体旁路激活途径示意图

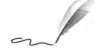

四、补体系统三条激活途径的比较

补体系统活化的三条途径都以 C3 活化为中心，最终形成 MAC（图 25-5），产生基本相同的生物学效应。补体三条激活途径的比较见表 25-1。

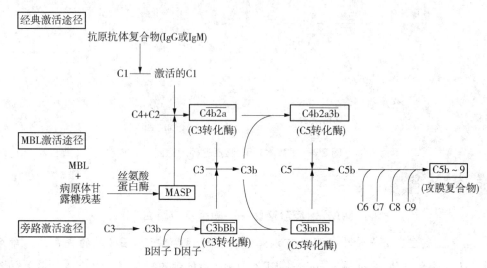

图 25-5　补体三条激活途径示意图

表 25-1　补体三条激活途径的比较

区别点	经典激活途径	MBL 激活途径	旁路激活途径
激活物质	抗原抗体（IgM，IgG1～IgG3）复合物	MBL，C 反应蛋白	脂多糖，酵母多糖，葡聚糖，凝聚的 IgA 和 IgG4 等
参与补体成分	C1～C9	C2～C9	C3，C5～C9，B 因子，D 因子，P 因子
所需离子	Ca^{2+}，Mg^{2+}	Ca^{2+}，Mg^{2+}	Mg^{2+}
C3 转化酶	$\overline{C4b2a}$	$\overline{C4b2a}$	$\overline{C3bBb}$ 或 $\overline{C3bBbP}$
C5 转化酶	$\overline{C4b2a3b}$	$\overline{C4b2a3b}$	$\overline{C3bnBb}$ 或 $\overline{C3bnBbP}$
作用	参与特异性体液免疫的效应阶段	参与非特异性免疫，在感染初期起重要作用	参与非特异性免疫，自身放大，在感染早期发挥作用

五、补体活化的调节

机体通过一系列复杂的因素，调节补体系统的激活过程，使之反应适度。

（一）补体自身衰变的调节

某些补体成分的裂解产物极不稳定，易于自行衰变，成为补体激活过程中的一种自控机制。如 C3 转化酶易自发衰变，可限制 C3 裂解及其后续的酶促级联反应；与细胞膜结合的 C3b、C4b 和 C5b 也易衰变，可阻止 C3 转化酶形成及其后续的酶促级联反应。

（二）可溶性补体调节蛋白及其主要作用

体液中存在多种可溶性补体调节蛋白，它们主要通过抑制补体活化途径中 C3 转化酶或 MAC 的形成，使补体的激活与抑制处于平衡状态，如 C1 抑制物使 C1r、C1s 失活，C4 结合蛋白抑制 C4b 与 C2 结合，使经典途径 C3 转化酶不能形成。H 因子能与 B 因子竞争结合 C3b，使旁路途径 C3 转化酶不能形成。在 C4 结合蛋白、H 因子和膜辅助蛋白等辅助因子作用下，I 因子能使液相或膜结合的 C3b 或 C4b 裂解灭活，对经典和旁路途径 C3 转化酶的形成产生抑制作用。

（三）膜结合蛋白及其主要作用

广泛分布于白细胞、上皮细胞、成纤维细胞和其他组织细胞表面的膜辅助蛋白能与附着在上述自身组织细胞表面的 C3b/C4b 结合，辅助 I 因子降解 C3b 和 C4b；广泛分布于血细胞、黏膜上皮细胞和其他组织细胞表面的促衰变加速因子能与 C4b、C3b 结合，并直接使其降解。上述膜结合蛋白主要是通过抑制经典或旁路途径 C3 转化酶的形成，而达到防止补体活化过程中对自身正常细胞的损伤。

第三节　补体的生物学功能

一、溶菌和细胞溶解作用

补体系统激活后在靶细胞表面形成的 MAC 可导致细胞溶解，这种机制使补体在抗感染免疫方面发挥重要作用。补体的溶细胞反应不仅可以抗菌，也可抵抗其他微生物及寄生虫的感染，因此，补体缺陷的患者，机体易受病原微生物的侵害。另一方面，患者产生的特异性自身抗体可与自身细胞表面的抗原结合，激活补体形成 MAC，从而导致自身细胞溶解，引起病理性反应，例如输血反应及自身免疫病造成的细胞损伤等。

二、调理作用

补体激活过程中产生的裂解片段 C3b、C4b、iC3b 等与细菌或其他颗粒结合，可促进吞噬细胞的吞噬，称为补体的调理作用。这种作用的发挥是由于吞噬细胞表面存在 C3b 和 C4b 受体，能与带有补体成分的免疫复合物结合，促进吞噬细胞对其吞噬及杀伤作用。调理作用是机体抵御全身性细菌或真菌感染的主要机制。

三、免疫黏附与清除免疫复合物作用

在体内形成的中等大小的抗原抗体复合物（IC）如未被及时清除而沉积于血管壁，可通过激活补体，造成周围组织损伤。补体成分可通过抑制 IC 形成、促使 IC 降解或清除，参与循环免疫复合物的清除。作用机制包括：①补体被 IC 激活后能与抗体 Fc 段结合，使其空间构象发生改变，导致中等大小 IC 无法形成或使 IC 发生解离；②IC 激活补体之后，可通过 C3b 黏附到表面有 C3b 受体的红细胞、血小板或某些淋巴细胞上，形成较大的聚合物，有助于被吞噬清除。

四、炎症介质作用

（一）过敏毒素作用

C3a、C5a 均有过敏毒素作用，可与肥大细胞、嗜碱性粒细胞表面相应受体结合，使细胞脱颗粒，释放组胺、白三烯等多种生物活性介质，引起血管扩张，毛细血管通透性增加以及平滑肌收缩等过敏反应的症状。此类作用可被抗组胺类药物封闭。

（二）趋化作用

C5a 可使中性粒细胞向炎症部位聚集，促进吞噬细胞对病原体的吞噬和清除，同时引起炎症反应。

（三）激肽样作用

C2a 能增加血管通透性，引起炎症性充血，具有激肽样作用，故称其为补体激肽。

五、参与特异性免疫应答

补体系统作为天然免疫的重要组分，不仅在机体感染早期发挥重要抗感染作用，而且还参与特异性免疫应答过程。包括参与免疫应答的诱导、免疫细胞的增殖分化、免疫应答的效应阶段及免疫记忆等过程。如 C3 可固定抗原，使抗原易于被 APC 处理与提呈；C3b 可促进 B 细胞活化、增殖、分化为浆细胞。

第四节　补体与疾病的关系

补体系统主要通过两条途径参与人类疾病的发生。补体编码基因的结构异常可使补体蛋白产物缺乏，导致补体激活障碍，从而引发严重的病变。其次，补体系统异常激活，也可导致某些免疫性疾病的发生。

一、补体成分的缺陷

（一）补体固有成分的遗传性缺陷

补体两条激活途径的固有成分均可能出现遗传性缺陷。C3 缺乏可导致严重的、甚至是致死性的化脓性细菌感染，其机制在于 C3 缺乏的患者吞噬细胞的吞噬、杀菌作用明显减弱。C2 与 C4 缺乏与自身免疫性疾病有关，其机制可能是由于经典途径激活受阻，导致 IC 不能被有效地清除。

（二）补体调节蛋白的缺陷

补体调节蛋白缺陷可导致补体激活异常，并与许多疾病有关。C1 抑制物缺陷可引起遗传性血管性水肿，属常染色体显性遗传。旁路途径可溶性调节蛋白缺乏十分罕见。I 因子或 H 因子缺乏的患者由于液相 C3 转化酶生成失控，血浆 C3 被完全耗竭，循环 IC 的清除发生障碍，患者常伴有肾小球肾炎。

（三）膜结合补体调节蛋白缺乏

阵发性睡眠性血红蛋白尿症（PNH）患者的红细胞和其他细胞不能表达膜结合调节蛋白（DAF、HRF 和 CD59 等），以致自身细胞表面 C3 转化酶及 MAC 的形成失控，导致细胞溶解加剧。红细胞对膜结合调节蛋白的缺乏特别敏感，故 PNH 患者常出现反复发作的血管内溶血。

（四）补体受体缺陷

红细胞表面 CR1 表达减少可导致循环 IC 清除障碍，从而导致某些自身免疫性疾病（如系统性红斑狼疮）的发生。另外，白细胞黏附缺陷患者 CR3、CR4 的 β 链基因突变，导致 CR3 与 CR4 缺失，临床表现为反复的化脓性感染。

二、补体与感染性疾病

某些情况下，细菌、病毒等微生物可以借助补体受体或补体调节蛋白感染宿主细胞。如 EB 病毒以 CR2 为受体。

三、补体水平与疾病

人血清补体含量相对稳定，只在患某些疾病时，血清补体总量或各成分含量才可能发生变动。恶性肿瘤等少数疾病患者血清补体总量可较正常人高 2~3 倍。在某些传染病中亦可见到代偿性增高。

血清补体总量低于正常值者，称为低补体血症。低补体血症可见于以下几种情况：①补体成分的大量消耗：可发生在血清病、链球菌感染后肾小球肾炎、系统性红斑狼疮、自身免疫性溶血性贫血、类风湿关节炎及同种异体移植排斥反应等；②补体的大量丢失，多见于外伤、手术和大失血的患者，补体成分随血清蛋白的大量丧失而丢失，发生低补体血症；③补体合成不足：主要见于肝患者，例如肝硬化、慢性活动性肝炎和急性肝炎的重症病例。

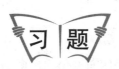

本章小结

补体是以酶原形式存在于血清和体液中的一组蛋白质，经三条途径（经典途径、旁路途径和 MBL 途径）活化后，形成大小不同的片段，发挥溶解细胞作用、调理作用、清除免疫复合物作用、过敏毒素作用和趋化作用。补体的作用具有双重性，对机体有利也可造成损伤。

补体三条激活途径的交汇点是 C3，C3、C5 转化酶是补体激活的关键酶，C9 是补体发挥作用的主要成分。三条途径启动过程不同，但终产物及其效应相同。经典途径由抗原抗体复合物刺激后发生，多在感染中晚期发挥作用；旁路途径和 MBL 途径启动快，多在感染早期发挥作用。

补体编码基因的结构发生异常时可致补体蛋白产物缺乏，导致补体激活障碍，从而引发严重的病变。其次，补体系统异常激活，也可导致某些免疫性疾病的发生。

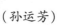

习 题

1. 简述补体的概念和组成。
2. 试述补体三条激活途径的异同点。
3. 简述补体的生物学功能。

（孙运芳）

扫码"练一练"

第二十六章 主要组织相容性复合体及其编码分子

第一节 人类 MHC 结构及其遗传特性

案例讨论

[**案例**] 女性患者，32 岁，白血病，有骨髓移植适应证，无同胞 HLA 全相合供者，但有亲缘关系之外的 HLA 相合的造血干细胞移植供者，移植前未发现有移植禁忌。

[**讨论**]

该患者有造血干细胞移植的条件吗？器官移植的决定性条件是什么，在免疫应答中还有什么作用？

组织器官移植时，可因供体与受体两者组织细胞表面同种异型抗原存在差异而发生排斥反应。这种代表个体特异性的引起移植排斥反应的同种异型抗原称为组织相容性抗原或移植抗原。机体内与排斥反应有关的抗原系统较多，其中能引起强烈而迅速排斥反应的抗原称为主要组织相容性抗原（major histocompatibility antigen，MHA），编码 MHA 的基因是一组紧密连锁的基因群，称为主要组织相容性复合体（major histocompatibility complex，MHC）。不同动物的 MHC 命名不同，小鼠的 MHC 称 H-2 系统；因人的 MHC 首先在白细胞上发现而称为人类白细胞抗原（human leucocyte antigen，HLA），故人类的 MHC 称为 HLA 复合体。MHC 不仅与移植排斥反应有关，也广泛参与其他免疫应答的诱导与调节。

一、人类 MHC 结构

HLA 复合体位于第 6 号染色体短臂上，由 224 个基因座位组成，分为 Ⅰ 类基因区、Ⅱ 类基因区和位于 Ⅰ 类与 Ⅱ 类基因区之间的 Ⅲ 类基因区（图 26-1）。

（一）HLA Ⅰ 类基因区基因及其产物

HLA Ⅰ 类基因区可分为经典和非经典 Ⅰ 类基因，其编码产物称为 HLA Ⅰ 类抗原或 Ⅰ 类分子。经典 Ⅰ 类基因含 A、B、C 三个基因座位，分别编码化学结构相似但抗原特异性不同的 HLA-A、B、C 肽链，即 HLA Ⅰ 类分子的重链（α 链）。这些 α 链分别与 β₂ 微球蛋白

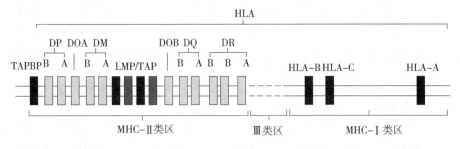

图 26-1　HLA 复合体结构示意图

（β₂M）结合，共同组成 HLA Ⅰ 类分子。非经典 Ⅰ 类基因包括 HLA-E、F、G、H 等，其中有些是免疫功能相关基因，有些功能不明。

（二）Ⅱ类基因区基因及其产物

HLA Ⅱ 类基因区较为复杂，主要包括 DP、DQ、DR 三个亚区，其编码产物为 HLA Ⅱ 类抗原或 Ⅱ 类分子。其主要功能是结合、提呈外源性抗原肽。

（三）Ⅲ类基因区基因及其产物

HLA Ⅲ 类基因区，位于 Ⅰ 类与 Ⅱ 类基因区之间，其中含许多编码血清补体成分和其他血清蛋白的基因，主要基因编码产物有 C4、C2、B 因子、肿瘤坏死因子和热休克蛋白等。

二、MHC 的遗传特性

MHC 具有一些有别于其他基因的遗传特征。

（一）高度多态性

多态性是指在随机婚配的群体中，染色体同一基因座位有两种以上基因型，即能编码二种以上的产物。HLA 复合体是迄今已知人体最复杂的基因复合体，有高度的多态性。HLA 的多态性现象主要原因为：①复等位基因：位于一对同源染色体上对应位置的一对基因称为等位基因；由于群体中的突变，同一座位的基因序列称为复等位基因。HLA 复合体的每一座位均存在为数众多的复等位基因，这是 HLA 高度多态性的最主要原因。由于各个座位基因是随机组合的，故人群中的基因型有多种。②共显性：一对等位基因同为显性称为共显性。HLA 复合体中每一个等位基因均为共显性，从而大大增加了人群中 HLA 表型的多样性。因此，除了同卵双生外，无关个体间 HLA 型别完全相同的可能性极小。HLA 的高度多态性显示了遗传背景的多样性，这也可能是高等动物抵御外界环境因素的一种适应性表现，对维持种属的生存与延续具有重要的生物学意义，但也对组织移植过程中寻找配型合适的供体带来很大的困难。

（二）单体型遗传

单体型遗传是同一条染色体上的等位基因作为一个完整的遗传单位由亲代传给子代，即子代有一条染色体与亲代相同。HLA 复合体是一组紧密连锁的基因群。这些连锁在一条染色体上的等位基因很少发生同源染色体间的交换，构成一个单体型。在遗传过程中，HLA 单体型作为一个完整的遗传单位由亲代传给子代。某一个体 HLA 抗原特异性型别称为表型；HLA 基因在体细胞两条染色体上的组合称为基因型；HLA 基因在同一条染色体上的组合称为单体型。二倍体生物的每一细胞均有两个同源染色体组，分别来自父母双方。故子女的 HLA 单体型也是一个来自父方，一个来自母方。在同胞之间比较 HLA 单体型型别只会出现下列三种可能性：①两个单体型完全相同的概率占 25%；②两个单体型完全不同的概率占 25%；③有一个单体型相同的机率占 50%。至于亲代与子代之间则必然有一个单体型相同，也只能有一个单体型相同。这一遗传特点在器官移植供者的选择以及法医的亲子鉴定中得到了应用。

（三）连锁不平衡性

连锁不平衡性是指两个基因座位上的等位基因同时出现在一条染色体上的实际频率与理论上随机出现的频率之间的差异。HLA 复合体各等位基因均有其各自的基因频率。基因频率是指某一特定等位基因与该基因座中全部等位基因总和的比例。随机婚配的群体中，在无新的突变和自然选择的情况下，基因频率可以代代维持不变，由于 HLA 复合体和各基因座是紧密连锁的，若各座的等位基因随机组合构成单体型，则某一单体型型别的出现有一定的频率。但是，两个或两个以上基因座位的等位基因同时出现在一条染色体上的概率高于随机出现的频率，即连锁不平衡现象。

第二节　HLA 分子的分布、结构及其与抗原肽的相互作用

一、HLA 分子的分布

HLA Ⅰ类分子分布广泛，可存在于人体各种组织的有核细胞及网织红细胞表面，而在神经细胞、成熟红细胞和滋养层细胞表面尚未检出。HLA Ⅱ类分子主要存在于 B 细胞、单核/巨噬细胞和树突状细胞等抗原提呈细胞以及胸腺上皮细胞和某些活化的 T 细胞表面，在血管内皮细胞和精子细胞上也有少量表达。有些组织细胞在病理情况下，如病毒感染或 IFN 等细胞因子诱导时，亦可表达Ⅱ类分子。

二、HLA 分子的结构及其与抗原肽的相互作用

HLA Ⅰ类分子是由Ⅰ类基因编码的 α 链与第 15 号染色体编码的 β_2 微球蛋白（$\beta_2 M$）非共价结合的糖蛋白；HLA Ⅱ类分子是由Ⅱ类基因编码的 α 链和 β 链非共价连接的糖蛋白（图 26-2）。HLA Ⅰ类分子的 α 链和 HLA Ⅱ类分子的 α、β 链为跨膜蛋白，可分为胞

扫码"看一看"

扫码"看一看"

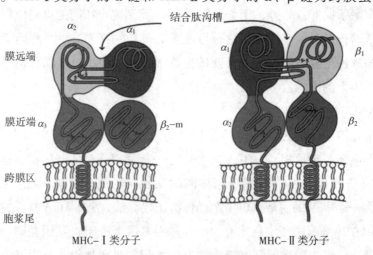

图 26-2　HLA-Ⅰ类和Ⅱ类分子结构示意图

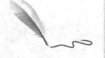

外区、跨膜区和胞质区三部分；其胞外区又可分为抗原肽结合区和免疫球蛋白样区（Ig样区，因与免疫球蛋白恒定区具有同源性而得名）。HLA Ⅰ类分子抗原肽结合区是由 α_1 和 α_2 组成，呈槽沟状，是与内源性抗原肽结合的区域；HLA Ⅱ类分子抗原肽结合区是由 α_1 和 β_1 组成，是与外源性抗原肽结合的区域。HLA Ⅰ类分子的 Ig 样区由 α_3 和 $\beta_2 M$ 组成，α_3 是 CD8 分子与 Ⅰ 类分子结合的部位；HLA Ⅱ类分子的 Ig 样区由 α_2 和 β_2 组成，β_2 是 CD4 分子与 Ⅱ 类分子结合的部位。HLA Ⅰ类分子 α 链和 HLA-Ⅱ类分子 α、β 链的胞质区，与信号传递有关。

第三节　HLA 分子的生物学功能

一、参与抗原提呈作用

HLA Ⅰ类和Ⅱ类分子均有结合、提呈抗原的作用。在抗原提呈细胞内，HLA Ⅰ类分子与内源性抗原肽结合，形成抗原肽-HLA Ⅰ类分子复合体；HLA Ⅱ类分子与外源性抗原结合，形成抗原肽-HLA Ⅱ类分子复合体，然后经转运表达在 APC 表面，可被 T 细胞识别结合，启动特异性免疫应答。不同 HLA 分子提呈的抗原不同，构成种群基因结构的异质性，这一特点赋予群体中不同的个体抵抗疾病的能力不同。

二、参与免疫应答的调节

在免疫应答过程中，T 细胞通过 TCR 与 APC 表面 MHC Ⅰ类或Ⅱ类分子提呈的抗原肽结合是启动 T 细胞活化的重要条件。CD8$^+$ T 细胞识别 MHC Ⅰ类分子提呈的抗原肽；CD4$^+$ T 细胞识别 MHC Ⅱ类分子提呈的抗原肽。这种细胞间相互作用的限制性称为 MHC 限制性。

三、参与免疫细胞发育及中枢性自身免疫耐受的建立

T 细胞在胸腺发育过程中，胸腺深皮质区 CD4$^+$CD8$^+$双阳性前 T 细胞与胸腺皮质上皮细胞表面 MHC Ⅰ类或Ⅱ类分子结合相互作用后，可分化发育为 CD8$^+$ 或 CD4$^+$单阳性未成熟 T 细胞。能与胸腺内 APC 表面自身抗原肽-MHC Ⅰ类或Ⅱ类分子复合体以高亲和力结合的单阳性未成熟 T 细胞发生凋亡，而那些不能或低亲和力与 APC 细胞表面自身抗原肽-MHC Ⅰ类或Ⅱ类分子复合体结合的单阳性 T 细胞得以存活，并进一步分化为对自身抗原无反应性的 T 细胞，即对自身抗原形成中枢性自身免疫耐受。

四、诱导移植排斥反应

在同种异型基因不同个体之间进行组织器官移植时，HLA Ⅰ类和Ⅱ类抗原作为同种异型抗原，可刺激机体产生特异性效应 T 细胞。这些免疫效应细胞与移植物细胞抗原相互作用，诱导Ⅳ型超敏反应的发生，引发移植排斥反应。

第四节　HLA 的医学意义

一、HLA 与器官移植

移植的器官能否存活关键在于供者和受者之间 HLA 的相容程度。因此，通常移植物存

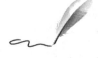

活率由高到低的顺序是：同卵双胞胎>同胞>亲属>无亲缘关系。移植物存活率很大程度上取决于供者和受者之间型别相合的程度。在肾移植中，比较重要的基因座位有 DR、B、A。近年来特别重视 DP 对移植器官长期存活的意义。在骨髓移植中，为预防严重的移植物抗宿主反应，一般要求从同胞中选择 HLA 型别相同的个体作为供者。

二、HLA 与输血反应

多次接受输血的患者体内可产生抗白细胞和抗血小板的 HLA 抗体，发生非溶血性输血反应，主要表现为发热、白细胞减少和荨麻疹。

三、HLA 与疾病的相关性

HLA 与疾病的易感性有关，现已发现多种疾病与 HLA 有关。通过调查比较患者与正常人群 HLA 抗原频率，特定 HLA 抗原型别与多种自身免疫性疾病、感染性疾病及肿瘤的遗传易感性有一定的关联。典型病例为强直性脊髓炎（AS），研究发现此类患者中 HLA-B27 抗原阳性率高达 58%～97%，而健康人群中仅为 1%～8%，由此确定 AS 和 HLA-B27 属阳性关联。此外，有 HLA-DR4 者易患类风湿性关节炎。

四、HLA 表达异常与疾病

许多肿瘤细胞表面 HLA Ⅰ类分子表达缺失或密度降低，或 HLA 特异性改变，使 CTL 细胞不能对其有效识别结合，从而逃避了 CTL 细胞对肿瘤细胞的杀伤，导致肿瘤的生长。不表达 HLA Ⅱ类分子的细胞如异常表达 HLA Ⅱ类分子，可启动自身免疫反应，导致自身免疫性疾病。如 Graves 病患者的甲状腺上皮细胞、Ⅰ型糖尿病患者的胰岛 β 细胞和原发性胆管肝硬化患者的胆管上皮细胞等可异常表达 HLA Ⅱ类分子，将自身抗原提呈给自身反应的 T 细胞，从而启动自身免疫应答。其机制可能是局部感染诱生 IFN-γ，后者诱导Ⅱ类抗原表达。Ⅱ类抗原乃抗原呈递的效应分子，一旦靶细胞异常表达Ⅱ类抗原，就可能以组织特异性方式把自身抗原呈递给自身反应性 T 细胞，从而启动自身免疫反应。激活的自身反应性 T 细胞又可分泌大量 IFN-γ，诱导更多的靶细胞表达Ⅱ类抗原，加重和延续自身免疫反应，最终导致迁延不愈的自身组织损伤。

五、HLA 与法医学的关系

由于 HLA 系统的多基因性和多态性，意味着在两个无亲缘关系的个体间 HLA 等位基因完全相同的概率几乎为零，HLA 被看作是伴随个体终身的特异性遗传标记。HLA 为单倍型遗传，子代 HLA 基因型是由双亲各一单倍型组成，即亲代与子代之间必然有一个单倍型相同。由此，HLA 分型在法医学上被广泛用于个体身份识别和亲子鉴定。

> **知识链接**
>
> ### HLA 与器官移植
>
> HLA 配型能改善移植物的存活率。供体和受体的 HLA-A、B、DR 完全相同者的存活率显著高于不同者。在肾移植中，HLA-DR 配型效果更甚于 HLA-A、B 配型，供受双方共有的 DR 抗原越多，移植存活率就越高。

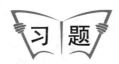

本章小结

MHC 复合体是一组基因群，它所控制表达的产物为 MHC 分子。人类细胞上的 MHC 分子称为 HLA 分子，最初在人类白细胞上发现而得名。

MHC 分子（抗原）是一种膜分子，个体细胞表面的 MHC 分子多数都不同，所以其他个体细胞的 MHC 分子通过移植进入受体体内，会被受体的免疫系统识别为抗原异物，诱导排斥反应。MHC-I 类、Ⅱ类分子的主要功能是通过肽结合区结合抗原肽，再结合 T 细胞抗原受体，所形成的 MHC-Ag-TCR 结构与抗原识别相关。

MHC 分子决定着同种异体之间的组织相容性，在器官移植、启动特异性免疫应答、免疫调节中发挥重要作用。

习题

1. 比较 HLA Ⅰ类和 HLA Ⅱ类分子的结构、分布。
2. 简述 HLA Ⅰ类分子和 HLA Ⅱ类分子的生物学功能。
3. 简述 HLA 多态性与临床医学的关系。

扫码"练一练"

（孙运芳）

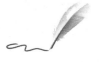

第二十七章　免疫应答

免疫应答是机体的免疫系统识别和清除抗原性异物的整个过程，可分为固有免疫应答和适应性免疫应答两类。

第一节　固有免疫

固有免疫，也称天然免疫或非特异性免疫，是生物体在长期种系发育和进化过程中形成的一系列天然免疫防御体系，该体系能够非特异性抵御各种病原体入侵，并及时清除侵入体内的病原体或体内衰老、死亡、损伤和突变的细胞，属于出生后就已经具备的非特异性防御功能。其特点包括：①遗传获得；②无特异性；③无记忆性；④反应迅速。

固有免疫系统主要由组织屏障（皮肤和黏膜系统、血-脑屏障、胎盘屏障等）、固有免疫细胞（吞噬细胞、NK 细胞、树突状细胞等）、固有免疫分子（补体组分、细胞因子及具有抗菌作用的多肽、蛋白、酶类物质等）组成。

扫码"学一学"

一、组织屏障

（一）皮肤黏膜及其附属成分

作为机体阻挡和抵御外来病原体入侵的"第一道防线"，皮肤黏膜及其附属成分具备以下三层作用。

1. 物理屏障 由致密上皮细胞组成的皮肤和黏膜组织构成，具有机械阻挡作用，正常情况下可有效阻挡病原体的入侵。人体黏膜表面积巨大，是与外界抗原直接接触的门户，黏膜上皮细胞的迅速更新、呼吸道黏膜上皮细胞的定向摆动及黏膜表面分泌液的冲洗作用，都有助于消除黏膜表面的抗原性异物。

2. 化学屏障 皮肤和黏膜可分泌多种杀/抑菌物质，构成化学屏障以抵御病原体的入侵。如皮脂腺分泌的不饱和脂肪酸、汗腺分泌的乳酸、胃黏膜分泌的胃酸以及泪腺、唾液腺、呼吸道、消化道和泌尿生殖道黏膜分泌的溶菌酶、抗菌肽等都具有一定的杀菌或抑菌作用。

3. 微生物屏障 寄居于皮肤和黏膜表面的正常菌群，通过与病原生物竞争结合上皮细胞和掠夺营养物质，或通过分泌某些杀菌、抑菌物质，对病原生物产生拮抗作用，从而构成微生物屏障。例如，唾液链球菌产生的 H_2O_2 对白喉棒状杆菌和脑膜炎奈瑟菌具有杀伤作用；肠道中的大肠埃希菌产生大肠埃希菌素和酸性产物，可抑制金黄色葡萄球菌和志贺菌的生长。

（二）体内屏障

1. 血-脑屏障 由软脑膜、脉络丛的毛细血管壁和包在血管壁外的星形胶质细胞共同组成，能够阻挡病原生物及其有毒产物或某些药物从血液进入脑组织或脑脊液，对中枢神经系统具有重要的保护作用。婴幼儿血-脑屏障发育未完善，故易发生流行性脑脊髓膜炎、乙型脑炎等传染性疾病。

2. 胎盘屏障 由母体子宫内膜的基蜕膜和胎儿的绒毛膜滋养层细胞共同构成，以防止母体内病原体和有害物质进入胎儿体内，从而保护胎儿免遭感染而正常发育。但是，在妊娠早期，因胎盘屏障发育尚未完善，此时母体若感染病原生物，如风疹和巨细胞等病毒，则可导致畸胎或流产。

3. 其他屏障 人体的胸腺、睾丸及附睾等部位均存在屏障结构，可阻挡侵入血液或淋巴液的病原体，对维持局部器官的正常生理功能具有保护作用。

二、固有免疫细胞

固有免疫细胞主要包括吞噬细胞（中性粒细胞、单核-巨噬细胞系统）、树突状细胞、淋巴细胞（NK 细胞、γδT 细胞、B1 细胞）和肥大细胞等。此为宿主固有免疫防御系统中的第二道防线，可对侵入的病原体迅速应答，发挥非特异性抗感染免疫作用。

（一）吞噬细胞

吞噬细胞是执行非特异性免疫作用的主要效应细胞，对侵入体内的病原微生物可快速地作出应答并及时清除，在机体早期抗感染免疫过程中发挥重要作用。吞噬细胞不表达特异性抗原识别分子，可通过受体与病原体、衰老损伤细胞、癌变细胞及病原体感染细胞上某些共有的特定分子序列结合，进而产生抗感染免疫和抗肿瘤免疫作用，并参与适应性免疫应答的启动和效应过程。

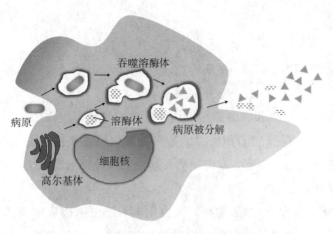

图 27-1 吞噬细胞清除抗原性异物的过程示意图

1. 吞噬过程 以病原菌为例,吞噬、杀菌过程分为吞噬细胞与病原菌接触、吞入病原菌、杀死和破坏病原菌三个阶段(图 27-1)。①接触:吞噬细胞与病原菌的相互接触可通过随机相遇,也可通过趋化因子的吸引;②吞噬:吞噬细胞与病原菌接触后,将病原菌摄入细胞内,形成吞噬体;③杀灭:吞噬体形成后,细胞内的溶酶体向吞噬体靠近,形成吞噬溶酶体,溶酶体内的溶酶体酶可杀死病原菌,而蛋白酶、多糖酶等可将蛋白质、多糖等分解,最后吞噬细胞将不能消化的残渣排到细胞外。

2. 吞噬结果 病原菌被吞噬细胞吞噬后,依病原菌类型、毒力和机体免疫力不同,其结果表现为两种形式:①完全吞噬:化脓性球菌被吞噬后,一般经 5~10 分钟死亡;②不完全吞噬:结核分枝杆菌、伤寒沙门菌等胞内寄生菌,虽可被吞噬细胞吞入,但不被杀死,反而在吞噬细胞内生长繁殖,吞噬细胞进而被裂解,未裂解的吞噬细胞又成为这些病原菌的保护体,并可随游走的吞噬细胞经淋巴液或血流扩散到人体其他部位,引起广泛病变。

当病原体越过皮肤和黏膜侵入体内后,首先被小吞噬细胞杀灭,少数未被吞噬的病原体由淋巴结中的巨噬细胞吞噬杀灭,极少数毒力强、数量多的病原体才有可能不被完全阻挡而侵入血流及其他脏器,之后在血液、肝、脾或骨髓等处的吞噬细胞会对病原体进一步吞噬杀灭。

(二)树突状细胞

树突状细胞(DC)根据来源、表型和功能差异可分为髓样 DC、浆细胞样 DC 和滤泡 DC。其中,髓样 DC 是体内诱导初始 T 细胞活化能力最强的抗原提呈细胞,可激活初始 T 细胞启动适应性免疫应答。同时,可通过分泌不同类型的细胞因子或细胞间直接接触的作用方式发挥对其他免疫细胞的调节作用。

(三)自然杀伤细胞

自然杀伤细胞是执行机体免疫监视作用的重要效应细胞。某些肿瘤细胞和病原微生物感染的细胞可以成为 NK 细胞的靶细胞,因此,NK 细胞在抗肿瘤、抗感染特别是抗病毒感染中发挥重要作用。

1. 识别机制 NK 细胞表面具有两类功能截然不同的受体:杀伤细胞活化受体和杀伤细胞抑制受体。活化受体与靶细胞表面相应配体结合后,可激发 NK 细胞产生杀伤作用,主要受体有免疫球蛋白样受体(KIR)和 C 型凝集素样受体(KLR);抑制受体与靶细胞表面相应配体结合后,可抑制 NK 细胞产生杀伤作用。NK 细胞受体的研究提示了 NK 细胞如何识别"自我"与"非我"和维持自身耐受的机制。

2. 杀伤机制 NK 细胞与肿瘤或病毒感染靶细胞密切接触活化后,可通过释放穿孔素、颗粒酶、TNF-α 和高表达 FasL 等细胞毒性介质使靶细胞溶解破坏和发生凋亡。

（四）γδT 细胞

γδT 细胞主要分布于黏膜和上皮组织，是参与皮肤黏膜局部与早期抗感染、抗肿瘤免疫的主要效应细胞。其识别抗原的特点是感染细胞表达的分子，而非病原特异性抗原本身，这是与其他淋巴细胞的区别。活化的 γδT 细胞还可通过分泌多种细胞因子介导炎症反应，并参与免疫调节。

（五）B1 细胞

B1 细胞主要来源于胚肝，表面表达 CD5、SmIgM 分子，主要分布于胸膜腔、腹膜腔和肠壁固有层中，具有自我更新能力。B1 细胞表面 BCR 缺乏多样性，可直接识别多种病原体或某些变性自身成分所共有的抗原表位分子，并迅速活化产生特异性抗体，发挥抗感染或清除变性自身抗原等免疫效应。

（六）其他参与固有免疫的细胞

其他参与固有免疫的细胞包括肥大细胞、嗜酸性粒细胞、嗜碱性粒细胞等，主要通过释放生物活性介质和细胞因子引发炎症反应，参与机体的抗感染免疫作用。详见第二十二章相关内容。

三、固有免疫分子

固有免疫分子主要包括补体系统、细胞因子、抗菌肽和具有抗菌作用的酶类物质。此为宿主固有免疫防御系统中的第三道防线。

（一）补体系统

补体系统是一组活化后具有酶活性的蛋白质，存在于正常人和动物的血清与组织液中。补体通过三条激活途径均可介导溶细胞效应，补体激活所产生的活性片段可发挥调理、免疫黏附、趋化、炎症介质等效应。详见第二十五章相关内容。

（二）细胞因子

病原体感染机体后，可刺激免疫细胞和感染的组织细胞产生多种细胞因子，如肿瘤坏死因子、白介素、集落刺激因子等，可参与抗病毒、诱导和促进炎症反应及抗肿瘤等多种免疫功能。详见第二十二章相关内容。

（三）抗菌类物质

1. 防御素　一组耐受蛋白酶、富含精氨酸的小分子多肽，对细菌、真菌和某些有包膜病毒均具有直接杀伤作用。

2. 溶菌酶　一种不耐热的碱性蛋白质，广泛存在于各种体液、外分泌液和吞噬细胞溶酶体中。溶菌酶通过裂解 G^+ 菌细胞壁中肽聚糖的重要组分，从而导致细菌溶解、破坏。

3. 乙型溶素　血清中一种对热较稳定的碱性多肽，在血浆凝固时由血小板释放。乙型溶素可作用于 G^+ 菌细胞膜，产生非酶性破坏效应，但对 G^- 菌无效。

四、固有免疫识别

固有免疫细胞通过其表面的"模式识别受体"本能地识别对机体可能存在危害的各种"危险因子"，启动固有免疫应答并予以清除。此类"危险因子"即固有免疫的识别对象，包括存在于病原体上的"病原相关分子模式"或机体在损伤、应激等情况下释放出来的"损伤相关分子模式"。

（一）模式识别受体

模式识别受体（PRR）存在于吞噬细胞和树突状细胞等多种固有免疫细胞膜表面、内体、溶酶体、细胞质和血清中，是一类能够直接识别病原体及其产物、宿主凋亡细胞或衰老损伤细胞表面某些共有特定分子的受体，主要包括甘露糖受体、清道夫受体和 Toll 样受体家族成员。

（二）固有免疫识别对象

1. 病原相关分子模式（PAMP） 指某些病原体或其产物所共有的高度保守、可被模式识别受体结合的特定分子。PAMP 种类有限，但在病原微生物中广泛分布，且不表达于正常组织细胞表面。因此，固有免疫细胞可通过 PRR 对 PAMP 的识别，区分自身与非己物质，并对病原体及其产物产生应答。

2. 损伤相关分子模式（DAMPs） 组织或细胞受到损伤、缺氧、应激等因素刺激后释放到细胞间隙或血液循环中的一类物质，可通过 Toll 样受体或 NOD 样受体等模式识别受体，诱导自身免疫或免疫耐受，在动脉粥样硬化、肿瘤、系统性红斑狼疮等疾病的发生和发展过程中发挥重要作用，也可能是多种慢性炎症疾病的内源性致病因素。DAMPs 不仅可激活固有免疫应答，同时可直接或间接启动适应性免疫应答。

五、固有免疫应答的作用时相

（一）固有免疫应答的作用时相

固有免疫应答分为三个时相：即刻固有免疫应答阶段、早期诱导性固有免疫应答阶段和适应性免疫应答诱导阶段。

1. 即刻固有免疫应答阶段 固有免疫应答阶段发生于感染 0~4 小时，在此期间产生的抗感染免疫作用主要包括：①皮肤黏膜及其附属成分作为物理、化学和微生物屏障，对入侵病原体起屏障作用；当少量病原体突破机体屏障结构，进入皮肤或黏膜下组织，可及时被局部存在的巨噬细胞吞噬清除；②补体激活介导产生的抗感染免疫作用；③中性粒细胞在感染部位募集活化及其对病原体的吞噬杀伤作用。通常绝大多数病原体感染终止于此时相。

2. 早期诱导性固有免疫应答阶段 早期诱导性固有免疫应答阶段发生于感染后 4~96 小时内。

（1）巨噬细胞的募集 ①在细菌成分、趋化性细胞因子和促炎细胞因子作用下，巨噬细胞被募集到感染部位，使其吞噬杀菌能力显著增强；②巨噬细胞又产生大量促炎细胞因子和低分子量炎性介质，进一步扩大局部炎症反应和机体的固有免疫应答能力；③促炎细胞因子作为内源性致热源，刺激发热，可引起急性期反应。

（2）NK 细胞、NKT 细胞、γδT 细胞和 B1 细胞对某些病毒感染和胞内寄生菌感染的细胞产生抗感染、抗肿瘤等免疫保护作用。

3. 适应性免疫应答诱导阶段 适应性免疫应答启动阶段发生于病原体感染和抗原性异物刺激 96 小时后。此时，活化的巨噬细胞和树突状细胞已发育成熟，作为专职 APC，将抗原加工、处理成多肽，并以抗原肽-MHC 分子复合物表达于细胞表面，同时表面共刺激分子 B7 和 ICAM 等表达上调，为 T 细胞活化创造条件，进而可有效地启动适应性免疫应答。

固有免疫应答三个时相的比较见表 27-1。

表 27-1　固有免疫作用时相的比较

	即刻阶段	早期阶段	诱导阶段
作用时相	感染 4 小时内	感染 4~96 小时	感染 96 小时后
参与成分	组织屏障、吞噬细胞、固有免疫分子	巨噬细胞、中性粒细胞、DC、NK 细胞等固有免疫细胞	APC、T 细胞、B 细胞
效应	屏障阻挡作用、细胞吞噬杀菌作用、补体旁路途径和 MBL 途径激活作用及粒细胞浸润	在细胞因子作用下，吞噬细胞等聚集活化，炎症介质释放，补体活化，B1 活化产生抗体，NK 细胞活化	APC 进行抗原提呈，同时表面共刺激分子表达上调诱发特异性免疫应答

扫码"学一学"

第二节　适应性免疫应答

适应性免疫应答是指体内抗原特异性 T、B 淋巴细胞被相应抗原激活，增殖分化为效应 T 细胞和浆细胞后，通过释放细胞因子、细胞毒性介质和分泌抗体产生一系列生物学效应的全过程，又称特异性免疫应答。免疫应答的重要生物学意义是通过识别"自身"与"非己"物质，有效清除体内'非己'抗原性异物，以维持机体内环境的相对稳定。在某些情况下，免疫应答异常也可对机体造成损伤引起超敏反应或其他免疫性疾病，即发生病理性免疫应答。适应性免疫应答的特点包括：①精确地识别"自己"和"非己"；②特异性；③记忆性；④MHC 限制性。

根据参与免疫应答细胞种类及其效应机制的不同，适应性免疫应答的类型分为 T 细胞介导的细胞免疫应答和 B 细胞介导的体液免疫应答。

适应性免疫应答的基本过程分为三个阶段：①识别活化阶段：抗原提呈细胞摄取、加工处理抗原，以抗原肽-MHC 复合物形式表达于抗原提呈细胞表面，被具有相应抗原识别受体的 T 细胞识别结合，启动抗原特异性 T、B 淋巴细胞活化阶段；②增殖分化阶段：抗原特异性 T、B 淋巴细胞接受抗原刺激后，在不同类型细胞因子的作用下，增殖、分化为效应细胞，即 CD4$^+$效应 Th1 细胞、CD4$^+$效应 Th17 细胞、CD8$^+$效应 CTL 和浆细胞。在此阶段，有部分 T、B 淋巴细胞中途停止分化，成为静息状态的长寿记忆 T、B 细胞，当机体再次接受相同抗原刺激时，此类记忆 T、B 淋巴细胞可迅速活化、增殖分化为免疫效应细胞；③效应阶段：是 CD4$^+$效应 Th1 细胞、CD4$^+$效应 Th17 细胞释放细胞因子和浆细胞合成分泌抗体，同时在某些固有免疫细胞和分子参与下产生炎症反应和免疫效应的阶段；也是 CD8$^+$效应 CTL 与肿瘤或病毒感染靶细胞特异性结合后，通过释放细胞毒性介质使上述靶细胞溶解破坏和发生凋亡的阶段。

一、抗原提呈

抗原提呈是特异性免疫应答的关键步骤，执行此功能的细胞称为抗原提呈细胞（APC）。APC 泛指能够摄取、加工抗原，并将抗原降解产物以抗原肽-MHC 分子复合物形式提呈给 T 淋巴细胞，启动适应性免疫应答并参与免疫调节作用的一类免疫细胞，可分为专职 APC 和非专职 APC。

专职 APC 通常是指能够表达 MHC Ⅱ 类分子和共刺激分子的细胞，其具有较强摄取加工抗原能力，并能将抗原降解产物以抗原肽-MHC Ⅱ 类分子复合物形式提呈给 CD4$^+$T 细胞，启动适应性免疫应答。主要包括树突状细胞、巨噬细胞和 B 细胞。

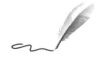

非专职 APC 主要包括两类。一类是在炎症反应或某些细胞因子诱导作用下可表达抗原肽-MHCⅡ类分子复合物和共刺激分子的细胞，包括内皮细胞、上皮细胞和成纤维细胞等。此类非专职 APC 加工提呈抗原能力较专职 APC 显著减弱。另一类是指能够将内源性蛋白抗原降解为抗原性短肽，并以抗原肽-MHCⅠ类分子复合物的形式表达于细胞表面供 CD8⁺T 淋巴细胞识别结合，包括病毒感染和肿瘤等靶细胞。此类靶细胞作为非专职 APC 可有效激活相应 CD8⁺T 细胞，使之增殖分化为具有特异性杀伤作用的效应 CTL。

APC 对抗原的加工处理和提呈分为两条途径，分别是内源性抗原加工途径（经典 MHCⅠ类分子途径）和外源性抗原加工途径（经典 MHCⅡ类分子途径）。内源性抗原提呈途径所提呈的抗原在细胞内产生，如病毒感染细胞后产生的病毒衣壳蛋白和肿瘤细胞内产生的肿瘤抗原等，亦称之为内源性抗原。外源性抗原提呈途径所提呈的抗原是 APC 通过胞吞作用从细胞外摄入胞内的抗原，如细菌和某些可溶性蛋白等，亦称之为外源性抗原。

（一）内源性抗原的提呈

内源性抗原加工处理和提呈途径（MHCⅠ类分子途径）见图 27-2。其过程如下。

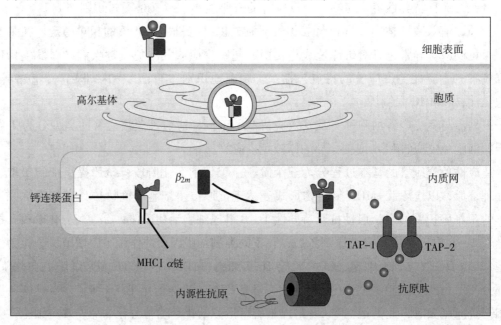

图 27-2　内源性抗原的加工提呈过程

1. 内源性抗原的加工、处理与转运

（1）内源性抗原首先与泛素结合，在泛素引导下由胞质进入蛋白酶体。

（2）蛋白酶体由多种蛋白水解酶组成，两种蛋白酶体 β 亚单位-8,9 具有酶活性，泛素化内源性抗原经其降解后成为能与 MHCⅠ类分子结合的抗原肽。

（3）内源性抗原肽与内质网膜上抗原加工相关转运体 1 和 2（TAP1/TAP2）结合，介导抗原肽进入内质网腔。

2. MHCⅠ类分子的生成和组装　MHCⅠ类分子 α 链在内质网中合成后，立即与钙联蛋白结合（保护 α 链不被降解），辅助 β₂ 微球蛋白与 α 链结合形成 MHCⅠ类分子，并使之与进入内质网的抗原肽结合，组成抗原肽-MHCⅠ类分子复合物。

3. 抗原肽-MHCⅠ类分子的提呈　抗原肽-MHCⅠ类分子复合物以分泌囊泡形式进入高尔基体内，经高尔基体转运到细胞膜上，提呈给 CD8⁺T 细胞识别，并启动适应性免疫应答。

（二）外源性抗原的提呈

外源性抗原加工处理和提呈途径（MHCⅡ类分子途径）见图27-3，其过程如下。

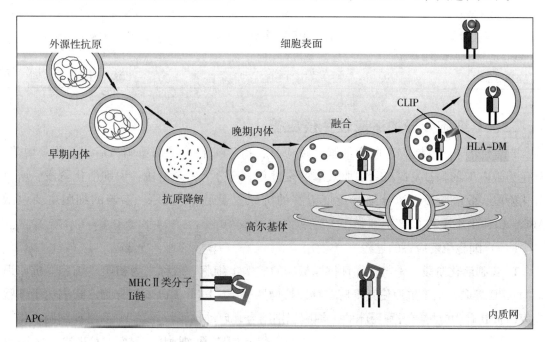

图27-3 外源性抗原的加工提呈过程

1. 外源性抗原的加工处理

（1）外源性抗原被 APC 通过受体介导的内吞作用、吞噬和胞饮等方式摄入胞内形成膜性细胞器，即内体。内体经历早期内体至晚期内体的发育过程。

（2）存在于内体中的外源性蛋白抗原在酸性环境中被降解为多肽片段。

（3）晚期内体与溶酶体融合形成内体/溶酶体，上述蛋白裂解片段进一步被蛋白水解酶降解为适合与 MHCⅡ类分子结合的抗原肽。

2. MHCⅡ类分子的合成与转运

（1）在内质网中，新合成的 MHCⅡ类分子通过其抗原肽结合槽与恒定链（Ii）中的Ⅱ类相关恒定链短肽（CLIP）结合，形成恒定链/MHCⅡ类分子复合体。该复合体可阻止内质网中的内源性抗原肽与 MHCⅡ类分子结合。

（2）在恒定链引导下，MHCⅡ类分子进入高尔基体，形成一种内含恒定链-MHCⅡ类分子复合物和相关酶类物质的酸化内噬囊泡。

（3）上述内噬囊泡在向内体/溶酶体移动过程中，其内恒定链逐级降解，而 CLIP 滞留在 MHCⅡ类分子抗原肽结合槽内，形成 CLIP-MHCⅡ类分子复合物。

（4）在 HLA-DM 分子协助下，CLIP 与 MHCⅡ类分子解离，外源性抗原肽与 MHCⅡ类分子结合，形成抗原肽-MHCⅡ类分子复合体。

3. 抗原肽-MHCⅡ类分子的提呈 抗原肽-MHCⅡ类分子复合物与细胞膜融合，使抗原肽-MHCⅡ类分子复合物表达于 APC 表面，供 CD4$^+$T 细胞识别，启动适应性免疫应答。

内源性抗原加工途径和外源性抗原加工提呈途径的主要特点比较见表27-2。

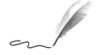

表 27-2　内、外源性抗原加工处理途径的特点比较

	外源性抗原	内源性抗原
抗原提呈细胞	专职 APC	所有有核细胞
抗原肽处理部位	溶酶体	蛋白酶体
参与的 MHC 分子	MHC Ⅱ 类分子	MHC Ⅰ 类分子
MHC 分子与抗原肽结合部位	晚期溶酶体	内质网腔
呈递对象	CD4⁺T 细胞	CD8⁺T 细胞

二、T 细胞介导的适应性免疫应答

T 细胞介导的免疫应答也称细胞免疫应答，指 T 细胞接受抗原刺激后，活化、增殖、分化为效应 T 细胞，发挥清除抗原效应的全过程。可分为三个阶段：识别活化阶段、增殖分化阶段、效应阶段。诱导细胞免疫应答的抗原主要是 TD 抗原。参与的细胞主要包括 APC、CD4⁺T 细胞和 CD8⁺T 细胞。

（一）细胞免疫应答的过程

1. 识别活化阶段　未与特异性抗原接触的成熟 T 细胞一般称之为初始 T 细胞。抗原识别即 APC 摄取、加工抗原使其降解产物以抗原肽-MHC Ⅰ／Ⅱ类分子复合物形式表达于细胞表面，被具有相应抗原识别受体的 T 细胞识别结合，启动抗原特异性T、B 淋巴细胞活化。

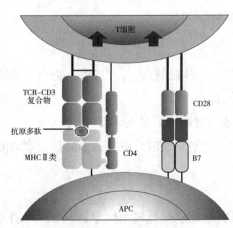

图 27-4　CD4⁺T 细胞活化的双信号示意图

（1）CD4⁺Th 细胞的形成　①初始 T 细胞通过表面 TCR-CD3 复合体和 CD4 辅助受体与 APC（髓样 DC）表面相应抗原肽-MHC Ⅱ类分子复合物相互作用，获得 T 细胞活化第一信号；同时 APC 也被活化。②初始 T 细胞通过细胞表面 CD28 和 LFA-1 等共刺激分子与 APC 表面相应的 B7、ICAM-1 等共刺激分子相互作用，获得 T 细胞活化第二信号即共刺激信号（图 27-4）。T 细胞活化过程中第一信号和第二信号两者缺一不可，如果第二信号缺失，会导致 T 细胞失能，即只有第一信号，无共刺激信号则 T 细胞无应答。③在双信号刺激下，初始 CD4⁺T 细胞活化，增殖分化为 CD4⁺Th0 细胞。

协同刺激分子根据效应的不同可分为正、负协同刺激分子。CD28/B7 是重要的正协同刺激分子对，其主要效应是促进 IL-2 基因转录。CTLA-4 是重要的负性协同刺激分子，与 CD28 高度同源，其配体也是 B7。CTLA-4 可竞争性结合 APC 表达的 B7，介导抑制性信号的传导，从而精确地调节 T 细胞的适度活化，以保证免疫应答的有效性，同时防止因免疫应答过强而导致机体组织损伤。

（2）CD8⁺CTL 的形成　①CD8⁺初始 T 细胞通过表面 TCR-CD3 复合体和 CD8 辅助受体与 APC（髓样 DC）表面相应抗原肽-MHC Ⅰ类分子复合物相互作用，获得 T 细胞活化第一信号。②CD8⁺初始 T 细胞通过细胞表面 CD28 和 LFA-1 等共刺激分子与 APC 表面相应 B7、ICAM-1 等共刺激分子相互作用，获得 T 细胞活化第二信号（图 27-5）。③在双信号刺激下，CD8⁺初始 T 细胞活化，高表达 IL-2R 和 IFN-γR 等细胞因子受体，同时分泌 IL-2、

IFN-γ 或 IL-4、IL-5 等不同类型细胞因子参与免疫应答的调节。

CD8⁺T 细胞的活化还存在另外两种形式：①在靶细胞不表达或低表达共刺激分子时，需要活化 CD4⁺Th1 细胞产生的多种细胞因子如 IL-2、IFN-γ 等提供第二信号，使 CD8⁺T 细胞活化；②某些病毒抗原、肿瘤抗原或 MHC 抗原可通过交叉提呈作用，诱导或促进表达共刺激分子如 B7，使与同一 APC 结合只产生第一信号的 CD8⁺T 细胞获得 B7 分子刺激并产生第二信号而活化。

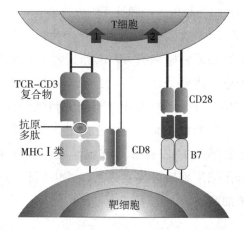

图 27-5　CD8⁺T 细胞活化的双信号示意图

2. 增殖分化阶段　T 细胞增殖和分化过程中，有多种细胞因子参与，其中最主要的是 IL-2。通过自分泌和旁分泌作用，IL-2 与 T 细胞表面 IL-2R 结合，介导 T 细胞增殖和分化。

CD4⁺Th0 细胞在局部微环境中受到不同细胞因子作用向不同方向分化，其分化方向决定免疫应答的类型：①IL-12、IFN-γ 等细胞因子促进 Th0 细胞向 Th1 细胞分化，主要介导细胞免疫应答；②IL-4 等细胞因子促进 Th0 细胞向 Th2 细胞分化，主要介导体液免疫应答；③IL-6、TGF-β 等细胞因子促进 Th0 细胞分化为 Th17 细胞，参与固有免疫和某些炎症的发生。

活化 CD8⁺T 细胞通过表面 CD40L、IL-2R，接受活化 APC 表面 CD40 及其分泌的 IL-2 刺激后，增殖分化为效应性 CD8⁺CTL 细胞克隆。

在细胞增殖分化过程中，有部分细胞停止分化，成为具有免疫记忆功能的长寿 T 细胞。此类记忆 T 细胞参与淋巴细胞再循环，再次接受相同抗原刺激后可迅速活化、增殖、分化为效应 Th/CTL 细胞和产生新的记忆细胞。

3. 效应阶段

（1）效应 Th1 细胞介导产生的细胞免疫效应

1）效应 Th1 细胞抗胞内病原体感染的免疫作用：Th1 对胞内寄生病原体可通过激活巨噬细胞及释放各种细胞因子而加以清除。①效应 Th1 细胞与感染部位巨噬细胞结合，诱导效应 Th1 细胞高表达 CD40L，同时合成分泌 IFN-γ 和 TNF-α/β 等 Th1 型细胞因子；②反馈刺激感染部位巨噬细胞使之高表达 CD40 和 IFN-γR；③感染部位巨噬细胞通过表面的 CD40、IFN-γR 与效应 Th1 细胞表面 CD40L 及其分泌的 IFN-γ 结合而被激活，其杀伤能力显著增强，从而导致胞内寄生菌或摄入后尚未杀灭的病原体被彻底清除。

2）Th1 型细胞因子介导产生的免疫调节作用：效应 Th1 细胞释放的 IL-2、TNF-α/β、IFN-γ 等 Th1 型细胞因子具有多种免疫调节作用。包括诱导或促进活化 CD8⁺T 细胞增殖分化为效应 CTL；激活中性粒细胞，增强其吞噬杀菌能力；活化 NK 细胞增强其杀伤肿瘤细胞和抗病毒作用等。

（2）效应 Th2 细胞介导产生的细胞免疫效应　①辅助体液免疫应答：Th2 细胞通过分泌 IL-4、IL-5、IL-10 等细胞因子，协助和促进 B 细胞增殖、分化为浆细胞，产生抗体；②参与超敏反应：Th2 细胞分泌的细胞因子可激活肥大细胞、嗜碱性粒细胞和嗜酸性粒细胞，参与超敏反应和抗寄生虫感染。

（3）效应 CTL 细胞介导产生的细胞免疫效应　效应 CTL 细胞的主要作用是清除病毒感染或肿瘤细胞，对其作用具有抗原特异性，并受 MHC Ⅰ 类分子限制。效应 CTL 细胞通过表面 TCR-CD3 复合体和共刺激分子与病毒感染或肿瘤细胞表面相应抗原肽-MHC Ⅰ 类分子复合物和相应共刺激分子相互作用后，使病毒感染或肿瘤细胞溶解破坏或发生凋亡，而对周围正常组织细胞没有杀伤作用，其作用机制是通过分泌穿孔素、颗粒酶及 TNF-α/β 等细胞毒性介质和高表达 FasL 来介导（图 27-6）。效应 CTL 细胞杀伤靶细胞后可与之分离，并以同样的作用方式在数小时内连续攻击杀伤相同抗原的靶细胞。

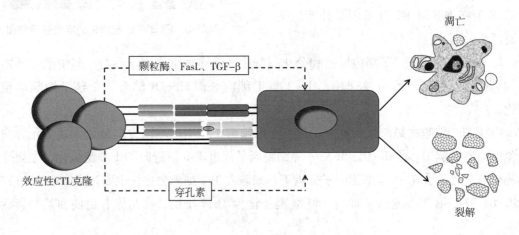

图 27-6　CTL 介导的细胞毒作用示意图

（二）细胞免疫的生物学意义

Th 细胞途径主要通过细胞因子发挥作用，在排除异物的同时伴随炎症反应的发生，对机体造成一定损伤；CTL 则特异性杀伤具有自身 MHC 分子的靶细胞，一个效应 CTL 可连续杀伤数个靶细胞。其生物学意义包括：①抗胞内病原体感染；②抗肿瘤作用；③免疫调节；④参与移植排斥反应。

三、B 细胞介导的适应性免疫应答

B 细胞介导的免疫应答也称体液免疫应答，指外来抗原进入机体后诱导抗原特异性 B 细胞活化、增殖并最终分化为浆细胞，产生特异性抗体，存在于体液中，发挥重要的免疫效应。B 细胞识别的抗原包括 TD-Ag 和 TI-Ag，两类抗原结构组成有所不同，故它们刺激机体产生体液免疫应答所需的免疫细胞种类和免疫应答特点也不尽相同。B 细胞对 TD-Ag 的应答需要 Th 细胞和 APC 辅助，而对 TI-Ag 的应答则无须 Th 细胞和 APC 的参与。

（一）体液免疫应答的过程

1. B 细胞对 TD-Ag 的应答　TD 抗原引起的体液免疫应答至少需要三种免疫细胞，即 APC、CD4⁺Th 细胞和 B 细胞。其过程也包括三个阶段：识别活化阶段、增殖分化阶段和效应阶段。

（1）识别活化阶段

1）初始 CD4⁺T 细胞活化和 CD4⁺Th2 细胞的形成：①初始 CD4⁺T 细胞通过表面

TCR-CD3 复合体和 CD4 辅助受体与髓样 DC 表面相应抗原肽-MHC Ⅱ 类分子复合物相互作用，获得 T 细胞活化第一信号；②通过表面 CD28 等共刺激分子与髓样 DC 表面 B7 等共刺激分子结合相互作用，获得 T 细胞活化第二信号；③双信号作用下，初始 CD4⁺T 细胞活化、增殖分化为 CD4⁺Th0 细胞；④CD4⁺Th0 细胞通过表面 CD40L 和 IL-4R 接受活化髓样 DC 表面 CD40 及其分泌的 IL-4 和其自身分泌的 IL-4 等细胞因子刺激后，可分化为 CD4⁺Th2 细胞。

2）B 细胞对抗原的识别提呈及其与 CD4⁺Th2 细胞的相互作用：①B 细胞通过表面 BCR-Igα/Igβ 复合体和 BCR 辅助受体（CD19-CD21-CD81 复合体）有效识别结合相应抗原-C3d 复合物，并将抗原加工产物以抗原肽-MHC Ⅱ 类分子复合物形式表达于 B 细胞表面，供抗原特异性 CD4⁺Th2 细胞识别，产生 B 细胞活化第一信号；②CD4⁺Th2 细胞通过表面 TCR-CD3 复合体和 CD4 辅助受体与 B 细胞表面抗原肽-MHC Ⅱ 类分子复合物特异性结合，诱导产生 T 细胞活化第一信号；③Th2 细胞通过表达 CD28 与 LFA-1 等共刺激分子与 B 细胞表面 B7 和 ICAM-1 等共刺激分子结合，诱导产生 T 细胞活化第二信号。在上述双信号作用下，Th2 细胞活化表达 CD40L 和 IL-2R 等细胞因子受体，其中 CD40L 与 B 细胞表面的 CD40 结合，为 B 细胞活化提供第二信号。活化的 B 细胞表达细胞因子受体与 Th2 细胞分泌的 IL-4、IL-5 和 IL-6 等 Th2 型细胞因子结合，为活化 B 细胞进一步增殖分化作准备。其过程如图 27-7 所示。

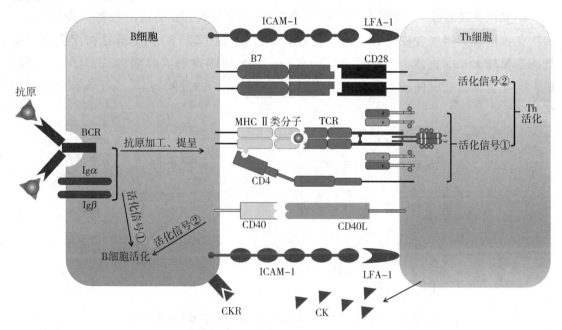

图 27-7　T、B 细胞相互作用示意图

（2）增殖分化阶段　生发中心是 B 细胞增殖、分化成熟的场所。B 细胞在 TD 抗原诱导下，依赖于 DC、Th 细胞、B 细胞三者间复杂的相互作用，分化为合成分泌不同类型抗体的浆细胞。即 B 细胞与 Th2 细胞结合，接受双信号刺激而被激活，活化 B 细胞表达 CD40 和 IL-4R、IL-5R 和 IL-6R 等细胞因子受体；活化 B 细胞克隆通过表面 CD40 和 IL-4R 接受活化 Th2 细胞表面 CD40L 及其分泌的 IL-4 等细胞因子刺激后增殖分化为 B 细胞克隆，进而在效应 Th2 细胞克隆产生的 IL-4、IL-5、IL-6 等细胞因子和局部微环境中 IL-2、

IFN-γ 等细胞因子作用下，分化为浆细胞。在 B 细胞分化阶段，有部分 B 细胞停止分化，成为长寿记忆 B 细胞。该记忆 B 细胞再次与相同抗原接触后，可迅速增殖分化为浆细胞，合成分泌抗体产生免疫效应。

（3）效应阶段　浆细胞在不同细胞因子作用下，合成分泌不同类型抗体，通过抗体的生物学作用发挥体液免疫效应，包括中和作用、调理作用、溶菌效应和介导 ADCC 效应等。

2. B 细胞对 TI-Ag 的应答　TI 抗原即非胸腺依赖性抗原，如细菌的荚膜多糖、脂多糖等，分为 TI-1 抗原和 TI-2 抗原。TI 抗原可通过与 B 细胞膜上的 BCR 和丝裂原受体直接结合激活初始 B 细胞，引起 B 细胞增殖和分化。目前已知，对 TI 抗原产生免疫应答的细胞为 CD5$^+$B1 细胞，此类 B 细胞应答不受 MHC 限制，主要产生 IgM 类抗体，不发生 Ig 类别转换，无免疫记忆产生。

（二）抗体产生的一般规律

TD 抗原进入机体引起特异性体液免疫应答，产生抗体而发挥生物学效应。抗体产生分为四个阶段：①潜伏期：指抗原进入体内到相应抗体产生之前的阶段，此期时间长短与抗原的性质、进入途径和机体状况有关，短则几天，长则数周；②对数期：指抗体呈指数增长的阶段，主要受抗原的性质和剂量影响；③平台期：指抗体水平相对稳定的阶段，平台期的高度和持续时间，因抗原不同而异；④下降期：指抗体合成速度小于降解速度，血清中抗体水平逐渐下降的阶段，此期可持续几天至数周。

1. 初次免疫应答　指病原体等 TD 抗原初次进入机体引发的适应性体液免疫应答。初次免疫应答与再次免疫应答相比，具有如下特征（图 27-8）：①诱导初次应答所需抗原剂量较大；②抗体产生所需潜伏期较长；③抗体倍增所需时间较长，抗体含量较低；④平台期持续时间较短；⑤血清中以低亲和性 IgM 类抗体为主，IgG 为辅且出现相对较晚。

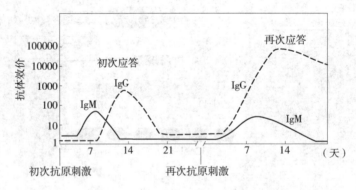

图 27-8　初次免疫应答与再次免疫应答抗体产生的一般规律

2. 再次应答　指初次应答后，机体再次接受相同抗原刺激产生的体液免疫应答。其应答有如下特征（图 27-8）：①诱导再次应答所需抗原剂量较初次应答明显较少；②抗体产生所需潜伏期缩短；③抗体倍增所需时间较短，抗体含量大幅上升；④平台期高浓度抗体维持时间较长；⑤血清中以高亲和性 IgG 类抗体为主。

初次免疫应答与再次免疫应答特点的差异是基于参与这两次应答的细胞不同所引起的，参与初次应答的是初始 B 细胞和初始 Th2 细胞，而参与再次应答的为记忆性 B 细胞和记忆性 Th2 细胞。其特点比较见表 27-3。

表 27-3　初次免疫应答与再次免疫应答特点比较

	初次应答	再次应答
抗原提呈	DC 为主	B 细胞为主
潜伏期	长（5~15 天）	短（2~3 天）
抗体量	少	多
抗体维持时间	短	长
抗体亲和力	低	高
占优势的抗体类型	IgM	IgG

再次应答主要由记忆 T、B 淋巴细胞介导产生，抗体产生规律已广泛应用于临床实践中。例如：①在疫苗接种和免疫血清的制备中，可通过再次或多次加强免疫以诱导产生高效价、高亲和力抗体来增强免疫效果；②患者血液中如果病原体特异性 IgM 类抗体升高，可作为相关病原体早期感染的诊断依据之一；③患者血清抗体含量变化有助于了解病程与疾病转归。

（三）体液免疫应答的生物学效应

体液免疫的效应通过浆细胞分泌的免疫球蛋白（抗体）发挥免疫保护作用或引起免疫病理损伤。具体作用方式详见第二十二章相关内容。

四、固有免疫应答与适应性免疫应答的关系

1. 启动适应性免疫应答　巨噬细胞作为重要的固有免疫细胞，在吞噬、杀伤、清除病原体等抗原性异物的同时，也启动了抗原加工和提呈的过程，为 T 细胞活化提供第一信号。此外，巨噬细胞识别结合病原微生物后，其表面共刺激分子（如 B7 和 ICAM 等）表达增加，可为 T 细胞活化提供第二信号。T 细胞在两种信号作用下活化，启动特异性免疫应答。

2. 影响适应性免疫应答的类型　不同的固有免疫细胞通过表面模式识别受体接受不同的配体分子（病原体上的疾病相关分子模式）刺激后，可产生不同的细胞因子，这些细胞因子可决定特异性免疫细胞的分化方向，从而决定了适应性免疫应答的类型（表 27-4）。

表 27-4　固有免疫应答和适应性免疫应答的比较

	固有免疫应答	适应性免疫应答
获得形式	出生时即具有，先天遗传获得	出生后，在环境中抗原刺激下，后天产生获得
作用时相	即刻至 96 小时	96 小时后
识别受体	模式识别受体	特异性抗原识别受体
识别和作用特点	直接识别病原生物某些共有高度保守的分子结构，迅速产生免疫效应，但无免疫记忆性	T 细胞识别 APC 提呈的抗原肽-MHC 分子复合物，B 细胞直接识别抗原表位；经克隆扩增、分化为效应细胞后发挥免疫作用，具有免疫记忆性

3. 协助适应性免疫应答发挥免疫效应　体液免疫应答通过分泌抗体介导免疫效应，而抗体只有在固有免疫细胞和固有免疫分子参与下，通过调理吞噬、ADCC 和补体介导的溶菌效应等作用机制，才能有效杀伤清除病原体等抗原性异物。细胞免疫效应中，除 FasL 等

途径可直接诱导靶细胞或其他细胞发生凋亡外，多数细胞因子是通过活化吞噬细胞和 NK 细胞，增强其吞噬杀伤功能，从而有效清除入侵的病原体。

由上可见，机体通过固有免疫应答对入侵机体的病原体迅速发生反应，将其清除，防止机体感染；同时，又可以有效地启动和影响适应性免疫应答过程并参与适应性免疫应答的效应阶段。

知识链接

CTLA-4 抑制剂——易普利姆玛

黑色素瘤是临床上较为常见的皮肤黏膜和色素膜肿瘤，恶性程度极高。2011 年 3 月美国 FDA 批准易普利姆玛（Ipilimumab）用于晚期黑色素瘤的治疗。易普利姆玛是一种 CTLA-4 抑制剂，可竞争性结合 CTLA-4，阻断其与配体 CD80/CD86 的相互作用，特异性阻断 CTLA-4 抑制信号通路，促使 T 细胞活化、增殖，活化后的 T 淋巴细胞渗入肿瘤组织内对癌细胞进行攻击。

本章小结

固有免疫系统包括组织屏障、固有免疫细胞和固有免疫分子。组织屏障通过机械性阻挡、化学杀伤及生物拮抗等效应抵御病原生物的入侵。固有免疫细胞通过 PRRs 识别和结合病原体 PAMP，活化后迅速产生非特异性吞噬或杀伤效应。固有免疫分子可直接杀伤某些病原体，或通过调理作用与固有免疫细胞协同发挥杀伤效应。

适应性免疫应答又称特异性免疫应答，其基本过程分为识别活化阶段、增殖分化阶段和效应阶段。根据参与免疫应答细胞种类及其效应机制的不同，适应性免疫应答分为 T 细胞介导的细胞免疫应答和 B 细胞介导的体液免疫应答。

细胞免疫应答中，在双信号刺激下，初始 CD4$^+$T/CD8$^+$T 细胞活化、增殖分化为效应性 Th/CTL 细胞，通过细胞因子介导抗胞内病原体感染的免疫作用，或者是直接对靶细胞进行杀伤作用，同时伴随炎症反应的发生。

体液免疫应答中，抗原进入机体后诱导抗原特异性 B 细胞活化、增殖并最终分化为浆细胞，产生特异性抗体，在体液中发挥重要的免疫效应，包括抗感染、抗肿瘤、介导超敏反应和某些自身免疫病。TD-Ag 需通过 Th 细胞的辅助作用来诱导 B2 细胞应答，而 TI-Ag 能直接诱导 B1 细胞应答。抗体产生规律已广泛应用于临床实践中，特别是疫苗接种和免疫血清的制备及病程与疾病转归的分析。

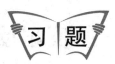

习题

1. 比较抗原加工的 MHC I 类途径和 MHC II 类途径的不同点。

2. 比较固有免疫应答与适应性免疫应答的特点。

3. 比较初次免疫应答和再次免疫应答抗体产生的规律。

4. 简述活化的 Tc 细胞杀伤靶细胞特点、过程和机制。

5. 试述适应性免疫应答的基本过程。

（陈晓芹） 扫码"练一练"

第二十八章　免疫耐受和超敏反应

第一节　免疫耐受

扫码"学一学"

　　免疫耐受是指机体免疫系统接受某种特定抗原刺激后所产生的特异性免疫无应答或低应答现象。诱导免疫耐受的抗原称为耐受原。免疫耐受可被视作一种特殊的免疫应答，即只对特定抗原无应答，对其他抗原仍具有正常应答能力。而免疫缺陷和免疫抑制是对各种抗原均无应答或低应答，这与免疫耐受不同。无论是免疫耐受还是免疫应答，都是机体维护自身内环境稳定的重要免疫机制，若二者功能异常，均可引起免疫性疾病。因而正常情况下，免疫系统的功能取决于免疫耐受与免疫应答的平衡。

一、影响免疫耐受形成的因素

　　免疫耐受的形成主要受抗原与机体两方面因素的影响。

（一）抗原因素

1. 抗原性质　可溶性、小分子、非聚合的单体蛋白分子易诱导耐受。

2. 抗原剂量　适量抗原可刺激机体产生免疫应答，而低剂量和高剂量均易诱导免疫耐受，分别称为低带耐受和高带耐受。一般来说 T 细胞耐受易于诱导，所需抗原剂量较低，发生快、持续时间长（数月至数年）；而诱导 B 细胞耐受需要抗原剂量较高，发生较慢、持续时间短（数周）。

3. 抗原免疫途径　抗原经口服和静脉注射容易诱导免疫耐受；而皮内、皮下及肌内注射则易诱发免疫应答。

4. 抗原表位特点　同一个抗原分子上有些表位能诱导免疫应答，而某些表位则诱导免疫耐受。

（二）机体因素

1. 机体的免疫状态　胚胎期或新生期个体免疫系统尚未发育成熟，易诱导建立免疫耐受；发育成熟的个体则不易产生免疫耐受。不过成年后如果机体长期患消耗性疾病（如肿瘤、结核病等）或机体免疫力低下（如 AIDS），则较易诱导形成免疫耐受。

2. 动物种属、品系　研究表明不同动物建立免疫耐受的难易程度有所差异，大鼠、小鼠在胚胎期和新生期易诱导耐受，而家兔、有蹄类和灵长类动物通常在胚胎期才能诱导建立免疫耐受。

二、免疫耐受的形成机制

免疫耐受分为中枢免疫耐受及外周免疫耐受。

（一）中枢免疫耐受

指在胚胎期及出生后，T、B 细胞在发育过程中接触自身抗原后所形成的耐受。其产生机制为"阴性选择"，即 T、B 细胞与自身抗原呈高亲和力结合时，引发阴性选择，启动细胞程序性死亡，致克隆消除，形成对自身抗原的免疫耐受。

（二）外周免疫耐受

指成熟的 T、B 细胞接触内、外源性抗原后不产生正免疫应答。其形成机制如下。

1. 克隆清除与克隆忽视　对外周组织特异性自身抗原应答的 T、B 细胞克隆，存在于外周淋巴器官及组织中，有机会接触自身抗原。如 T 细胞克隆的 TCR 对组织特异自身抗原亲和力高，且此类抗原浓度较高，经抗原提呈细胞的提呈，致此类 T 细胞克隆凋亡，称克隆清除；如 T 细胞克隆的 TCR 对组织特异自身抗原亲和力低，或此类抗原浓度较低，经抗原提呈细胞的提呈，不足以活化 T 细胞，这种 T 细胞克隆与相应组织特异自身抗原并存，称克隆忽视。

2. 克隆失能及不活化　在外周免疫耐受中，自身应答细胞常以克隆失能或不活化状态存在。克隆失能或不活化由多种原因所致，最常见的是细胞活化过程中，只有第一信号，而抗原提呈细胞未提供第二信号，导致 T 细胞不能充分活化而呈克隆失能。

3. 免疫调节细胞的抑制作用　机体内的抑制性 T 细胞产生 TGF-β 等，抑制辅助性 T 细胞及细胞毒性 T 细胞的功能。

4. 抗原处于免疫隔离部位　免疫隔离部位主要是指正常人体的脑、眼前房和睾丸等特殊部位，在生理条件下一般不与免疫细胞接触，不会引起免疫应答。但是由于外伤、感染等原因释放出这类抗原，仍能诱导产生特异性免疫应答。胎盘亦为免疫隔离部位。

5. 细胞因子作用及信号转导障碍　除了抑制性 T 细胞分泌的抑制性细胞因子外，其他一些细胞因子亦涉及免疫耐受，如 IL-7 及 B 细胞活化因子可分别影响外周淋巴器官中的 T 细胞及 B 细胞的存活。此外，在 T 细胞及 B 细胞活化的过程中，活化信号通过信号转导途径活化转录因子，从而启动相应基因，使 T 细胞及 B 细胞增殖、分化并表达相应功能。而此过程也受负调控信号分子的反馈调控，如果负调控信号分子表达不足或缺陷，会破坏免疫耐受，易造成自身免疫病的发生。

三、免疫耐受与临床医学

免疫耐受与多种临床疾病的发生、发展及转归密切相关。

1. 人工诱导建立免疫耐受　在某些疾病的治疗过程中需要建立免疫耐受，从而达到治疗目的。如进行同种异体器官移植前，给受体静脉注射供体的表达同种异型抗原的血细胞，能建立一定程度的免疫耐受，延长移植器官的存活时间。此外在Ⅰ型超敏反应中，对患者采用皮下多次注射小剂量变应原的方法，可以诱导暂时的免疫耐受。

2. 人工终止免疫耐受　在慢性感染和肿瘤患者中，常因诱导免疫应答的条件缺陷而导致病理性免疫耐受，这种情况就需要打破已建立的免疫耐受，提供条件以诱导免疫应答的发生来达到治疗目的。如肿瘤细胞表面 MHC 分子表达下调或缺失，无法形成足够的抗原肽-MHC I 类分子复合物，不足以活化 T 细胞。此外，肿瘤患者的抗原提呈细胞表面 B7、CD40 等分子表达下调可导致 T 细胞活化第二信号缺陷。如肿瘤疫苗就是对肿瘤细胞进行修饰，通过转染 MHC、B7 及 CD40 基因，促进 MHC 分子、B7 及 CD40 在肿瘤细胞表面高表达，可有效激活肿瘤特异性 T 细胞，打破免疫耐受，从而诱发针对肿瘤抗原的免疫应答，达到治疗肿瘤的目的。

第二节 超敏反应

扫码"学一学"

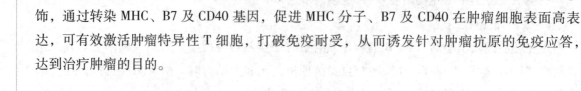

案例讨论

[案例] 某患儿，男，1 岁。因发热、咳嗽、咳痰较重就诊。查体：T 39.5℃，P 101 次/分钟，R 25 次/分，双肺湿啰音，心律齐，肝脾未触及。诊断：小儿肺炎。医嘱：青霉素 80 万单位，静脉滴注。当滴注 2~3 分钟后，患儿即烦躁不安、胸闷、呼吸困难、面色苍白、出冷汗、脉搏细弱等。

[讨论]

该患儿出现的是哪种症状？属于哪型超敏反应？

超敏反应是机体对某些抗原初次应答后，再次接受相同抗原刺激时发生的一种以生理功能紊乱和（或）组织细胞损伤为主的病理性适应性免疫应答。引发超敏反应的抗原称为变应原或超敏原。

根据超敏反应的发生机制和临床特点，可将其分为 I、II、III 和IV型。I～III型超敏反应由抗体介导，为异常体液免疫应答，可经血清被动转移；IV型超敏反应由 T 细胞介导，为异常细胞免疫应答，可经细胞被动转移。

一、I 型超敏反应

I 型超敏反应又称过敏反应或速发型超敏反应，是指已致敏的机体再次接触相同抗原后在短时间内所发生的急性超敏反应，由 IgE 抗体所介导。

（一）参与成分

1. 变应原 引起 I 型超敏反应的变应原来源广泛，种类繁多，主要有：①吸入性变应原。如植物花粉、尘螨、真菌菌丝和孢子、动物毛屑和羽毛及纤维织物等；②食入性变应原。如奶类、蛋类、鱼虾、蟹贝、花生、芒果、食品添加剂及防腐剂等；③注入性变应原。如昆虫毒液和排泄物、抗毒素、疫苗等；④某些药物及化学物质。如青霉素、普鲁卡因、磺胺、有机碘化合物、化妆品、农药及染料等。

2. 抗体 IgE 是引发 I 型超敏反应的主要因素，为亲细胞抗体，能通过其 Fc 段与肥大细胞和嗜碱性粒细胞表面的 IgE Fc 受体（FcεR）结合，且结合较稳定不易降解，使机体较长时间处于致敏状态。IgE 主要由呼吸道、消化道黏膜下固有层淋巴组织中的 B 细胞产生，这些部位也是变应原易入侵和 I 型超敏反应好发的部位。大多数人血清中 IgE 含量极低，而易过敏的个体体内 IgE 水平明显升高。

3. 效应细胞 肥大细胞、嗜碱性粒细胞和嗜酸性粒细胞是介导 I 型超敏反应的主要效应细胞。肥大细胞主要分布于呼吸道、消化道和泌尿生殖道的黏膜下层和皮肤血管周围的结缔组织中。嗜碱性粒细胞数量较少，主要存在于外周血中。两类细胞表面均高表达 IgE Fc 受体，能与 IgE Fc 段牢固结合，使机体处于致敏状态。

嗜酸性粒细胞主要分布于呼吸道、消化道和泌尿生殖道的黏膜组织内，血循环中数量很少。Ⅰ型超敏反应中，肥大细胞和嗜碱性粒细胞脱颗粒，可释放嗜酸性粒细胞趋化因子，引起嗜酸性粒细胞局部聚集，限制嗜碱性粒细胞的活性发挥负反馈调节作用。嗜酸性粒细胞被某些细胞因子（如 IL-3、IL-5、GM-CSF）活化后，亦可表达高亲和力的 IgE Fc 受体，引发脱颗粒，参与Ⅰ型超敏反应晚期相反应。

4. 生物活性介质

（1）细胞预存的活性介质 ①组胺：释放快、发挥作用快，但维持时间较短，是导致早期相反应的主要介质，可引起小血管扩张、血管壁通透性增加，支气管平滑肌收缩、痉挛，黏液腺体分泌增强等生物学效应，也是引起痒感的唯一介质；②激肽原酶：可作用于血浆中的激肽原使之活化，生成具有生物活性的介质。如缓激肽能引起平滑肌收缩、血管扩张和毛细血管通透性增强，并能刺激痛觉神经引起疼痛。

（2）细胞新合成的活性介质 ①白三烯（LTs）：发挥作用较慢，但维持时间长，主要参与晚期相反应。可强烈持久地收缩平滑肌、扩张血管、增强毛细血管的通透性以及促进黏液腺体的分泌；②前列腺素 D_2（PGD_2）：能刺激支气管平滑肌收缩，使血管扩张、通透性增加；③血小板活化因子（platlet activating factor，PAF）：使血小板凝集、活化、并释放组胺等介质，增强扩大Ⅰ型超敏反应。

（二）发生过程

Ⅰ型超敏反应的发生过程可分为致敏、激发和效应三个阶段。

1. 致敏阶段 变应原初次进入机体，刺激机体内产生特异性 IgE 类抗体。IgE 的 Fc 段与肥大细胞或嗜碱性粒细胞表面的 FcεR 结合，使机体处于致敏状态。致敏状态可持续数月至数年，如果长期不接触相同变应原，致敏状态可逐渐消失。

2. 激发阶段 相同的变应原再次进入机体，与肥大细胞或嗜碱性粒细胞表面的 IgE 特异性结合，使之脱颗粒释放生物活性介质（图 28-1）。一般需要多价变应原与两个或两个以上相邻 IgE 连接发生桥联反应，才能启动活化信号。

3. 效应阶段 生物活性介质与效应器官上相应受体结合后，引起局部或全身病理变化。主要表现为平滑肌收缩，毛细血管扩张、通透性增加，腺体分泌增加等。早期相反应主要由组胺引起；晚期相反应主要由 LTs 和 PAF 介导，嗜酸性粒细胞释放的活性介质也起一定作用（图 28-2）。

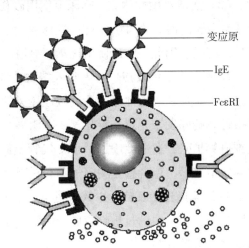

图 28-1 肥大细胞脱颗粒示意图

变应原
IgE
FcεRI

扫码"看一看"

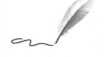

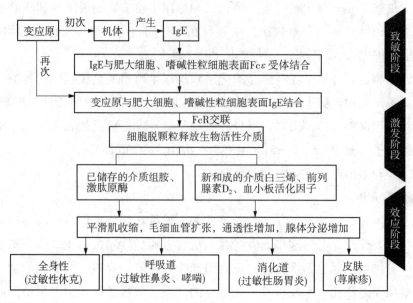

图28-2 Ⅰ型超敏反应发生机制示意图

（三）临床常见疾病

1. 过敏性休克（全身性过敏反应）

（1）药物过敏性休克　以青霉素引起最为常见。青霉素本身无免疫原性，但其降解产物青霉噻唑醛酸或青霉烯酸可与体内组织蛋白结合获得免疫原性，进而刺激机体产生 IgE，使之致敏。当机体再次接触青霉素降解物时，可诱发过敏反应，严重者导致过敏性休克，甚至死亡。青霉素在弱碱性溶液中容易降解，因而使用时应新鲜配制，放置久后不宜使用。另外少数人初次注射青霉素也可发生过敏性休克，其原因可能是曾吸入过青霉菌孢子或使用过被青霉素污染的注射器等医疗器械，机体已致敏。其他药物如头孢菌素、普鲁卡因、链霉素等，甚至有些中草药制剂，也可引起过敏性休克。

（2）血清过敏性休克　临床上使用破伤风抗毒素或白喉抗毒素等动物免疫血清进行治疗或紧急预防时，也可引发过敏性休克。这可能与患者既往用过相同的抗毒素血清使机体已致敏有关。因此，临床使用抗毒素血清时，应注意做皮试，防止过敏反应的发生。

2. 呼吸道过敏反应　常因吸入植物花粉、尘螨、真菌孢子、动物皮毛等引起，常见的有过敏性鼻炎和过敏性哮喘。过敏性鼻炎的主要临床表现为鼻塞、鼻痒、流涕、打喷嚏等。过敏性哮喘好发于儿童和青壮年，有明显家族史。其主要病理变化是小支气管平滑肌挛缩、毛细血管扩张、通透性增加、小支气管黏膜水肿、黏膜腺体分泌增加、黏液栓形成，进而引起气道变窄，患者感觉胸闷气喘、呼吸困难。

3. 消化道过敏反应　少数人进食鱼、虾、蛋、乳等食物后，可出现恶心、呕吐、腹痛和腹泻等症状为主的过敏性胃肠炎。这可能与患者胃肠道黏膜表面 SIgA 含量明显减少及蛋白水解酶缺乏有关。

4. 皮肤过敏反应　多因食物、药物、花粉、肠道寄生虫及冷热刺激等引起，主要表现为荨麻疹、湿疹及血管神经性水肿。

（四）防治原则

1. 查明变应原并避免接触　查找变应原、避免与之接触是预防超敏反应最有效的方法。

临床上可通过详细询问病史及皮肤试验查明变应原。皮肤试验是将易引起过敏反应的可疑变应原稀释后（青霉素 25U/ml、抗毒素血清 1∶100），取 0.1ml 于受试者前臂内侧做皮内注射，15~20 分钟后观察结果。若局部皮肤出现红晕、风团直径>1cm，为皮试阳性，表示受试者接触该物质可发生过敏发应。

2. 脱敏疗法 对于抗毒素皮试阳性但又必须使用的对象，可采用小剂量、短间隔（20~30分钟）、连续多次注射抗毒素的方法进行脱敏治疗。该疗法作用机制是小剂量变应原进入机体，仅与少数致敏细胞上的 IgE 结合，脱颗粒后释放活性介质较少，不足以引起明显的症状。短时间内小量多次注射变应原，体内致敏细胞逐渐脱敏，直至机体致敏状态被解除，此时再大量注射变应原不会发生过敏反应。不过这种脱敏是暂时的，经一定时间后机体又可重新致敏。

3. 减敏疗法 适合于已查明但日常生活中又难以避免再接触的变应原如花粉、尘螨等，可采用小剂量、长间隔（1 周左右）、多次皮下注射相应变应原的方法进行减敏治疗，以减轻症状或防止疾病复发。其作用机制是反复多次皮下注射变应原，诱导机体产生大量特异性 IgG 类抗体，该抗体能与再次进入机体的相应变应原结合，阻断其与致敏细胞上的 IgE 结合，从而阻断超敏反应。

4. 药物治疗

（1）抑制活性介质合成与释放的药物 阿司匹林可抑制前列腺素等介质合成；色苷酸二钠、肾上腺素、异丙肾上腺素、麻黄碱及前列腺素 E 等可抑制细胞脱颗粒，阻止活性介质的释放。

（2）活性介质拮抗药 苯海拉明、扑尔敏、异丙嗪等药物为组胺受体竞争剂，可通过竞争结合效应器官上的组胺 H1 受体，发挥抗组胺作用；乙酰水杨酸是缓激肽的拮抗剂；多根皮苷酊磷酸盐对白三烯有拮抗作用。

（3）改善效应器官反应性的药物 肾上腺素不仅能解除支气管平滑肌痉挛，还能收缩血管，升高血压，同时降低血管通透性，是抢救过敏性休克首选药物之一。葡萄糖酸钙、氯化钙、维生素 C 等，不仅具有解痉，降低血管通透性作用，也可减轻皮肤和黏膜的炎症反应。

二、Ⅱ型超敏反应

Ⅱ型超敏反应也称细胞溶解型或细胞毒型超敏反应，是指 IgG 或 IgM 类抗体与靶细胞表面抗原结合，激活补体，并在巨噬细胞和 NK 细胞参与下引起以细胞溶解和组织损伤为主的病理性免疫应答。

（一）参与的抗原和抗体

1. 靶细胞及其表面抗原 正常组织细胞、改变的和被抗原或半抗原结合的自身组织细胞，均可成为Ⅱ型超敏反应中被攻击杀伤的靶细胞。靶细胞表面的抗原主要包括：①同种异型抗原：如 ABO 血型抗原、Rh 血型抗原和 HLA 抗原等；②共同抗原：如链球菌胞壁成分与人心脏瓣膜、关节组织之间的共同抗原；③发生改变的自身抗原：因感染、药物和多种理化因素作用所致；④外来的药物半抗原：药物进入机体后吸附于正常的组织细胞表面。

2. 抗体 参与Ⅱ型超敏反应的主要是 IgG 和 IgM 类抗体。

（二）发生机制

IgG 和 IgM 类抗体与相应靶细胞抗原结合后，在补体、巨噬细胞和 NK 细胞的参与下，通过以下作用机制造成靶细胞溶解和组织损伤（图 28-3）。

扫码"看一看"

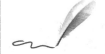

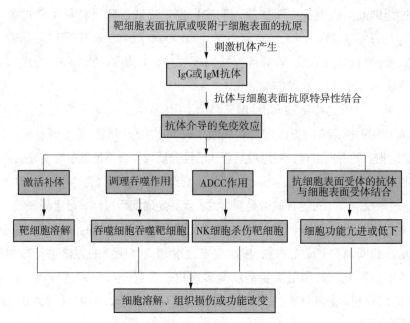

图 28-3　Ⅱ型超敏反应发生机制示意图

（1）补体介导的细胞溶解作用　IgM 或 IgG 类抗体与靶细胞表面抗原特异性结合后，通过经典途径激活补体系统引起靶细胞溶解。

（2）调理作用　补体活化产生的裂解片段 C3b 和 IgG 可通过与巨噬细胞表面相应受体结合，发挥调理作用增强吞噬细胞对靶细胞的吞噬。

（3）ADCC 效应　IgG 与靶细胞表面抗原结合后，其 Fc 段结合到 NK 细胞、巨噬细胞等表面表达的 IgG Fc 受体上，产生 ADCC 效应，进而溶解或杀伤靶细胞。

（三）临床常见疾病

1. 输血反应　多见于 ABO 血型不符的输血。人体血清中存在天然血型抗体（IgM 类），与输入的异型红细胞表面抗原结合，可迅速激活补体导致溶血。

2. 新生儿溶血症　常因母子之间 Rh 血型不符引起。如母亲为 Rh⁻，因输血、流产或分娩等原因，接受红细胞表面 Rh 抗原刺激，体内可产生 IgG 类 Rh 抗体。当再次妊娠且胎儿血型为 Rh⁺时，母体内 Rh 抗体（IgG）可通过胎盘进入胎儿体内，并与胎儿红细胞膜上的 Rh 抗原结合，导致胎儿红细胞溶解，引起流产或新生儿溶血症。初次分娩后 72 小时内给母体注射 Rh 抗体，及时清除进入母体内的 Rh⁺红细胞，能有效预防 Rh 血型不符所引起的溶血症。母子之间 ABO 血型不符引起的新生儿溶血症也不少见，但症状较轻。多见于母亲是 O 型，胎儿为 A 型、B 型或 AB 型。

扫码"看一看"

3. 自身免疫性溶血性贫血　服用甲基多巴类药物、感染病毒或辐射等可使自身红细胞膜表面成分发生改变，成为自身抗原，刺激机体产生自身抗体，自身抗原与相应的自身抗体结合，引起自身免疫性溶血性贫血。

4. 药物过敏性血细胞减少症　青霉素、磺胺类等药物半抗原进入机体后，能与血细胞膜蛋白或血浆蛋白结合获得免疫原性，刺激机体产生针对药物的抗体，引发Ⅱ型超敏反应导致相应血细胞溶解。因损伤细胞的不同，可出现药物过敏性溶血性贫血、粒细胞减少症或血小板减少性紫癜。

5. 肾小球肾炎和风湿性心肌炎　A 群溶血性链球菌感染后，可引发肾小球肾炎和风湿性心肌炎。由于链球菌与肾小球基底膜和心肌细胞间存在共同抗原，链球菌感染后刺激机体产生抗体，可与肾小球基底膜和心肌细胞发生交叉反应，导致肾小球和心肌细胞的病变。

6. 肺出血-肾炎综合征　又称 Goodpasture 综合征。其发病机制可能是病毒或细菌感染导致肺泡基底膜的抗原改变，刺激机体产生 IgG 类自身抗体，而肺泡基底膜与肾小球基底膜存在共同抗原，抗肺泡基底膜的自身抗体与肾小球基底膜发生交叉反应，造成肾小球损伤。临床表现为肺出血、进行性肾衰竭。

7. 甲状腺功能亢进　又称 Graves 病，是一种特殊的Ⅱ型超敏反应。患者体内产生针对甲状腺上皮细胞表面的甲状腺刺激素（TSH）受体的 IgG 类自身抗体，该抗体与 TSH 受体结合，刺激甲状腺细胞持续合成分泌甲状腺素，引起甲状腺功能亢进。

8. 重症肌无力　重症肌无力患者体内产生抗乙酰胆碱受体的自身抗体，能竞争性抑制乙酰胆碱与受体结合，并由于乙酰胆碱受体内化、降解导致数量减少，从而使肌肉失去正常神经刺激反应，引起进行性肌肉萎缩，导致肌无力。

三、Ⅲ型超敏反应

Ⅲ型超敏反应又称免疫复合物型或血管炎型超敏反应，是由可溶性抗原与相应抗体形成中等大小免疫复合物沉积于局部或全身多处毛细血管基底膜处，通过激活补体并在中性粒细胞、血小板等参与下，引起以局部组织充血水肿、坏死和中性粒细胞浸润为主要特征的炎症反应和组织损伤。

（一）参与的主要成分

1. 抗原　微生物、寄生虫、药物、异种动物血清、变性 IgG、核抗原等。

2. 抗体　主要是 IgM、IgG 和 IgA 类。

3. 参与细胞及分子　补体、中性粒细胞、血小板、肥大细胞和嗜碱性粒细胞等。

（二）发生机制

1. 可溶性免疫复合物的形成和沉积　血循环中的可溶性抗原与相应的 IgG 或 IgM 类抗体结合，形成中等大小的抗原抗体复合物（IC），不易被单核-巨噬细胞及时有效的吞噬清除，也不随尿液排出体外，而易沉积于毛细血管基底膜引起Ⅲ型超敏反应。

影响免疫复合物沉积的因素主要有：①抗原物质持续性存在。免疫复合物的量过大，吞噬细胞功能异常或缺陷，不能有效将其清除；②血管通透性增加。循环中的 IC 可直接与血小板表面的 IgG Fc 受体结合，使之活化释放组胺等炎性介质。IC 激活补体产生过敏毒素 C3a、C5a，可直接活化肥大细胞和嗜碱性粒细胞，使之释放组胺等生物活性介质，导致血管通透性增加，利于免疫复合物的沉积；③解剖和血流动力学因素。IC 易沉积于血压较高的毛细血管迂回处，肾小球基底膜、关节滑膜等处的毛细血管压约为其他部位的四倍，并且血液流速缓慢，是免疫复合物易于沉积的部位。

2. 损伤机制

（1）补体的作用　免疫复合物可通过经典途径激活补体，释放过敏毒素 C3a、C5a，二者可刺激肥大细胞或嗜碱性粒细胞脱颗粒释放组胺等生物活性介质，导致局部毛细血管通透性增加，出现水肿。

（2）中性粒细胞的作用　C3a、C5a 能趋化大量中性粒细胞聚集在沉积部位，吞噬清理免疫复合物的同时，还可释放多种溶酶体酶，如蛋白水解酶、胶原酶等，损伤局部组织。

扫码"看一看"

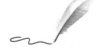

（3）血小板的作用　肥大细胞和嗜碱性粒细胞释放的血小板活化因子，可使血小板聚集到免疫复合物沉积处，激活后释放炎性介质。同时可促进微血栓的形成，引起局部缺血和出血、组织坏死（图28-4）。

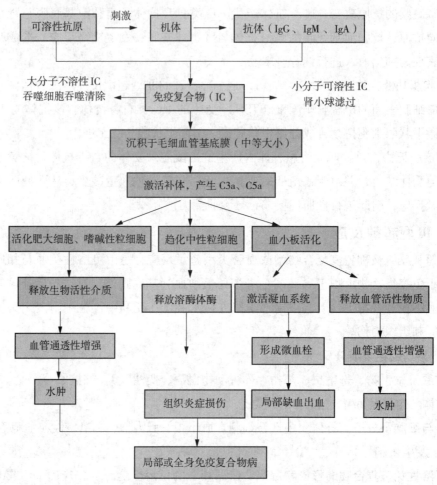

图28-4　Ⅲ型超敏反应发生机制示意图

（三）临床常见疾病

1. 局部免疫复合物病

（1）Arthus反应　是一种实验性局部Ⅲ型超敏反应。Arthus于1903年发现给家兔皮下反复多次注射马血清后，可在注射局部出现红肿、出血和坏死等剧烈炎症反应，此种现象被称为Arthus反应。

（2）人类局部免疫复合物病（类Arthus反应）　多次注射胰岛素、狂犬疫苗、抗毒素等制剂后，注射局部可出现红肿、出血和坏死等与Arthus反应类似的局部炎症反应。此外，长期吸入某种真菌孢子或含有动、植物蛋白的粉尘，也可引起超敏反应性肺炎。如养鸽者病（吸入鸽干粪中的蛋白质）、皮革者肺（吸入牛皮蛋白质）等。

2. 全身性免疫复合物病

（1）血清病　通常在初次大量注射抗毒素（如马血清）后1~2周发生，临床表现为发热、皮疹、淋巴结肿大、关节肿痛和蛋白尿等，病程一般较短，多能自愈。长期大剂量使用青霉素、磺胺类等药物也可引起类似血清病样的反应，俗称药物热。

（2）免疫复合物型肾小球肾炎　IC型肾小球肾炎约占肾炎的80%。一般发生于A族溶血性链球菌感染后 2~3 周。由 IC 引起的肾炎也可在其他病原微生物如葡萄球菌、肺炎球菌、乙型肝炎病毒或疟原虫等感染后发生。

（3）类风湿关节炎 病因可能与病毒或支原体的持续感染有关，上述病原体或其代谢产物能使体内 IgG 分子变性，从而刺激机体产生抗变性 IgG 的自身抗体（IgM 为主），称为类风湿因子（rheumatoid factor，RF）。RF 与变性 IgG 结合形成免疫复合物，沉积于关节滑膜时引起炎症。

（4）系统性红斑狼疮（SLE） 患者体内出现多种自身抗体，如抗核抗体。自身抗体与自身成分结合形成免疫复合物，沉积于肾小球、关节或其他部位小血管内壁，引起肾小球肾炎、皮肤红斑、关节炎和脉管炎等多种病症。

四、Ⅳ型超敏反应

Ⅳ超敏反应是由致敏 T 细胞再次与相同抗原作用后，引起的以单个核细胞浸润和组织损伤为主要特征的炎症反应。Ⅳ型超敏反应发生较慢，接触抗原后 48~72 小时方出现炎症反应，故称迟发型超敏反应。

（一）参与抗原

诱发Ⅳ型超敏反应的抗原主要有胞内寄生菌（如结核杆菌）、病毒、寄生虫和某些化学物质（如油漆、染料）等。

（二）发生机制

1. T 细胞致敏 抗原进入机体经 APC 加工处理后，被提呈给 CD4$^+$ T 细胞和 CD8$^+$ T 细胞，两者活化、增殖、分化后形成效应 CD4$^+$ Th1 和 CD8$^+$ CTL 细胞，也称致敏 T 细胞。

2. 致敏 T 细胞介导的炎症反应和细胞毒作用

（1）CD4$^+$ Th1 细胞介导的炎症反应和组织损伤 致敏 CD4$^+$ Th1 细胞可释放多种细胞因子，如巨噬细胞趋化因子（MCF）、移动抑制因子（MIF）、IFN-γ、TNF、IL-2、IL-3 和 GM-CSF 等，引起以单核细胞及淋巴细胞浸润为主的免疫损伤。

扫码"看一看"

（2）CD8$^+$ CTL 细胞介导的细胞毒作用 CD8$^+$ CTL 细胞与靶细胞表面相应抗原结合作用后，通过释放穿孔素和颗粒酶或 Fas/FasL 途径，直接杀伤靶细胞（图 28-5）。

（三）临床常见疾病

1. 传染性超敏反应 胞内寄生菌（如结核杆菌、麻风杆菌）、病毒和某些真菌感染机体时，在感染过程中可刺激机体发生Ⅳ型超敏反应，称为传染性超敏反应。肺结核病患者出现的干酪样坏死、结核空洞，麻风患者形成的局部肉芽肿均为典型的传染性超敏反应。结核菌素试

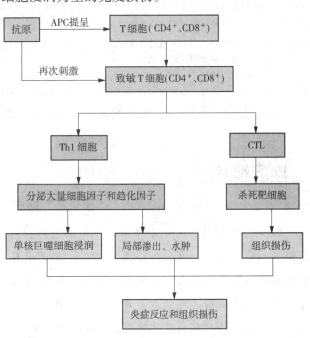

图 28-5 Ⅳ型超敏反应发生机制示意图

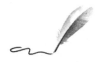

验也为典型的实验性传染性超敏反应。

2. 接触性皮炎 引起接触性皮炎的主要是半抗原，包括油漆、染料、农药、化妆品，医用药物如磺胺、青霉素等，某些金属物质如佩戴的手表、首饰及衣服上的金属物件等。这些小分子半抗原与表皮细胞内角蛋白结合形成完全抗原，从而刺激机体产生特异性的效应 T 细胞，如机体再次接触相同抗原，24～72 小时后可发生接触性皮炎。患者局部皮肤出现红肿、皮疹、水泡，严重者可出现剥脱性皮炎。

迟发型超敏反应在移植排斥反应、超敏反应性脑脊髓炎和多发性神经炎等疾病的发生、发展中也起重要作用。

四型超敏反应主要依据参与反应的效应物质及发生机制的不同而分类，各型超敏反应的比较见表 28-1。需要强调的是，临床超敏反应性疾病的发生机制是十分复杂的，同一疾病可能几型超敏反应同时存在，而以某型为主。如肾小球肾炎的发生就可能与 Ⅱ、Ⅲ 型超敏反应有关，其中以 Ⅲ 型为主。同一抗原在不同条件下也可诱发不同类型的超敏反应。如青霉素可引起 Ⅰ 型超敏反应，以过敏性休克、荨麻疹、哮喘等为主；若长期大剂量静脉内注射，还可发生由 Ⅱ 型超敏反应引起的溶血性贫血和 Ⅲ 型超敏反应的类血清病样反应（亦称药物热）；若反复多次局部涂抹，则可造成由 Ⅳ 型超敏反应引起的接触性皮炎。因各型超敏反应处置措施不同，故需仔细鉴别。

表 28-1　四型超敏反应的比较

	Ⅰ 型	Ⅱ 型	Ⅲ 型	Ⅳ 型
类型	速发型超敏反应	细胞溶解型或细胞毒型超敏反应	免疫复合物型或血管炎型超敏反应	迟发型超敏反应
变应原	外源性抗原	细胞表面和基质抗原	可溶性抗原	细胞膜和细胞内抗原
抗体	IgE	IgG、IgM	IgG、IgM	无
补体	无	有	有	无
参与的免疫细胞	肥大细胞、嗜碱性粒细胞、嗜酸性粒细胞	吞噬细胞、NK 细胞	中性粒细胞、肥大细胞、嗜碱性粒细胞、血小板	CD4$^+$ Th1、CD8$^+$ CTL、单核巨噬细胞
病理特点	毛细血管扩张、通透性增强，平滑肌收缩，腺体分泌增加	细胞溶解、组织损伤	中性粒细胞浸润为主的血管炎症	单个核细胞浸润和组织细胞损伤为主要特征的炎症反应
临床常见疾病	过敏性休克、过敏性鼻炎、荨麻疹等	输血反应、新生儿溶血症等	血清病、类风湿关节炎等	传染性超敏反应、接触性皮炎等

知识链接

"面包师" 哮喘

19 世纪的欧洲，一个小镇来了一个面包师，他的名字叫格林。格林烤出的面包颜色金黄、香味诱人，深受居民喜爱，人们排着长队等候买他的面包。但是过了不久，格林不烤面包了，镇上的人们很奇怪，纷纷询问为什么。格林说，他一接触面粉就哮喘，而脱离与面粉的接触后，哮喘就会好转，因此，他不敢再烤面包了。后来人们发现，不少面包师都容易患哮喘病，于是人们就把哮喘称作 "面包师" 哮喘。现在人们清楚了，面包师格林患哮喘病是因为他对面粉过敏。

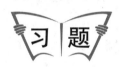

本章小结

　　免疫耐受是指机体免疫系统接受某种特定抗原刺激后所产生的特异性免疫无应答或低应答现象。免疫耐受的形成主要受抗原与机体两方面因素的影响。免疫耐受分为中枢免疫耐受和外周免疫耐受。对于某些疾病需要建立免疫耐受来达到治疗目的；而在某些情况下需要打破已建立的免疫耐受，提供条件以诱导免疫应答的发生来达到治疗目的。

　　超敏反应是机体对某些抗原初次应答后，再次接受相同抗原刺激时发生的一种以生理功能紊乱和（或）组织细胞损伤为主的病理性适应性免疫应答。根据发生机制可将超敏反应分为四型：Ⅰ型超敏反应是以 IgE 介导肥大细胞和嗜碱性粒细胞释放生物活性介质而发生的；Ⅱ型超敏反应主要由针对细胞表面抗原的 IgG 或 IgM 类抗体与靶细胞结合所引发；Ⅲ型超敏反应是可溶性抗原与相应 IgG 类抗体结合成免疫复合物，沉积于血管壁引发的血管炎性反应；Ⅳ型超敏反应是由致敏的 T 细胞再次接触相同抗原后诱导细胞免疫应答所致的炎症反应。

习 题

1. 简述影响免疫耐受的因素有哪些？
2. 简述免疫耐受形成的主要机制。
3. 简述超敏反应的概念和类型。
4. 简述脱敏注射的方法及其作用机制。
5. Ⅰ、Ⅱ、Ⅲ、Ⅳ型超敏反应的常见疾病有哪些？

（谌 蓉）

扫码"练一练"

第二十九章　免疫学应用

📖 学习目标

1. **掌握**　人工主动免疫、人工被动免疫的概念及常用的生物制品。
2. **熟悉**　抗原或抗体检测的原理与方法；计划免疫与免疫治疗的概念。
3. **了解**　免疫细胞功能检测的方法；计划免疫的程序；免疫治疗的方法。

第一节　免疫学检测

免疫学检测是通过免疫学方法检测病原体、疾病相关因子及相关基因等，广泛应用于生命科学领域的研究。在临床医学中，免疫学检测可用于评估机体免疫功能状态，研究传染病、自身免疫病、肿瘤、超敏反应等有关疾病的诊断、发病机制、病情监测与疗效评价等。随着免疫学理论的进展，免疫学检测技术也在不断发展和更新。

一、抗原或抗体的体外检测

（一）抗原或抗体检测的原理

在适宜条件（温度、pH、离子浓度等）下，抗原和相应抗体在体外可发生特异性结合，出现肉眼可见反应，或借助仪器能检测到各种结果，据此对样品中的抗原或抗体进行定性、定量或定位检测。

（二）抗原或抗体检测的方法

1. 凝集反应　细菌或红细胞等颗粒性抗原与相应抗体在一定条件下结合，形成肉眼可见的凝集团块，称为凝集反应。

（1）直接凝集反应　将细菌或红细胞与相应抗体直接作用，出现细菌凝集或红细胞凝集现象（图29-1）。常用方法有玻片凝集和试管凝集。玻片凝集主要用于定性检测抗原，如ABO血型鉴定；试管凝集主要用于定量或半定量检测抗体，如肥达反应检测伤寒抗体含量。

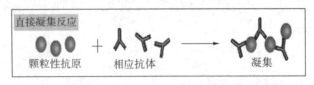

图29-1　直接凝集反应示意图

（2）间接凝集反应　将可溶性抗原或抗体包被于某种与免疫反应无关的载体颗粒如乳胶颗粒等表面，与相应抗体或抗原进行特异性反应出现的凝集现象，称为间接凝集反应（图29-2）。如将γ球蛋白包被乳胶颗粒，用于检测类风湿关节炎患者血清中的类风湿因子。

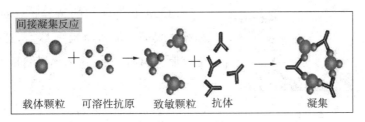

图 29-2　间接凝集反应示意图

2. 沉淀反应　可溶性抗原与相应抗体在适宜条件下结合，出现肉眼可见的沉淀物，称为沉淀反应。

（1）单向琼脂扩散　将一定量的已知抗体均匀混合于加热溶解的琼脂凝胶中制成琼脂板，在琼脂板间隔适当位置打孔并在孔内加入待测抗原，抗原在向四周扩散的过程中与琼脂中的抗体相遇形成免疫复合物，形成以小孔为中心的沉淀环。沉淀环的直径与抗原浓度成正相关。用已知量抗原绘制标准曲线，可依据所形成沉淀环的直径，对照标准曲线查出待测抗原的含量（图 29-3）。

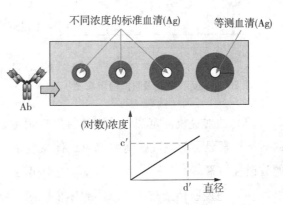

图 29-3　单向琼脂扩散示意图

（2）双向琼脂扩散　在琼脂凝胶板相邻两孔内分别加入抗原和抗体，二者自由向四周扩散，两者对应比例适宜，在相遇处形成肉眼可见沉淀线。该法可用于抗原或抗体的定性检测以及两种抗原的相关性分析。

（3）免疫电泳　是一种将双向免疫扩散与琼脂凝胶电泳相结合的方法。该法主要用于血清蛋白分析，免疫球蛋白增多或缺失疾病的鉴别诊断。

（4）免疫比浊　在一定量的抗体中分别加入浓度递增的抗原，经一定时间后形成免疫复合物使液体浑浊，浊度与复合物的量呈正相关，通过绘制标准曲线可计算样品中的抗原含量。

3. 免疫标记技术　免疫标记技术是用荧光素、酶、胶体金、放射性核素或化学发光物质等标记抗体或抗原，以检测抗原或抗体的检测技术，具有灵敏度高、快速、可定量、定性和定位等优点。

（1）免疫荧光法　用荧光素标记抗体（或抗原），与待测标本中的相应抗原（或抗体）结合，进行组织或细胞中抗原或抗体的定性定位检测。此法可用于检测细菌、病毒、螺旋体等抗原或相应抗体，辅助传染病的诊断，以及检测自身免疫病的抗核抗体等。

（2）酶免疫测定　当前应用最广泛的免疫检测方法。本法将抗原抗体反应的特异性与酶对底物催化作用的高效性相结合，可依据显色反应直接观察结果，颜色深浅与所测样品中抗原或抗体的量相关；或者用酶标测定仪测定光密度值以反映抗原或抗体的含量，敏感度可达 ng/ml 至 pg/ml 水平。常用的有酶联免疫吸附试验（enzyme linked immunesorbent assay，ELISA）和酶免疫组化技术。前者用于测定可溶性抗原或抗体；后者用于测定细胞表面或组织内的抗原。

扫码"看一看"

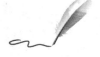

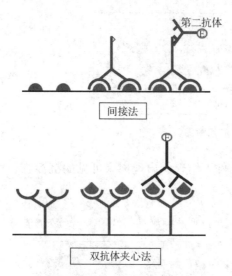

图 29-4　酶联免疫吸附试验示意图

ELISA 是将已知的特异抗体或抗原包被在固相载体表面，加入待检标本，在固相载体表面发生抗原-抗体反应，洗去未结合的游离成分后再加入酶标记物，洗去未结合的酶标记物，加底物显色，用酶标测定仪测定颜色的光密度。常用的 ELISA 法有双抗体夹心法和间接法（图 29-4）。近年来在酶免疫测定技术中，把生物素-亲和素系统（biotin-avidin system，BAS）与 ELISA 耦联起来，组成 BAS-ELISA 生物放大系统，大大提高了 ELISA 检测的灵敏度。

酶免疫组化技术是采用酶标记抗体与组织或细胞的抗原发生反应，通过显微镜的显像和放大作用，对抗原进行定性与定位检测。

（3）放射免疫测定法　采用放射性核素标记抗原或抗体进行的免疫学检测技术，兼有放射性核素显示的高灵敏度和抗原抗体反应的特异性，检测灵敏度可达 pg/ml 水平。常用的放射性核素有^{125}I 和^{131}I。此法常用于胰岛素、生长激素以及 IgE 等微量物质测定。

（4）免疫胶体金技术　采用胶体金颗粒（氯金酸）标记抗原或抗体进行的免疫学检测技术。常用于标记多种大分子，如白蛋白、免疫球蛋白、糖蛋白、激素等。

（5）化学发光免疫技术　用化学发光物质（如吖啶酯、鲁米诺等）标记抗原或抗体进行反应，以发光现象作为抗原-抗体反应的指示系统，可用于定量检测抗原或抗体。该法具有灵敏度高、特异性强、稳定、快速等优点，常用于各种抗原、半抗原、抗体、激素、酶、脂肪酸、维生素和药物等的检测。

（6）免疫印迹技术（Western blotting）　采用 SDS-聚丙烯酰胺凝胶电泳对蛋白质样品按分子量大小进行分离，再转移到固相载体（如醋酸纤维素薄膜）上。以固相载体上的蛋白质或多肽作为抗原与对应的抗体（第一抗体）反应，再与酶、放射性核素或荧光素标记的第二抗体结合，应用酶免疫、放射免疫及免疫荧光等技术检测电泳分离的特异性目的蛋白成分。

二、免疫细胞及其功能的检测

检测免疫细胞的类别、数量与功能，是判断机体免疫功能状态的重要指标。

（一）免疫细胞的分离、鉴定与计数

1. 外周血单个核细胞的分离　外周血单个核细胞主要包括淋巴细胞和单核细胞。常用的分离方法为葡聚糖-泛影葡胺密度梯度离心法，根据外周血中各种细胞比重的差别分离获得单个核细胞。

2. 淋巴细胞群、亚群的分离　淋巴细胞具有异质性，可根据各种淋巴细胞表面标志的不同将其分为不同的细胞群和亚群。目前常用的方法有免疫吸附分离法、磁珠分离法、流式细胞术、抗原肽-MHC 分子四聚体技术等。

3. 免疫细胞的分类计数　免疫细胞计数最简单直接的方法是采用计数板在显微镜下直接计数，也可根据淋巴细胞表面标志的不同对其进行分类计数，常用的方法有：①免疫荧光法。利用荧光素标记抗细胞表面分子的单克隆抗体（McAb），直接与淋巴细胞反应；或

用鼠源性 McAb 与人淋巴细胞反应，再借助荧光素标记的羊（或兔）抗鼠 IgG 作为第二抗体进行反应，在荧光显微镜下观察结合有荧光素标记抗体的细胞，鉴定免疫细胞的群、亚群；②流式细胞术。借助流式细胞仪对免疫细胞及其他细胞进行快速准确鉴定和分类。将样品制备成细胞悬液，经多种荧光素标记抗体染色，在压力作用下细胞排列成单列经喷嘴喷出，因不同荧光素发射光谱的波长不同，信号被光电检测器接受并处理后可快速获取结果。

（二）免疫细胞功能检测

免疫细胞功能测定包括 T 细胞、B 细胞、吞噬细胞等功能测定。其中以 T 细胞功能测定尤为重要。常用检测方法如下。

1. T 细胞增殖（转化）试验　T 细胞在体外受丝裂原（如 PHA）、特异性抗原及抗 CD3 单克隆抗体的刺激后发生增殖，可采用形态学方法、^{3}H-TdR 掺入法、MTT 比色法和荧光素标记法等进行检测。

2. 细胞毒试验　CTL、NK 细胞对其靶细胞有直接的细胞毒效应，常用 ^{51}Cr 释放法进行检测。该试验主要用于机体肿瘤免疫、病毒感染、移植排斥反应等方面的研究。

3. 细胞因子的检测　经各种丝裂原或抗原刺激后，T 细胞可合成多种细胞因子，借助免疫学、分子生物学等方法检测细胞因子的含量、生物学活性，有助于分析 T 细胞功能状态。

4. 皮肤试验　T 细胞功能正常的机体对某种抗原刺激产生了细胞免疫后，再用相同抗原做皮肤试验时可出现以局部红肿为特征的迟发型超敏反应，据此鉴定 T 细胞功能。该方法常用于诊断某些病原体（如结核杆菌）感染、免疫缺陷病和肿瘤患者的细胞免疫功能，也可用于判断疫苗（如卡介苗）接种后的免疫效果。

第二节　免疫学防治

案例讨论

[**案例**] 患者，男，54 岁。某日上午 9：00，患者因车祸致头面部外伤 1 小时于某医院急诊科清创缝合，10：20 注射精制破伤风抗毒素 1500IU，皮试结果为皮丘直径约 0.4cm，皮丘周围有直径约为 1.6cm，融合为一体的轮状圆形红晕，余为星点状红晕（无连续成伪足）。局部无痒感及全身症状（如头晕、胸闷等）。

皮试结果为阴性，精制破伤风抗毒素分 2 次进行注射，第 1 次给予精制破伤风抗毒素 0.1ml+0.9% 氯化钠注射液 0.9ml，无异常反应。20 分钟后进行第 2 次注射，精制破伤风抗毒素 0.9ml+0.9% 氯化钠注射液 0.1ml，约 5 分钟后诉咽痛，声音嘶哑，伴发哮鸣音及呼吸困难，患者突然头部侧歪，呼吸停止，口唇及颜面部发绀。立即注射地塞米松 10mg，苯海拉明 20mg，并同时吸氧，建立静脉通道。立即转入重症监护室进行抢救，气管切开并应用呼吸机维持呼吸（发现支气管痉挛水肿伴发喉头水肿）。但因呼吸停止时间已超过 5 分钟，脑细胞因缺血缺氧受到影响，经过努力抢救，患者脑功能仍受到影响，处于意识不清、肢体瘫痪等植物状态。

[**讨论**] 该患者皮试结果阴性，但注射出现过敏反应的原因可能是什么？

扫码"学一学"

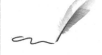

扫码"看一看"

免疫学防治是指应用免疫学基本原理对疾病进行预防和治疗，包括免疫预防和免疫治疗两方面。

一、免疫预防

免疫预防是指利用免疫学原理，应用多种免疫制剂，建立或增强机体免疫功能，达到预防疾病的目的。机体可通过自然免疫和人工免疫两种方式获得特异性免疫力。自然免疫主要指机体感染病原微生物后建立的特异性免疫，也包括胎儿或新生儿经胎盘或乳汁从母体得到抗体等。人工免疫则是人为地给机体输入抗原或免疫效应物质从而使机体获得特异性免疫力，包括人工主动免疫和人工被动免疫两种方式（表29-1）。

表29-1　人工主动免疫和人工被动免疫的比较

项目	人工主动免疫	人工被动免疫
接种或输注物质	疫苗、类毒素等抗原	抗体、细胞因子
免疫力生效时间	慢，接种后2~3周产生	快，输注后立即产生
免疫力维持时间	长，数月至数年	短，2~3周
主要用途	预防	治疗或紧急预防

（一）人工主动免疫

人工主动免疫是给机体注射疫苗、类毒素等抗原性生物制品，刺激机体产生针对该抗原的特异性抗体和（或）致敏淋巴细胞，从而预防感染，也称预防接种。其特点是免疫力出现较慢，但维持时间较长（数月至数年），多用于传染病的特异性预防。国际上把细菌性制剂、病毒性制剂及类毒素等统称为疫苗。常用的疫苗如下。

1. 灭活疫苗　即死疫苗，是将标准株微生物用理化方法灭活后制成。如流脑、乙脑、伤寒、霍乱、狂犬病、百日咳及钩端螺旋体疫苗等。其优点是易于制备，较稳定，易保存。缺点是需多次重复注射，且用量较大，注射后局部和全身反应较明显。

2. 减毒活疫苗　用减毒或无毒的活微生物制成。常用的减毒活疫苗有卡介苗（BCG）、牛痘苗、麻疹和脊髓灰质炎疫苗等。其优点是免疫效果好、持久，一般只需接种一次。缺点是保存条件要求较严，并且有回复突变的风险。

3. 类毒素　细菌外毒素经0.3%~0.4%甲醛处理后，毒性消失而保留免疫原性即为类毒素，可诱导机体产生抗外毒素抗体，即抗毒素。常用的有白喉类毒素和破伤风类毒素等。

4. 新型疫苗　现代免疫学理论和技术的迅速发展推动了新型疫苗的研制，此类疫苗不再利用完整病原体，而是采用能诱使机体产生有效保护作用的抗原成分或其基因成分制作疫苗。包括亚单位疫苗、合成肽疫苗、基因工程疫苗（如乙型肝炎疫苗）等。

（二）人工被动免疫

人工被动免疫是给机体注射含特异性抗体的免疫血清或细胞因子等制剂，使机体获得特异性免疫力，以治疗或紧急预防感染。其特点是生效快，但维持时间较短（2~3周）。常用的生物制剂如下。

1. 抗毒素　是用细菌外毒素或类毒素免疫动物（如马）后提纯制备的免疫血清，能中和外毒素的毒性。抗毒素对人而言是异种蛋白，使用前应进行皮肤试验。常用的有破伤风抗毒素、白喉抗毒素等。

2. 人免疫球蛋白 是从大量混合血浆或胎盘血中分离制成的免疫球蛋白浓缩剂。可用于体液免疫缺陷患者的治疗，也可用于甲型肝炎、麻疹、脊髓灰质炎等疾病的紧急预防。特异性免疫球蛋白则是由针对某种病原体或外毒素具有高效价抗体的血浆制备，用于特定病原体感染的紧急预防，如乙型肝炎人免疫球蛋白、狂犬病人免疫球蛋白等。

3. 细胞因子与单克隆抗体 细胞因子与单克隆抗体制剂是近年来研制的新型免疫制剂，用于肿瘤、艾滋病等的治疗。

（三）计划免疫

计划免疫是根据特定传染病疫情的监测和人群免疫状况，按照国家规定的免疫程序有计划地进行人群预防接种的方法。儿童计划免疫程序是周密而有计划地安排好的预防接种方案，是确保儿童健康成长的重要手段。我国于 2007 年开始实施扩大的国家免疫规划，具体免疫程序见表 29-2 所示。

表 29-2 我国目前实施的免疫程序

疫苗名称	接种对象及时间	接种次数	接种途径	预防传染病
儿童免疫规划接种疫苗				
卡介苗	出生时	1	皮内注射	肺结核
乙肝疫苗	0、1、6 月龄	3	肌内注射	乙型肝炎
脊髓灰质炎疫苗	2、3、4 月龄，4 周岁	4	口服或肌内注射	脊髓灰质炎
百白破疫苗	3、4、5 月龄，18~24 月龄	4	肌内注射	百日咳、白喉、破伤风
白破疫苗	6 周岁	1	肌内注射	白喉、破伤风
麻风疫苗（麻疹疫苗）	8 月龄	1	皮下注射	麻疹、流行性腮腺炎、风疹
麻风腮疫苗	18~24 月龄	1	皮下注射	麻疹、流行性腮腺炎、风疹
乙脑疫苗	8 月龄，2 周岁	2	皮下注射	流行性乙型脑炎
A 群流脑疫苗	6~18 月龄	2	皮下注射	流行性脑脊髓膜炎
A+C 群流脑疫苗	3 周岁，6 周岁	2	皮下注射	流行性脑脊髓膜炎
甲肝疫苗	18 月龄	1	皮下注射	甲型肝炎
高危人群接种疫苗				
出血热疫苗（双价）		3	肌内注射	出血热
炭疽减毒活疫苗		1	皮上划痕	炭疽
钩体灭活疫苗		2	皮下注射	钩体病

（四）预防接种注意事项

1. 接种对象 对于列入国家免疫规划内的各种疫苗，应按照免疫程序对规定的人群进行接种，未列入国家免疫规划内的疫苗，可依据传染病的流行情况和人群免疫水平的监测结果等确定接种对象。

2. 接种剂量、次数及时间 死疫苗接种量较大，通常需接种 2~3 次，每次间隔 7~10 天；活疫苗接种量较小，一般只需接种一次；类毒素接种 2 次，间隔 4~6 周。

3. 接种途径 死疫苗接种多采用皮下注射或肌内注射；活疫苗可通过皮内注射、皮上划痕或自然感染途径接种。

4. 接种后反应 常表现为注射局部红肿、疼痛、淋巴结肿大，有些人可出现发热、头痛、恶心等全身症状，一般症状较轻，数天后可恢复正常，无须处理。个别接种后可发生过敏性休克等严重的超敏反应。

5. 疫苗接种禁忌证　常见疫苗接种的禁忌证有：高热、急性传染病、活动性结核患者；严重心血管疾病或肝肾疾病患者；甲亢、糖尿病患者；湿疹或其他严重皮肤病患者；恶性肿瘤患者；免疫缺陷、免疫低下、正在使用免疫抑制剂的患者；对疫苗或其成分过敏者。孕妇不宜接种疫苗，女性生理期暂缓接种。

二、免疫治疗

免疫治疗是指针对机体低下或亢进的免疫状态，利用免疫学原理，人为地干预或调整机体的免疫功能，以达到治疗目的。根据治疗的性质和对免疫系统的作用特点，免疫治疗可分为免疫增强疗法、免疫抑制疗法和免疫重建疗法。

（一）免疫增强疗法

免疫增强疗法是指给机体输入具有促进和调节免疫功能的制剂，使低下的免疫功能上调。具有免疫增强作用的制剂称为免疫增强剂，常用的免疫增强剂如下。

1. 微生物制剂　包括卡介苗（BCG）、短小棒状杆菌、丙酸杆菌、伤寒杆菌脂多糖等，具有强的非特异免疫刺激作用，可作为佐剂辅助治疗传染病及肿瘤。

2. 化学制剂　包括左旋咪唑、西咪替丁、胞壁酰二肽等，可非特异性激活和增强机体的免疫功能，并能明显抑制肿瘤的生长。

3. 免疫因子制剂　包括胸腺肽、转移因子、免疫核糖核酸、白介素、干扰素、肿瘤坏死因子等。

4. 多糖类制剂　从某些细菌、真菌和中药提取的多糖成分，如细菌脂多糖、酵母多糖、灵芝多糖、枸杞多糖、黄芪多糖、人参多糖、茯苓多糖等。

（二）免疫抑制疗法

免疫抑制疗法是指使用各种制剂及方法抑制或调节机体的免疫功能。可用于抗炎、自身免疫病及各型超敏反应等疾病的治疗，也适用于抑制移植排斥反应。常用的免疫抑制剂如下。

1. 化学制剂　糖皮质激素、烷化剂（如环磷酰胺）、抗代谢药（如硫唑嘌呤）等化学合成药物有较强的抑制淋巴细胞增殖的作用，临床广泛应用于炎症、移植排斥反应、自身免疫病及各型超敏反应性疾病等的治疗。

2. 微生物制剂　如环孢菌素 A、雷帕霉素等，对 T 细胞有较好的选择性抑制作用，在防治移植排斥反应中取得了很好的疗效，也用于自身免疫病的治疗。

3. 中药制剂　如雷公藤多苷是治疗效果较为肯定的免疫抑制剂，临床应用治疗肾炎、红斑狼疮、类风湿关节炎等取得了明显疗效。

（三）免疫重建疗法

免疫重建疗法是通过骨髓干细胞或脐血干细胞移植，将免疫功能正常个体的造血干细胞或淋巴细胞移植给免疫功能缺陷的个体，使后者的免疫功能全部或部分得到恢复。主要用于治疗原发性和继发性免疫缺陷病。

知识链接

巴斯德与狂犬疫苗

狂犬病是一种可怕的流行病，人畜患上狂犬病后死亡率几乎达百分之百。19世纪时，狂犬病每年都要夺走数以百计法国人的生命，人们通过打死疯狗及烧烙被狗咬伤后的伤口等方法减少疾病的危害，但是预防和治疗狂犬病的作用非常有限。法国微生物学家巴斯德通过实验研究发现，狂犬病是狂犬病毒侵犯神经系统引起的疾病。他将狂犬病毒注射到家兔的体内，让病毒经过多次传代而毒性大大降低后，再注射到健康狗的体内。注射了这种病毒的健康狗不仅不会发病，而且能对狂犬病毒产生免疫力。巴斯德就用这种减毒的兔脑脊髓液制成了最早的减毒狂犬疫苗，挽回了很多狂犬病患者的生命。

本章小结

免疫学检测的方法众多，其中常见的是抗原抗体反应及对免疫细胞功能的测定。抗原抗体检测方法的类型多样，广泛应用的主要有凝集反应、沉淀反应及免疫标记技术等。免疫细胞功能的检测有助于分析免疫细胞功能状态。人体可通过自然免疫和人工免疫获得特异性免疫力。人工免疫方法包括人工主动免疫和人工被动免疫。人工主动免疫是给机体注射疫苗等抗原性生物制品，刺激机体产生相应的特异性免疫力，达到预防感染的目的。常用的疫苗有灭活疫苗、减毒活疫苗、类毒素和新型疫苗等。人工被动免疫是给机体注射含特异性抗体的免疫血清或细胞因子等制剂，以治疗或紧急预防感染。常用的生物制剂有抗毒素、人免疫球蛋白制剂、细胞因子与单克隆抗体等。国家计划免疫的实施可有效防控传染病的流行。免疫治疗包括免疫增强、免疫抑制及免疫重建疗法，通过调整机体的免疫功能，达到治疗疾病的目的。

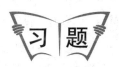

习题

1. 常用的免疫标记技术有哪些？简述其优缺点。
2. 比较人工主动免疫和人工被动免疫的特点。
3. 简述抗原抗体检测的原理及常用方法。
4. 简述常用的人工免疫制剂。
5. 比较灭活疫苗和减毒活疫苗的特点。

（谌 蓉）

扫码"练一练"

参考文献

[1] 王桂琴，强华. 医学微生物学［M］. 北京：中国医药科技出版社，2016.

[2] 李智山，杜娈英. 医学微生物学与寄生虫学［M］. 北京：人民卫生出版社，2016.

[3] 曹元应，徐香兰. 病原生物与免疫学［M］. 北京：中国医药科技出版社，2015.

[4] 李凡，徐志凯. 医学微生物学［M］. 8版. 北京：人民卫生出版社，2015.

[5] 倪语星，尚红. 临床微生物学检验［M］. 5版. 北京：人民卫生出版社，2015.

[6] 张凤民，肖纯凌. 医学微生物学［M］. 北京：北京大学医学出版社，2015.

[7] 甘晓玲，李剑平. 微生物学检验［M］. 4版. 北京：人民卫生出版社，2014.

[8] 秦庆颖，江凌静. 免疫学与病原生物学［M］. 北京：中国医药科技出版社，2015.

[9] 肖纯凌，赵富玺. 病原生物学和免疫学［M］. 7版. 北京：人民卫生出版社，2014.

[10] 夏超明，彭鸿娟. 人体寄生虫学［M］. 北京：中国医药科技出版社，2016.

[11] 诸欣平，苏川. 人体寄生虫学［M］. 8版. 北京：人民卫生出版社，2013.

[12] 吴观陵. 人体寄生虫学［M］. 4版. 北京：人民卫生出版社，2013.

[13] 李士根. 人体寄生虫学［M］. 南京：江苏科学技术出版社，2013.

[14] 许文荣，林东红. 临床基础检验学技术［M］. 北京：人民卫生出版社，2015.

[15] 吴忠道，汪世平. 临床寄生虫学检验［M］. 3版. 北京：中国医药科技出版社，2015.

[16] 郑奎阳. 医学寄生虫学［M］. 2版. 北京：科学出版社，2017.

[17] 曹雪涛. 免疫学前沿进展［M］. 北京：人民卫生出版社，2012.

[18] 龚非力. 医学免疫学［M］. 3版. 北京：科学出版社，2012.

[19] 张荣波，邹义洲. 医学免疫学［M］. 北京：中国医药科技出版社，2016.

[20] 张雄鹰. 微生物学与免疫学［M］. 北京：中国医药科技出版社，2016.

[21] 甘晓玲. 病原生物与免疫学［M］. 北京：中国医药科技出版社，2017.

[22] 曹雪涛，何维. 医学免疫学［M］. 北京：人民卫生出版社，2015.

[23] 杜兆丰，刘文辉. 病原生物与免疫学基础［M］. 2版. 北京：中国医药科技出版社，2012.